성인편마비 운동치료

Right in the Middle

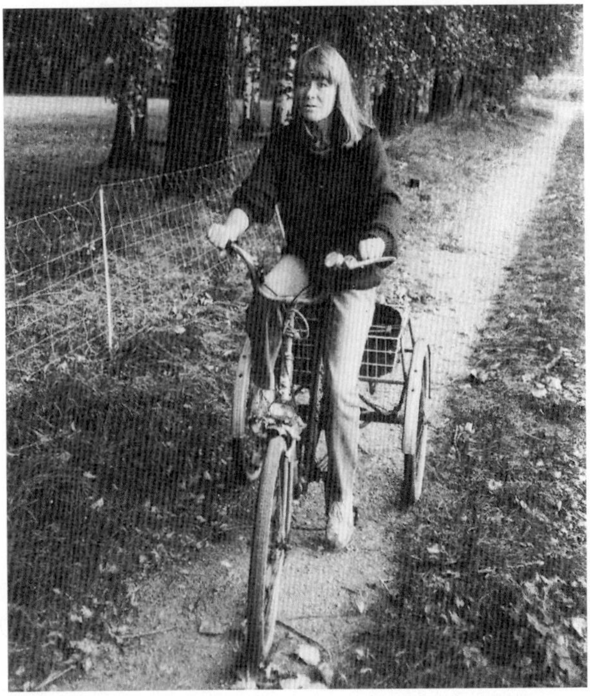

에디스에게 그 길은 너무나도 멀고 힘든 것이었다. 그러나 그녀는 포기하지 않았다. 오른쪽 편마비가 된지 6년, 마침내 그녀는 장애가 있음에도 불구하고 다시 이전과 같이 움직이고 옥외에서 지내는 것을 즐길 수 있었다.

길은 아득하고 구불구불 굽어져 있다.
이 길을 가면
어디인지를 아는 누구인가를 만날 수 있을 것이다.
어디인지를 아는 사람을…

성인편마비 운동치료

선택적인 몸통의 활동 획득과 수의적인 운동조절의 회복

옮김 정 형 국 외

Patricia M.Davies

Right in the Middle

Selective Trunk Activity in the Treatment of Adult Hemiplegia

Foreword by Susanne Klein-Vogelbach

With 316 Figures in 533 Separate Illustrations

영 문 출 판 사

■ **옮긴이** (가나다 순)

정형국 안산대학교 물리치료과 교수
엄기매 여주대학교 물리치료과 교수
채정병 마산대학교- 물리치료과 교수

Right in the Middle : selective trunk activity in the treatment of adult hemiplegia
by Patricia M. Davies, MCSP Dip. Phys. Ed.

성인편마비 운동치료

2018년 5월 10일 초판인쇄
2018년 5월 17일 초판발행

지은이 : Patricia M.Davies
옮긴이 : 정 형 국 외
발행인 : 박 병 조
발행처 : 도서출판 영문출판사
등　록 : 1987년 12월 21일 제2-419호
주　소 : 서울시 강남구 삼성동 69-1
전　화 : (02) 514-5590, 776-5590
팩　스 : (02) 756-8943
홈페이지 : www.ymsbook.net
E-mail : yeongmunsa@empal.com
정　가 : 25,000원
ISBN 978-89-7224-430-1 93510

※ 파본은 교환해 드립니다.

머리말 (Foreword)

Pat Davies의 편마비에 관한 두번 째의 특징은 치료사가 치료에 대해서 명확한 사고방법을 갖고 있으면 환자를 실제로 치료하는 데에 매우 도움이 된다는 점에 있다. 이러한 점이 특히 다른 책과 다르다. 우리들 치료사는 그러한 책을 필요로 하고 있었다. 우리들은 틀림없이 이 책에 열중하고 열광할 것이다.

이것은 능숙하게 저술한 요리책과 유사하다. 고급요리의 비결을 터득하려면 확실히 요리법에 대해서 무언가를 알아야 하는데 값비싼 장식이 아니라 실제상의 세밀한 점을 학습해야 한다. 이 때 이론적인 학술논문으로는 도움이 되지 않는다. "정확히 만지시요"라고 하는 것과 같은 주의는 임상에서는 도움이 되지 않는다. 독자는 책을 읽어도 어떻게 이론을 임상에 응용해야 되는지 몰라 낙담하는 일이 많다. 이것은 저자가 자기의 성공 비결을 명백히 하지 않았기 때문이고, 이를 비유적으로 말하면 열심히 공부하는 학생이 "맛있는 케이크를 굽는" 것을 사실은 바라고 있지 않는 것과 같다.

이 책은 그러한 종류의 책이 아니다. 이론에 대해서 언급한 제1장 "정상적인 몸통 - 진화론적, 해부학적 고찰"에서는 신체의 각 분절 즉, 골반, 흉곽 그리고 머리의 진화과정에서 어떻게 해부학적 상호관계를 만들어내고 있는지에 대한 중요한 정보를 얻을 수 있다.

제2장 "몸통의 조절에 대한 검토"에서는 이들 가동성이 있는 각 분절을 근육이 어떻게 조절하여 운동하는지에 대해서 언급하고 있다. "기능적 운동역학"의 용어개념을 사용해서 상이한 형태의 근육활동에 대해서 언급하고 중력에 반응하여 근육조직을 선택적으로 사용하는 것의 중요성을 명백히 하고 있다. 제3장 "편마비의 선택적인 몸통활동의 상실에 의해서 일어나는 문제"에서는 편마비 환자의 치료에 대한 Pat Davies의 새로운 중요한 사고방법을 제시하고 있다. 여기서는 근육이 골반, 흉곽 그리고 머리를 선택적으로 조절하는 능력을 재획득하는 것이 필요하다고 언급하고 있다. 따라서 Right in the Middle은 정말 어울리는 제목의 이름이다.

이론편의 다음으로 훌륭하게 계통적으로 구성된 임상편이 이어지고 있다. 거기서는 누운 자세에서의 동작, 누운 자세에서부터 앉은 자세 또는 앉은 자세에서부터 누운 자세로의 동작, 앉은 자세에서의 동작, 앉은 자세에서부터 일어서는 동작, 선 자세에서의 동작, 그리고 균형을 재학습하기 위해 공을 사용한 동작이 각 단원에서 언급되고 있으며 마지막으로 보행에 관한 단원이 나타난다. 여기에 우수한 치료사의 행동결정의 과정을 알 수 있다. 각 동작은 계통이 세워지고 세밀한 부분까지 신경을 써서 연구하여 서술하고 있다. 독자는 이것을 읽고 당장이라고 환자에게 이 접근법을 시도해보고 싶다고 생각할 것이다.

수많은 훌륭한 사진으로부터 Pat Davies와 환자와의 긴밀한 유대감이 느껴진다. 편마비에 의한 장애는 명백히 중증이지만, 치료사와 일체가 되어 열심히 치료에 임하고 있음으로써 절망감은 어딘

가로 사라져버려 있다. 전향적인 분위기 속에서 각각의 환자의 존엄성이 유지되어있다.

영유아의 정상운동 발달의 각 단계를 보여주는 사진은 귀엽고 또한 흥미로운 것이 있다. 그들이 보여주는 운동패턴은 편마비에 의해서 일어나는 병적인 것과 같기 때문이다.

다음으로 Pat Davies와 나의 관계에 대해서 한마디 언급하고자 한다. 우리들은 함께 일함으로써 모두 새로운 식견을 얻을 수 있었다.

나는 "기능적 운동역학" 안에서 건강한 사람의 운동을 조사하여 경제성 활동(낭비가 없고 보기에 편안한 운동)이 변화하는 강도를 통해서 정상운동의 핵심을 찾아내려고 시도하였다. 우리들이 운동을 잘 관찰하여 이해하고 촉진하는 것에 성공하면 할수록 정상운동과 병적인 운동의 차이가 분명해졌다. 병적인 상태란 어떠한 것이라도 건강한 상태로부터 무엇인가 결여되어 있는 것이라는 개념은 "기능적 운동역학"을 사용한 치료에 대한 접근법에 바탕을 두고 있다.

한편, Pat Davies는 신경학의 분야에서 경험을 쌓아왔으므로 이러한 것에 완전히 정반대의 방향에서부터 접근해온 것이 된다. 환자와의 풍부한 경험으로부터 그녀는 질병이란 건강한 상태로부터 무엇인가 결여되어 있는 것이라고 이해하게 되었다. 그녀는 말초에 나타난 병적인 징후를 연구함으로써 건강한 중심 즉, 중앙이 상실된다는 것의 중대성을 분명히 인식하였다. "기능적 운동역학"은 건강한 사람의 중심에서부터 생각하기 시작하고 있다. 그 결과 질병이란 건강할 당연한 권리에 대한 침범이라 간주하고 있다.

우리 두 사람 모두 각각의 다른 길을 걸어왔지만 그 어딘가에서 만났다. 경쟁상대가 될 필요도 없었고 서로 상대방으로부터 배울 수 있었다. 이것은 은총이었다. 하나의 구상인 "기능적 운동역학"에 의해서 나는 물리치료의 다양하게 전문화된 분야에서 일을 하고 있는 모든 사람에게 정상적인 운동의 비결을 밝히기를 열망하고 있기 때문에 이것 또한 가치가 있는 선물이다.

1990년 3월 보트밍겐에서

S. Klein-Vogelbach

서문 (Preface)

이 책은 불행하게도 편마비가 된 환자 여러분과 5년 이상에 걸쳐 함께 경험한 것의 성과이다. 이 책에서 나는 최신의 관찰결과, 새로운 사고방법 그리고 새로운 치료의 전개에 대해서 언급하였다. 이것에 의해서 편마비가 가지는 문제를 보다 잘 이해하고 그 재활을 성공으로 유도할 수 있다고 확신하고 있다.

이전의 저서인 "Steps to Follow"를 완성시킨 후, 나는 어느 정도 현 상황에 만족하여버렸다. 수많은 환자를 치료하고 편마비에 관한 교과서의 저자로도 되었다. 그리고 내가 담당한 코스는 예약이 가득 차 있었다. 그러나 환자는 결코 만족하지는 않았다. 변함없이 더 많은 것을 추구하여 귀가한다는 현실이 분명해졌다. 그들은 더 빠른 속도로 편안하게 자유로이 움직이고 싶고 또한 더 적은 에너지 소비로 걸을 수 있게 되고 싶다고 강력하게 희망하고 있었다. 환부 쪽 손을 조금이라도 다시 사용할 수 있게 되고, 자기의 장애가 다른 사람의 주의를 끌게 하는 또는 자기능력을 낮게 평가하는 원인이 되는 경직(spasticity)이 있는 팔을 감수하지 않아도 되기를 소원하고 있었다. 그들의 소원이 나를 분발하게 하였다. 환자와 시행한 치료에서 새로이 알게 된 것으로써 다른 방법보다 분명히 더 좋았다고 생각된 것을 저술하기 시작하였다.

이러한 경과로부터 완전히 새로운 책인 "Right in the Middle"이 탄생하였다. 이것은 "Steps to Follow"와는 다른 것이고, 게다가 그것을 앞서가는 것이다. 이전의 책에서 언급한 팔다리의 선택적 활동을 재획득하기 위한 다양한 활동은 기능적으로 팔다리를 사용하는 준비로서 모두 치료 프로그램에 편입시켜도 괜찮다. 어떤 활동, 특히 균형반응을 재학습하는 활동은 반복해서 이 책에 포함시켰다. 다만, 그 내용을 심화시키고 몸통의 선택적 활동을 강조하고 있다. 예컨대, 앉은 자세에서 옆쪽으로 체중을 이동시켰을 때의 균형반응에는 그것이 언급되어 있다.

이 책을 사용하여 그 안에 언급한 동작을 치료에 시도하는 경우 여러 사람의 중요한 사고방법도 유념하여 환자의 평가와 치료에 편입시켜야 한다. Bobath 부부는 흔히 다음과 같이 언급하였다. "당신이 치료하고 있는 것이 환자에게 올바른 것인지 아닌지는 당신이 시행한 것에 대한 환자의 반응을 보면 된다"라고 하였다. 이러한 의미에서 경직은 환자가 필사적으로 그 활동을 시행하고 있는가, 그 활동이 지나치게 어려운가, 또는 보조하는 양이 지나치게 적은가를 치료사에게 알려주는 지표가 된다.

Klein-Vogelbach는 운동의 정확한 관찰과 분석의 중요성을 우리들이 납득할 수 있도록 가르쳐 주었다. 그녀는 우리들에게 심지어 약간의 전위가 있어도 그것에 의해서 근육활동이 바뀐다는 것을 보여주었다.

Mitland(1986)는 몇몇 치료기법을 사용하였을 때 그것에 의해서 환자가 좋아졌는지 아닌지를 끊임없이 확인할 것을 제창하였다. 즉, 치료사는 "주관적 · 객관적 소견에서 환자가 반드시 좋아졌다고 확신할 수 있었던 치료기법만을 다시 사용하도록 하지 않으면 안 된다". 예컨대, 평가할 때 운동통증이나 운동범위의 제한을 기록하고 치료 후에 다시 운동범위, 통증의 정도 그리고 이들 상호관계의 변화에 주의를 기울인다. "이러한 주된 누구에게나 잘 아는 평가 상의 지표를 확인함으로써 단순히 이러하였다고 기록하는 것만이 아니라 치료효과의 평가(retrospective assessment)를 신속하고 용이하게, 게다가 한층 더 완벽하게 시행할 수 있게 되며 결국 평가가 보다 가치가 높은 것이 된다".

편마비 환자를 치료하는 경우, 치료사는 충분히 주의를 기울여서 동일한 평가방법을 사용한다. 평가의 내용은 치료사가 현재 개선의 목표로 하고 있는 운동이나 기능의 질이다. Mitland의 "큰 장벽 개념(brick wall concept)"은 이 경우에서도 매우 도움이 된다. 그 개념에 따르면, X선이나 진단명으로부터 얻어지는 정보는 치료를 진행시키는 데에 중요하지만, 각각의 환자를 치료함에 있어서 치료사의 가이드라인이 되는 것은 징후나 증상이 어떻게 바뀌는지를 보는 것이다. 성인 편마비의 치료에서는 문제해결형의 접근법을 사용하고 현재 출현하고 있는 증상을 변화시킴으로써 운동의 질과 환자의 기능적 능력을 개선하려 하고 있다. 뇌의 손상 그 자체에 관한 정보만으로는 치료사는 환자에 대한 지식과 이해를 심화시킬 수 있지만 단지 그것뿐이다.

이 책의 사진에 등장하는 환자는 재활에 있어서 현재 각각 상이한 단계에 있다. 편마비의 원인은 뇌졸중, 동맥류, 종양 그리고 머리의 외상이다. 환자의 연령은 15-75세로 광범위하다. 그러나 재할을 시행함에 있어서 실제로 이들에 의해서 큰 차이가 발생하는 것은 아니다(Adler et al., 1980). "건강한 쪽" "마비 쪽" 그리고 "환부 쪽"이라는 말은 평가나 치료에 대해서 언급할 때 이야기의 내용을 명확히 하기 위해 사용하였다. 그러나 정상운동은 몸의 양쪽이 서로 영향을 주면서 시행되고 있다는 것을 잊어서는 안 된다. 중추에 손상이 있으면 그것만으로 양쪽이 정도의 차이는 있으나 영향을 받는다(Brodal 1973).

이 책에서는 환자를 "그 사람(he) 또는 남성", 치료사를 "그녀(she) 또는 여성"으로 언급하고 있다. 다만 그림의 설명문에서는 그림 안의 인물의 성별에 맞추고 있다. 왼쪽 편마비 환자와 오른쪽 편마비 환자가 그림에 등장하는데 마비 쪽을 명시하고 있다.

이 책은 임상실행의 현장에서 사용되는 것을 목표로 하고 있다. 각 동작을 충분히 시도해보고 이것을 기초로 하여 개선을 거듭하면 좋다. 치료는 이러한 것이라 결정되어 있는 것이 아니라 환자의 필요성에 따라서 계속 발전시켜가는 것이다.

치료는 환자의 능력에 따라서 이른바 "흐르는 것처럼" 진행시키는 것에 모든 노력을 쏟아야 한다. Csikszentmihalyi가 언급한 그 진행방법은 "그 사람과 그 사람의 한계를 한 걸음 한 걸음 극복하는" 시행방법이다(Newsweek, 1986년 6월 2일). 이와 같은 흐르는 것 같은 치료의 진행방법은 현재 그 사람에게 주는 과제와 그 사람의 기술(skill)이 완전히 충족되었을 때 가능해진다. 그 사람의 기술을 넘어서는 것에 도전을 시키면 불안을 야기한다. 반대로 도전과제가 그 사람의 기술에 비해서 낮은 경우는 그 사람은 지루할 것이다. 기술이 도전과제가 충족하면 그 치료는 고무적이고 즐겁고 창조적인 것이 된다. 그 결과 환자는 "학습의욕이 부족하다"라는 모욕적인 낙인이 찍히지 않아도 된다.

바텔 지수(Barthel Index)(Mahoney & Barthel 1965)는 연구를 위해 일상생활동작을 평가하는 척도로서 가장 널리 사용되고 있다고 생각된다(Wade & Langton Hewer 1987). 이것은 환자가 혼자서 기본적인 신변동작을 시행하는 능력을 평가하는 데 매우 편리하지만, 이것을 기초로 치료를 종료시키는 지표로 하는 것은 절대로 할 수 없다. 바텔 지수가 만점이 되었다 해도 틀림없이 그것만으로는 생활하는 데에는 충분하지 않다. 이러한 것을 특별히 강조해두고자 한다.

이 책에 언급한 치료를 시행함으로써 환자의 능력은 오랜 기간에 걸쳐서 계속 개선이 된다. 가능하다면 환자의 생활의 질이 계속 개선되고 마침내는 집의 담장을 넘어 밖을 자유로이 걸어서 돌아다닐 수 있게 될 때까지 이러한 치료를 시행하여야 한다.

1990년 4월 바트 라가츠에서

Pat Davies

감사의 글 (Acknowledgements)

Karel Bobath와 Bertie Bobath를 만나서 그들로부터 학습하는 기회가 주어지지 않았다면 내가 이 책을 쓴다는 것은 결코 있을 수 없었다고 생각한다. 두 분의 사고방법은 과거 20년간의 나의 작업과 그 벌전의 바탕에 있다. 전 세계의 편마비 환자에게 그리고 우리들 환자를 치료하는 치료사에게 위대한 공헌을 하신 두 분에게 감사를 드리고 싶다.

또한 이야기가 거슬러 올라가지만, 1987년 제3회 Bobath Instructor 국제회의에서 선택적 몸통의 활동에 대해서 나의 사고방법을 처음으로 밝혔을 때, 매우 적극적인 반응을 보여주신 성인 편마비 국제 보바스 인스트럭터 회의(INITAH)의 회원 여러분들에게도 감사드린다.

그들의 열의와 이해에 고무되어 나는 이 책을 완성할 수 있었다. 또한 회의를 통해서 사고방법을 여러 가지 고칠 수 있었는데, 이러한 것은 현재까지도 항상 고무적이다.

몸통을 재검토하고 배의 근육의 복잡한 구조와 그 기능을 통찰할 수 있었던 것은 Susanne Klein-Vogelbach의 덕분이었고 깊이 감사하고 있다. 이 책에서 언급하고 있는 수많은 활동은 그녀의 독자적인 사고방법에 기초하고 있다. 또한 그녀가 이 책을 위해 머리말을 기고해주신 것에 대해서 매우 영광으로 생각한다.

원고의 오류를 바로잡고 이 작업이 끝날 때까지 나를 격려하고 작업을 시켜주신 Jüg Kesselring으로부터는 많은 도움을 받았다. 그 사람의 훌륭한 비서 Anni Guntli와 Evi Nigg에게도 감사의 뜻을 표현하고 싶다. Anni는 나의 손으로 쓴 난잡한 문장을 확실하게 원고로 마무리를 해주었다. Evi는 한가한 틈을 타서 첫 번째 단원의 타이핑을 도와주었다.

Herta Goller에게도 감사의 뜻을 표명한다. 그녀는 나와 내용을 토론하기 위해 휴일을 희생하여 방대한 참고문헌의 파일을 하고 게다가 독일어로 이 책을 번역한다는 방대한 작업을 맡아주었다.

Urban Diethelm은 책이나 참고문헌의 일로 나와 함께 수고해주었다. 또한 책에 게재하기 위한 X선 사진을 준비해주었다. Marianne Brune는 주말을 희생하여 수많은 사진을 차례대로 정리해 주었다. 두 분께 감사를 드린다.

귀여운 아기를 스튜디오로 데려다 준 부모에게도 감사하고 있다. 덕분으로 환자와 비교하기 위한 사진을 촬영할 수 있었다.

결코 희망을 버리지 않고 나를 격려하고 새로운 사고방법을 탐구하게 해준 환자 여러분 모두에게 특별히 감사드리고 싶다. 그중에서도 언제나 자진해서 스튜디오에 와서 사진촬영에 협력해주신 환자와 그 배우자들에게도 감사드리고 싶다. 정말 고맙게 생각하고 있다. 그들의 협력이 없었다면 사진이 전달해주는 명쾌성이 결여되어 지루한 학위논문처럼 되어버렸을 것이다.

나의 작업을 돕고 격려하여 상당히 시간이 걸린다고 생각한 작업을 생각보다 보다 쉽게 완성시켜준

Springer-Verlag의 여러분께도 감사의 뜻을 표명하고 싶다. 그들은 또한 식견이 있는 편집과 출판을 해주었다. 그중에서도 특히 Bernhard Lewerich와 그 사람의 조수인 Marga Botsch에게 감사드린다. 그는 나를 인도하고 격려해주었다. 그녀는 여러 가지 방법으로 나의 짐을 덜어주었다.

나의 친구이고 동료이기도 한 Gisela Rolf로부터는 상당한 도움을 받았다. 그녀는 오랜 집필 기간을 통해서 아낌없이 나를 지지해주었다. 그녀는 언제나 함께 생각하고 유익한 제안을 하였으며 건설적인 비평을 해주었다. 눈에 보이지 않는 수많은 잡일을 맡아서 해주었기 때문에 나는 앉아서 집필에 전념할 수 있었다.

역자 서문

“Steps to Follow”의 저자인 Pat Davies의 또다른 책으로서, 저자의 임상 경험이 그대로 녹아 있는 책을 쉽게 알 수 있었다. 물리치료사들은 이 책을 통해 편마비 환자의 문제점을 잘 이해하고 그들의 재활 방향을 설정하는데 큰 도움을 얻을 수 있을 것이다.

이 책의 가장 큰 특징은. 몸통에 대한 접근 방식이다. 몸통은 안정성을 추구하는 태생적 본능을 가지고 있지만, 몸통의 안정성이 팔다리의 움직임을 원활하게 해 준다는 것은 주지된 사실이다.
편마비 환자의 경우도 몸통의 기능이 매우 중요함을 이 책은 강조하고 있다. 사실 임상에서 몸통의 중요성을 익히 알고 있지만, 어떻게 해야 할지를 잘 모르고 있는 것도 사실이다. 단순히 코어 근육의 활성에 초점을 맞추고 있는 형편이다. 물론 이것도 매우 좋은 중재일 수 있지만, 보다 많은 활동이 필요한 것도 사실이고, 재활 과정에서 환자에게 단순한 운동이 아닌, 재미를 동반한 운동이 필요하다.

이 책을 읽은 본 물리치료사는 편마비 환자에 대한 치료에 또다른 사고를 갖게 될 것이고, 실제로 환자를 치료할 때 큰 도움을 받게 될 것이다.

이 책을 번역하는 과정에서, 역자는 Davies의 임상 경험을 체득한다는 느낌을 받았고, 그에게 무한한 감사를 드리고 싶다. 이 책은 읽은 사람에게도 저와 같은 느낌을 갖길 바라고, Davies의 임상 경험을 고스란히 체득하길 바란다.

이 책을 번역출판하는데 힘이 되어 주신 박병조 사장님과 임직원에게 감사드린다.

역자 대표 정 형 국

목차 (Contents)

서론

그래서 가자.
나의 관심사는 그의 행복이다.
그가 안아야 할 부담은 없다.
우리는 거기에 도달할 것이다.

편마비 환자의 재활에서는 선택적 몸통 활동의 중요성이 이제까지는 너무나도 경시되어 왔다고 생각한다. 이러한 선택적으로 할 수 없다는 것, 그것도 전혀 시행할 수 없는 일이 많다는 것이 충분히 인식되지 못하기 조차 하였다. 편마비에 관한 최근의 문헌을 보면, 몸통의 근육에 대해서 언급하고 있는 일은 매우 적다. 설사 있다 해도 극히 약간의 인용에 그치고 있다. 그 선택적 활동에 대해 언급하고 있는 것은 거의 없다.

워싱턴 국회도서관에서 컴퓨터 검색을 하였더니 과거 20년 동안에 편마비에 대해서 발표된 논문은 5,000건을 넘어서고 있다. 그러나 편마비라는 제목이름과 배의 근육, 몸통의 근육, 몸통의 활동 등의 제목을 조합하여 검색하면, 몇 번을 시도해도 해당 문헌은 나타나지 않는다.

운동기능의 회복에 대해서는 이미 수많은 논문이 발표되고 있으나, 논문 속에서 언급되고 있는 것은 팔, 다리의 근육에 대한 것뿐이다. 어깨의 통증, 팔걸이(sling), 부목(splint) 그리고 보행보조기구에 대해서 언급하고 있는 문헌도 많다. 그러나 보행에 관계되는 것일지라도 몸통의 근육과 연관시켜서 논하고 있지는 않다. 선 자세에서 자세조절을 시행할 때의 신속한 운동반응 패턴에 관한 Badke와 Duncan이 시행한 연구(1983)에서도 발, 무릎 그리고 엉덩관절의 근육활동만을 조사하고 있다. Hockermann 등이 시행한 편마비의 플랫폼 위에서의 훈련과 자세의 안정성에 관한 연구(1984)에서도 마찬가지이다. 움직이는 플랫폼 위에서 훈련한 환자는 몸통근육의 활동이 증가함으로써 개선이 관찰되었다는 것도 충분히 생각할 수 있지만, 이 연구에서도 그것은 조사하지 않고 있다.

몸통에 관한 것이 어째서 이와 같이 무시되고 그것도 문헌상에서뿐만 아니라, 다양한 재활접근 안에서도 그러한 것인지 이해하기 어려운 것이 있다. 몸속에서 최대의 부분을 차지하고 그것도 중심에 위치하는 것이 실제로는 어찌된 일인지 거의 문제가 되어있지 않다. 나 자신도 과거 25년 동안 신경학적으로 손상을 받은 환자를 전문적으로 치료하여왔으나 이 중요한 부분의 문제는 관찰하고 이해하지 않고 있었다. 내가 처음으로 일을 시작한 것은 영국의 스토크 만데빌에 있는 국립 척수손상 센터이다. 거기서 외상성의 사지마비나 양측마비(paraplegia) 환자의 치료를 8년 동안 시행하였다. 그 때는 몸통의 근육, 그것도 특히 배의 근육의 중요성에 대해서 우리들 누구나가 확실히 알고 있었다. 그러나 척수손상에 의해서 일어나는 그 문제는 훨씬 단순한 것이었다.

손상 레벨에 따라서 환자의 배의 근육활동의 유무가 결정되어 있었다. 분절성으로 신경 지배를 받고 있는 폄근은 배의 근육과 거의 같은 레벨에서 그 이하가 마비되어 있었다. 환자가 보조 없이는 기침을 할 수 없는 경우는 우리들 물리치료사가 습득한 기술로 환자를 보조하였다. Ludwig Guttmann경의 설득력 있는 지도에 따라서 다른 몸통근육에 대신하여 아무튼 넓은등근(광배근)에 대해서 열심히 근력강화를 하였다. 그 방법에 대해서는 Bromley(1976)이나 Rolf 등(1973)이 출판한 그림으로 잘 설명한 책에 포괄적으로 설명되어 있다.

몸통의 활동이 상실되어 있음으로써 일어나는 문제를 이해하는 것은 마비된 굽힘근과 폄근 사이에 어떤 종류의 균형이 있기 때문에 어려운 일은 아니었다. 척수의 레벨에 대응하는 반사활동에 의해서 근육에도 반사성 긴장이 있었다. 감각의 소실도 레벨에 대응해서 명확히 나눌 수 있었다.

그 후, 나는 차츰 뇌손상 환자가 직면하는 문제에 심취하여, 그 문제에 대한 자신의 지식과 치료기술을 심화시키려고 하였다. 결국 그 후 20년 동안 나는 다양한 형태의 상위운동신경 손상자, 특히 뇌손상자를 치료하고 치료방법의 개선을 탐구하면서 이 과제에 몰두하여왔다. 이러한 세월동안 항상 신경학적으로 손상된 환자를 치료의 대상으로 하고 그들의 운동을 주의 깊게 평가 · 분석하였음에도 불구하고, 그들에게는 선택적인 몸통의 활동이 상실되어 있다는 중요한 문제점을 이해하는 데에 상당히 많은 시간이 걸렸다. 지금 와서 생각해보면 왜 이렇게 시간을 소비하였는지 나 자신도 이상하게 생각된다.

물론 내가 몸통에 대한 것을 자신이 말하는 것처럼 무시하고 있었던 것은 아니다. 미국의 캘리포니아에 있는 Valleijo에서 Margaret Knott와 고유수용성 신경근육촉진기법(PNF)을 6개월간 공부하였다. 거기서 나는 구체적으로 허리네모근(요방형근)에 주목한 연습을 비롯하여 몸통근육의 근력강화를 위한 패턴 연습에 많은 시간을 소비하였다. 그러나 PNF 패턴에 의한 몸통의 활동은 폄근이나 굽힘근의 어느 쪽인가를 사용하는 “전체적 패턴”이고(Knott & Voss 1960) 선택적이지는 않았다. 즉, PNF패턴에서는 보통은 양 다리, 양 팔 그리고 목이 같은 운동으로 연결되어 있었다.

바로 후에 나는 런던의 보바스 센터에서 뇌성마비 어린이의 신경발달학적 치료의 코스를 수강하였다. 2개월째의 마지막에는 센터에서 Karel과 Bertha Bobath의 두 사람과 함께 일을 시작하고 있었다. Bobath의 사고방법에서는 몸통의 회전은 몸쪽(근위)부분을 움직이고 먼쪽(원위)부분의 경직을 억제하기 때문에 근육긴장 항진을 약화시키는 요점이라고 강조하고 있다.

그 후 런던의 King's College병원에서, 그리고 다시 그 후 스위스에서 12년간, 나는 상위운동신경 손상자, 특히 편마비환자의 치료를 계속하였다. 겨우 5년 전에 왜 나의 환자가 더 자유로이 운동할 수 없었는지를 납득할 수 있었다. 그때까지 팔과 다리를 선택적으로 움직이기 위해 세심한 주의를 기울여 치료하여왔으나, “몸통을 선택적으로 활동시키는 일”은 하고 있지 않았다. 이러한 것은 갑자기 알게 된 것은 아니다. 다른 치료사와 의견교환, 일련의 다양한 사건을 통해서 조금씩 알게 되었다. 푸셔증후군(pusher syndrome)의 환자(Davies 1985)에 관심을 갖는 가운데, 그러한 환자의 마비 쪽 배의 근육긴장과 근육활동이 상실되어 있다는 것, 그 소실에 의해서 운동이나 균형에 영향이 일어나고 있다는 것을 관찰하여왔다.

나는 치료할 때 환자에게 옷을 벗고 목욕가운이나 체조용 셔츠를 입도록 시키고 있다. 그래서 조금씩 환자 배꼽의 위치를 알게 되었다. 즉, 환자가 움직일 때 배꼽이 어떻게 움직이는지를 알게 되었다. 나는 나 자신의 배꼽에 대해서 연구해보았다. 그랬더니 일상생활동작 중에서 배꼽이 기준점으로서 정적상인 상태에서는 어떻게 움직이는지 자신으로서는 전혀 몰랐던 것을 알아차렸다. Joan Mohr가 미합중국으로부터 와서 Bad Ragaz에서 성인 편마비의 치료(보바스 개념에 기초한)의 상급

과정을 개설하였다. 나는 그녀의 과정에서 조수역할을 하면서 그녀가 환자를 치료할 때에 사용하는 움직이는 공 위에서 균형을 잡게 하는 방법을 비롯한 몸통의 근육활동을 높이는 다양한 방법을 볼 수 있었다. 흥미는 있었지만, 몸통 그 자체와 몸통과 팔다리 사이에서의 선택적 활동이 매우 적었기 때문에 충분히 만족할 수는 없었다. 아마도 Joan Mohr가 나의 학습과정에 주로 기여한 것은 정상적인 영유아의 몸통 활동의 발달, 즉, 폄근의 조절에서부터 다음으로 굽힘근의 조절을 획득하는 것과, 최종적으로 일어나는 회전이 이들 양쪽의 근육에 좌우된다는 서술이었다(Mohr 1984, 1985, 1987).

오랜 세월에 걸쳐 조금씩 알게 된 이러한 것을 '최종적'으로 나에게 깨닫게 해준 것은 Susanne Klein-Vogelbach박사이고, 그녀를 알고 그 일에 접촉할 수 있었기 때문이다. 총명한 물리치료사인 Susanne Klein-Vogelbach는 이미 1963년에 뮌헨에서 강의를 하고 있었다. 같은 해에 그 강의내용이 출판되어 있었다. 그것은 몸의 중심의 안정(stabilization)과 필요에 따라서 몸을 지지하는 기전에 관한 것이었다. 이것은 운동을 재교육하기 위한 출발점이고, 특히 편마비의 문제와 연관성이 있었다(Klein-Vogelbach 1963). 1977년부터 나는 그녀와 개인적으로 토론하거나 4주일간 과정을 수강하거나, 저작물을 연구하거나, 강의를 경청하거나 하여 그녀로부터 학습하여왔다. 그중에서도 몇 사람의 나의 환자를 그녀에게 치료를 의뢰하고 그것을 견학함으로써 각별히 많은 것을 배울 수 있었다.

편마비 환자의 치료를 계속하여 나도 역시 선택적인 활동이 상실되면, 팔다리의 운동과 몸통의 운동을 분리할 수 없다는 것을 알게 되었다. 예컨대, 환자에서는 몸통 하부가 굽힘근의 작용을 필요로 하고 있는 경우는 양쪽 엉덩관절을 펼 수 없다. 양쪽 엉덩관절이 굽히고 있을 때는 몸통 하부를 펼 수 없다. 이에 더해서 흉곽이 충분히 안정되어 있을 때 배의 근육이 가장 잘 작동한다는 것, 배의 근육은 대체로 정상적이고 효율적인 운동을 시행하는 데 중요한 기초를 제공하고 있다는 것을 이해하게 되었다.

몸통의 중요성이 명백함에도 불구하고, 여전히 다양한 재활 프로그램에서는 다른 부분과 비교하여 그것은 무시된 채로이다. 편마비 환자의 치료에서 왜 선택적인 몸통의 활동을 획득하는 것이 중요시되지 않았는가, 배의 근육긴장과 근육활동이 상실되어 있다는 것을 왜 관찰하고 있지 않았던가, 그 이유를 아래에 열거한다.

1. 대부분의 치료사는 치료할 때 환자에게 옷을 필요한 만큼 벗게 하지 않는다. 따라서 근육활동이 상실되어 있다는 것, 환자는 그것을 보완하기 위해 보상운동을 하고 있다는 것을 인식하지 못하고 있다. 나는 헤아릴 수 없을 만큼 병원이나 재활센터를 방문하였으나 치료할 때 환자는 대부분 헐렁한 운동복을 입거나 평상복 차림이었다. 다만 바지자락을 걷어 올려 무릎을 노출시키고 있었다고 생각한다. 환자는 셔츠나 머리로부터 뒤집어쓰는 스웨터 등을 입고 있는 일이 많고, 이것으로는 몸통의 근육 그것도 특히 몸통 앞면은 전혀 볼 수 없다. 환자는 보통 뒤로 만곡한 자세로 앉거나 선 자세를 취하고 있으므로 가슴이나 배를 옷이 헐렁하게 덮고 있다.
2. 몸통에 관절이 수많이 있고 매우 복잡한 근육조직이 있으므로 보상운동을 여러 가지 시행할 수 있다. 매우 약간 체중이 이동하더라도, 그것이 1㎝이하의 것일지라도 옆쪽, 앞쪽, 뒤쪽으로 움직이면

근육활동이 굽힘근에서부터 폄근 또는 엉덩관절 주위근육으로 옮겨가기도 한다.

3. 배의 근육활동은 다양하고 때로는 관찰을 해도 매우 알기 힘들다. 따라서 팔꿉관절 굽힘근이나 무릎관절 폄근과 같이 그것보다 먼쪽의 신체부분을 움직이거나 멈추거나 할 때 그 기능을 분명히 알 수 있는 것과 비교하여 그 기능을 직접 관찰할 수 없다. 따라서 치료사만이 아니라 재활 팀을 구성하고 있는 누구나가 배의 근육의 작용을 파악하기 어렵기 때문에 충분히 다 이해할 수 없다. 그 대신에, 활동할 때에 간단히 관찰할 수 있는, 구조적으로 보다 단순한 팔다리를 움직이는 근육에 주의를 집중하게 된다. 몸의 다른 대부분의 근육과 달리 배의 근육은 전체로서만이 아니라 부분적으로 그것도 선택적으로 근육길이를 길게 하거나 단축시킬 수 있다. 배의 근육은 끊임없이 과제에 상응하여 안정근(stabilizer)으로서의 역할을 수행하고 있으나 그 근육의 길이나 장력의 변화를 우리들은 직접 볼 수 없다.
4. 문헌이 적은데다가 많은 종류의 해부학 서적에 있는 몸통근육에 관한 설명이 치료사에 도움이 되지 않는다. "Gray의 해부학"과 같은 고전적인 교과서 조차 배의 근육의 작용에 관한 설명은 너무나도 간단하고 특이하지 않다(Williams & Warwick 1980).
5. 과거 40년 이상에 걸쳐 Bobath 부부는 편마비환자의 경직이나 근육긴장의 항진을 억제하는 것이 환자가 정상운동을 재획득하는 '중요한 열쇠' 가 된다고 가르치고 있다. Bertha Bobath는 각각의 환자를 각각 평가하는 것이 중요하다고 강조하고 있으나 결과적으로는 그것에 의해서 이완은 부수적인 문제라 생각될지도 모른다. 치료사의 대부분이 그렇게 생각하는 것에 익숙해져 있어, 편마비환자의 환부 쪽 몸통에 마비가 있으면, 모두 경직을 가진 근육에 끌려서 짧아진다고 생각하였다. 그러나 주의 깊게 조사해보면, 대부분의 증상사례에서 몸통 하부의 가쪽이 상당히 길어져 있는 것을 알아차린다. 즉, 근육긴장이 저하하여 있다. 마비 쪽의 몸통이 겉보기에 단축하여 있는 것처럼 보이는 것은 보통 아래에 언급하는 이유를 생각할 수 있다.
   - 팔이음뼈(견갑대)를 올리는 근육에 수의적인 근육활동이 관찰되지 않고 근육긴장도 거의 없다고 생각된다. 이 때문에 어깨가 아래로 늘어진다.
   - 어깨뼈를 내리는 근육에 경직이 있고 이 때문에 팔이음뼈가 아래쪽으로 당겨진다.
   - 환자가 앉은 자세나 선 자세에서 몸을 움직일 때, 중력에 저항하여 몸을 똑바로 일으킨 자세를 유지하기 위해 건강한 쪽 어깨를 노력하여 활기차게 올린다. 그 결과 반대쪽 몸통이 짧아진다.
   - 환자는 마비 쪽 다리에 체중을 실을 수 없거나 그렇게 하는 것을 두려워한다. 건강한 쪽에 체중이 실린 선 자세에서는 반대쪽의 몸통은 균형을 유지하기 위해 단축한다.
   - 마비 쪽 다리의 폄근을 선택적으로 작용시킬 수 없으므로, 체중을 부하하였을 때에 발목관절이 바닥쪽굽힘을 하게 된다. 발목관절이 바닥쪽굽힘을 하여 바닥을 미는 것에 의해서 같은 쪽의 골반은 위로 밀어 올려진다.
   - 보행할 때, 입각기에서는 마비 쪽 엉덩관절의 벌림근(외전근)은 골반이 가쪽으로 전위하는 것을 조절할 수 없다. 이 때문에 엉덩관절은 모음(내전)을 하고 이것에 반응하여 마비 쪽 몸통은 단축한다.

- 마비 쪽의 다리를 일보 앞으로 내딛기 위해 환자는 전체적인 공동운동(mass synergy)의 형태로 다리 전체를 능동적으로 굽히게 한다. 이것에 의해서 다리의 경직에 의한 전체적인 굽힘 패턴(total flexor pattern)의 하나인 올림(elevation)이 일어나 골반은 들어올려진다.

몸통을 다른 부분보다 무시하는 이유가 무엇이든, 선택적인 몸통의 활동을 재학습하여 재획득하는 것의 중요성에는 변함이 없다. 팔다리를 움직이는 동작과는 별개로, 몸통의 활동은 편마비 환자의 재활 프로그램 안에서 반드시 필요한 것이다. 나의 환자의 치료 프로그램에 이 책에서 언급한 치료활동이나 사고방법을 편입시켜 보았더니 내 자신이 놀랄 만큼 좋은 결과를 얻을 수 있었다. 몇 년 동안이나 보행 때에 균형을 유지하기 위해 지팡이에 의존하던 환자들을 비교적 단기간에 집중적으로 치료하였더니 지지로서 사용하던 지팡이를 환자 스스로가 버렸다. 이제까지 몸에 익혔던 안정성이 한층 증가하였다고 느낀 그들은 마음껏 걷는 것을 두려워하지 않았다. 또 다른 환자에서는 이제까지 보다도 더 빠른 속도로 정상 보행속도로 근처를 걸을 수 있게 되고 가족과 산보를 할 수 있게 되었다. 몇 개월 또는 몇 년 이상 치료를 받았으나 그때까지는 원시적인 전체적 공동운동밖에 팔을 움직일 수 없었던 환자가 과제를 시행하기 위해 앞쪽으로 손을 가져갈 수 있게 된 예도 있다.

선택적인 몸통의 활동을 가르칠 때에는 아래에 언급하는 점을 특별히 고려할 필요가 있다.

1. 세부사항까지 주의를 기울이다. 치료가 성공하는 열쇠가 되는 것은 정확한 운동의 연습이다. 이미 언급한 것처럼 회피적인 보상운동을 시행할 가능성이 매우 크다. 환자가 운동을 정확히 시행할 수 있도록 하는 것은 치료사의 책임이다. 환자가 혼자 힘으로 움직이려고 할 때 그것이 어려우면 당연히 그만큼 보상기전을 사용하지 않을 수 없게 된다. 환자가 열심히 치료사의 지시에 따르고 그것을 잘 시행하려고 한 경우, 건강한 쪽을 과도하게 사용해서 운동을 시행하거나 발달학적으로 보다 조기부터 사용되는 몸통의 폄근을 사용함으로써 그것을 보강하려고 한다. 동작을 바르게 연습시키는 지도를 함에 있어서의 원칙은 치료사는 환자에게 필요이상으로 세밀한 것을 강요하지 않고 마음 편안하게 많은 것을 시행시키는 것이다.

2. 과도한 노력을 하지 않고 움직이다. "어떠한 새로운 것을 학습하는 데에 있어서 중요한 것은 바람직하지 않은 반응이 일어나지 않도록 하는 것인 경우가 많다. 이러한 것으로부터 적당한 노력이 중요하다는 학습에 관한 발견이 이루어졌다"(Gelb 1987). Gelb가 알렉산더 기법의 핵심이라고 언급하고 있는 것 안에는 역설적인 표현방법이지만 "필요 이상으로 무리해서 노력하지 마시오. 그러나 포기하지 말고 계속하시오"라는 부분이 있다. 이 말은 환자와 치료사 서로 간에 유익한 격언이다.

3. 근육긴장을 정상화하다. Bobath의 사고방법의 원칙에 따르면, 수의운동을 끌어내기 전에 근육긴장을 정상화해야 한다. 근육긴장의 항진이 있으면 치료사는 우선 처음에 경직을 억제하고 환자의

몸이나 그 일부를 목적으로 하는 운동의 흐름에 따라서 움직였을 때, 저항이 느껴지지 않도록 한다. 근육긴장이 너무나도 저하하여 있는 경우에는 그 상태 그대로 어떤 동작을 시키면, 과도한 노력을 하거나 보상기전을 사용하게 되므로 주의를 기울이면서 근육긴장을 높여야 한다. 예컨대, 앉은 자세에서부터 일어설 때 다리를 능동적으로 충분히 펼 수 없는 경우, 그 보상으로서 양 어깨를 올려서 목을 편다. 이렇게 하면 먼쪽부분에서 근육긴장이 항진하는 경우가 많다.

4. 구두지시. 맨 처음에 치료사가 양손을 사용하여 환자를 과제에 따라서 움직이고 다음으로 환자에게 치료사에 맞춰서 운동을 시행시키면 환자를 혼란스럽게 하는 것 같은 장황스런 구두지시를 내리지 않아도 된다. 구두지시는 최소한도에 그친다. 이에 더해서 환자가 필요 이상으로 노력하지 않고 효율적으로 전체가 조화된 방법으로 움직일 수 있도록, 목소리의 상태를 연구하여 사용해야 한다. 치료사가 실제로 사용하는 말에 의해서 운동의 질까지도 영향을 받는다. 즉, 보상으로서 사용한 근육을 과도하게 작동시키지 않게 할 수 있다. 치료사가 동작을 지시하는 방법을 바꿈으로써 환자의 반응은 명백히 달라진다. 예컨대, 앉은 자세의 환자에게 치료사의 손에 환자의 손을 댄 채로 앞쪽으로 팔을 뻗혀 팔꿉관절을 펴려고 한다. 이 때 치료사가 "나의 손을 미시오"라 지시하면 환자는 주어진 과제를 시행하려고 하여 양 엉덩관절을 굽혀서 몸통을 앞으로 기울이고 등과 턱의 폄근을 열심히 사용하려고 한다. 환자의 손을 치료사의 손에 댄 채로 치료사가 목표로 하고 있었던 위치로 그것을 가져가고 조용히 "여기서 멈추고 어깨는 앞으로"라고만 말하면, 배의 근육이 작용하여 몸통의 안정성과 팔꿉관절 폄근의 근육활동이 그 질에 있어서 바로 개선된다.

5. 체중을 조절하다. 환자에게 체중이 필요 이상으로 증가하지 않도록 하는 것은 매우 중요하다. 표준체중을 초과하여 문제가 되어 있는 경우는 그것을 줄이도록 도와서 독려해야 한다. Caix 등(1984)은 배의 근육활동과 비만에는 명백한 상관성이 있다는 것을 건강한 사람을 대상으로 조사하여 발견하였다. 그들은 "비만 피험자의 배의 벽은 근육긴장과 자세를 유지하는 데에 있어서 그 작용이 상당히 감소하고 있다. 운동을 할 때에는 그것은 거의 제로가 되어있다"라고 언급하고 있다(Caix et al., 1984). 비만은 또한 혈압을 올리는 원인이 되고 재발작의 위험성을 크게 하고 있다(Truswell 1986). 체중을 줄이고 그것을 적절하게 유지할 수 있다면, 환자는 외관이 좋아진 것에 만족할 뿐만 아니라, 유행의 첨단을 걷는 옷을 입는 즐거움도 맛볼 수 있다.

팔 기능의 개선, 보행의 질의 개선 그리고 온갖 상황 하에서 어떠한 동작도 안심하고 시행할 수 있는 균형능력은 선택적인 몸통의 활동, 특히 배의 근육의 작용을 개선함으로써 비로소 획득할 수 있다. 치료의 성공 열쇠는 몸통을 과제에 따라서 안정화할 수 있게 되는 것, 몸통의 각 부분을 분리하여 움직일 수 있는 능력을 재획득하는 것에 있다고 생각하고 있다.

제 I 부

이론적 선행조건

(Theoretical Antecedents)

제 1 장 정상적인 몸통 - 진화론적, 해부학적 고찰

(The Normal Trunk - Evolutionary and Anatomical Considerations)

인간은 직립자세를 취하게 된 이래 4족 보행 대신에 양 다리를 사용한 2족 보행을 하기 시작하였다. 이에 동반하여 중력에 저항하여 몸을 직립으로 유지하기 위해 정교하고 복잡한 폄근 조직이 만들어졌다. 체중의 배분과 근육의 장력이 변화한 것에 의해서 척주에는 이제까지와는 다른 힘이 가해지게 되었다. 양 다리만의 매우 좁은 지지기저면에서 서기 위해 복잡한 기전의 균형반응이 필요해지고 그 결과 몸통은 그러한 기전의 기반이 되었다.

양 손은 체중을 지지하는 것과 균형을 잡는 것으로부터 해방되고 그것을 사용한 기능은 점점 정교한 것이 되었다. 손을 필요한 위치로 가져가고 그곳에 유지하여 그러한 양 손의 활동을 시행하기 위해 몸통은 손에 가동성과 안정된 지지성을 줄 필요가 나타났다.

두 발에 의한 선 자세나 보행 때의 몸통의 일을 경감하기 위해 아래쪽의 척추는 융합하여 엉치뼈(천골)의 기둥을 형성하고 골반에 쐐기를 박은 것처럼 되었다. 더욱이 이 엉치뼈의 먼쪽에 흔적으로서 남아 있었던 4개의 꼬리뼈(미추)가 융합하여 작은 세모꼴의 뼈를 형성하였다.

엉치뼈는 골반과 연결하여 한 덩어리가 되고 다리이음뼈(골반대)를 형성하여, 강한 근육조직의 활동이나 체중의 이동에 의해서 일어나는 일그러짐, 압축력에 견딜 수 있게 되어있다(그림 1.1). 엉치엉덩관절(천장관절)은 원래 갖춰져 있는 견고성에 더하여 튼튼한 인대가 그것을 안정시키고 있기 때문에 움직임은 매우 적다. 전체적으로 이러한 다리이음뼈의 안정된 구조는 머리, 몸통 그리고 양 팔의 무게를 양 다리에 전달하고 지지하는 것을 가장 중요한 역할로 하고 있다. 또한 골반은 강력한 몸통, 다리의 근육을 부착시키는 많은 면이나 결절을 갖추고 있다.

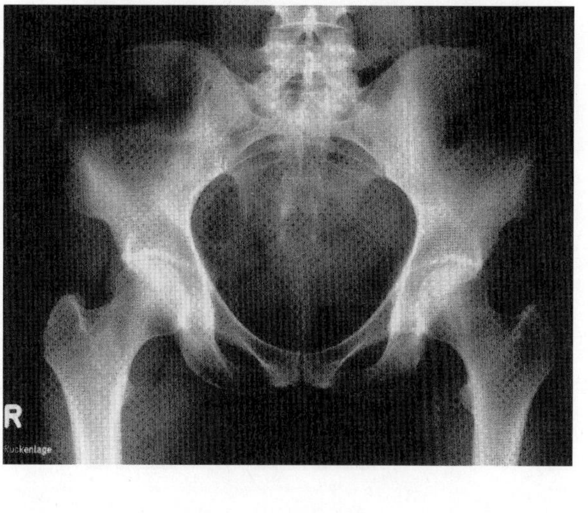

그림 1.1. 정상적인 골반의 X선 사진. 골반은 큼직한 구조를 하고 있어 압축력에 견디고 힘이 강한 근육의 이는곳(기시)으로 되어있다.

직립자세를 취하였을 때 다리이음뼈는 전체로서 몸통이라는 긴 가동성이 있는 지레의 팔의 밑동 부분의 역할을 수행하고 있다. 이것은 몸통과 팔의 연결과는 매우 다르다. 어깨뼈가 "근육에 매달려서 떠 있고"(Williams & Warwick 1980) (그림 1.2), 손으로 물건을 조작하는 데에 그 가동 가능한 범위를 가급적 크게 하려하고 있는 것과는 대조적이다.

어깨뼈는 손과 매우 깊은 관계가 있다. 어린아이 무렵부터 손으로 주위의 환경에 접촉하여 다양한 것을 경험하지만, 이것은 어깨뼈에 의해서 가능해진다. Middendorf(1987)가 언급하고 있는 것처럼 어깨뼈는 "우리들의 몸 안에 있는 또 하나의 손과 같은 것이다. 그것은 겉보기에 형태와 크기의 점에서 몸의 밖으로 나와 있는 손과 해부학적으로 유사하다"(그림 1.3). 어깨의 운동범위를 크게 하기 위해 어깨뼈가 놓인 위치가 변화하여 어깨뼈 관절오목은 한층 더 밖을 향하도록 되어있다.

어깨관절의 체중지지로부터의 해방이라는 기능적 변화에 동반하는 구조의 변화에 의해서, 흉곽의 형태도 변형되었다. 그 직경은 4족 동물시대에는 앞뒤 직경이 최대였으나 지금은 최대인 것은 가로 직경으로 바뀌어 있다. 다리이음뼈와는 달리 팔이음뼈는 척주와 직접 관절로 연결되지 않고 팔을 움직이기 위해 필요한 지지는 복잡한 근육활동에 의해서 주어져 있다(그림 1.4).

"Gray의 해부학"에서는 팔이음뼈와 다리이름뼈의 차이를 다음과 같이 말끔히 비교하여 서술하고 있다:

팔이음뼈	*다리이음뼈*
1. 진피뼈(dermal bone)와 연골 내 뼈(endochondral bone)로 구성된다.	모두 연골 내 뼈로 구성된다.
2. 빗장뼈(쇄골)와 어깨뼈의 각각이 독립된 2개의 구성요소로 이루어진다.	두덩뼈(치골), 궁둥뼈(좌골) 그리고 엉덩뼈(장골)의 3개의 구성요소로 구성되고 이것들이 융합하여 하나의 볼기뼈(관골)로 되어있다.

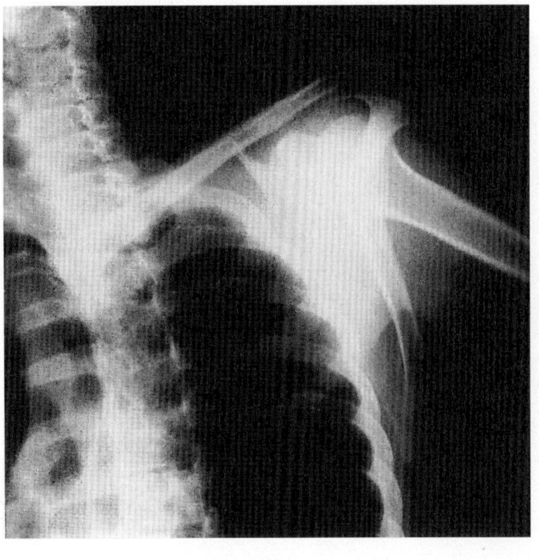

그림 1.2. 정상적인 팔이음뼈의 X선 자신. 어깨뼈가 자유로이 움직임으로써 숙련을 필요로 하는 과제를 수행할 때 손을 온갖 위치로 가져갈 수 있다.

3. 척주와 관절로 연결되지 않는다.	엉치뼈와 관절로 연결된다.
4. 앞면에서 양쪽이 직접 관절을 만들지 않는다 (빗장뼈가 빗장사이인대에 의해서 연결되어 있다.	앞면의 두덩결합(치골결합)에서 좌 · 우의 볼기뼈가 관절로 연결된다.
5. 빗장뼈와 복장뼈(흉골)(연성 골격)의 관절은 비교적 작고 가동성이 있으며 앞면에 있다.	볼기뼈와 엉치뼈(축성 골격)의 관절은 비교적 크고 약간의 가동성 밖에 없으며 뒷면에 있다.
6. 가동성에 중점을 두고 비교적 간편하게 만들어져 있다.	가동성이 적은 만큼 압력에 견딜 수 있도록 견고하게 만들어져 있다.
7. 미는 힘(thrust)에 대해서 탄력이 있다.	척주와 다리의 중간에서 미는 힘(thrust)을 쌍방에 전달한다.
8. 위팔뼈(상완골)와 얕은 관절을 만들어 폭넓은 범위의 운동을 가능케 하고 있다.	넙다리뼈(대퇴골)와 깊은관절을 형성하여 운동의 범위를 제한하고 있다.

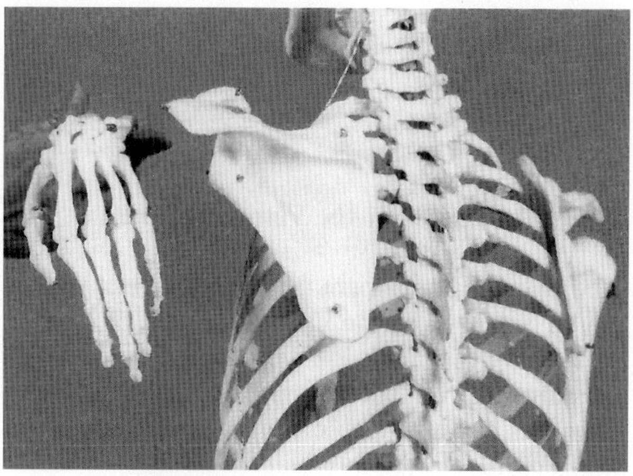

그림 1.3. 손과 어깨뼈는 형태와 크기가 해부학적으로 보아 유사하다.

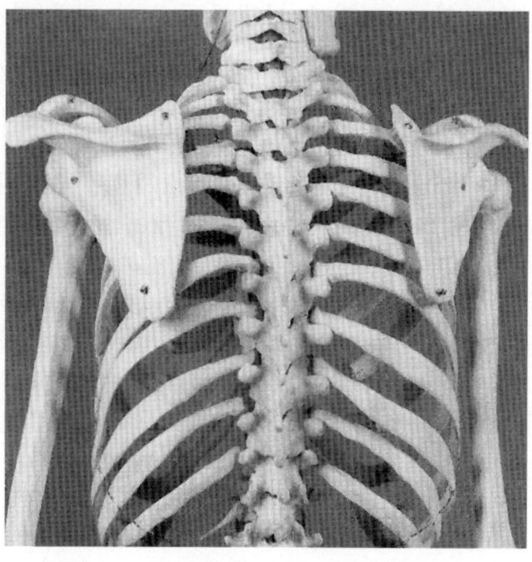

그림 1.4. 팔이음뼈는 척주와 직접 연결되어 있지 않다. 복잡한 근육활동에 의한 지지로 팔을 움직일 수 있다.

팔이음뼈와 다리이음뼈의 사이에 몸통이라는 긴 가동성이 있는 지레의 팔이 있다. 확고하게 지지하는 중추(몸통)가 없으면 팔의 근육은 안정하여 의지할 곳을 상실한다. 마찬가지의 것이 한쪽의 발을 바닥에서부터 뗀 경우의 다리의 근육에도 성립한다. 이때 골반의 안정성은 위쪽에 있는 몸통의 영향을 받게 된다. 그리고 목근육도 몸통 상부에 결합되어 있으므로 지지하는 중추로서의 몸통이 없으면 운동할 때 중력에 저항하여 머리의 무게를 지지할 수 없게 된다.

1.1 척주 (The Vertebral Column)

척주는 척추뼈로 구성되는 짧은 지레의 팔로 연결되어 있으므로 몸통은 매우 다양한 운동을 시행할 수 있다. 가동성이 있는 각각의 척추뼈 몸통은 섬유연골성의 척추원반(추간판)에 의해서 서로가 강력하게 연결되어 있으며, 머리 · 양 팔 · 몸통의 무게를 지지하는 연속된 가동성이 있는 지주를 형성하고 있다. 척주의 기계적 구조는 불안정하며 각각의 척추뼈의 관절을 조절하는 복잡한 근육활동에 의해서 안정을 얻고 있다.

1.1.1 척주의 운동 (Movements of the Vertebral Column)

인접하는 척추뼈 몸통 사이의 가동범위는 척추원반의 형태와 돌기사이관절(추간관절)의 관절면의 형태에 의해서 제한되어 비교적 작다. 그러나 척주를 전체로서 본 경우, 이 약간의 움직임이 모여 상당히 큰 가동범위를 가진 운동을 시행할 수 있다.

척주는 (앞쪽) 굽힘, (뒤쪽) 폄, 옆쪽굽힘 그리고 회전을 할 수 있다. 그러나 Grieve(1981)가 언급하고 있는 것처럼 "운동이 하나의 신체 기본 면 위에서만 일어난다는 것은 우선 있을 수 없다". 척주의 각 분절이 가능한 운동의 범위에는 상당한 개인차가 있으나 그는 다양한 데이터로부터 평균 가동범위를 나타내고 있다(그림 1.5, 1.6). 이것에 따르면 등뼈(흉추)의 가동범위는 다른 부분보다 제한되어 있다. 이것에 의해서 호흡에 대한 간섭은 최소한으로 그치고 있다. 돌기사이관절의 형태만이 아니라 흉곽(rib cage)에 의해서도 이 제한이 일어난다.

그러나 등뼈의 회전은 갈비뼈의 부착에도 불구하고 놀랄 만큼 크고 정상에서는 양쪽으로 60-80°의 가동범위를 갖는다(Dvorak & Dvorak 1983). 이 수치는 허리뼈(요추)가 회전 가능한 큰 범위를 훨씬 초과하고 있다. 기능상의 과제에 따라 손을 적절한 위치로 가져가려면 등뼈의 이러한 큰 회전이 필요하다.

임상에서는 척주를 완전히 편 경우, 상부 및 하부의 등뼈는 회전이 멈춰진 것처럼 된다. 폄에 의해서 회전이 매우 제한된다는 임상상의 이 체험을 Grieve(1986)도 확인하고 있다. 그는 몸통의 오른쪽 굽힘, 오른쪽 회전 그리고 폄이라는 3개의 운동을 조합하여 동시에 시행하는 검사에 대해서 기술하고 있다. 그 안에서 "이 조합시킨 운동에 의해서 척추사이구멍(추간공)이 좁아지고 돌기사이

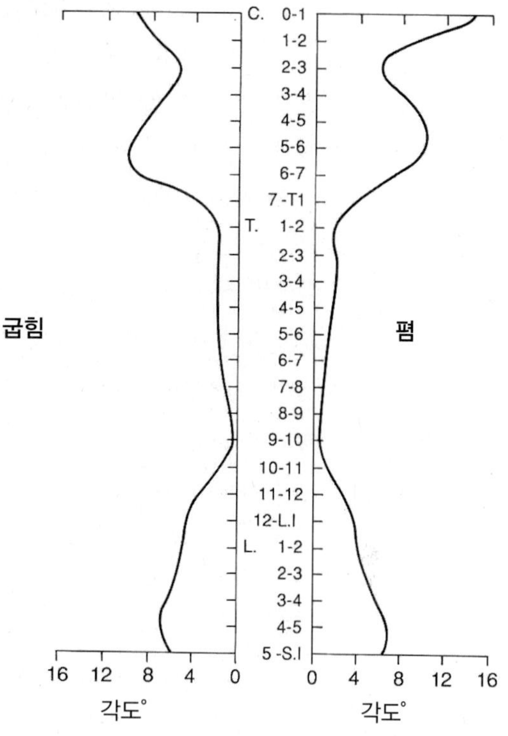

그림 1.5. 척주 척추뼈 사이의 평균가동범위. 굽힘과 폄(Grieve에서부터 1981).

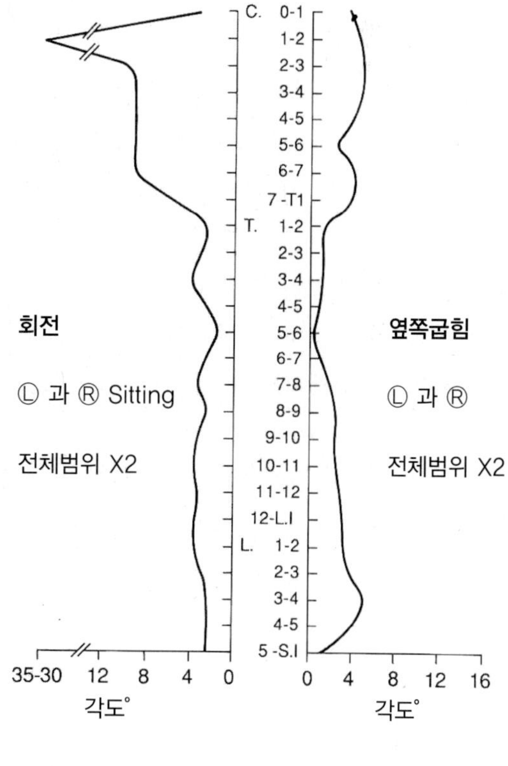

그림 1.6. 척주 척추뼈 사이의 평균 가동범위. 회전과 옆쪽굽힘 (Grieve에서부터 1981). 등뼈가 자유로이 회전할 수 있고, 손은 정중선을 넘어서 양쪽으로 움직여 기능적 위치를 취할 수 있다.

관절이 강력하게 "눌려 찌부러진 것 같은 "효과가 발생한다". 또한 몸통의 회전에 동반하여 가동부위의 하나 위의 척추뼈는 앞쪽으로 기우는(굽힘) 경향이 있다"라고 언급하고 있다.

가슴-허리부위의 격자관절(mortise joint) 부분에서는 폄과 회전은 동시에 일어나지 않는다. "가슴-허리의 옮겨가는 부분의 특징은 T10-T11, T11-T12 또는 T12-L1에 관찰된다. 하나하나의 척추뼈의 각 관절돌기의 특이한 형상이 최대의 특징이며, 각 돌기사이관절이 압축되고 또는 척주가 펴진 경우, 그 바로 아래의 척추뼈와 격자관절을 형성하는 것이다. 이것은 뼈와 뼈가 완전히 "서로 맞물려 움직일 수 없게 되는" 매우 드문 예이다. 척주를 편 경우, "이행부위의 척추뼈 아래관절 돌기면은 "허리뼈의 특징을 가진" 하나 아래의 척추뼈의 위관절돌기 면과 서로 맞물려 굽힘 이외의 다른 운동을 할 수 없게 된다"(Grieve 1981, p14). 폄의 위치에서의 허리뼈의 회전은 Grieve가 "열차 바퀴의 테두리(flange)"와 유사하다고 언급하고 있는 돌기사이관절 면의 접촉에 의해서 제한되고 있다.

1.1.2 흉곽(rib cage)의 운동 (Movements of the Rib Cage)

각 갈비뼈는 각각 운동범위와 운동방향이 다른데 이러한 운동이 결합하여 흉곽 특유의 호흡운동이 가능해진다. 각 갈비뼈는 지레의 팔이라 생각할 수 있고, 그 받침점은 갈비가로돌기관절(늑횡돌관절)에 근접하여 있다. 갈비뼈몸통(늑골체)이 올라가면 갈비뼈목(늑골경)은 내려가고 또한 그 반대의 것도 일어난다. 갈비뼈몸통과 갈비뼈목에서는 그 길이가 현저하게 다르기 때문에 척추뼈 쪽의 끝이 약간 움직인 것만으로도 그 앞쪽 끝은 크게 움직이게 된다. 각 갈비뼈머리는 척추뼈몸통과 관절을 이루고 인대로 고정되어 있기 때문에 관절 면에서 약간의 미끄럼운동이 가능할 뿐이다. 마찬가지로 강력한 인대에 의해서 갈비뼈머리와 갈비뼈결절은 척추뼈의 가로돌기(횡돌기)와 결부되어 있어, 갈비가로돌기관절에서는 약간의 미끄럼 운동만이 가능하게 되어있다. 갈비뼈머리관절과 갈비가로돌기관절은 동시에 같은 방향으로 움직이기 때문에 갈비뼈머리가 단일한 관절인 것처럼 움직이게 된다.

이상의 것으로부터 명백한 것처럼 등뼈가 펴진 경우, 갈비뼈목은 내려가 긴 지레의 팔의 효과로 흉곽 앞면은 올라간다. 정상에서는 들이쉴 때에 앞면에 근육긴장력이 적절하게 작용하여 등뼈의 폄이 자동적으로 억제되고, 내쉴 때에는 반대로 척주 폄근이 굽힘의 움직임을 방지하고 있다.

제3에서부터 제6갈비뼈까지가 올라갔을 때, 각 갈비뼈 앞 끝은 복장뼈몸통(흉골체)을 앞 위쪽으로 밀어 올린다. 또한 제7갈비뼈를 포함하는 척추갈비연골성 갈비연골은 서로 관절을 이루고 각각이 그 위의 갈비연골을 위쪽으로 밀어 올리고 복장뼈몸통의 아래 끝을 앞 위쪽으로 밀어 올리게 된다.

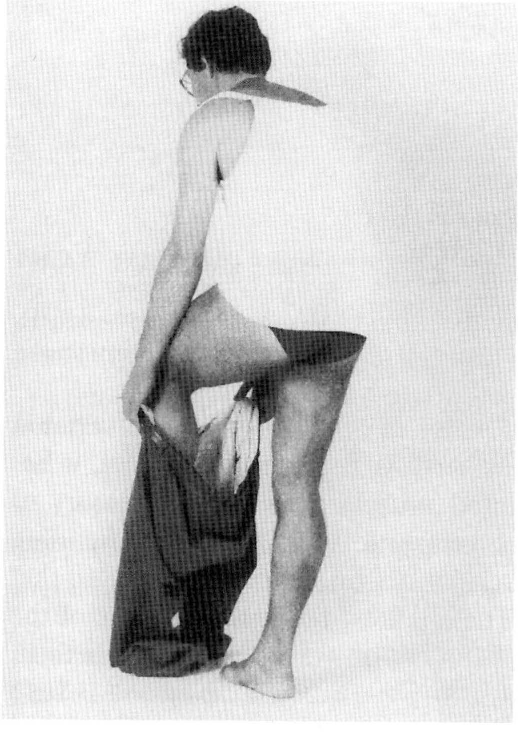

a

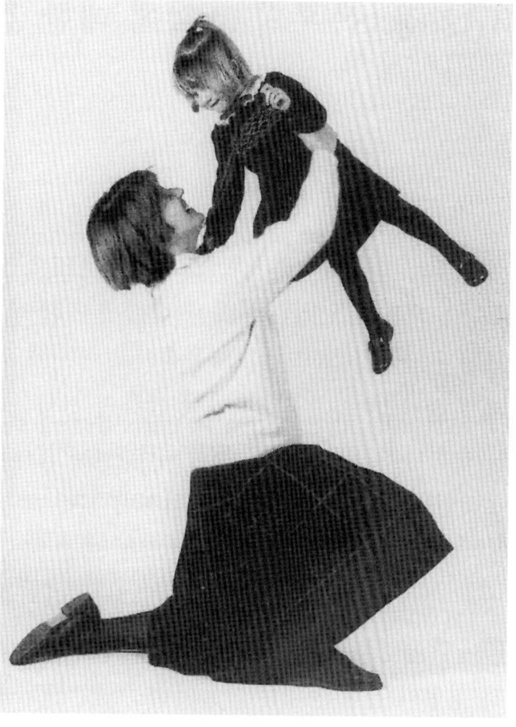

b

그림 1.7 a, b. 몸통의 작용에 의해서 어느 운동도 확고한 고정성을 동반한 가동성을 살리기 위한 의지하는 곳을 얻을 수 있다. a 일상생활에 필요한 동작을 혼자서 자유로이 시행한다. b 다양한 소원을 성취한다.

1.2 맺는 말 (Conclusion)

몸통을 중력에 저항하여 직립을 시켜 안정시킬 뿐만 아니라 그것을 자유로이 움직일 것이 요구되고 있다. 이것이 가능해져야 수많은 자세를 취할 수 있게 되고 일상생활상의 니즈(needs)나 소원을 충족하기 위해 당연한 것으로서 인간이 시행하는 무수한 동작이 가능해진다(그림 1.7 a, b). 즉, 자세란 동작을 할 때의 각 순간마다 “운동이 일시 정지한” 상태인데(K. Bobath 1980) 이러한 것은 몸통과 팔다리가 취할 수 있는 자세는 수없이 많다는 것을 의미한다.

Samson Wright(1945)는 “자세가 운동의 기초이고 어떠한 운동도 자세로부터 시작하여 자세로 끝나다”라고 지적하였다. 시행하는 운동마다 그리고 취하게 되는 모든 자세는 중력에 저항하여 조절하기 위한 즉, 중력에 저항하여 움직이거나 중력방향으로의 운동속도를 조절하기 위한 또는 중력에 저항하여 운동을 멈추기 위한 근육작용이 필요하다.

제 2 장 몸통의 조절에 대한 검토 (Aspects of Trunk Control)

척주는 전체로서의 움직임뿐만 아니라 아래위로 인접하는 척추뼈와 연관하여 부분적으로 움직이기 때문에 이것은 일련의 작은 지레의 팔이라 생각할 수 있다. 만일 그렇다면 매우 세밀하고 정교하게 협동된 근육활동이 척주를 움직이고 동시에 안정시키기 위해 필요하다는 것을 잘 알 수 있다. 척추뼈를 장난감 빌딩 블록이라 생각하면 하나하나 빌딩 블록을 쌓아올릴 수 있으나 매우 불안정하다. 단지 하나의 빌딩 블록이 조금 움직이는 것만으로, 또는 빌딩 블록을 쌓아올린 바닥 면의 약간의 움직임에 의해서도 그것은 무너져버린다.

인간의 경우, 완전히 균형이 잡힌 이상적인 상태로 순간적으로 접근할 수는 있어도 그 상태가 되는 것은 절대로 불가능하다. 척주의 한 마디의 중력중심과 그 관절운동중심을 생각하였을 때 양자를 하나의 공통되는 선, 예컨대, 중력중심선 위에 완전히 올려놓는 것은 불가능하므로 수동적으로 완전히 평형이 잡힌 상태는 만들어낼 수 없다고 Steindler(1955)는 언급하고 있다. 제4경수 또는 제5경수 이하가 완전히 손상된 경수 손상의 환자에서도 주의 깊게 자세 잡이(positioning)를 하면 앉은 자세를 취하고 치료사가 손을 놓아도 환자가 균형을 잡고 몸을 일으키는 것이 가능하다. 그러나 환자가 머리의 위치를 바꾸거나 한쪽 팔을 앞쪽으로 들어올리려고 한 것만으로도 마비된 근육은 필요한 균형의 조정을 할 수 없어 또 넘어져버린다. 건강한 사람에서도 이완된 선 자세나 앉은 자세에서는 각 척추뼈의 형태와 그것을 지지하는 인대에 의해서 몸이 지지되어 근육이 조절할 필요성이 적어지므로 근육활동이 최소가 된다. 그러나 몸이 중력중심선에서부터 벗어나는 방향으로 움직여진 순간, 몸을 중력중심선의 방향으로 되돌리거나 새로운 자세로 몸을 유지하는 것 같은 근육활동이 일어난다. Murray 등(1975)은 다음과 같은 것을 발견하고 있다. 건강한 사람은 척추뼈의 형태와 그것을 지지하는 인대에 의해서 몸의 중량을 상당히 넓은 범위에서 이동시키거나 그 자리에 유지할 수 있는 안정성을 갖고 있기 때문에 이것을 이용하여 근육활동이 적은 상태인 자세를 유지할 수 있다.

척주를 어떻게 움직이든 중력에 저항하기 위해 근육활동이 필요하다. 몸이 중력중심 위치보다 뒤쪽, 앞쪽 또는 옆쪽으로 움직이려고 한 순간 근육은 작동해야 한다. 어떤 방향으로 넘어지거나 넘어지는 경향에 있을 때 그것을 방지하기 위해 근육이 활성화되어야 한다고 흔히 잘못 이해되고 있다. 몸통의 근육활동을 선택적으로 높이기 쉬운 활동으로서 환자를 중력과의 관계로 움직이는 활동을 이 책에서는 수많이 채택하였으므로 치료사는 그 기전을 확실하게 이해하고 목적으로 하는 근육의 활동을 끌어내는 것이 매우 중요하다. Klein-Vogelbach(1990)의 "브리지(bridge)"와 "촉수(tentacle)"에 관한 사고방법은 근육활동을 확실하게 분석하는 데 도움이 된다.

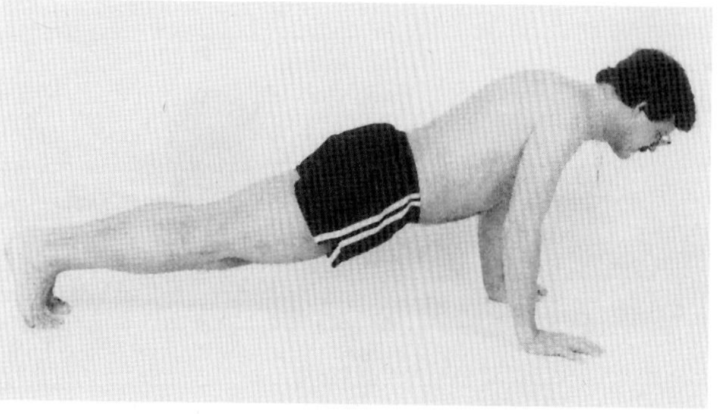

그림 2.1. 엎드려팔굽혀펴기를 시행한다. 브리지의 아치는 그 아래쪽의 근육에 의해서 지지된다(모델은 건강한 사람).

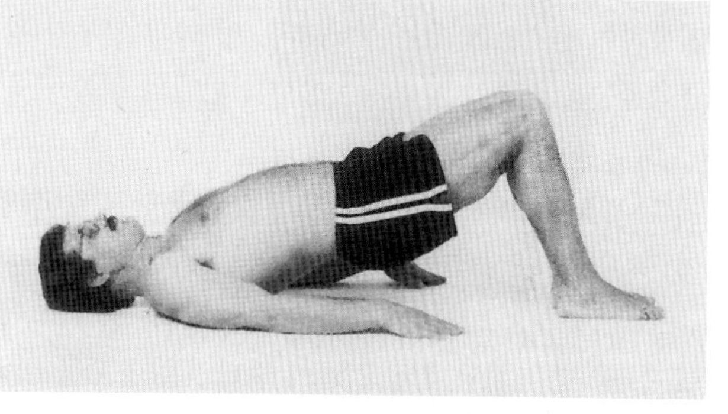

그림 2.2. "브리지"를 한다. 등과 엉덩관절의 폄근은 브리지의 아치를 지지한다(모델은 건강한 사람).

2.1 브리지 (The Bridge)

"브리지(bridge)"란 몸의 2개 부분이 지지 면과 접하고 그 2개 부분 사이에 끼인 몸의 부분을 지지 면에서부터 멀어지도록 하여 유지하고 있는 상태이다. 이러한 브리지의 아치는 그 아치의 아래쪽에 있는 근육의 활동에 의해서 지지된다.

예 1. 엎드려팔굽혀펴기(push-ups)를 하면 양 팔이 브리지의 기둥이 되고 몸통과 양 엉덩이가 브리지의 아치가 된다(그림 2.1). 아치를 지지하는 근육은 이 경우 아래쪽에 있는 배의 근육군과 엉덩관절 굽힘근군이며 허리 윗면의 폄근군은 이완한 채로이다(Pauly & Steele 1966).

예 2. 양 엉덩관절과 양 무릎관절을 굽히고 등을 바닥에 댄 누운 자세가 되고 그 자세에서부터 엉덩이를 들어올려 바닥 면에서부터 떼면("브리지"를 만들다) 등 및 엉덩관절의 폄근군은 브리지의 아치를 지지하는 활동을 한다(그림 2.2).

2.2 촉수 (The Tentacle)

"촉수(tentacle)"란 몸의 먼쪽(원위) 끝이 제약을 받지 않고, 즉 지지되어 있지 않은 상태에서 중력에

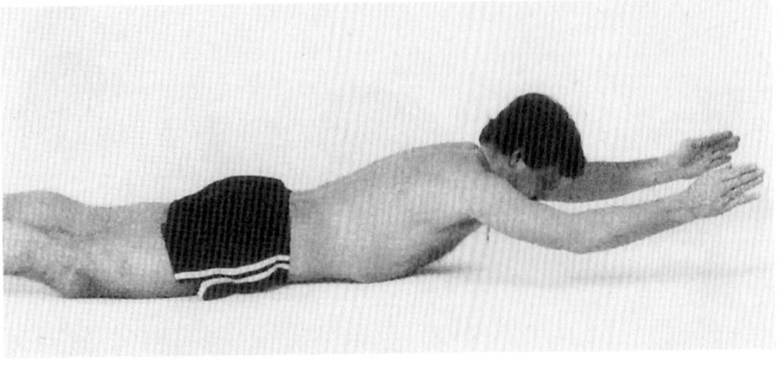

그림 2.3. 엎드려 누운 자세에서 머리와 양 어깨를 들어올려서 바닥에서부터 뗀다. "촉수"는 가장 위쪽의 근육이 지지하고 있다(모델은 건강한 사람).

저항하여 움직이고 있는 상태이다. 이 몸의 일부가 완전히 수직이 아닌 경우, 이 "촉수"를 지지하는 근육활동은 중력이 작용하는 방향과 반대의 위쪽 근육에 일어난다.

예 1 엎드려 누운 자세에서 양 팔을 사용하지 않고 머리와 양 어깨를 지지 면에서부터 들어올린다. 이 "촉수"를 유지하는 근육은 등과 턱의 폄근군이다(그림 2.3).

예 2 양 발을 바닥에 짚고 끝에 걸터앉은 자세를 취하여 몸통을 뒤쪽으로 기울인다. 이 경우의 "촉수"는 머리와 몸통이며 이것을 지지하는 근육은 가장 위쪽의 근육인 목 앞면의 근육군, 배의 근육군, 그리고 엉덩관절 굽힘근이다(그림 2.4 a, b). 반대로 몸통이 중력선보다 앞으로 움직이는 순간 목과 등의 폄근군이 갑자기 움직이기 시작한다(그림 2.4c).

마찬가지의 것이 선 자세에서도 일어난다. 몸이 앞쪽 또는 뒤쪽으로 기울었을 때, 중력과의 관계로 위가 된 쪽의 양 다리와 몸통의 근육에 활동이 일어난다. Brooks(1986)는 사람이 서 있는 발판을 앞뒤로 흔들어 몸을 앞쪽으로 기울였을 때 척추주위 근육, 뒤넙다리근, 그리고 장딴지근에 근육활동이 일어나고, 몸을 뒤쪽으로 기울였을 때 배의 근육군, 넙다리곧은근, 넙다리네갈래근의 힘살(belly of quadriceps) 그리고 앞정강근에 근육활동이 일어난다고 언급하고 있다. 이 예에서는 몸 전체 길이가 "촉수"를 형성한다.

2.3 브리지 – 촉수 (The Bridge – Tentacle)

어떤 운동에는 브리지와 촉수가 함께 포함되어 있다. 즉, 브리지에서부터 촉수를 만든 경우, 그것을 고정하기 위해 브리지의 가장 위쪽의 근육활동도 필요하게 된다. 따라서 이에 상응하여 근육활동이 변화한다. 예컨대, "브리지" 동작에서 엉덩이를 지지 면에서부터 들어올린 경우 브리지의 아치는 그 아래쪽의 근육에 의해서 지지되어 있다. 그러나 한쪽의 발을 공중으로 들어올린 경우 그 다리 전체는 촉수가 되고, 이 촉수를 지지하기 위해 아치의 위쪽의 근육도 활성화된다. 이 경우는 배빗근(복사근)의 활동이 커진다(그림 2.5a). 이 상태에서부터 다시 한쪽의 팔을 들어올린 경우, 배빗근의 활동은 한층 더 커진다(그림 2.5b).

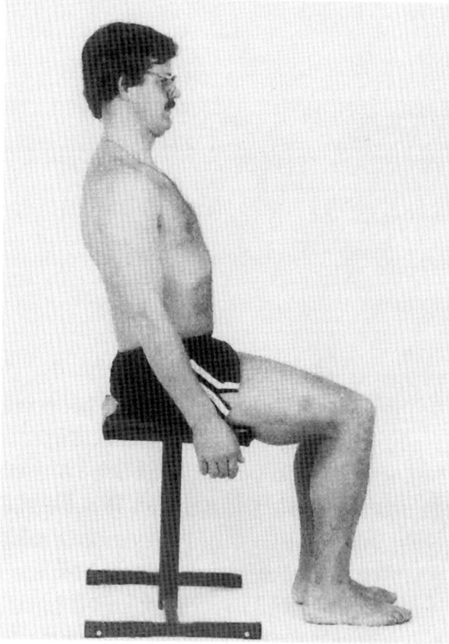

a

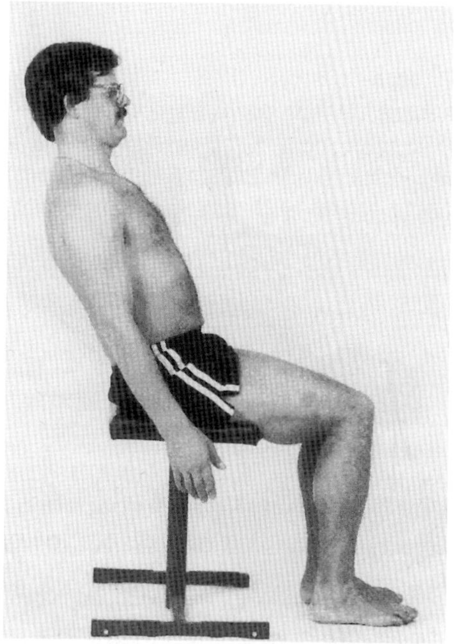

b

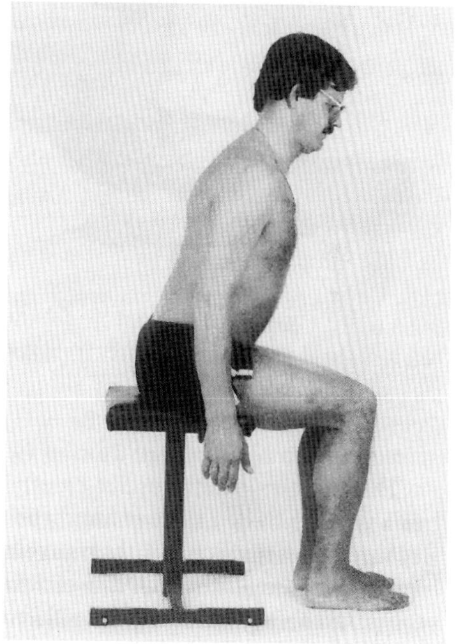

c

그림 2.4 a-c. 앉은 자세에서 몸을 앞뒤로 기울인다. 몸통과 머리는 "촉수"를 형성한다(모델은 건강한 사람). **a** 몸통이 중력의 선을 넘어서 뒤로 움직이는 순간, 근육이 갑자기 움직이기 시작한다. **b** 이 "촉수"의 상태에서 더 뒤로 움직이면 목, 몸통 그리고 양 엉덩관절의 굽힘근의 근육활동은 더욱 커진다. **c** 앞으로 몸을 기울이면 등과 목의 폄근의 근육활동이 일어난다.

2.3.1 근육에 의한 몸통의 조절 (Muscular Control of the Trunk)

몸통은 굽힘, 폄, 옆쪽굽힘 그리고 회전의 운동이 가능하다. 운동이나 자세유지에 있어서는 이러한 움직임 중 2개 이상이 조합되어 있는 경우도 있다. "브리지"나 "촉수"에 적용되는 원칙은 여기서도 적용될 수 있다.

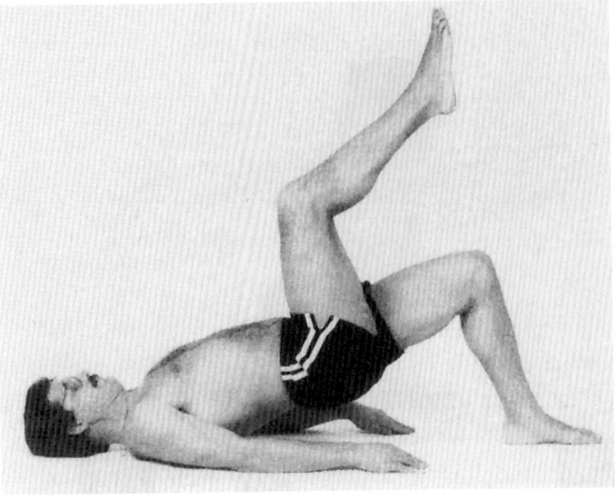

a

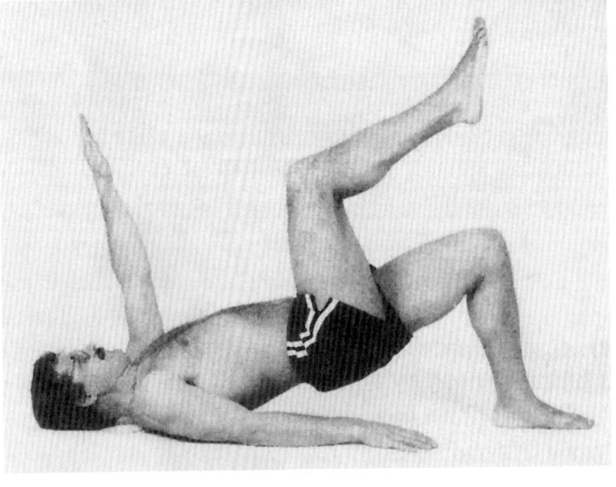

b

그림 2.5 a, b. 한쪽 발을 바닥에서부터 떼어 들어올려 브리지를 만든다(모델 건강한 사람). **a** 이 브리지의 위쪽 근육이 작용하여 "브리지-촉수"를 지지한다. **b** 마찬가지로 하여 팔을 올린다. 이것에 의해서 배의 근육활동이 증가한다.

몸통의 운동, 즉, 몸통의 조절에 작용하는 주된 근육은 등의 폄근과 배벽을 형성하는 근육군의 두 가지이다. 배의 근육은 그 기계적 배열방법과 많은 분절로부터의 신경 지배를 받고 있다고 생각된다는 것으로부터 독특한 성질을 갖고 있다. 대부분의 근육과 달리 전체로서 수축하는 것이 아니라 부분적으로 수축할 수 있기 때문에(Platzer 1984, Spaltenholz 1901) 수많은 다양성을 가진 몸통의 운동과 자세가 가능해지고 머리, 어깨 그리고 엉덩관절에 작용하는 근육에 안정된 의지할 곳을 제공하고 있다.

Bobath(1971)가 설명하고 있는 것처럼 수많은 다양성이 풍부한 상반신경 지배에 의해서 정상적인 자세반사 기전이 기능한다. "몸의 몸쪽부분(근위부)의 자세를 유지하고 먼쪽부분(원위부)을 움직이는 근육이 원활하게 서로 작용하는 것을 조정하기 위해 이 정상적인 자세반사 기전이 필요하다".

2.3.2 해부학적 고찰 (Anatomical Consideration)

몸통의 각각의 근육에 관해서는 많은 해부학 교과서에 상세하게 기술되어 있다. 팔다리를 몸통에 연결하는 근육 즉, 팔다리를 효율적으로 움직이는 데 몸통을 안정성의 의지할 곳으로 하고 있는 근육에 대해서도 마찬가지로 설명되어 있다. 그러나 치료사의 입장에서부터 이 단원에 게재한 그림을 연구하고 다양한 근육의 상호관계를 고찰하는 것은 중요하다.

2.3.2.1 폄 (Extension)

중력에 저항하여 몸통을 펴는 근육은 크고 강력하다. 이유는 머리의 무게와 기능적인 동작을 할 때의 양 팔의 긴 지레의 팔을 지지해야 하기 때문이다(그림 2.6a). 그 대부분은 갈비뼈에 부착하여 있고 척주를 펴면 직접적이건 간접적이건 대부분의 근육은 갈비뼈목(늑골경)을 아래쪽으로 밀어내리고 그 결과 갈비뼈몸통(늑골체)은 앞쪽으로 올라가게 된다(그림 2.6b, c). 이 흉곽의 앞쪽으로의 올림은 갈비뼈 각각의 지레의 팔의 길이(갈비뼈몸통과 갈비뼈목의 길이)가 매우 다르기 때문에 매우 커진다. 갈비뼈의 척추뼈 쪽 끝이 약간 움직이는 것만으로 앞의 끝은 매우 크게 움직이게 된다. 반대로 흉곽이 들이쉬는 운동을 하는 동안에 갈비뼈가 앞쪽으로 올라간다면 척주는 펴지는 경향이 있다. 척주의 펴짐에 기인하여 흉곽이 올라가는 것과 갈비뼈가 올라가는 것에 부수적으로 등뼈가 펴지는 것은 모두 배의 근육에서의 적응적인 활동에 의해서 대응이 된다.

2.3.2.2 팔이음뼈 (Shoulder Girdle)

팔이음뼈는 척주와 직접 연결되어 있지 않기 때문에 복잡한 근유활동에 의해서 팔을 움직이는 데에 필요한 견고하고 게다가 충분히 동적인 지지성이 제공되어 있다. "앞톱니근(전거근)은 작은가슴근(소흉근)과 함께 어깨뼈를 앞쪽으로 당기기 때문에 손을 뻗히거나 물건을 밀거나 하는 운동 모두에 관여하는 주요한 근육이다"(Gray 1980). 또한 앞톱니근은 어깨뼈의 위쪽회전을 시키거나 아래쪽 회전을 시키는 데에도 중요한 역할을 수행한다.

앞톱니근과 작은가슴근은 흉곽에 부착하고 이들이 효율적으로 작용하려면 가슴(thorax)의 안정성이 필요하다(그림 2.7 a, b). 또한 가슴의 안정성이 상실되면 이들 2개의 근육은 어깨뼈를 움직이거나 그 위치로 유지하는 대신에 갈비뼈를 올라가게 한다. 마찬가지로 큰 큰가슴근은 동작할 때의 팔의 많은 운동에 관여한다. 그 이는곳(기시)은 빗장뼈와 복장뼈의 앞면만이 아니라, 대부분의 참갈비뼈(true rib)의 갈비연골, 그리고 배바깥빗근(외복사근)의 널힘줄(건막)에까지 이르고 있다(그림 2.8). 따라서 그 이는곳이 되는 부위가 아래에서부터 적절한 위치에 유지되어 있지 않다면 가슴근육은 분명히 흉곽을 들어올리게 된다.

이러한 근육을 효율적으로 기능을 시키려면 배벽의 근육이 갈비뼈를 아래쪽으로 유지하도록 그에

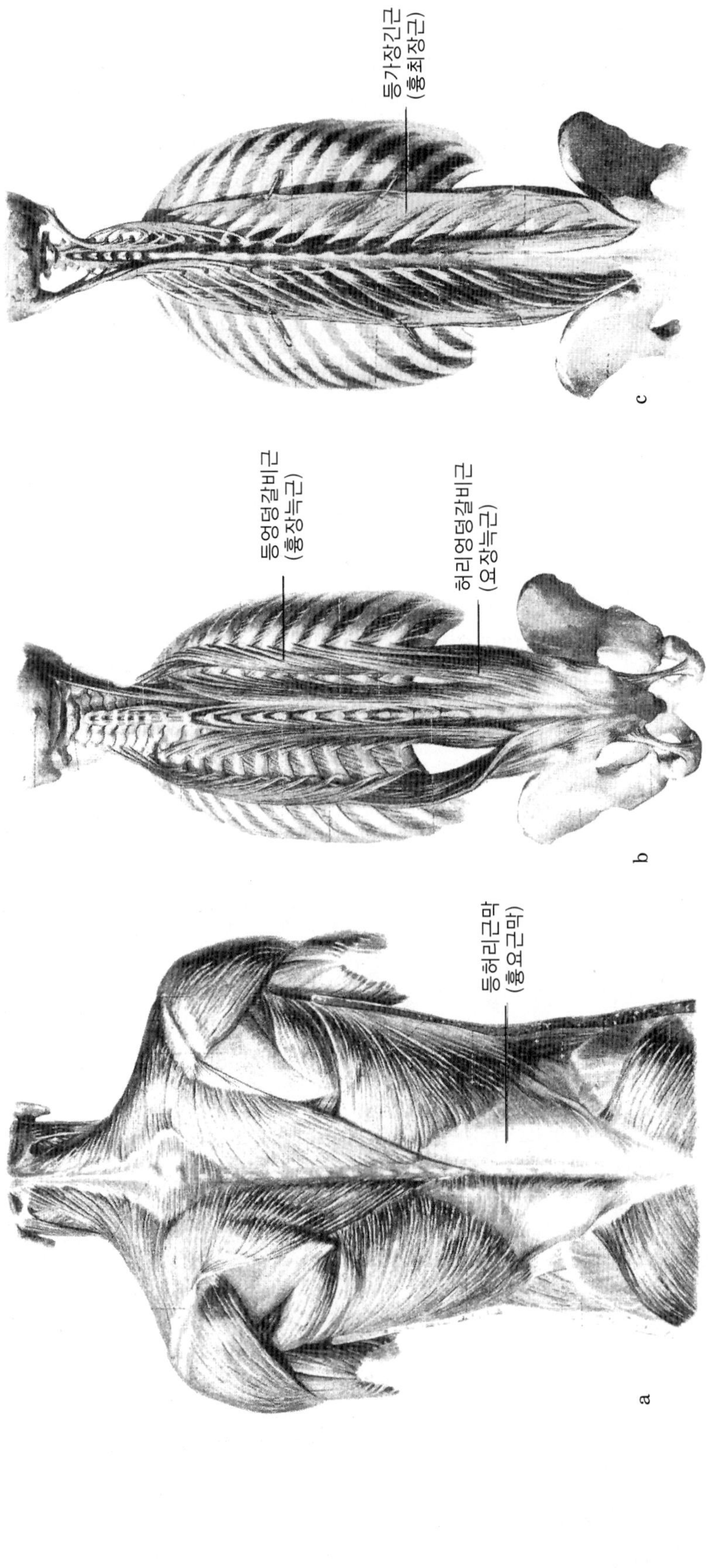

그림 2.6 a–c. 중력에 저항하여 몸통을 펴는 강력한 근육. **a** 등의 폭넓은 근육(제1층), **b** 등의 긴 근육(제1층), **c** 등의 긴 근육(제2층). 긴 근육은 대부분 갈비뼈각(늑골각)에 부착한다.

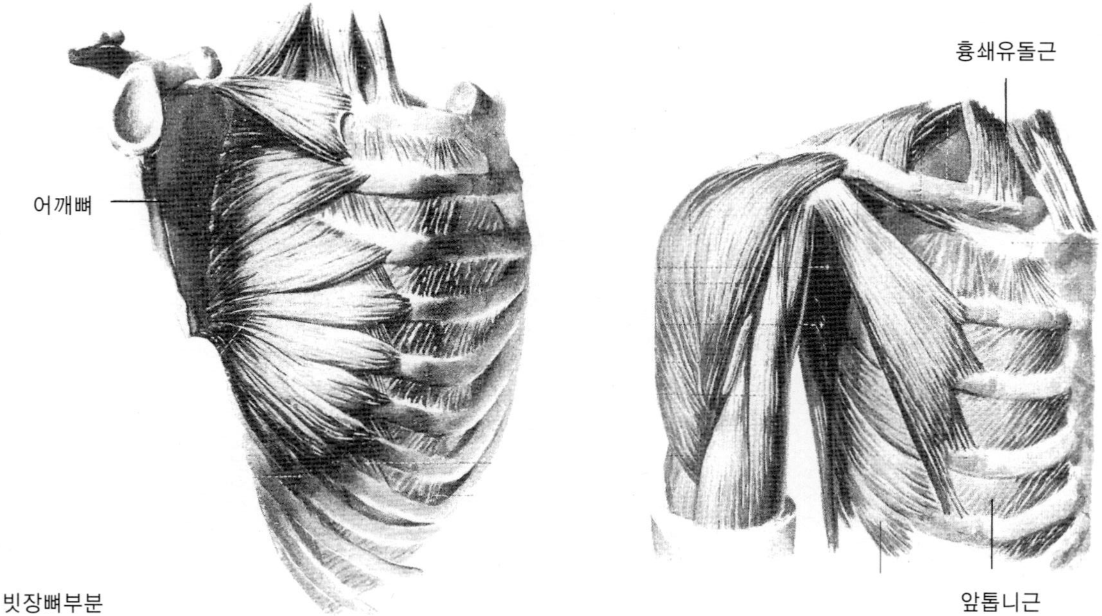

그림 2.7 a, b

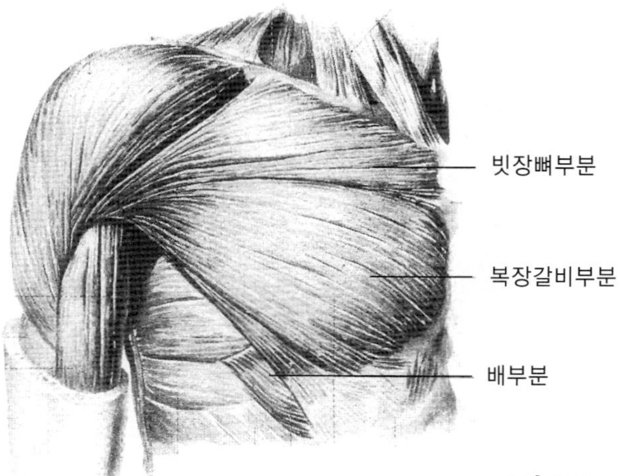

그림 2.8.

그림 2.7 a, b. 어깨뼈를 앞쪽으로 끌어당기는 근육이 효율적으로 작용하려면 흉곽이 안정하여 있을 필요가 있다. a 앞톱니근, b. 작은가슴근.

그림 2.8. 큰가슴근은 동작 때의 팔의 많은 운동에 관여한다.

맞춰 장력을 적절하게 조정해야 한다. 배빗근 특히 앞톱니근과 그 근육 끝을 서로 맞물리게 하고 있는 배바깥빗근은 배곧은근(복직근)의 부착부분이 그러한 것처럼 그 절묘한 배열에 의해서 가슴근육군의 작용에 따라서 갈비뼈를 아래쪽으로 잘 고정하는 작용을 한다(그림 2.9). 척주를 펴거나 팔을 올렸을 때 흉곽은 올라가버린다(그림 2.10). 팔이음뼈가 가져오는 몸쪽부분의 고정에 의해서 어깨관절의 운동에 작용하는 모든 근육은 그것을 다양하고 복잡하게 움직일 수 있다. 그 팔이음뼈의 작용은 흉곽의 고정성에 의해서 좌우된다. 흉곽의 이러한 고정은 몸통의 굽힘근과 폄근의 끊임없는 세밀한 상호작용에 의해서 가능해진다.

2.3.2.3 배의 근육 (Abdominal Muscles)

배의 근육이 효율적으로 작용하기 위해서는 이들 근육의 이는곳이 안정할 필요가 있다. 이는곳은 골반, 흉곽 그리고 중앙의 널힘줄(건막)의 어느 것인가에 있고 몸통의 일부가 움직이고 있음으로써 영향을 받는다. 이는곳과 닿는곳은 동작에 따라서 끊임없이 바뀌기 때문에 용어에 충실하게 그것을 정의하는 것은 어렵다. 누운 자세, 앉은 자세 그리고 선 자세에서는 골반은 엉덩관절 주위근육의 작용에 의해서 안정화된다. 앉은 자세와 누운 자세에서는 양 다리의 무게에 의해서도 고정이 얻어진다. 골반을 움직이거나 그 움직임을 억지하는 동작에서는 배의 근육이 수축한다. 이를 위해서는 이는곳인 흉곽의 안정성이 요구되고 더욱이 이것에는 등뼈의 선택적인 폄이 필요조건이 된다. 등뼈가 과도하게 후만하여 척주가 굽혀져 있는 경우, 근육의 이는곳과 닿는곳이 접근하여 있기 때문에 배의 근육, 그 중에서도 배빗근은 효율적으로 작용할 수 없다.

배의 근육은 몸통의 앞면에만 있다고 잘못 이해되는 일이 많다. 이것은 "stomach muscles"라는 말이나 건강을 과시하기 위해 배의 앞면을 자랑스럽게 두드리는 습관 때문일지도 모른다. 해부학적으로 보면, 근육은 실제로는 앞면만이 아니라 가쪽과 뒷면에도 있고 등허리근막까지 등으로 돌아서 가면서 뻗고 이는 근육섬유도 있다. 결국 이것은 허리뼈에도 부착하여 있게 된다. 근육의 이는곳과 닿는곳에서부터 근육섬유는 골반에서부터 흉곽으로 뻗고 있다고 기술되는 경우가 많다. 그러나 간과해서는 안 되는 것은 근육섬유의 대부분은 뼈에는 부착하지 않고 널힘줄에 부착한다는 점이다. 이 널힘줄은 반대쪽 근육의 널힘줄과 안쪽의 백색선(linea alba)으로 연결되어 있다(그림 2.11 a, b). 따라서 특히 몸통 회전의 요소를 포함하는 동작과 같은 경우, 한쪽 배벽의 근육이 효율적으로 작용하려면 반대쪽 근육활동에 의해서 제공되는 고정에 크게 영향을 받는다.

몸통의 회전은 배빗근에 의해서 시행된다. 이 동작은 한쪽만의 근육으로는 시행할 수 없고, 널힘줄을 고정하도록 반대쪽 근육이 작용하여 정적으로 유지해줄 필요가 있다. 그렇게 하면 작용근(agonist)이 수축에 의해서 단축하고 한쪽의 골반이나 흉곽을 앞쪽으로 끌어당길 수 있다. Schulz (1982)는 다음과 같이 설명하고 있다. "비틀림의 운동은 대부분은 배빗근에 의해서 야기되고 그 근육의 다양한 분절이 운동에 거의 마찬가지로 작용한다. 척주세움근은 완전히 몸을 비튼 경우에 작용하지만, 해부학의 교과서에 적혀 잇는 것 같은 몸통의 회전에는 직접 관여하지 않는다. 오히려 그것

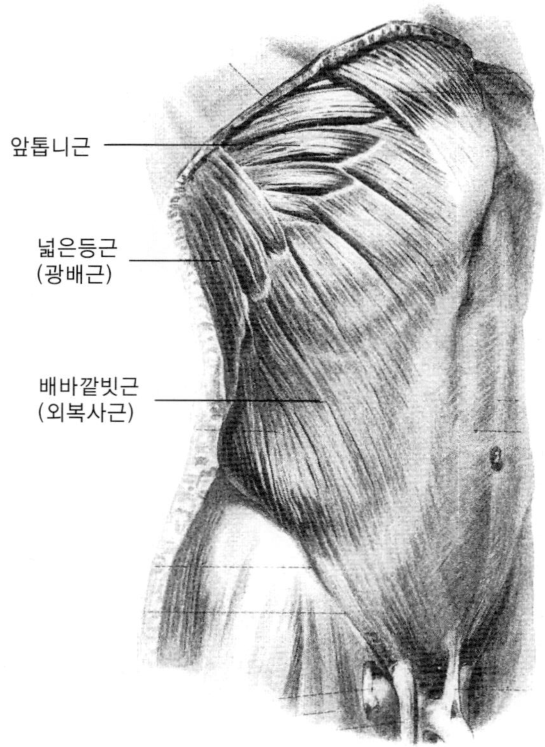

그림 2.9. 앞톱니근과 근육 끝을 서로 맞물리게 하고 있는 배바깥빗근의 배열은 갈비뼈를 올라가게 하는 움직임에 대항하여 그것을 고정하는 작용을 한다.

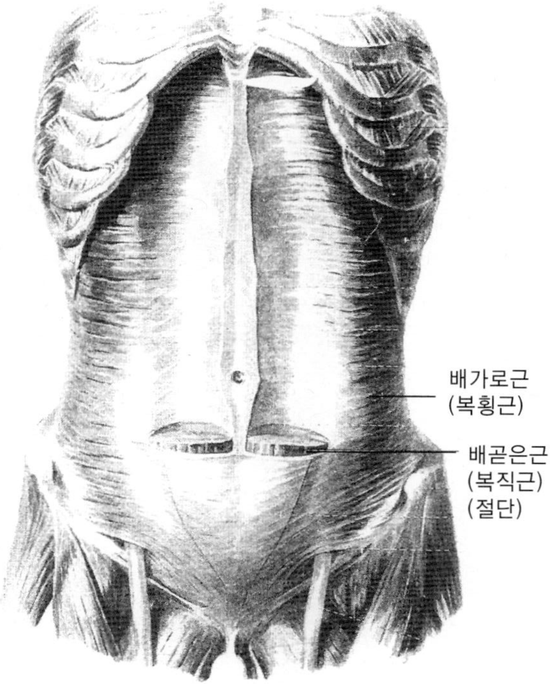

그림 2.10. 배의 근육이 작용하지 않으면 흉곽은 불가피하게 가쪽 위로 올라가버린다.

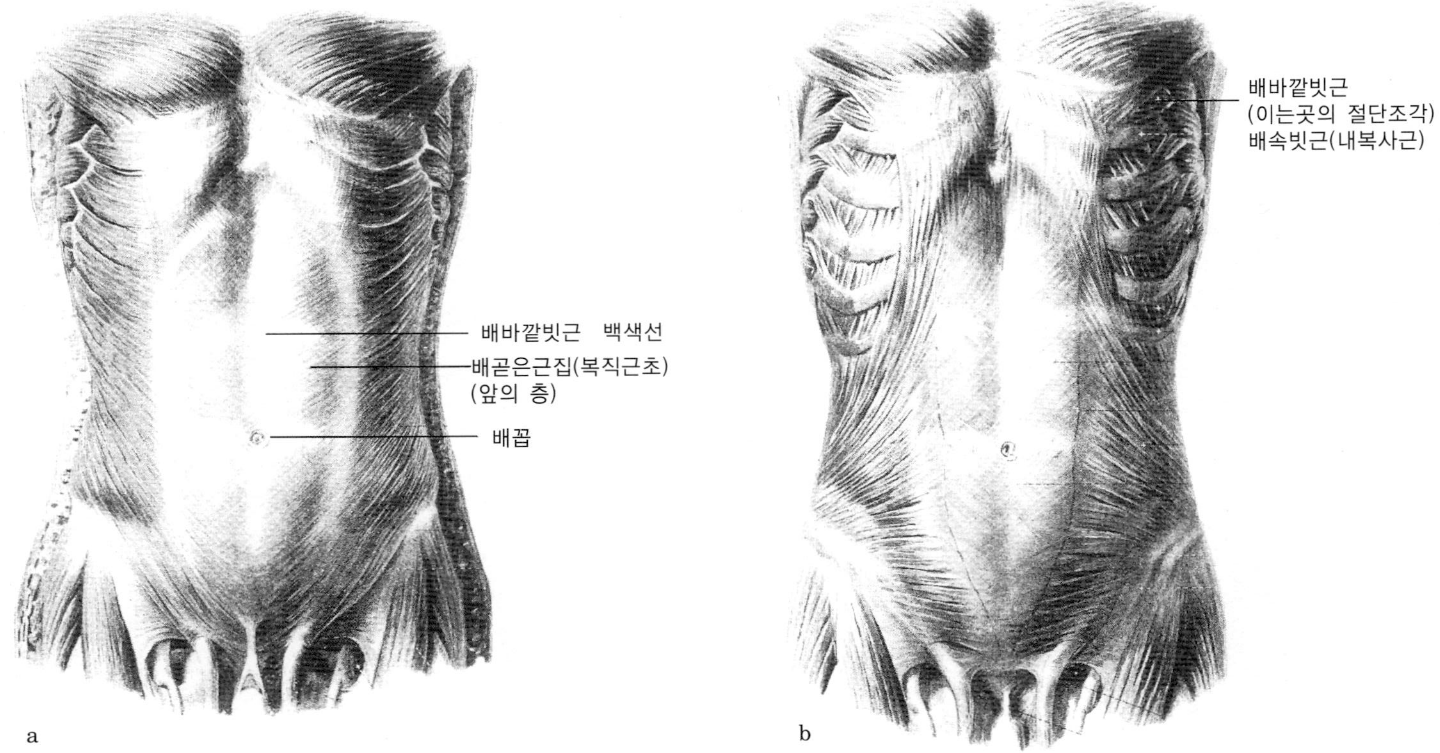

그림 2.11 a, b. 배빗근의 근육섬유는 대부분이 뼈에 부착하지 않고 중앙에 있는 널힘줄에 부착한다. a 배바깥빗근, b 배속빗근

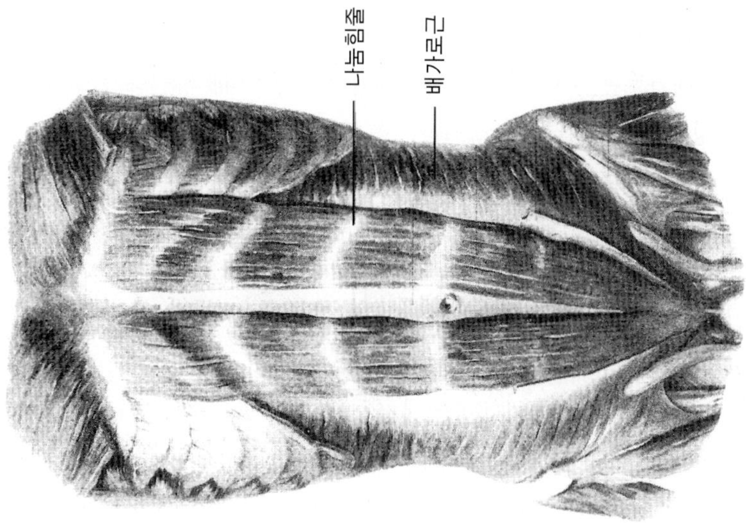

그림 2.12. 배곧은근은 나눔힘줄보다 위의 부분이 수축해도 아래의 부분은 수축하지 않는 등, 부분적 수축이 가능하거나 그 반대의 경우도 일어난다.

은 배빗근이 수축하였을 때 필연적으로 일어나는 몸통의 굽힘과 옆쪽굽힘의 운동을 전체와 균형이 잡히게 하기 위해 작용한다".

몸통의 회전은 과거에는 한쪽 등의 폄근이 작용함으로써 일어난다고 생각된 경우도 있었다. 그러나 축성 몸통회전에 관한 근전도(EMG)를 사용한 연구의 결과(Donisch & Basmaian 1972) 가슴부분에서 최대로 크게 몸통을 회전시켜도 그 높이의 양쪽의 깊은 등의 근육(deep back muscles)에 근육활동이 기록되었다. 양쪽의 깊은 등의 근육활동은 실험한 전체 피험자에게 인지되었다. 이러한 것으로부터 배빗근이 몸통회전의 작용근이고 가슴의 폄근은 배의 근육을 효율적으로 작용시키기 위해 흉곽을 안정시키도록 작용한다는 가설이 지지를 받고 있다.

배곧은근은 실제로 뼈에서부터 뼈 또는 연골로 뻗고 몸통 굽힘의 작용근으로 되어있다. 그 근육섬유는 섬유의 띠인 나눔힘줄(건획)에 의해서 구분되어 있고 각각의 분절이 독립하여 수축할 수 있다. 따라서 나눔힘줄보다 아래쪽의 근육섬유가 수축하여 짧아져도 위쪽의 그것은 변화하지 않는 일도, 또한 그 반대의 일도 있을 수 있다(그림 2.12).

2.3.2.4 호흡 (Respiration)

몸통의 폄근과 굽힘근은 모두 호흡과 직접 연관성이 있고 들이쉬기에는 폄이, 내쉬기에는 굽힘이 일어난다. 그러나 길항근군의 근육 장력이 상반성으로 적절하게 작용하기 때문에 호흡에 의해서 척주가 움직이는 일은 없다. 등뼈가 과도하게 후만을 하여있어 흉곽을 압축하는 힘이 가해지는 경우에는 허파의 용량은 감소한다. 등뼈의 폄근은 흉곽의 크기를 일정하게 유지하고 호흡에 배의 근육이 효율적으로 작용하도록 그 이는곳을 안정화한다.

호흡에 관여하는 근육을 세 그룹으로 나눌 수 있다. 이들은 가로막(횡격막), 갈비사이근(늑간근)과 그 보조근육, 배의 근육이다. 이들 세 그룹의 근육은 모두 복잡하게 서로 협동하여 들이쉬기와 내쉬기에 작용한다. 배곧은근, 배가로근, 배바깥빗근/배속빗근을 포함한 배의 근육은 보통 허파 자체의 탄성(passive recoil)을 강화하는 내쉬기근육으로서, 특히 강제내실 때나 깊은 호흡 때의 근육으로서 설명되어 있다.

"앞 · 옆쪽 배벽의 근육이 내쉬기에 작용하는 가장 중요한 근육이다"(Campbell 1955). 그러나 Luce 등(1982)은 다음과 같이 지적하고 있다. "배의 근육은 들이쉴 때도 그 기능을 높이도록 작용한다. 수축하여 가로막을 잡아 늘이고 그 곡률반경을 감소시켜, 이것에 의해서 큰 장력을 발생시킨다…". De Troyer(19830는 복강내압을 발생시키는 가로막의 기능이 배의 근육에 의해서 향상되는 그 기전에 대해서 다음과 같이 설명하고 있다. "배의 근육이 수축하면 가로막은 흉곽 안으로 그 위치를 이동하고 그것에 의해서 가로막의 근육섬유는 잡아 당겨져 근육의 길이-장력곡선의 관계로부터 유리한 위치에 놓인다". Sharp(1980)는 다음과 같이 명쾌하게 언급하고 있다. "배의 근육과 그 보조근육은 가로막의 기능이 충분히 발휘되도록 배와 흉곽의 형태를 조절하는 고정근 또는 위치를 결정하는 근육으로서도 작용한다". 가로막은 주로 들이쉬기에 작용하는 근육이라 생각되고 있지만, 실제로는 호흡주기 전체를 통해서 중요한 역할을 수행하고 있다. "안정하여 호흡할 때의 가로막에 관한 연구에 따르면 근육방전은 들이쉴 때서부터 내쉴 때까지 계속되고 있었다. 어떤 사례에서는 내쉴 때의 98%에 근육방전이 인지되었다"(Murphy et al., 1959). 그리고 Murphy는 다음과 같이 적고 있다. "안정하여 날숨 때 근육방전이 있다는 것 때문에 내쉬기를 위해 작용하기보다는 오히려 정상적인 허파가 가지는 탄성에 저항하기 위해 브레이크로서 작용하고 있다".

이상의 것으로부터 배의 근육은 정상적인 호흡에서 명백히 중요한 역할을 수행하고 있다.

2.4 근육활동의 양식 (Types of Muscle Action)

몸통에 작용하는 근육의 활동에는 세 종류가 있으며 그 활동에 의해서 다음의 운동이 일어난다. (1) 중력과 반대방향으로의 운동(구심성 근육활동), (2) 몸에 작용하는 중력이나 기타의 힘에 의해서 야기되는 운동을 억지하는 운동(등척성의 근육활동), (3) 운동에 브레이크를 걸거나 "줄을 양손으로 번갈아 잡아당기는" 것처럼 근육을 작용시켜 중력방향으로의 운동을 조절한다(원심성 근육활동).

1. 중력과 반대방향으로의 운동. 우리들은 아침에 일어난 순간부터 끊임없이 자세를 바꾸고 또한 이를 위해 중력에 저항하여 몸통을 움직여야 한다. 하루의 생활 속에서 침대에서 몸을 굴려 누운 자세에서부터 일어나고 앉은 자세에서부터 선 자세가 되며, 그리고 어떤 물건을 쥐거나 다양한 곳으로부터 물건을 들어올리거나 한다. 중력에 저항하여 움직일 때 "촉수의 위쪽 근육과 "브리지"의 아래쪽 근육은 단축하여 바닥에서부터 몸통을 떼도록 작용한다. 운동속도에 따라서 필요로 하는 근육활동의

양은 변화한다. 일반적으로 운동속도가 느려질수록 근육활동의 양은 커진다. 일상생활에서는 몸통이 "축수"에서 언급한 것에 적합하도록 움직이는 일이 매우 많다. "축수"의 상태에서 몸통을 자유로이 움직이고 손이나 머리를 필요한 위치로 가져간다. 또한 마찬가지로 다리를 움직이고, 예컨대, 신발을 신거나 일어서거나 걷거나 한다. 근육활동은 몸통의 굽힘, 폄과 연관시켜 언급되는 일이 많지만 기능적인 동작에서는 회전이나 옆쪽굽힘을 동반하는 것이 보통이다.

Basmajian(1979)은 다음과 같이 생각하고 있다. "인간의 이른바 항중력근육은 정상적인 앉은 자세나 선 자세를 유지하기 위해 작용하기보다는 오히려 누운 자세에서부터 앉은 자세 또는 선 자세가 되는 것 같은 자세의 큰 변화에 동반하는 큰 힘을 필요로 하는 운동에 작용한다". 또한 "인간은 자세를 연속해서 크게 변화시키기 위해 항상 중력에 저항하여 운동한다. 큰 힘은 이를 위해 필요하다"라고 설명하고 있다.

2. 몸에 작용하는 중력이나 그것 이외의 힘에 의해서 야기되는 운동을 방지하는 운동. 어떤 자세를 유지하는 데에도 중력방향으로 몸통이 움직이지 않도록 하는 근육활동이 필요하며, 그것에 의해서 다양한 균형반응의 기반이 제공된다. 팔을 올린 경우에는 그 긴 지레의 팔의 무게를 지지하기 위해 몸통을 확고하게 유지해야 한다. 손에 물건을 들고 있으면 그 무게는 더욱 무거워진다. 머리, 팔 그리고 다리를 동반하는 균형반응에서는 몸통으로부터의 근육활동을 억제하는 것이 필요하다. 호흡운동의 영향을 받지 않도록 몸통근육은 고정근 또는 안정근으로서 작용한다.

3. 중력방향으로 일어나는 운동속도를 조절하다. 일상생활의 동작에서는 물건에 손을 뻗히거나 물건을 어떠한 것 위에 놓거나 하기 위해 몸을 조절하여 몸을 굽히거나 앞쪽, 뒤쪽 그리고 옆쪽으로 몸을 기울이는 것이 필요하다. 이 때, 중력에 저항하도록 작용하는 한쪽의 몸통근육은 끈을 양손으로 번갈아 잡아당기는 것처럼 브레이크를 걸어서 운동의 범위와 속도를 조절한다. 마찬가지의 것이 몸의 일부를 움직여서 필요한 위치로 이동하는 경우에도 일어난다. 예컨대, 침대에 눕거나, 먹거나 마시거나, 어린이에게 키스하기 위해 머리를 앞으로 가져가는 경우이다. 호흡에서는 가로막과 배의 근육이 브레이크 작용에 의해서 내쉬기의 유량을 조절하여 보통의 길이의 문장을 이야기할 수 있게 한다.

폄근과 배의 근육은 시행하려고 하는 운동이나 유지하고 있는 자세에 의해서 끊임없이 그 활동양식을 변화시키고 있다. Caix 등(1984)은 가로무늬근(횡문근)의 근육섬유의 조직화학 분석과 근육의 기능을 근전도 기록으로부터 운동학적으로 분석한 연구를 시행하여, 배벽의 근육에 기능적으로 상이한 세 종류의 근육섬유군이 있고 운동단위의 활동(motor activity)으로부터도 그것을 세 종류로 분류할 수 있다는 흥미 깊은 발견을 하였다. 그와 그 공저자는 다음과 같은 가설을 제안하고 있다. "기록된 세 종류의 운동단위의 활동은 세 종류의 근육섬유군 즉, 지근섬유, 피로에 강한 속근섬유(fast resistant fibres), 그리고 피로하기 쉬운 속근섬유의 근육수축과 각각 대응한다". 지속성의 기능을 가진 지근섬유는 그 근전신호의 방전 지속시간이 가장 길고, 상동성의 기능을 가진 피로하기 쉬운 속근은 그 지속시간이 가장 짧다. 그리고 자세유지에도 관계하는 피로하기 어려운 속근섬유는 그 중간의 지속시간을 갖는다는 것이 Caix 등의 가설의 전제로 되어있다.

2.5 맺는 말 (Conclusion)

“인간이 하고 있는 것은 결국 움직이는 것이다. 한 음절을 속삭이든 숲의 나무를 베어 넘어뜨리든 그것을 시행하는 것은 근육이다” (Sherrington 1947).

오로지 근육의 수축에 의해서만 행위, 반응 그리고 환경과의 상호작용이 가능하다(Kesselring 1989). 몸통의 근육은 항중력의 동작 모두에 연관성이 있다. 만일 이 안정된 중심으로서의 몸통이 없다면, 팔다리의 운동은 전체적인 공동운동(mass synergy)으로 되어버린다. 상반신경 지배에 의해서 실현하는 팔다리의 선택적 운동은 몸통의 폄근과 굽힘근의 쌍방이 몸쪽부분의 동적인 고정을 시행하는 그 정도에 따라 좌우된다.

제 3 장 편마비에서의 선택적인 몸통활동의 소실에 의해서 일어나는 문제 (Problems Associated with the Loss of Selective Trunk Activity in Hemiplegia)

그 원인이 무엇이든, 몸 한쪽의 운동조절이 상실되는 것이 편마비의 특징이다. 마비의 전형인 팔다리를 움직일 수 없고, 전체적인 패턴(mass pattern)이 되어 경직(spasticity)이 진전되며, 그리고 운동이 획일적인 공동운동이 된다. 이것에 대한 것은 이미 밝혀져 있으나(B. Bobath 1978, Brunstrom 1970, Charness 1986, Davies 1985, Perry 1969), 이에 더해서 몸통을 조절하는 근육을 선택적으로 사용할 수 없다는 것이 매우 큰 문제가 된다. 이것은 특히 몸통의 굽힘, 회전 그리고 옆쪽굽힘에 작용하는 근육에서 문제가 된다.

편마비가 된 환자는 요구되는 근육활동의 양식이 어떠한 것이든 중력이 작용하는 동안에 몸통을 움직이기 힘든 경험을 한다. 배의 근육은 그 근육긴장과 근육활동을 현저하게 저하시키기 때문에 바로 누운 자세에서는 흉곽은 위쪽으로 당겨져 가쪽으로 넓어진다. 팔이음뼈는 양쪽 모두 올라가고 목이 짧아진 것처럼 보인다(그림 3.1). 배꼽은 환부 쪽과 반대로 당겨진다. 배벽 전체는 낮은 긴장상태를 나타낸다. 이 낮은 긴장은 촉진(palpation)을 하여 배를 눌러서 신장하였을 때 전체에 저항이 상실되어 있음으로써 그것을 알 수 있다(그림 3.2). 앉은 자세에서는 마비 쪽의 가쪽 배벽은 골반 위로 부풀어 나오고 다소간에 허리의 정상적인 형태가 상실되어 있다(그림 3.3). 뒤쪽에서부터 본 경우, 앉은 자세와 선 자세에서는 척주에서부터 몸통 가쪽까지의 길이가 건강한 쪽에 비하여 환부 쪽에서 길어져 있다(그림 3.4). 몸통의 조절이 상실되는 것의 영향은 매우 크다. 폴리오의 후유증에 의해서 팔이나 다리가 심하게 마비된 어린이가 기민하게 움직여 돌아다니고 있는 것으로부터도 알 수 있는 것처럼 팔과 다리의 근육조직의 문제보다도 어떤 점에서는 몸통근육의 문제가 보다 큰 능력 장애를

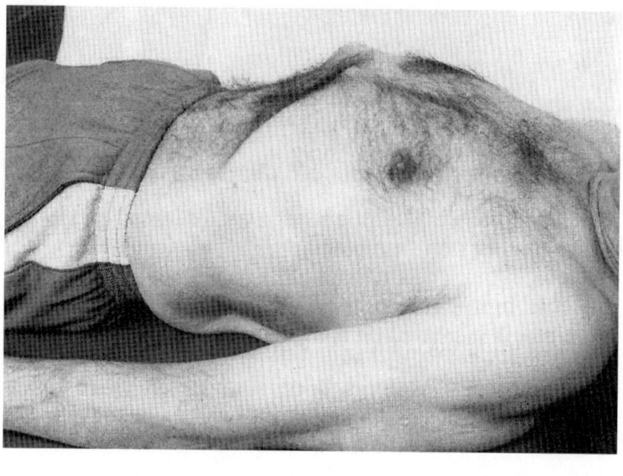

그림 3.1. 바로 누운 자세에서 흉곽은 위쪽으로 당겨져 가쪽으로 넓어진다. 팔이음뼈는 올라간 위치에 있고 겉보기에 목은 단축한다(왼쪽 편마비).

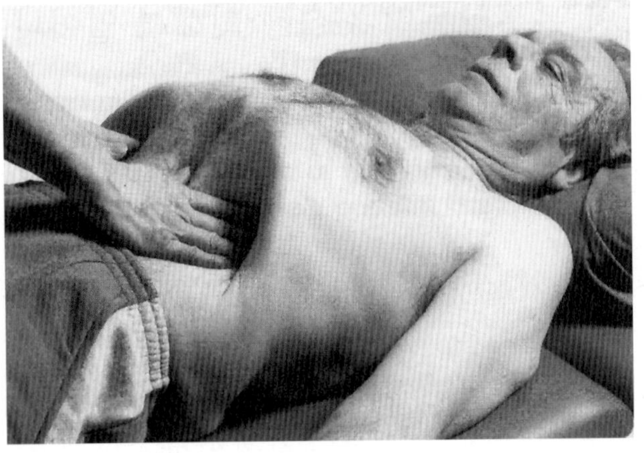

그림 3.2. 배의 근육의 긴장은 양쪽 모두 낮다. 이것을 신장해도 저항이 상실되어 있다 (왼쪽 편마비).

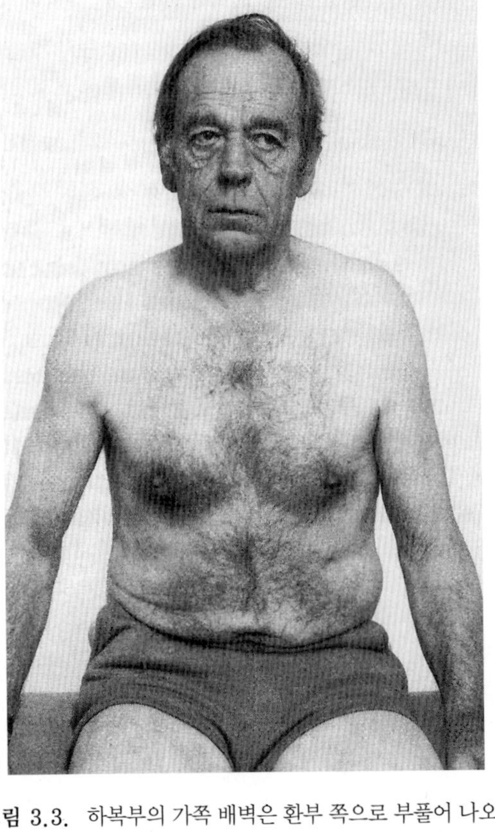

3.3

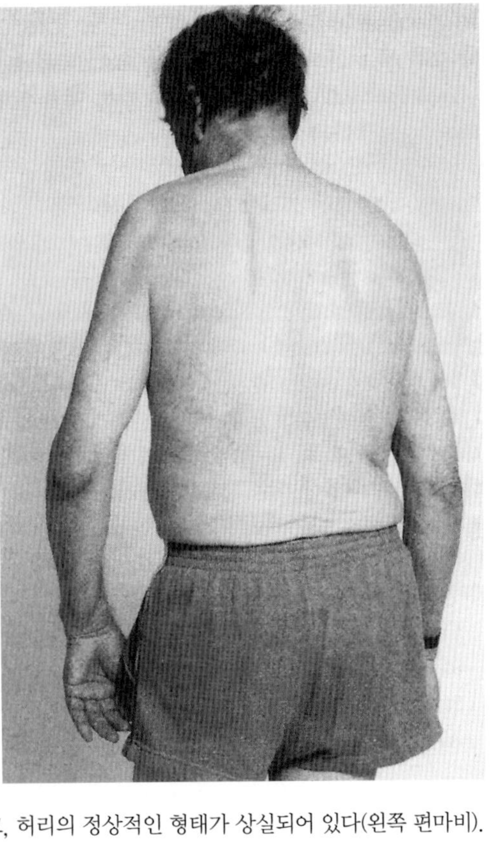

3.4

그림 3.3. 하복부의 가쪽 배벽은 환부 쪽으로 부풀어 나오고, 허리의 정상적인 형태가 상실되어 있다(왼쪽 편마비).

그림 3.4. 몸을 똑바로 일으킨 자세에서 보면, 척주에서부터 몸통의 가쪽 모서리까지의 길이가 환부 쪽에서 길어져 있다 (왼쪽 편마비).

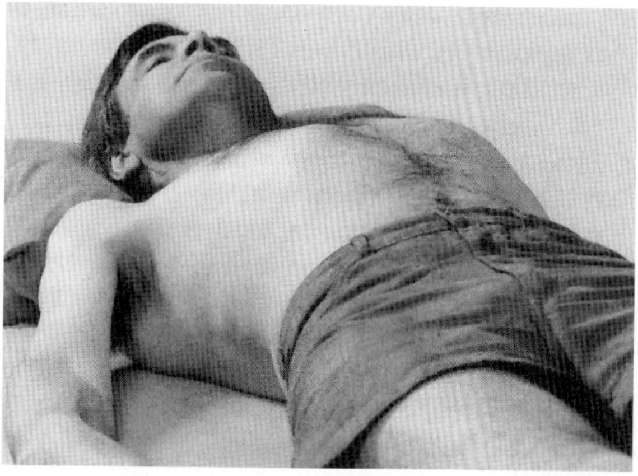

그림 3.5. 뇌졸중 발작 후 14년이 경과한 환자에서도 등의 폄근의 과도한 작용에 의해서 흉곽이 올라가 있다(오른쪽 편마비).

일으킨다. 몸쪽부분(근위부)의 안정성이 결여되면 팔다리에 중대한 영향을 주어 팔과 다리는 경직에 의한 공동운동(spastic synergy)에 의해서만 움직일 수 있다. 환자가 중력에 저항하여 움직이려고 하였을 때 고정이 불충분한 것을 보상하려고 하여 먼쪽(원위)의 경직은 한층 강화된다.

흥미롭게도, 환자가 몸통을 선택적으로 조절할 수 없는 상태는 정상적인 영유아가 운동발달에 따라서 몸통의 조절을 획득하는 과정에 관찰되는 상태와 매우 유사하다. 편마비가 됨으로써 환자는 운동기능 발달의 조기단계로 갑자기 후퇴되었다고도 할 수 있다.

정상적인 발달에서는 몸통 폄근의 조절이 획득되고 이어서 굽힘근의 조절이 획득된다. 마찬가지로 편마비 환자도 발병 후 조기의 단계에서부터 몸통을 수의적으로 펼 수 있다. 치료를 주의 깊게 시행하지 않으면, 환자는 보다 원시적인 이 폄근 활동을 사용해서 모든 운동을 시행하게 되어 굽힘근의 조절을 획득하지 못한 채로가 된다. 환자가 동작에 폄을 사용하면 할수록 배의 근육활동의 자극이 적어지고 굽힘근을 사용하지 않는 것을 자기강화를 하게 된다. 뇌졸중이 되고나서 10년, 아니 그 이상 경과한 환자에게도 이 굽힘근의 조절이 결여되어 있는 예를 많이 볼 수 있다(그림 3.5).

3.1 배의 근육활동과 긴장이 양쪽성으로 상실되는 원인 (Possible Reasons for the Bilateral Loss of Abdominal Muscle Activity and Tone)

1. 배곧은근을 제외하고 다른 어떤 배벽의 근육도 백색선에 연결되는 중앙의 널힘줄에 절반 이상 부착하여 있기 때문에 좌 · 우의 근육이 효과적으로 작용하려면 그 반대쪽의 상태가 영향을 준다. 따라서 양쪽 근육의 기능이 장애되고 능력 장애가 일어난 초기의 단계에서는 환자는 아무튼 움직이려고 하여 보상적으로 근육을 사용하기 시작한다. 보통, 환자는 등의 폄근을 작동시키고 그것에 의해서 엉덩관절의 자세를 바꾸는 보상동작을 시행한다.

   "마비된 근육을 동작 패턴에 사용하지 않도록 하는 경우가 매우 많다. 주의 깊은 조절과 협동성의 치료를 시행함으로써 비로소 이러한 근육이 다시 정상적인 동작 패턴 속에서 응분의 역할을 수행할 수 있게 된다"(Kottke 1982a, b). 이러한 치료를 시행하지 않으면 마비된 근육은 활동하지 않고 회귀억제(recurrent inhibition)가 일어나고 "운동신경세포에 자기감시 억제(self-monitoring inhibition)가 일어날 가능성이 있다.

보통, 비마비 쪽 배의 근육도 부착하여 있는 널힘줄의 안정성이 없어지기 때문에 그 기능은 그다지 뚜렷하지는 않지만 영향을 받는다. Perkins와 Kent(1986)는 배가로근과 배빗근의 작용을 설명하는 가운데 다음과 같이 언급하고 있다. "이들의 근육은 양쪽에서 한 쌍으로 되어있기 때문에 그것이 수축하면 줄다리기와 같이 배의 널힘줄을 각각 가쪽으로 잡아당긴다".

비마비 쪽의 근육이 수축하면 마비 쪽의 배벽은 지속적으로 신장되고 수축한 근육을 고정하기 위한 의지할 곳을 제공할 수 없다. 그러나 배곧은근은 그 이는곳 · 닿는곳이 위는 갈비연골 이외에 복장뼈 칼돌기(흉골 검상돌기)에 부착하고 아래는 두덩뼈와 같은 뼈에 부착하기 때문에 다른 배벽의 근육과 비교하여 안정하여 있다. 따라서 누운 자세에서부터의 일어나기와 같은 동작을 할 때에 환자는 배곧은근을 수축시켜 전체적인 굽힘 패턴(mass pattern of flexion)으로 일어날 수 있는 경우가 있다.

2. 편마비의 조기 단계에서 환자는 몸을 조금이라도 움직이기 위해 보다 원시적인 발달단계와 마찬가지의 몸통의 폄을 사용한 운동을 시행하지 않을 수 없다. 따라서 등의 폄근은 끊임없이 근육활동이 일어나고 있는 상태이며 경우에 따라서는 그것이 과도한 근육활동이 되어 길항근의 회귀억제가 일어나기 쉬워져 있을 가능성이 있다(Kottke 1975 a, b). Brooks(1986)는 편마비가 있는 다리에 대해서 언급하면서 "과도한 근육활동을 나타내는 폄근(척수보다 상위 중추에서부터 해방된)에 의해서 생리학상의 굽힘근의 활동이 지속적으로 억제되고 결과적으로 굽힘근의 경직이 약화되어 마비가 강화된다" 라고 그 기전을 설명하고 있다. 마찬가지의 기전이 작동하면 몸통의 굽힘근에도 그것은 잘 적용될 수 있다.
3. 편마비 환자가 앉은 자세를 취하는 경우, 골반이 뒤로 경사지고 보통 양 엉덩관절은 얼마간 펴지기 때문에 등뼈는 수동적으로 굽혀지기 쉽다. 이것은 중력중심이 뒤쪽으로 전위하여 넘어지는 것을 방지하기 위한 보상이다. 이러한 자세에서는 배의 근육은 그 이는곳과 닿는곳이 지나치게 접근하여 있어 그 기능을 효율적으로 발휘할 수 없다(S. Klein-Vogelbach 1989, 개인편지). 또는 선 자세나 보행의 경우에도 뒤쪽으로 넘어지는 것을 방지하기 위해 환자는 척주 전체를 후만의 자세로 하고 있다.

3.2 선택적 근육활동의 결여 (Loss of Selective Activity)

3.2.1 몸통의 근육 (Muscles of the Trunk)

몸통의 다양한 근육군의 선택적 활동이 상실됨으로써 환자는 보행할 때 등에 배의 근육(굽힘근)을 분리해서 사용할 때, 등뼈도 굽혀져 폄 위치로 안정화하여 둘 수 없다. 예컨대, 몸통의 옆쪽굽힘을 하거나 한쪽을 앞쪽으로 회전시키기 위해 한쪽만의 배의 근육을 사용할 때도 등뼈를 편 위치로 유지할 수 없게 된다.

3.2.2 동시에 작용하는 몸통과 팔다리의 근육 (Muscles of the Trunk and Limbs Acting Simultaneously)

환자는 몸통을 팔다리와 같은 패턴으로 움직이지 않으면 팔다리를 움직일 수도 없다. 또한 팔다리를 움직이지 않고 몸통을 움직일 수도 없다. 예컨대, 환자가 누운 자세에서부터 일어날 때 양 다리도 함께 굽혀진다. 다리를 굽히지 않으면 이 동작이 어려워진다. 선 자세에서 환자가 한쪽 다리를 앞쪽으로 들어올리면 몸통은 굽혀진다. 마찬가지로 다리를 뒤쪽으로 펴면 등도 펴진다.

3.3 정상적인 패턴에서의 운동을 할 수 없다 (Inability to Move in Normal Patterns)

편마비 때문에, 그리고 그 중증 정도에 따라서 성인 환자의 운동능력은 조기 발달수순으로 퇴행한다. 많은 환자가 언급하고 있는 것처럼 뇌졸중으로 쓰러진 제1일째에 환자는 자기가 "갓난아기처럼 무력하다"고 느낀다. 침대에서 몸 구르기도 할 수 없는가 하면, 보조 없이 일어나나서 앉은 자세를 취할 수도 없고 걷는 것은 대부분의 경우 불가능하다. 이 퇴행은 운동기능에만 적용되는 것이며 그것을 이유로 환자를 어린이처럼 생각하거나 다루어서는 안 된다. 환자는 경험을 쌓아 사회적으로 평가되어 있는 어른이며 생각하거나 느끼거나 할 수 있으므로 항상 그러한 인물로서 다루어야 한다. 그러나 환자의 운동능력을 정상적인 아동과 비교하는 것은 재활 팀의 스태프가 운동 상의 문제를 분석하여 이해하는 데에, 또한 치료가 한층 성공을 거두는 데 도움이 된다.

3.4 정상적인 운동발달과 관련하여 흔히 관찰되는 문제 (The Most Commonly Observed Problems Seen in Relation to Normal Motor Development)

몸통의 조절능력을 빼앗긴 결과 편마비 환자는 이제부터 언급하는 재활에서 시행하는 다양한 활동이 다소간 어려워진다. 이 활동상의 문제는 어떤 자세 또는 구체적인 일련의 운동 속에서 쉽게 볼 수 있다. 이들에 대해서는 관련되는 각 제목 아래에 언급하고 있다. 어떤 자세나 동작 중에 발견되는 문제는 또 다른 정상동작을 시행할 때에도 영향을 준다. 호흡곤란이 있는 경우, 환자는 당연히 어떤 재활 프로그램에도 적극적으로 관여할 수 없게 된다.

3.4.1 호흡곤란과 발화곤란 (Difficulties with Breathing and Speaking)

배의 근육이 이완하여 활동이 없는 경우, 흉곽은 들이쉬기 위치로 유지되고 당연히 호흡근이 효율적으로 기능할 수 없다(그림 3.4). 폄근의 과도한 활동에 의해서 젖힘(과신전)이 되어있는 척주가 원인으로 앞쪽으로 길게 지레의 팔을 뻗히고 있는 갈비뼈는 복장뼈와 함께 올라가 있다. 이 올라감은 가슴근육군의 근육긴장이 조기부터 항진함으로써 한층 강화된다. 또한 환자가 전신에 미치는 폄의 전체적

패턴(total mass pattern of extension)을 사용하여 마비 쪽의 팔을 움직이려고 하여 이러한 근육활동을 높이기 때문에 이것도 역시 그 원인이 된다.

갈비뼈는 배의 근육이 작용하지 않기 때문에 아래로 끌어내려지지 않고 흉곽의 형태는 일그러져 있다. 흉곽의 운동도 역시 비정상이 된다. Kolb와 Kleyntyens(1937)는 운동동태 기록기(kymograph)를 사용해서 흉곽의 운동을 기록하였다. 이것에 따르면 "과호흡(hyperpnoea)" 때에 환부 쪽의 가슴은 건강한 쪽과의 균형을 잃어 크게 운동한다. 또한 과호흡 때의 이 운동의 증가는 건강한 쪽보다 환부 쪽에 오래 지속되고 경직이 항진한 환자와 이완성의 환자의 어느 형태의 편마비에도 인지된다"라고 보고하고 있다. 그들은 이 사실을 설명할 수 없었다. Spaltenholz(1901)는 배의 근육의 주된 작용은 "갈비뼈를 끌어내린 위치로 유지하는 것이다"라고 언급하고 있는 것처럼 이 배의 근육의 기능이 불충분한 것 때문에 가슴의 이 양쪽의 운동의 차이를 설명할 수 있다.

환자의 흉곽은 항상 올라가 있기 때문에 탄성에 의한 복원(elastic recoil)을 이용하는 정상적인 움직임이 방해되어 있으므로 안정할 때의 호흡에서는 수동적인 복원력으로 숨을 내뱉을 수 없다. 숨을 내뱉도록 지시하면 입술을 다물고 내쉬기에 저항을 가하면서 능동적으로 입술 사이에서부터 숨을 내뱉으려고 한다. Fugl-Meyer 등(1983)은 "강제 내쉬기의 힘의 저하가 뇌졸중의 완전 또는 부전 편마비 환자에 관찰된다"고 보고하고 있다. 그리고 그 후의 연구(Fugl-Meyer & Griemby 1984)에서는 "강제내쉬기를 시켰을 때 배의 근육활동은 근전도에 따르면 항상 저하하여 있다"고 보고하고 있다.

뇌졸중 발작 전에 허파질환의 기왕증이 없고 호흡기능도 매우 양호하였던 환자에서도 비교적 가벼운 동작으로 숨이 찬다. Hass 등(1967)의 연구에 따르면 조사한 환자의 전원에 호흡기능의 장애가 있었다. 따라서 이 장애가 편마비 환자의 재활을 저해하는 것이 많은 피로의 원인이 된다는 것은 틀림없다.

들이쉬기도 또한 배의 근육이 흉곽의 고정에 작용하지 않음으로써 영향을 받는다. 배벽이 이완하여 "들이쉴 때 상부 갈비사이근의 수축으로 상부 흉곽이 반대로 안쪽으로 움직여지기 때문에 호흡기전의 작용이 방해를 받는다"(Luce et al., 1982). 갈비뼈가 처음부터 위쪽으로 당겨져 갈비사이가 접근

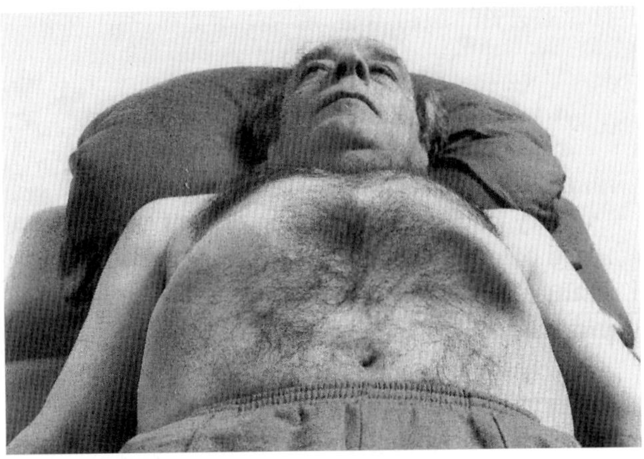

그림 3.6. 흉곽은 들이쉬기 위치로 유지되어 있기 때문에 호흡근은 효율적으로 작용하지 않는다(왼쪽 편마비).

하여 있으므로 가로막만이 아니라 바깥갈비사이근(외늑간근)도 효율적으로 기능할 수 없다. 정상에서는 "가로막에 이어서 바깥갈비사이근은 들이쉬기에 작용하는 중요한 근육이다". 이것은 "1매의 근육처럼 작용하고 제1갈비뼈 쪽으로 모든 갈비뼈를 당겨 올리는 작용을 하고 있다"(Perkins & Kent 1986).

De Troyer 등(1981)이 시행한 조기의 이완성 편마비환자 20명의 검사에서는 "수의적으로 들이쉬기를 시행시킨 경우 대부분의 환자에서 마비 쪽의 갈비사이근과 가로막의 쌍방에 두드러진 활동의 저하가 인지되었다". "편마비에서는 게다가 노력성 들이쉬기 · 내쉬기의 양 그리고 최대 환기량도 현저하게 감소하고 있다"(Fugl-Meyer & Griemby 1984).

환자는 호흡기능의 저하에 의해서 몸을 움직이면 피로해지기 쉬울 뿐만 아니라 건강할 때처럼 이야기하는 것이 어려워지는 경우가 있다. 성량(volume of voice)이 감소하기 때문에 간결한 통신문 형태로 매우 짧은 문장밖에 이야기할 수 없게 된다. 예컨대, 숫자를 세거나 요일(day of the week)의 이름을 말할 때 한숨 돌리면서 한마디 한마디를 말하는 경우가 있다. 정상적인 길이의 문장을 이야기하려면 약 12-15초 동안 편안하게 발성을 지속할 필요가 있다. 그러나 검사해보면 5초 동안 지속하는 것이 고작인 환자가 많다.

3.4.1.1 흉곽의 비틀림 (Distorted Configuration of the Rib Cage)

갈비뼈의 고정 또는 흉곽의 구축에 의해서 몸통 자체의 운동이 큰 영향을 받는다. 특히 몸통 상부의 굽힘을 동반한 회전은 영향이 크다. 등뼈의 회전을 동반한 굽힘은 기능적 활동 즉, 몸의 가쪽이나 앞 옆쪽으로 어떠한 것을 들어올리거나 공간에 유지하는 동작에 매우 많이 관찰되는 복합운동이다. 이 운동은 갈비뼈에 의해서 방해되지만 정상에서는 갈비뼈는 그 자체가 "탄성을 갖고 있기 때문에 척추뼈가 회전해도 비틀릴 수가 있어"(Blair 1986) 운동을 가능케 한다.

갈비뼈가 위쪽에서부터 당겨 올려져 고정된 상태에 놓인 경우, Schultz 등(1974)이 언급하고 있는 갈비뼈몸통 고유의 유연성이 상실되어 등뼈가 굽힘, 회전 그리고 옆쪽굽힘을 하는 데에 필요한 가슴벽의 형상의 변하가 방해된다. 치료에서 시행하는 능동운동, 수동운동 어느 것에서도 온갖 운동 시작자세에서 가슴벽의 움직임이 멈춰있는 것처럼 보인다.

3.4.2 누운 자세에서 관찰되는 문제 (Difficulties Observed in Lying)

흉곽은 들이쉴 때의 위치에 있으므로 바로 누운 자세에서는 팔이음뼈는 올라가고 목이 짧아진 것처럼 보인다. 배꼽은 건강한 쪽으로 당겨져 있다(그림 3.7a). 환자가 다리를 자기 몸쪽으로 접근하도록 굽히거나 치료사가 그것을 굽힘 위치로 유지시켰을 때 엉덩관절은 벌림/가쪽회전 위치가 되며 무릎관절은 굽혀지고 발목관절은 뒤침(회외)을 한다(그림 3.7b).

Bobath부부(K. Bobath & B. Bobath 1977)가 설명하고 있는 것처럼 편마비 환자는 환부 쪽 근육을 1개 또는 2개의 전체적인 공동운동(mass synergy)으로밖에 움직일 수 없고, 영아에 관찰되는 것 같은 이러한 공동운동에서는 기능적 활동으로서는 불충분하다. 환자는 굽힌 엉덩관절의 모음(내전)을 할 수 없거나 엉덩관절 굽힘 위치에서 다리의 다른 관절을 선택적으로 움직일 수 없다. 바로 누운 자세에서 굽힌 엉덩관절의 모음을 하려면 골반을 안정화시키기 위해 배의 근육활동이 필요하게 된다. 영아도 목이 짧고 하부 갈비뼈(lower ribs)가 넓어져 양 다리를 편마비와 마찬가지의 패턴으로 굽히게 하고 있다(그림 3.7c).

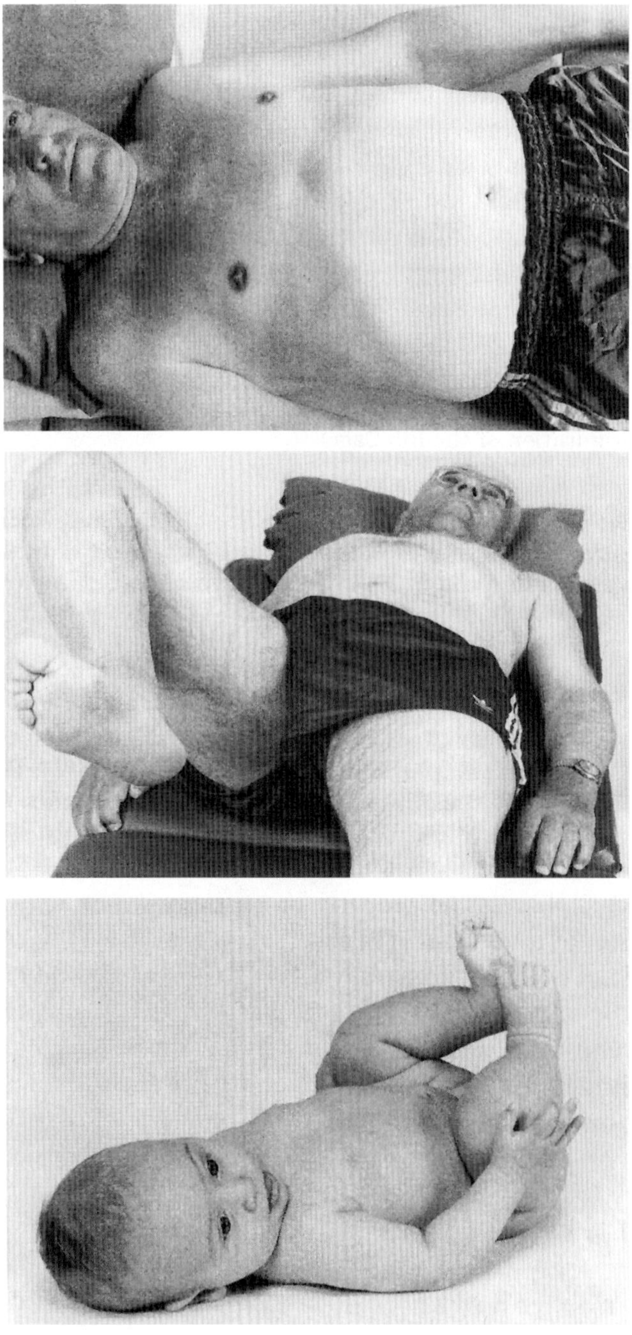

a

b

c

그림 3.7a–c. a 배꼽은 건강한 쪽으로 당겨져 있다(오른쪽 편마비). b 마비 쪽의 다리를 굽히면 엉덩관절은 벌림/가쪽회전을 하고 발목관절은 뒤침을 한다. c 3개월의 정상적인 영아. 양 다리를 굽히고 편마비와 마찬가지의 전체적인 굽힘(mass pattern of flexion)을 하고 있다. 전형적으로 하부 갈비뼈는 확장하고 팔이음뼈는 올라가서 목이 짧아져 있다.

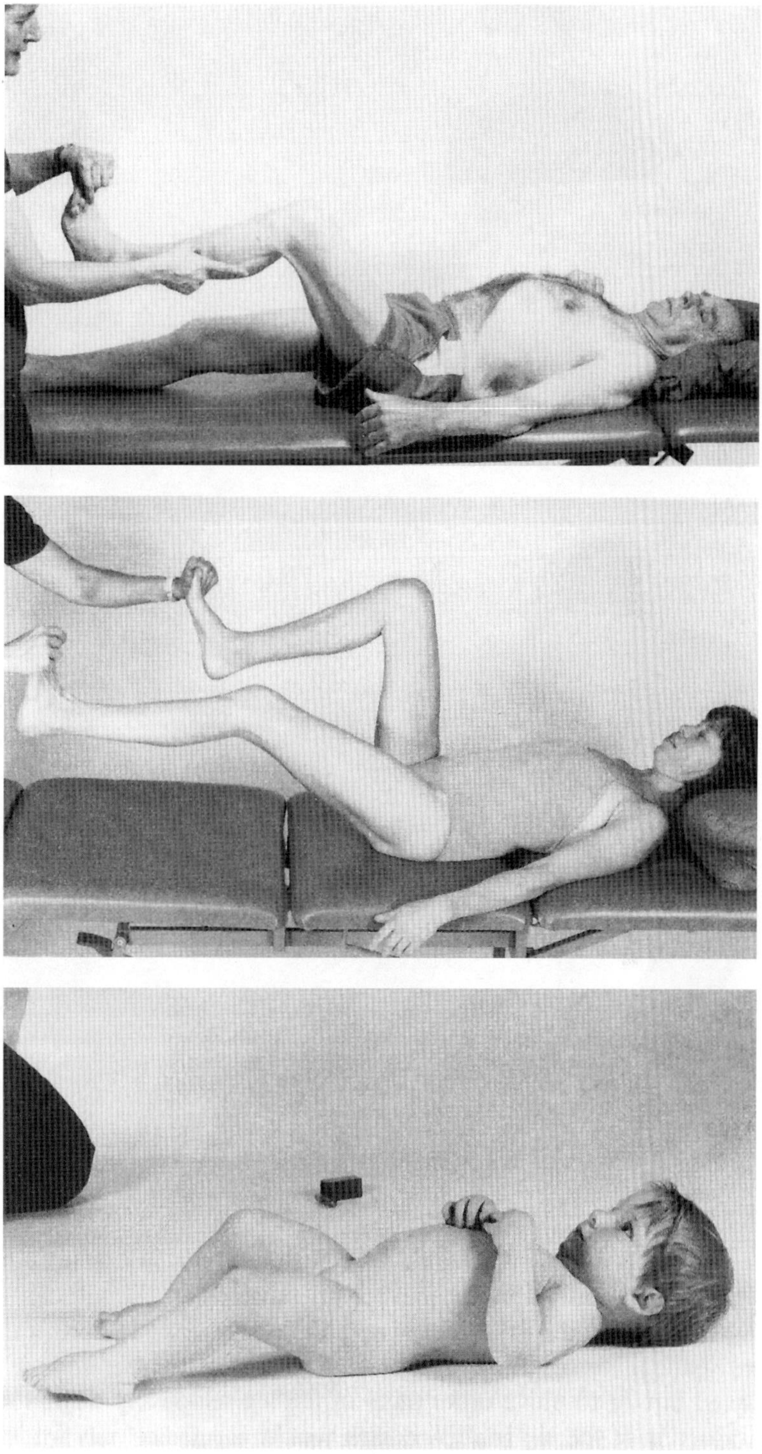

그림 3.8 a-c. 허리뼈의 폄을 동반하는 엉덩관절의 굽힘. a 환자가 엉덩관절을 능동적으로 굽힐 때 골반을 안정화시키려고 하여 건강한 쪽의 다리를 바닥 면에 밀어붙이고 있다(왼쪽 편마비). b 양 엉덩관절을 능동적으로 굽힐 때, 허리의 전만이 강화되고 배가 앞으로 튀어나온다(오른쪽 편마비). c 9개월의 정상적인 영아. 환자와 유사한 자세를 취한다.

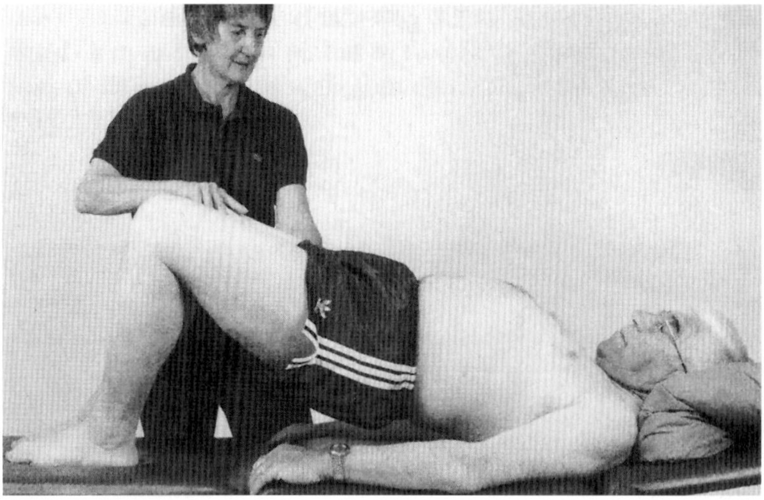

a

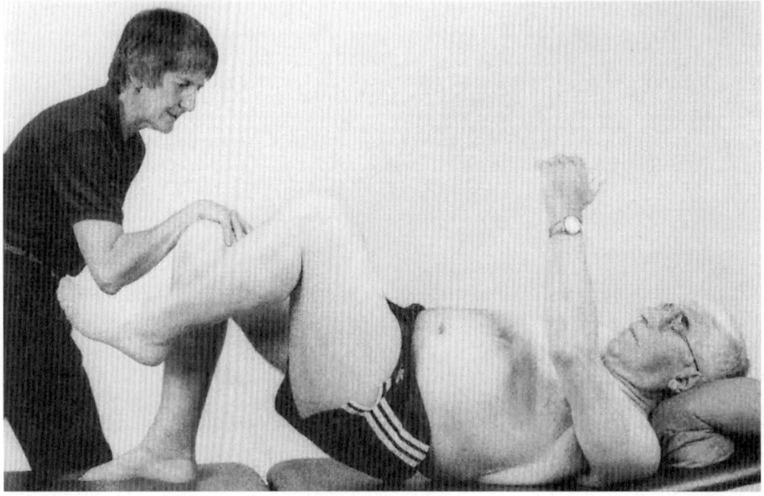

b

그림 3.9 a, b. a 양 엉덩관절과 척주를 펴서 브리지를 만든다. b 건강한 쪽의 발을 들어올리면 배의 근육활동이 불충분하기 때문에 골반은 건강한 쪽이 아래로 내려간다(오른쪽 편마비).

환자가 마비 쪽의 다리를 굽힘 위치로 유지하면 허리뼈는 펴지므로 골반을 안정화시키려고 하여 건강한 쪽 다리를 확고하게 펴서 바닥 면에 발꿈치를 강력하게 밀어붙인다(그림 3.8a). 양 다리를 동시에 움직이면 허리뼈는 펴지고 배가 앞으로 튀어나온다(그림 3.8b). 9-10개월의 영아는 이것과 같은 자세를 취한다(그림 3.8c). 허리를 안정화하기 위해 작용하는 근육활동의 결여를 보상하기 위해 무리하게 배를 부풀게 하려고 하는 환자도 있다.

조기의 단계부터 환자는 바로 누운 자세에서 양 무릎과 양 엉덩관절을 굽히고 "브리지"를 만들어서 척주와 엉덩관절을 펴고, 엉덩이를 바닥 면에서부터 들어올릴 수 있다(그림 3.9a). 약 6개월에서 볼 수 있다. 한편, 환자의 건강한 쪽의 발을 바닥에서부터 들어올리면 그 다리는 "촉수(tentacle)"의 상태가 되고 그것을 지지하기 위해 배의 근육활동이 필요하게 된다. 환자에서는 골반을 수평으로 유지

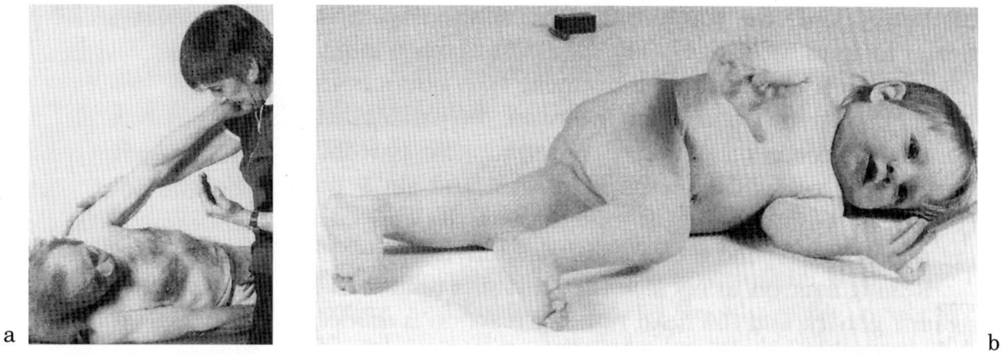

그림 3.10 a, b. a 건강한 쪽으로 몸 구르기를 한다. 배의 근육에 의한 고정이 없기 때문에 머리가 들어올려지지 않고 갈비뼈의 머리 쪽으로 당겨진다(왼쪽 편마비). b 9개월의 영아에서는 물건에 손을 뻗히려고 몸 구르기를 하였을 때 머리는 바닥에 붙은 채로이다.

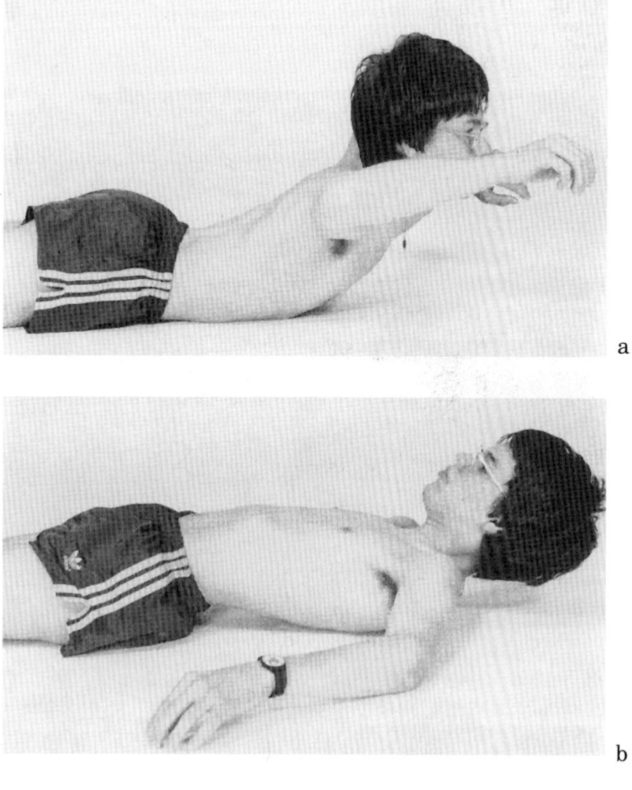

그림 3.11 a, b. a 엎드려 누운 자세에서 환자는 폄근을 사용해서 머리와 양 어깨를 들어올릴 수 있다(왼쪽 편마비). b 바로 누운 자세에서부터 몸통을 굽히고 일어나서 앉은 자세를 취할 수 없다(왼쪽 편마비).

할 수 없어 건강한 쪽이 아래로 가라앉는다(그림 3.9b). 배의 근육의 긴장과 활동이 불충분한 경우 배빗근은 위쪽에서부터 촉수 상태의 "다리"를 매달아 올려 브리지를 유지할 수 없다.

몸 구르기를 하여 옆으로 누운 자세가 될 때, 머리의 바로잡기반응(righting reaction)이 불충분하여 환자는 중력에 저항하여 머리를 충분히 들어올릴 수 없다. 목의 옆쪽굽힘을 하여 머리의 무게를 지지하고 그것을 바로잡으려면 흉곽이 안정된 고정의 의지할 곳으로 되어있어야 한다. 배의 근육이 작용하여 확고하게 고정하지 않으면 머리가 들어올려지지 않고 갈비뼈가 위쪽으로 들어올려진다(그림 3.10a). 영아가 물건을 잡으려고 손을 뻗히고 옆쪽으로 몸 구르기를 시작한 무렵에는 역시 같은 이유로 바닥에 머리를 붙인 채로인 경우가 많다(그림 3.10b).

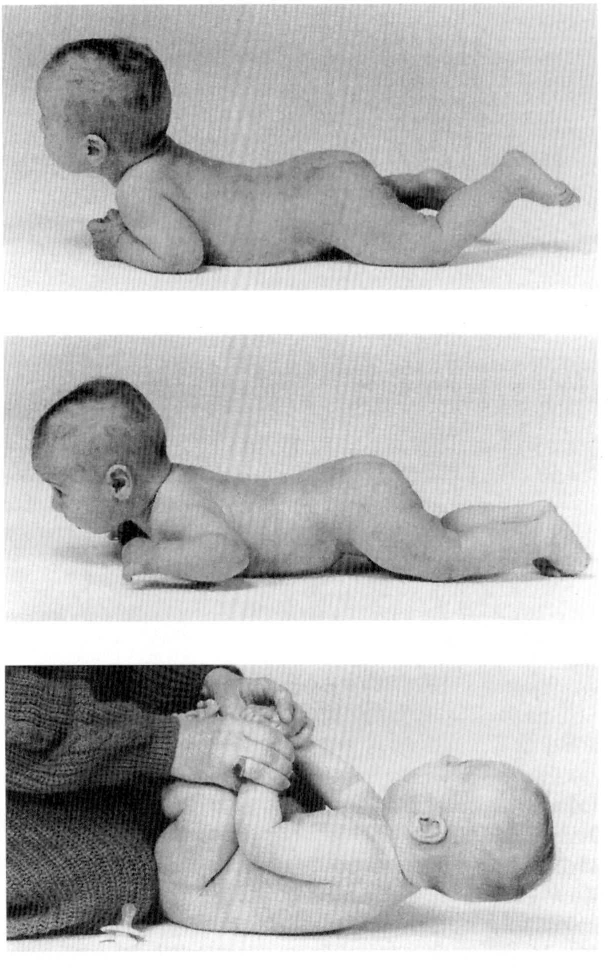

a

b

c

그림 3.12 a–c. 정상적인 발달에서는 몸통을 펴는 능동적인 조절은 굽힘보다도 훨씬 선행한다. **a** 3개월의 영아는 엎드려 누운 자세에서 머리를 들어올린다. **b** 양 팔의 지지가 없이 머리와 양 어깨를 들어올릴 수도 있다. **c** 그러나 몸통을 굽혀서 일어날 수는 없다. 양 다리는 선택적으로 펼 수 없다.

3.4.3 누운 자세에서부터 앉은 자세가 되는 데에 있어서의 문제 (Difficulties in Moving Between Lying and Sitting)

엎드려 누운 자세에서는 더 원시적인 폄근 활동을 사용해서 환자는 머리와 양 어깨를 양 팔의 지지가 없이 바닥에서부터 들어올릴 수 있다(그림 3.11a). 그러나 바로 누운 자세에서부터는 많은 환자가 보조가 없이 앉은 자세로 일어날 수 없다(그림 3.11b).

몸에 비해서 머리가 무겁고 큼에도 불구하고 영아는 이른 시기부터 엎드려 누운 자세에서 머리와 양 어깨를 들어올릴 수 있다(그림 3.12a). 양 팔꿈치로 바닥을 밀지 않아도 이것을 할 수 있는 경우도 있다(그림 3.12b). 그러나 바로 누운 자세로부터는 중력에 저항하여 머리를 굽힘 위치로 유지하는 것이 곤란하고 보조를 해도 앉은 자세로 일어날 수 없다(그림 3,12c). 영아가 성인과 마찬가지의 일어나기 동작패턴을 획득하려면 몇 년이 필요하다.

환자가 일어나 앉을 때 치료사가 환자의 양손을 잡고 보조하면 환자는 자기가 양팔을 올려서 등의 폄근을 사용하기 쉽게 한다(그림 3.13a). 고정하는 역할을 수행하기 위해 환부 쪽 다리를 펴서 바닥에 놓는 것이 환자에게는 어렵다. 10개월의 영아도 몸통의 굽힘보다 폄을 많이 사용하므로 양팔을 올린다. 팔다리와 몸통 사이에서 선택적인 활동이 결여되어 있기 때문에 양 다리도 바닥에서부터 들어올려진다(그림 3.13b).

앉은 자세에서부터의 일어나기는 몸통과 양 다리의 폄근을 효과적으로 사용할 수 있기 때문에 몸통의 굽힘이 필요한 누운 자세로부터의 일어나기는 환자에게는 보다 용이하다(그림 3.14a). 9개월의 영아에서도 잡아당겨서 앉은 자세를 취하게 하려고 하면 여간해서 몸통의 굽힘이 일어나지 않고

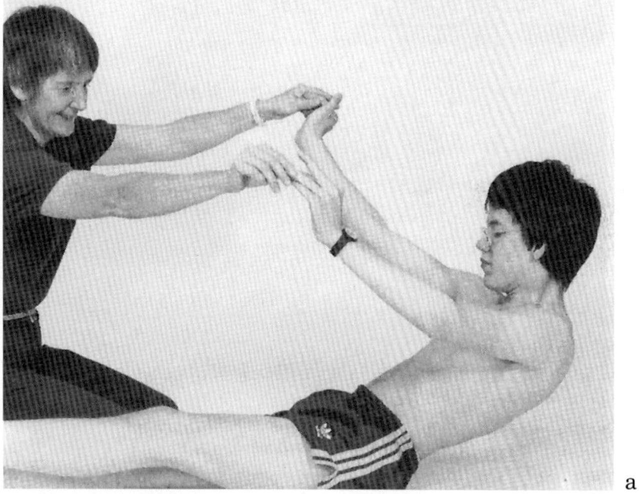
a

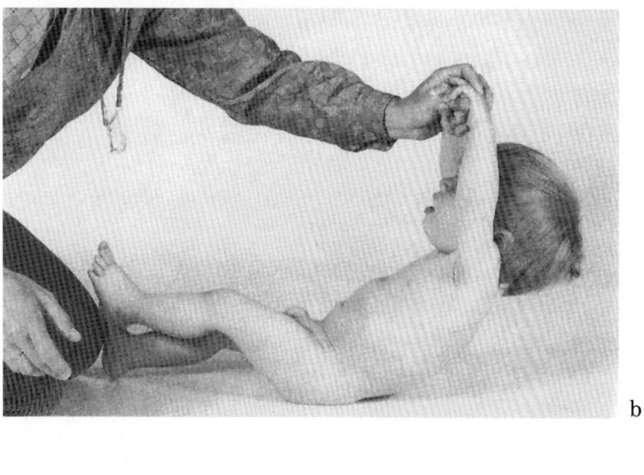
b

그림 3.13 a, b. 보조를 받아서 하는 누운 자세에서부터의 일어나기. a 치료사는 환자의 양손을 가볍게 잡아 지지해준다. 환자는 폄근을 사용하므로 양팔이 올라간다. 환부 쪽의 다리는 바닥에서부터 떠오른다(왼쪽 편마비) b 어머니가 보조하여 하는 일어나기. 이 때 10개월의 영아도 양 팔을 올린다. 또한 양 다리는 바닥에서부터 떠오른다.

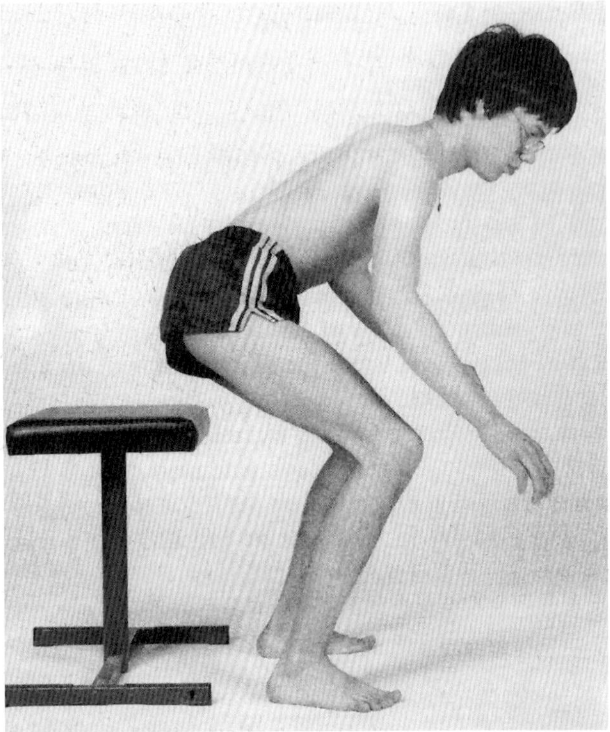
a

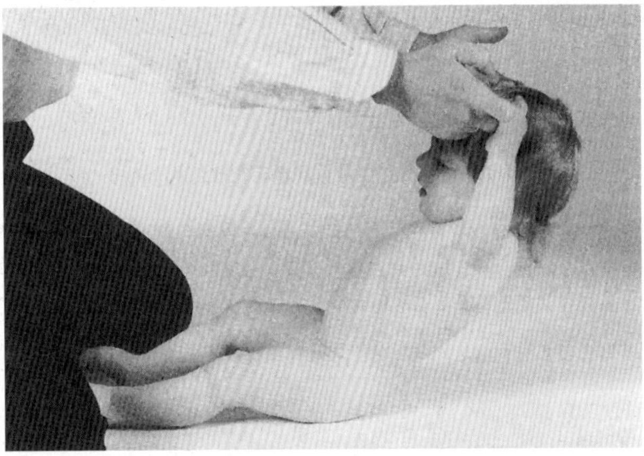
b

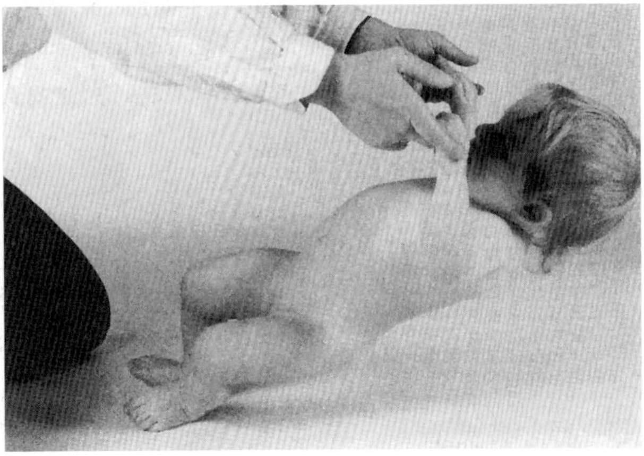
c

그림 3.14 a–c. 폄은 사용할 수 있으나 굽힘을 사용할 수 없다. **a** 환자는 몸통과 다리의 폄근을 주로 사용하여 앉은 자세에서부터 일어설 수 있다(그림 3.11b와 비교할 것 : 왼쪽 편마비). **b** 9개월의 영아는 굽힘을 사용해서 일어나려고 하였으나 실패하였다. **c** 다음으로 신속하게 양 발을 뒤로 당기고 폄근을 사용하여 밀어 올리도록 하여 선 자세가 되었다.

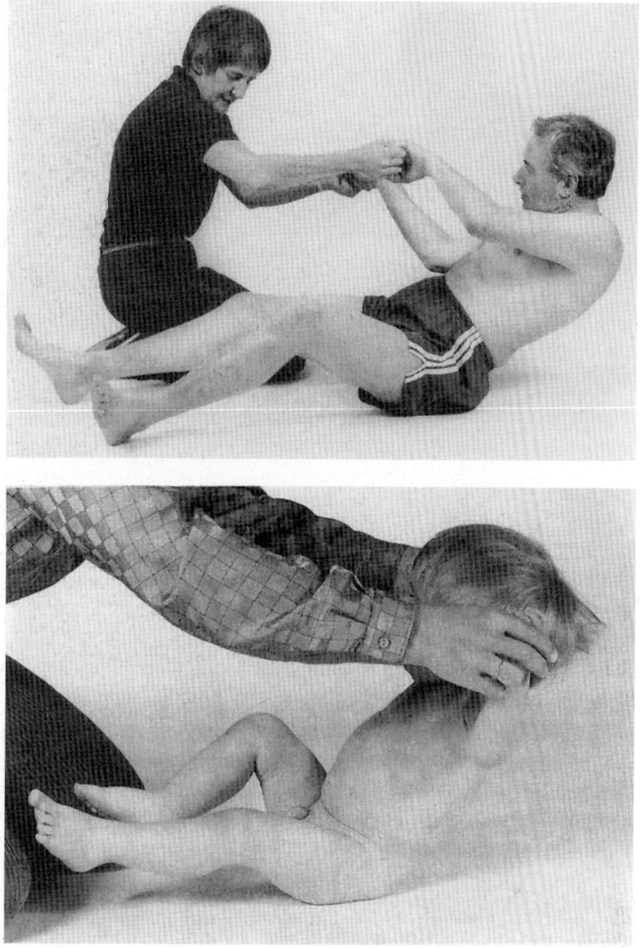

a

b

그림 3.15. a 치료사가 환자의 양쪽 팔을 잡아당겨도 일어나서 앉는 것이 어렵다. 몸통이 굽혀질 때 마비 쪽의 다리를 선택적으로 펼 수 없다(왼쪽 편마비). b 10개월의 영아에게도 같은 문제가 있다.

대신에 양 발을 뒤로 당겨서 몸에 접근시키고 폄을 사용해서 선 자세가 되어버리는 것을 흔히 볼 수 있다(그림 3.14.bc).

몸통을 굽힐 때 양 다리를 펴서 바닥에서부터 너무 들어올려지지 않도록 하는 양자간의 선택적 활동이 없으면, 가령 보조를 받는다 해도 누운 자세에서부터 일어나서 앉은 자세를 취할 수 없다(그림 3.15a). 영아도 10개월에서 중력에 저항하여 머리의 위치를 조절할 수 있지만, 양 다리는 굽어서 바닥에서부터 떨어진다(그림 3.15b).

마비 쪽이 앞으로 오도록 건강한 쪽으로 회전하여 일어나려고 하면, 팔은 경직 패턴으로 강력하게 굽혀지고 어깨뼈는 회전과 반대방향으로 후퇴한다. 환자의 환부 쪽 다리도 굽혀지고 때로는 지지 면으로부터 들어올려지는 경우도 있다(그림 3.16a). 20개월의 유아는 보통은 회전하여 일어나려고 하지는 않지만 그것을 시킨 경우에는 바닥에서부터 양 다리를 들어올리고 경직에 의한 전체적인 공동운동과 매우 유사한 자세를 취하는 경우가 있다(그림 3.16b). 또한 배빗근의 조절능력이 충분히 발달하여 있지 않기 때문에 어깨를 앞쪽으로 가져올 수 없어 팔도 굽혀진다.

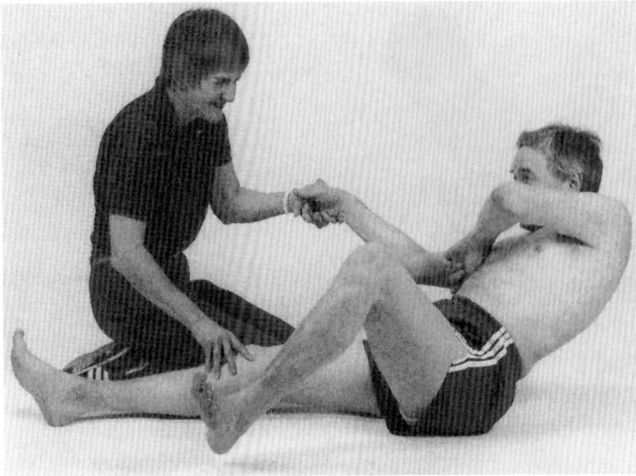
a

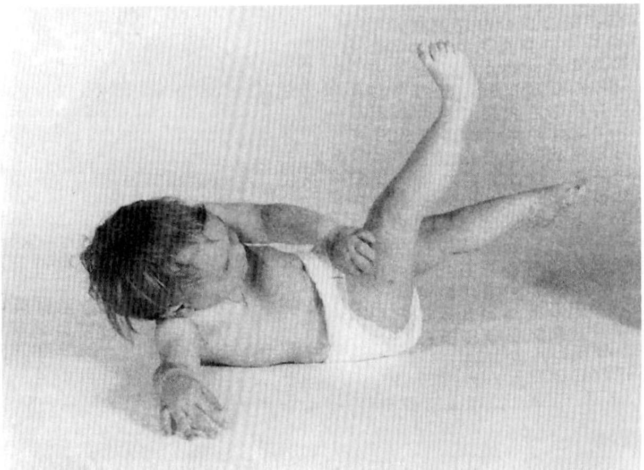
b

그림 3.16 a, b. 몸통의 굽힘에 회전이 가해지면 한층 어려워진다. **a** 누운 자세에서부터 일어나려고 할 때 환자는 몸통을 건강한 쪽으로 회전하여 굽힐 수 없다. 마비 쪽의 팔과 다리는 강력하게 굽는다(왼쪽 편마비). **b** 20개월의 정상적인 유아가 이 운동을 하려고 해도 실패한다. 양 다리가 전체적 패턴의 운동(total pattern of movement)으로 되어있다.

반대로 건강한 쪽이 앞으로 오도록 마비 쪽으로 회전시켜서 일어나려고 할 때도 환자가 의식해서 무릎을 폄 위치로 유지하고 발을 바닥 면에 놓으려고 하고 있음에도 불구하고 마비 쪽의 다리는 자칫 굽혀지기 쉽다(그림 3.17a). 환자가 혼자서 걸을 수 있게 되어도 이 문제가 남아있으면 비정상 보행 패턴을 나타낸다. 3세의 유아에서도 회전을 동반하여 일어나게 될 때는 양 다리를 펴서 바닥에서부터 너무 들어올려지지 않도록 할 수 없다(그림 3.17b). 이 발달단계에서는 이미 자유로이 뛰어 돌아다닐 수 있게 되어있으나 그 보행패턴은 성인의 그것과 같지 않다. 성인과 같은 패턴이 되려면 7세까지 기다려야 한다(Okamoto 1973).

몸통을 회전하여 일어날 때 다리를 선택적으로 펴서 두는 것이 어려운 환자는 보행 때도 같은 질의 문제를 여전히 갖고 있다는 것은 명백하다(그림 3.18 a, b).

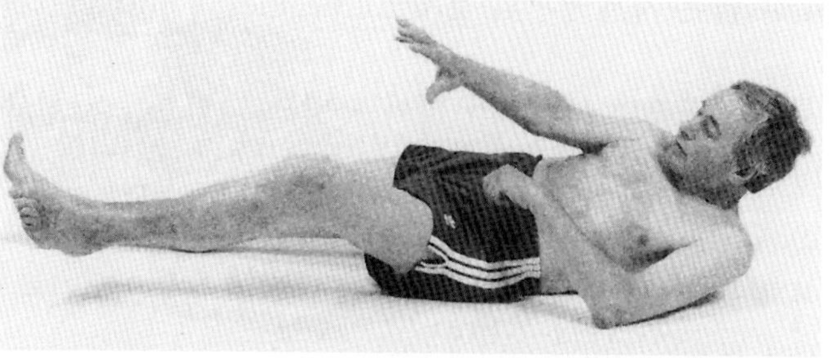
a

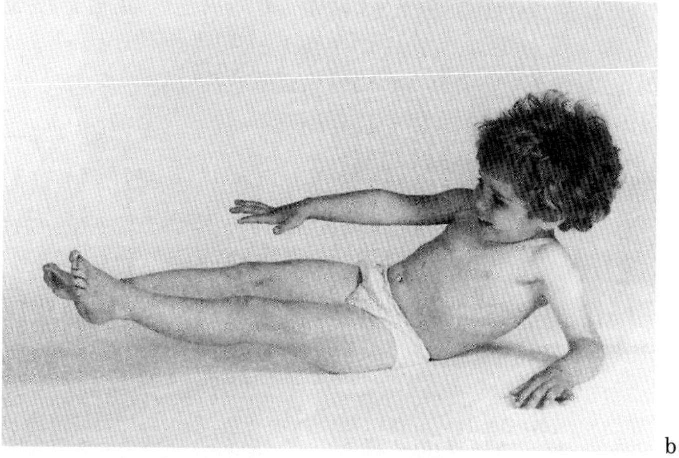
b

그림 3.17. a 마비 쪽으로 회전해도 환자는 일어날 수 없다. 몸통을 굽힐 때 환자는 마비 쪽의 다리를 펼 수 없다(왼쪽 편마비). b 정상적인 3세의 유아도 양 팔을 지지로 사용하지 않으면 회전을 넣은 일어나기는 할 수 없다.

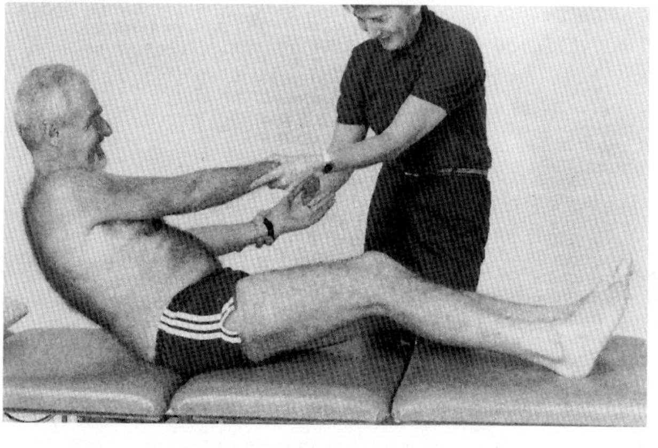
a

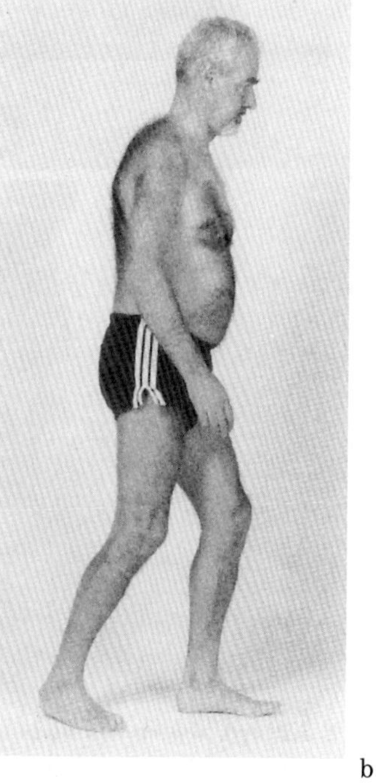
b

그림 3.18. a 장구나 지팡이를 사용하지 않고 먼 거리를 걸을 수 있는 환자에서도 몸통을 건강한 쪽으로 회전하여 굽혀서 일어나는 것은 여전히 어렵다(오른쪽 편마비). b 이 환자의 보행에도 같은 문제가 나타나 있다.

3.4.4 앉은 자세에서의 문제 (Difficulties in Sitting)

환자는 일반적으로 정도의 차이는 있으나 척주를 굽히고 목을 펴서 앉은 자세를 취한다(그림 3.19a). 이러한 자세는 흔히 몸통 폄근의 근력저하가 원인이라고 생각되고 있으나 그렇지는 않다(그림 3.19b). 환자는 배의 근육의 작용이 충분하지 않기 때문에 앉은 자세에서 몸을 똑바로 하면 뒤쪽으로 넘어지므로 그것을 방지하기 위해 골반을 뒤쪽경사를 시켜 엉덩관절이 정상보다 펴져 있는 이러한 자세를 취하는 것이다(그림 3.19c).

한편, 영아는 10개월에서 그 시기에 이미 몸통의 폄근은 충분히 발달하여 있지만 등을 둥글게 하여

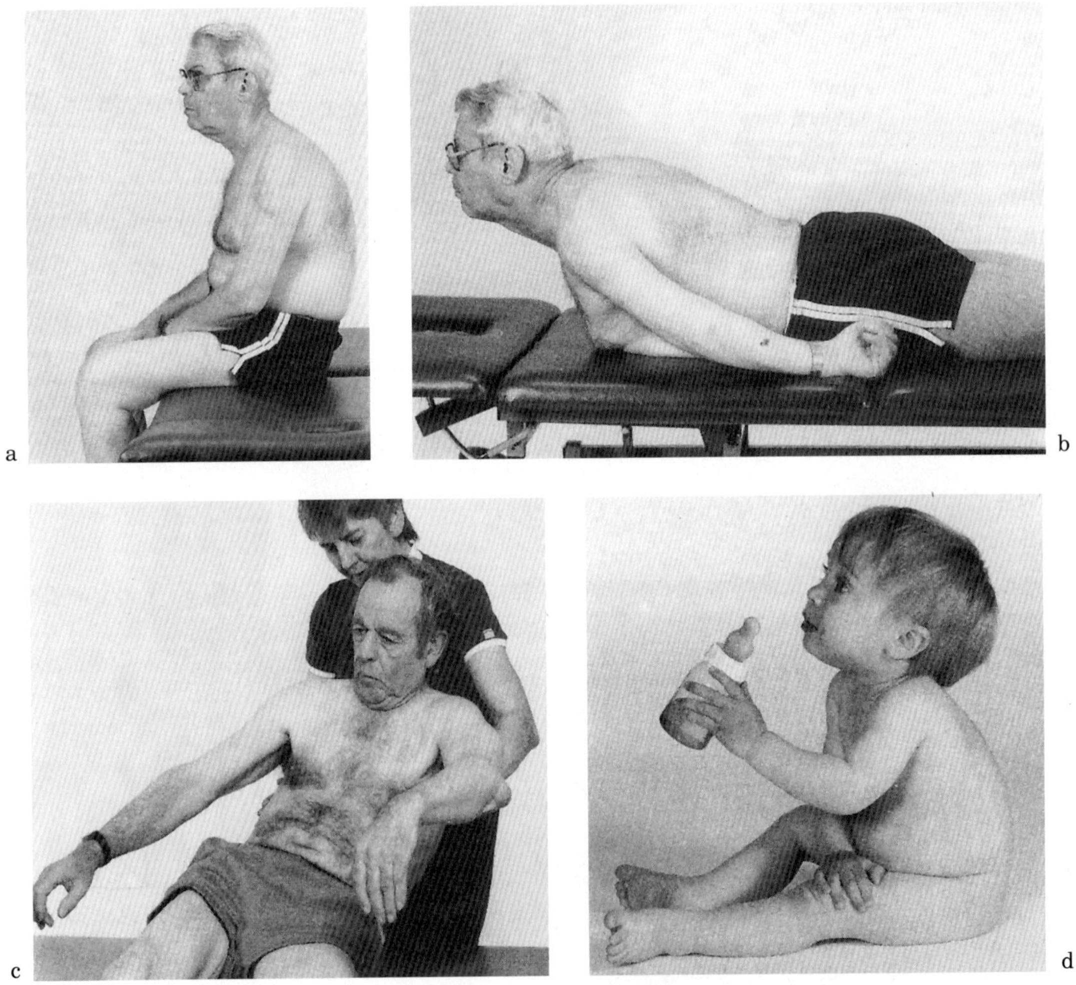

a b c d

그림 3.19 a–d. 흔히 볼 수 있는 앉은 자세. **a** 편마비환자는 골반을 뒤쪽으로 기울게 하여 양 엉덩관절을 정상보다 펴고, 척주 전체가 뒤굽이(후만)가 되도록 하며 목을 펴서 앉아 있다(왼쪽 편마비). **b** 이 환자의 몸통 폄근에 근력저하가 있다고 생각하는 것은 잘못이다. **c** 척주 전체를 뒤굽이로 한 자세에 의해서 뒤쪽으로 넘어지지 않도록 하고 있다(본문 참조). **d** 10개월의 영아도 역시 뒤쪽으로 넘어지지 않도록 같은 자세를 취한다. 이 영아도 또한 배의 근육을 거의 조절할 수 없다.

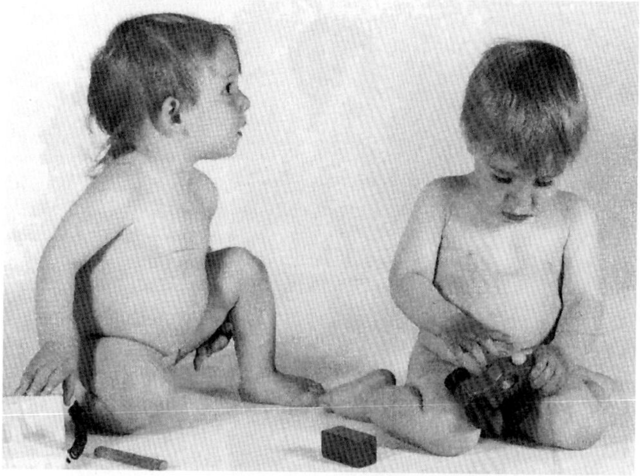

그림 3.20. 9개월과 10개월의 영아. 다리의 자세를 바꾸면 뒤쪽으로 넘어지지 않기 때문에 몸통을 편 자세를 취할 수 있다.

앉은 자세를 취한다(그림 3.19d). 영아가 이 자세를 취하여 체중을 충분히 앞으로 가져와 있는 것은 배의 근육의 활동이 불충분하여 뒤쪽으로 넘어지는 것을 방지하기 위해서와 뒤쪽으로 양 팔을 짚는 보호적 폄을 할 수 없기 때문이다. 그러나 양 다리가 안정된 지지를 제공하는 것 같은 자세로 앉은 자세를 취한 경우는 뒤쪽으로 넘어질 위험성이 없으므로 척주를 펼 수 있다(그림 3.20).

몸통을 선택적으로 조절할 수 없기 때문에 앉은 자세에서의 모든 균형반응은 부정적인 영향을 받는다. 환자의 체중이 옆쪽으로 이동하였을 때 배의 근육이 갈비뼈를 아래쪽으로 유지할 수 없으면 머리를 바로잡을 수 없다. 몸통의 옆쪽굽힘에는 배의 근육 모두가 작용함으로 그것이 없으면 항중력 방향으로 몸을 일으켜서 몸통을 단축할 수 없다. 그리고 마비 쪽의 다리를 균형력(counterweight)으로서 이용하기 위해 펴서 벌림을 할 수 없다. 배의 근육이 고정근으로서 작용하지 않으면 골반은 다리의 운동에 필요한 근육을 위해 안정된 의지할 곳을 제공할 수 없기 때문이다.

3.4.5 앉은 자세에서부터 일어설 때의 문제 (Difficulties in Standing Up from Sitting)

환자는 양 다리와 몸통을 충분히 선택적으로 활동시킬 수 없기 때문에 앉은 자세에서부터 정상적인 방법으로는 일어설 수 없다(그림 7.4, 7.5, 7.9 참조). 환자가 비정상적인 방법으로 일어서면 걷기 시작하는 첫걸음도 자동적으로 비정상적인 것이 된다(Davies 1985).

3.4.6 선 자세에서의 문제 (Difficulties in Standing)

긴 지레의 팔이라고도 해야 할 몸통을 중력에 저항하여 지지하기 위한 배의 근육활동이 불충분하거나 조절할 수 없는 환자의 경우, 척주와 양 엉덩관절을 동시에 펴면 뒤쪽으로 넘어져버리기 때문에 치료사의 지지가 없이는 직립한 선 자세를 취할 수 없다(그림 3.21a). 마찬가지로 9개월의 영아도

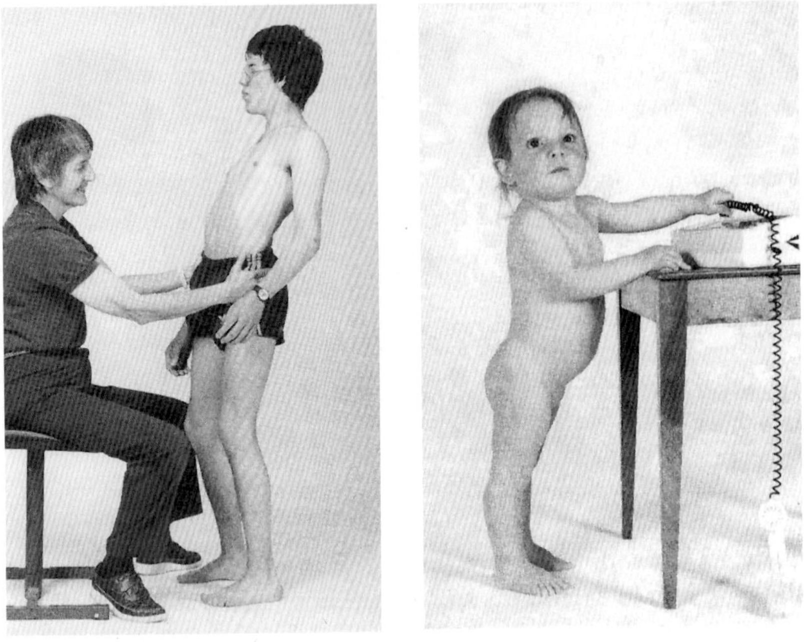

a b

그림 3.21 a, b. 엉덩관절의 폄에는 배 근육의 근육활동이 필요하다. **a** 배의 조절을 할 수 없는 환자에게 양 엉덩관절을 펴도록 시킬 때 치료사가 지지하지 않으면 뒤쪽으로 넘어진다(왼쪽 편마비). **b** 9개월의 영아는 무언가를 잡고 체중이 앞쪽으로 충분히 지지되면 서 있을 수 있다. 이 때 양 무릎관절은 젖혀져(과신전) 있다.

무언가를 잡거나 누군가에게 잡혀 있을 때만 어떻게든 서 있을 수 있다(그림 3.21b). 이 발달단계에서는 양 무릎관절이 젖혀져(과신전) 있는 것이 재미있다. 배의 근육이 작용해서 비로소 골반을 뒤쪽으로 기울어지게 하고 양 엉덩관절을 편 위치로 가져갈 수 있다. 배의 근육활동이 불충분한 이 영아는 허리뼈를 매우 강력하게 전만을 시켜서 체중을 충분히 앞쪽으로 유지하고 있다.

환자는 체중을 충분히 앞쪽으로 유지하기 위해 비정상적인 자세를 취하지 않을 수 없다. 환자는 양 엉덩관절과 양 무릎관절을 굽히고 몸통 전체를 앞쪽으로 가져가는 일이 많다. 10-11개월의 영아도 아무것도 잡을 것이 없거나 지지하여 주지 않으면 역시 마찬가지의 자세를 취한다(그림 3.22 a, b). "무언가를 잡음으로써" 배의 조절의 결여를 보상하고 무릎관절을 젖히면(과신전) 환자도 영아도 몸통을 보다 똑바로 일으킨 자세를 유지할 수 있다(그림 3.22 c, d).

또 하나의 보상적인 선 자세에 엉덩관절을 펴고 등뼈를 과도하게 후만을 시킨 것이 있다. 이것은 환자의 보행 때 매우 흔히 볼 수 있다(그림 3.23a). 등뼈를 굽히게 함으로써 환자는 중력중심이 뒤쪽으로 지나치게 가지 않도록 하고 있다. 정상에서도 "선 자세 때 바닥 반발력의 압력중심(COP)은 중력중심선이 바닥에 떨어지는 점보다 약간 앞에서 동요하고 있다"(Murray et al., 1975). Hellebrandt(Hellebrandt 1938, Hellebrandt et al., 1938, 1940, Hellebrandt & Braun 1939)는 중력중심선은 평균하여 가쪽복사(외과)보다 5㎝ 앞을 지나간다고 보고하고 있다. 환자의 중력중심은 보통 그것보다 상당히 뒤쪽에 있다. 그 이유는 환자에서는 발목관절 바닥쪽굽힘근의 긴장이 높고 체중부하 때 다리에 전체적 폄의 공동운동(mass extension synergy)의 일부로서 발목관절 바닥쪽

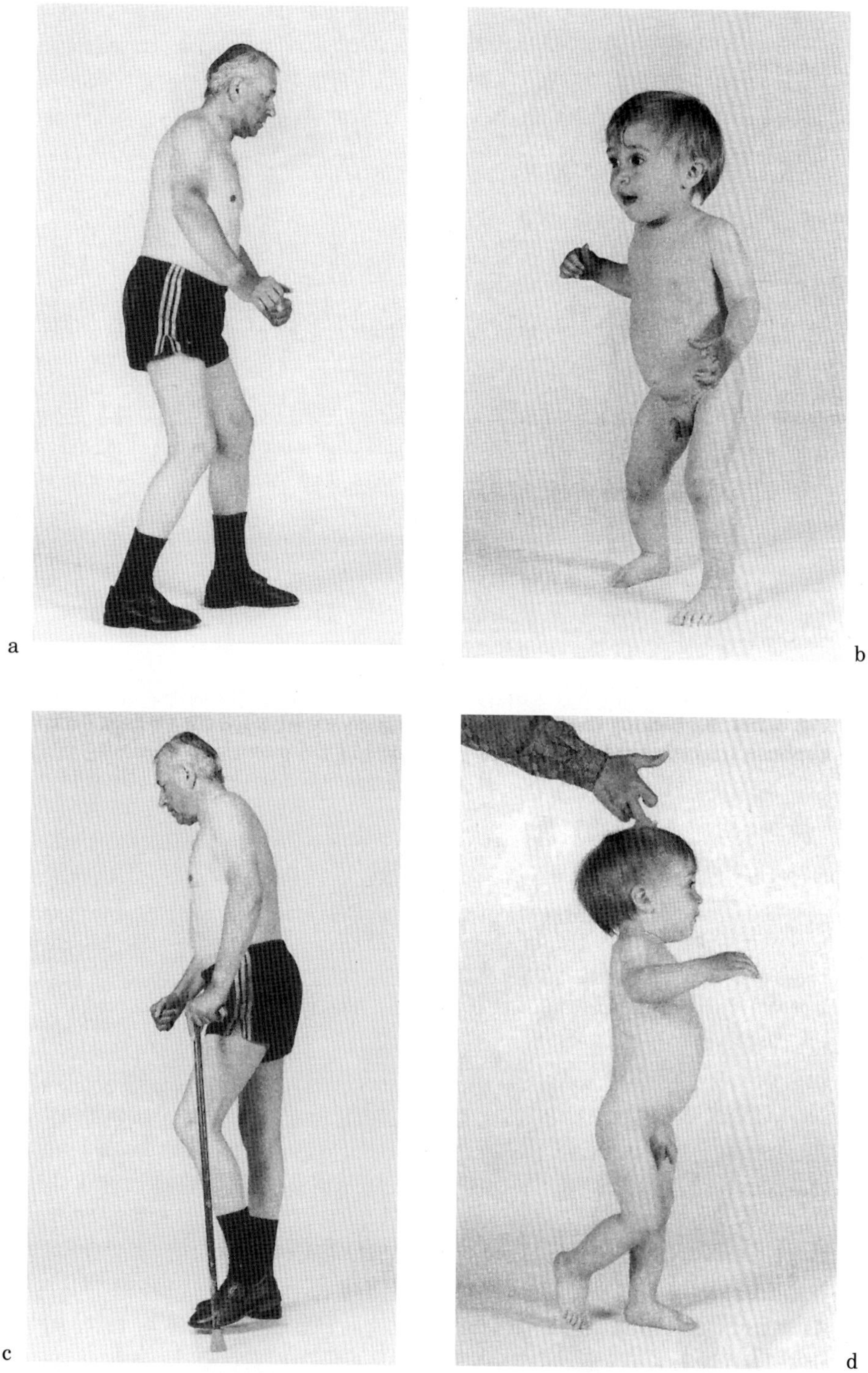

그림 3.22 a–d. 몸통의 조절이 불충분한 경우의 보행. **a, b** 뒤쪽으로 넘어지지 않도록 a의 환자(오른쪽 편마비)도 b의 11개월의 영아도 양 엉덩관절 · 무릎관절을 굽혀서 최초의 첫걸음을 내딛는다. 양 팔은 몸통의 안정성이 불충분한 것을 보완하기 위해 굽혀 있다. **c** 지지가 있으면 엉덩관절 · 무릎관절을 펼 수 있다(오른쪽 편마비). **d** 지지를 위해 손가락을 1번 쥐는 것만으로 폄을 유지할 수 있다.

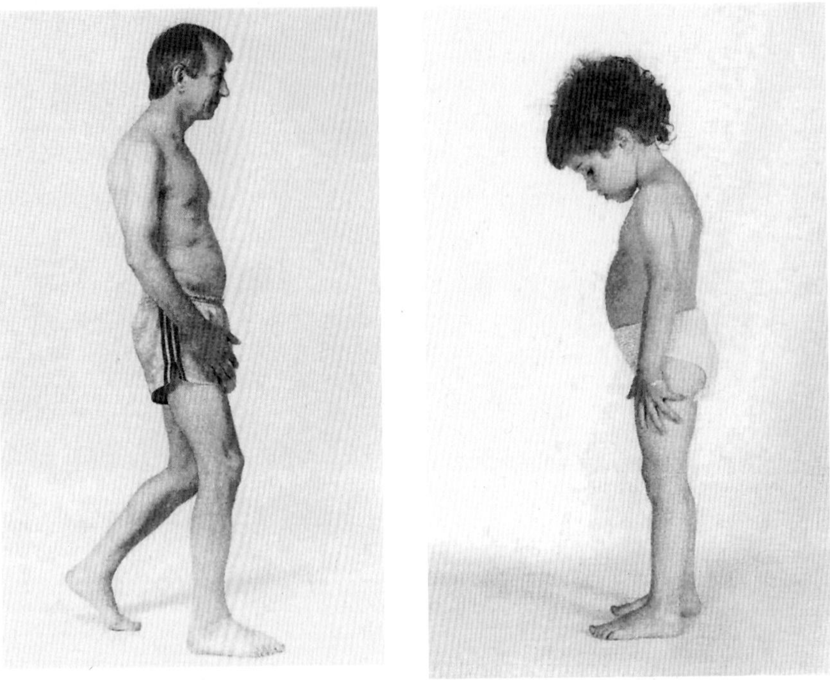

a b

그림 3.23 a, b. 체중을 앞쪽으로 유지하기 위해 등뼈를 굽힌다. a 환자에게 흔히 관찰되는 가슴을 과도하게 후만을 한 보행(오른쪽 편마비). b 3세의 여자 유아도 같은 자세를 취한다.

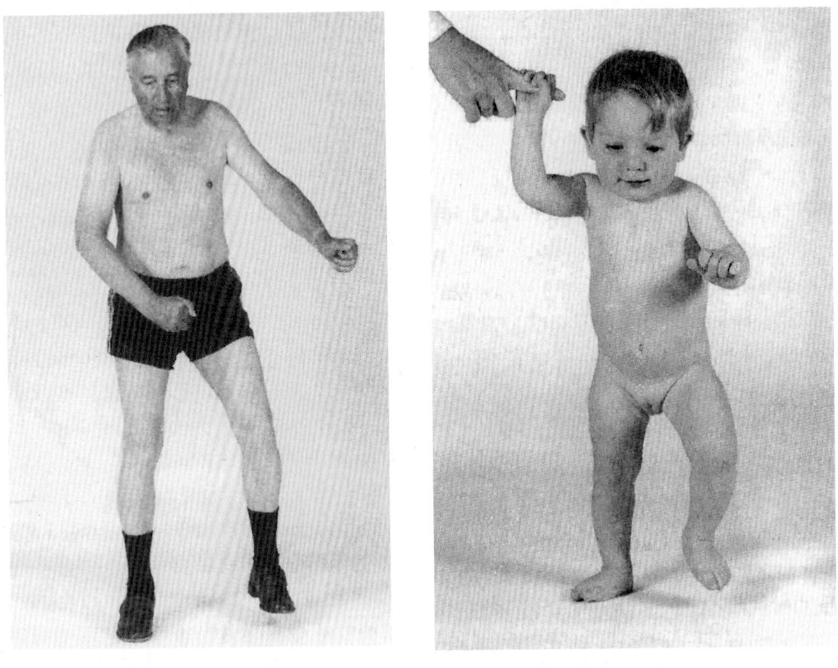

a b

그림 3.24 a, b. 체중을 충분히 옆쪽으로 이동할 수 없다. a 환자는 건강한 쪽의 다리를 가쪽으로 신속하고 작게 1보 내딛는다(오른쪽 편마비). b 9개월의 영아는 아직 무언가를 잡지 않으면 안 되지만, 역시 옆쪽으로 스텝을 밟는다. 양 팔과 양손이 굽혀져 있다.

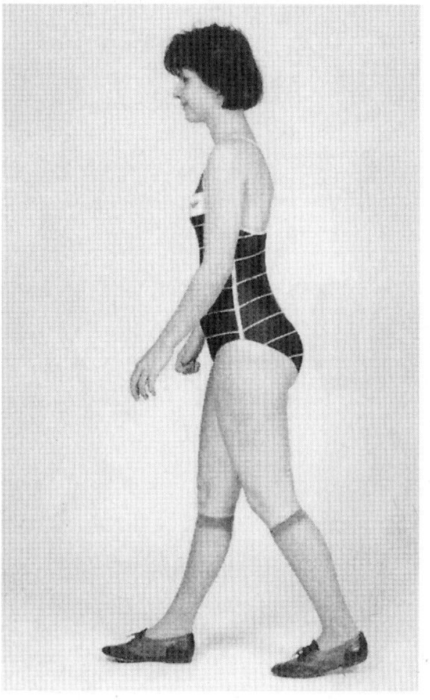
a

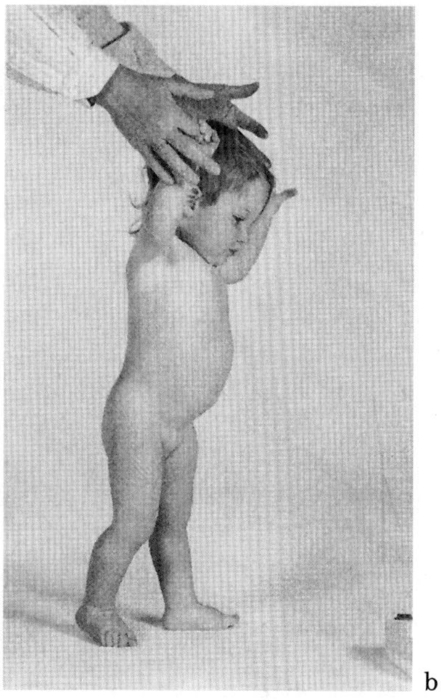
b

그림 3.25 a, b. 하복부 근육의 활동이 불충분하기 때문에 입각기에서 무릎관절이 젖혀진다(과신전). **a** 골반이 앞경사를 하고 있으므로 엉덩관절이 펴지지 않는다(오른쪽 편마비). **b** 9개월 영아에 흔히 관찰되는 보행패턴.

굽힘의 활동이 일어나거나 적절한 보호적 반응이 없이 앞쪽으로 넘어지는 것에 공포심을 갖고 있기 때문이다. 3세의 유아도 마찬가지로 과도하게 등뼈의 후만을 시키고 허리뼈의 전만을 시킨 선 자세를 취한다(그림 3.23b). 이 과도하게 허리뼈의 전만을 시킨 자세는 상당한 햇수가 지난 후에 배의 근육의 활동이 충분히 발달한 시점에서 비로소 소실하는 것이 보통이다.

3.4.7 보행에 관찰되는 문제 (Some Difficulties Observed in Walking)

3.4.7.1 입각기 (The Stance Phase)

환자는 마비 쪽의 다리에 체중을 충분히 이동할 수 없기 때문에 건강한 쪽의 발을 앞쪽이 아니라 가쪽 방향으로 신속하고 작게 내딛는다. 이것은 균형을 회복하기 위한 보호적인 스텝과 유사하다(그림 3.24 a). 9개월의 영아는 누군가의 손을 잡고 걷는 것을 좋아하지만, 역시 이 때도 마찬가지의 보행패턴을 취한다(그림 3.24b).

하복부의 근육이 작동하지 않는 환자는 골반이 앞경사가 되어 엉덩관절은 펴지지 않기 때문에 무릎관절을 젖힌다(과신전)(그림 3.25a). 9개월의 영아가 무언가를 잡고 서거나 걷거나 할 때도 완전히 같다(그림 3.25b).

하복부의 근육을 작용시키는 활동을 다리의 선택적인 폄과 아울러서 주의 깊게 정확히 시행하지 않으면 보행의 입각기(stance phase)와 같은 체중을 부하하는 동작 때는 환자의 무릎관절은 과도하

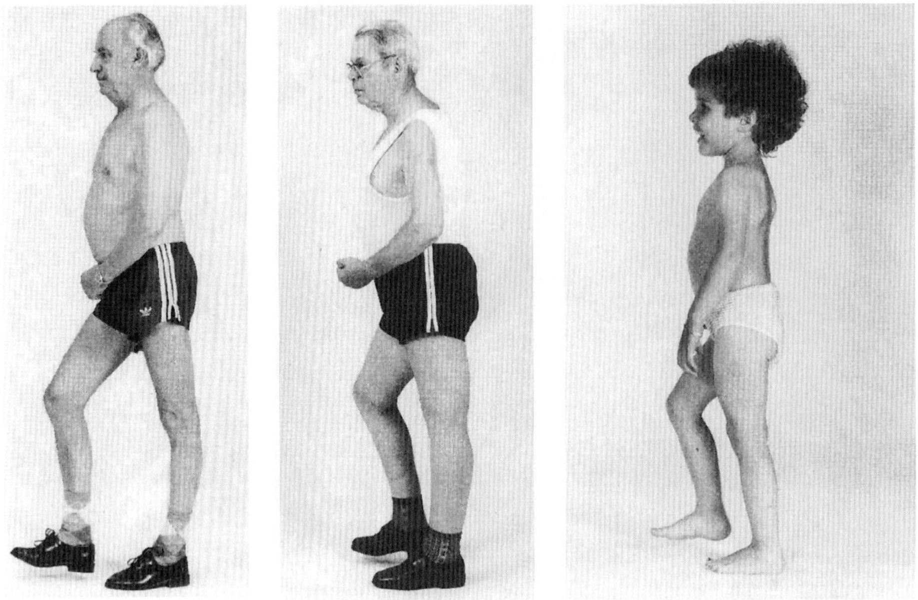

a,b c

그림 3.26 a-c. 건강한 쪽 다리를 능동적으로 밖에 앞으로 내디딜 수 없는 것은 체중이 상당히 뒤쪽에 남아있기 때문이다. **a** 발목관절이 바닥쪽굽힘을 하고 마비 쪽의 무릎관절이 젖혀져(과신전) 있다(왼쪽 편마비). **b** 유각기에서 건강한 쪽의 다리를 능동적으로 들어올리고 있다(왼쪽 편마비). **c** 3세의 유아는 발을 앞으로 내밀 때 능동적으로 그것을 들어올린다.

게 젖혀져버린다. Knutsson과 Richards(1979)가 시행한 연구에서는 "편마비 환자의 보행 때, 한 사람을 제외하고 다른 사례 모두에 무릎관절의 젖힘이 관찰되고 있다".

이와 같이 보행 보조기구를 전혀 사용하지 않고 혼자서 안전하게 걸을 수 있는 환자에게도 무릎관절의 젖힘은 공통적으로 관찰되는 문제이다. 무릎관절이 젖혀지면 발목관절이 충분히 등쪽굽힘을 하지 않는다. 발목관절 바닥쪽굽힘근의 긴장은 대부분의 경우 확실하게 항진한다. 그 결과 아킬레스 힘줄이 단축하는 경우가 있다. 입각기에 무릎관절이 뒤쪽으로 움직여버리기 때문에 정상적인 보행에서 다리가 관성으로 앞으로 흔들어 나가는 것과는 달리 환자는 건강한 쪽의 발을 앞으로 가져가기 위해 의식적으로 엉덩관절과 무릎관절을 굽혀야 한다. 따라서 보폭 길이는 현저하게 감소하고 에너지 소비량이 증가한다(그림 3.26a, b). 한편 환부 쪽의 입각 때, 엉덩관절이 무릎관절과 함께 뒤쪽으로 움직이기 때문에 골반을 앞쪽으로 움직여서 마비 쪽 다리 위로 가져올 수 없다. 그 결과 체중이 뒤에 남게 되어 중력중심이 앞쪽으로 이동하지 않는다. 3세의 유아도 마찬가지로 박차고 나가기(push off)가 없고 수의적으로 다리를 앞으로 흔들어 나가야 하는 보행패턴을 취한다(그림 3.26 c).

3.4.7.2 유각기 (The Swing Phase)

몸통의 근육이 마비 쪽의 골반을 매다는 것만의 활동밖에 하지 않을 때, 다리의 지지가 없어지면

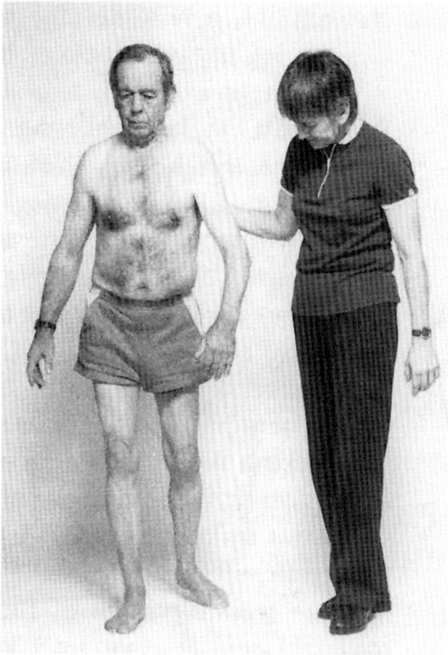

그림 3.27. 유각기의 시작 때 아직 마비 쪽의 다리에 체중이 남아있다(왼쪽 편마비).

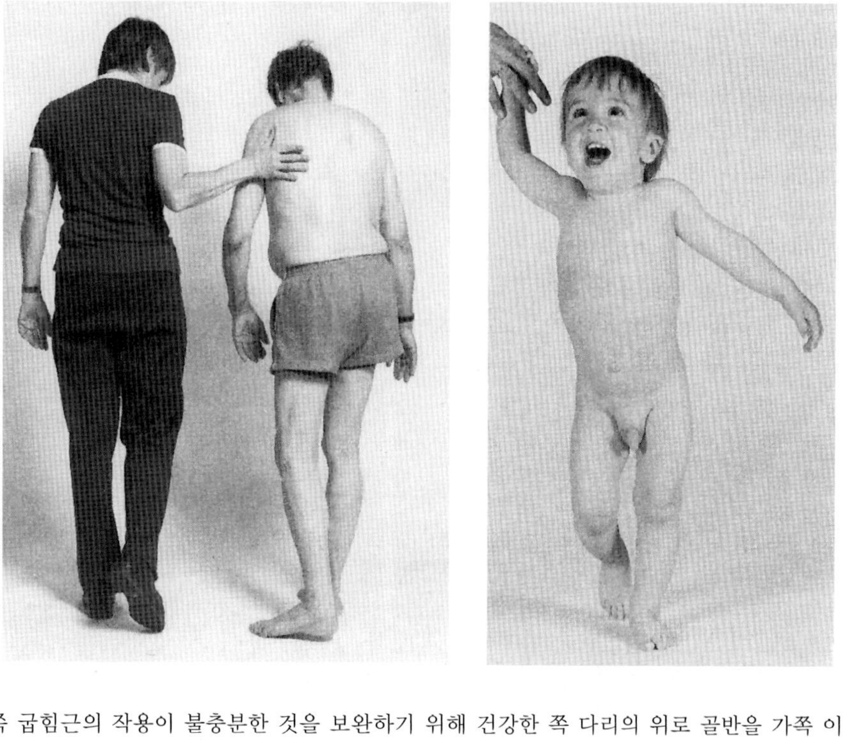

a b

그림 3.28 a, b. 몸통 쪽 굽힘근의 작용이 불충분한 것을 보완하기 위해 건강한 쪽 다리의 위로 골반을 가쪽 이동한다. a 마비 쪽의 다리를 1보 앞으로 내디디려고 하고 있다(왼쪽 편마비). b 10개월의 영아.

아래로 늘어져버린다. 마비 쪽 다리를 앞으로 흔들어 내밀 때 몸통의 옆쪽굽힘근에 의해서 골반을 매다는 것이 불충분한 경우, 다리는 겉보기에 길어진 것처럼 보이고 유각기(swing phase) 시작 때 아직 발에는 다리의 중량이 남아있다(그림 3.27). 양성 지지반응에 의해서 폄근의 긴장이 높아져 있는 일도 많으며 유각 시작 때의 엉덩관절과 무릎관절의 굽힘을 어렵게 하고 있다. 이 때문에 마비 쪽의 다리를 앞으로 가져가려면 환자는 아래와 같은 보상적인 방법을 사용하지 않을 수 없다.

- 골반을 건강한 쪽 다리의 위로 크게 가쪽 이동을 한다. 그 결과 마비 쪽의 다리를 앞으로 내밀려고 하였을 때 모음을 하는 경우가 많다(그림 3.28a).
- 10개월의 영아도 또한 마찬가지로 골반을 가쪽으로 이동한다(그림 3.28b).
- 건강한 쪽 다리에 체중을 이동할 수 없는 환자는 등뼈의 안정성이 나쁜 경우, 마비 쪽의 발을 1보 내딛기 위해 전체적인 굽힘 패턴(mass pattern of flexion)을 사용한다. 즉, 마비 쪽 골반을 올리고 뒷당김(retraction)을 시키면서 몸통을 굽힌다. 다리를 앞쪽으로 흔들어 내미는 대신에 엉덩관절의 휘돌림(circumduction)을 한다(그림 3.29a). 9개월의 영아도 입각기에 체중을 이동시키지 않고 같은 방법을 사용해서 발이 바닥에 걸리지 않도록 한다(그림 3.29b).
- 마비 쪽의 다리를 바닥 면에서부터 조금이라도 크게 떼기 위해 건강한 쪽의 발가락으로 발돋움 보행을 하는 환자도 있다. 다리가 비정상적으로 길어지는 것은 발목관절을 수의적으로 등쪽굽힘을 할 수 없기 때문도, 무릎관절을 굽힐 수 없기 때문도 아니다. 골반이 마비 쪽으로 아래로 늘어지는, 즉, 옆쪽굽힘근으로서 작용해야 할 배의 근육이 골반을 위쪽에서부터 매달아 두어야 하기 때문이다(그림 3.30).

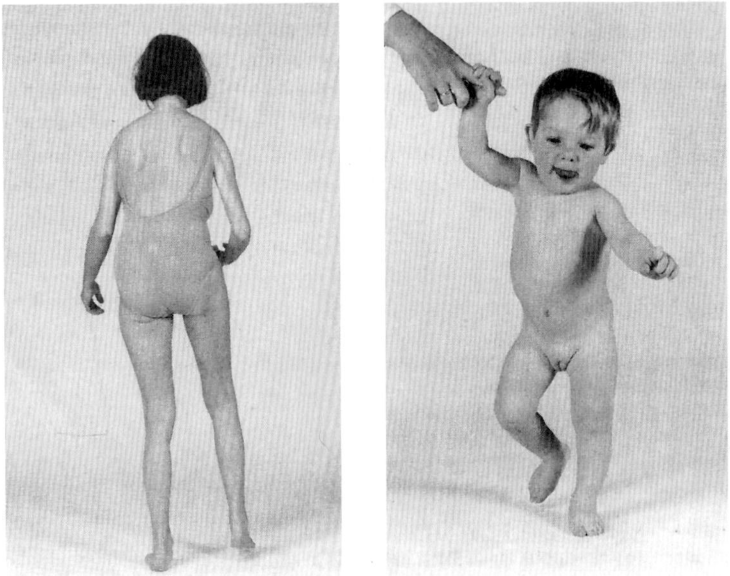

a b

그림 3.29 a, b. 골반을 뒷당김을 하여 올리고 다시 엉덩관절의 휘돌림을 한다. a 마비 쪽의 다리를 앞으로 내밀고 있다(오른쪽 편마비). b 같은 패턴을 사용하고 있는 9개월 영아.

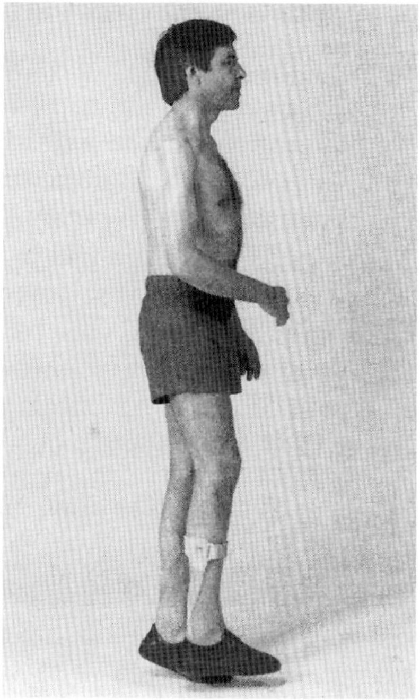

그림 3.30. 건강한 쪽의 발가락으로 발돋움 보행을 하고 마비 쪽의 발이 바닥 면에 닿지 않도록 하고 있다(오른쪽 편마비).

a 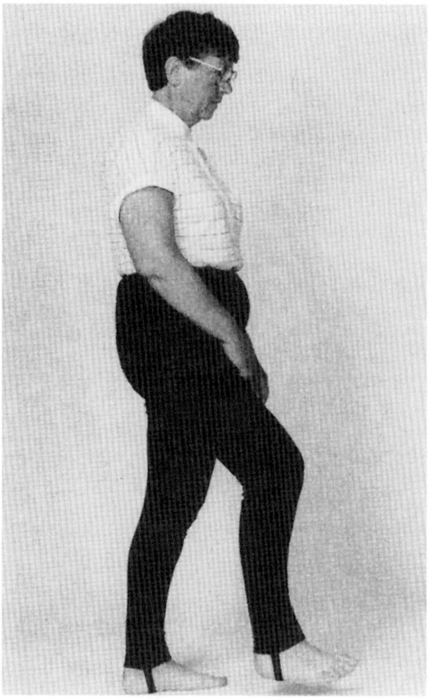 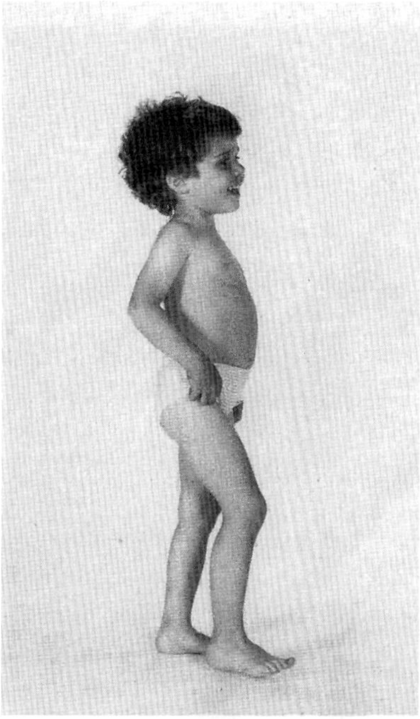 b

그림 3.31 a, b. 유각기에서 다리를 능동적으로 굽힌다. **a** 굽힘의 전체적 패턴(total pattern of flexion)으로 다리를 앞으로 내밀고 있기 때문에 환자는 유각기의 종기에 무릎을 펼 수 없다(오른쪽 편마비). **b** 3세의 유아에서는 다리를 앞으로 내밀 때 아직 능동적으로 굽힌다.

- 다리를 앞으로 내밀기 위해 수의적으로 그것을 들어올리려고 노력하기 때문에 팔은 굽힘의 경직 패턴(spastic pattern of flexion)이 되어버린다. 다리를 전체적인 공동운동(mass synergy)으로 수의적으로 굽히게 하고 있으므로 유각기의 종기에 무릎관절을 펼 수 없다. 따라서 정상적인 보폭 길이가 될 만큼의 거리까지 발꿈치를 앞으로 가져갈 수 없다. 환자의 발은 전체적인 굽힘 패턴(total pattern of flexion)을 취하고 뒤침을 하는 경우가 많다. 따라서 발목관절 염좌의 위험성이 있다(그림 3.31a). 3세의 유아에서도 보행 때 수의적으로 다리를 앞으로 흔들어 내밀고 있다 (그림 3.31b).

3.4.7.3 보행 너비(stride width)가 증가한 느리고 노력성의 보행 (Slow and Effortful Walking whit the Stride Width Increased)

지지 기저면이 좁은 경우, 몸통을 보다 확고하게 안정화하는 활동성이 필요하기 때문에 환자는 지지 기저면을 넓게 하여 걷는다. 발은 앞으로 내밀지 않고 가쪽으로 내밀기 때문에 보행속도는 느려진다. "편마비는 같은 연령의 건강한 사람과 비교하여 보행 길이가 짧고 보행률(steps per minute)도 적어지므로 보행속도가 느려진다"(Dettman et al., 1987).

보행 너비가 넓고 보행속도가 느린 환자가 걸음 수를 증가하여 속도를 올리려고 하면 매우 노력을 필요로 하는 불안정한 보행이 된다(그림 3.32a). 영아가 아무것도 잡지 않고 처음으로 걷기 시작하였을 때 마찬가지의 것을 경험한다. 보통은 2, 3보 걷고 갑자기 주저앉는다(그림 3.32b). 환자와 마찬

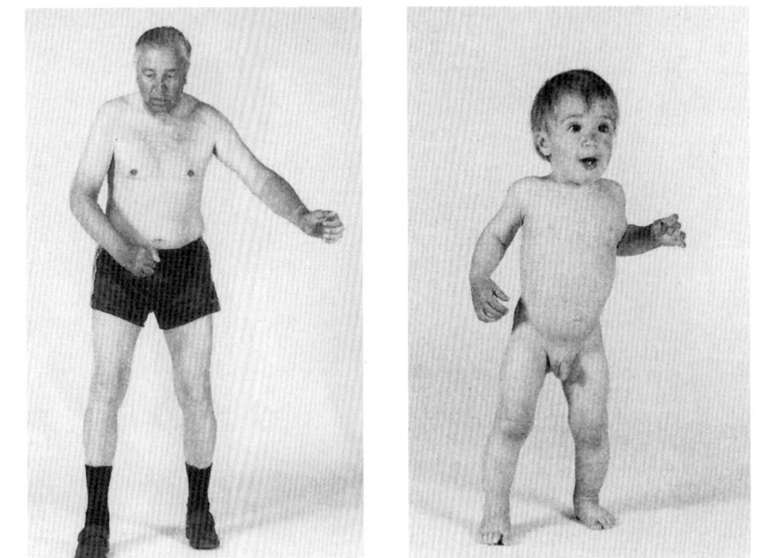

그림 3.32 a, b. 지지 기저면을 넓게 하여 걷는다. **a** 환자는 발을 가쪽으로 더 크게 내딛기 때문에 보폭 길이가 상당히 작아진다(오른쪽 편마비). **b** 11개월의 영아가 처음으로 혼자 걷기를 시작한 장면이다. 환자와 같은 패턴을 취하고 몸통의 안정성이 결여되어 있는 것을 양 팔을 사용해서 보상하고 있다.

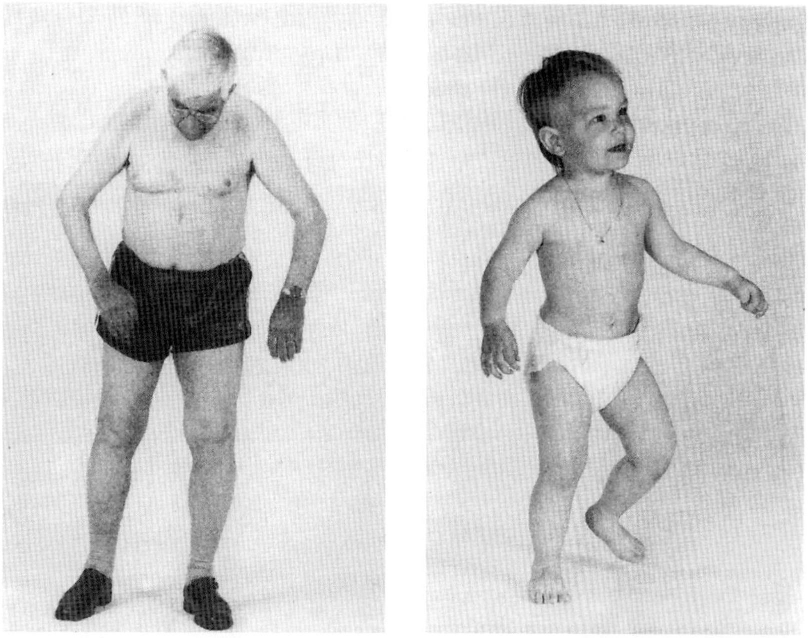

a b

그림 3.33 a, b. 머리와 양 어깨를 고정하여 몸통의 조절이 불충분한 것을 보상한다. a 환자는 양 어깨를 안쪽으로 움츠리고 바닥을 응시하고 있다(오른쪽 편마비). b 20개월의 유아이다. 양 팔과 양 어깨를 긴장시키고 있다.

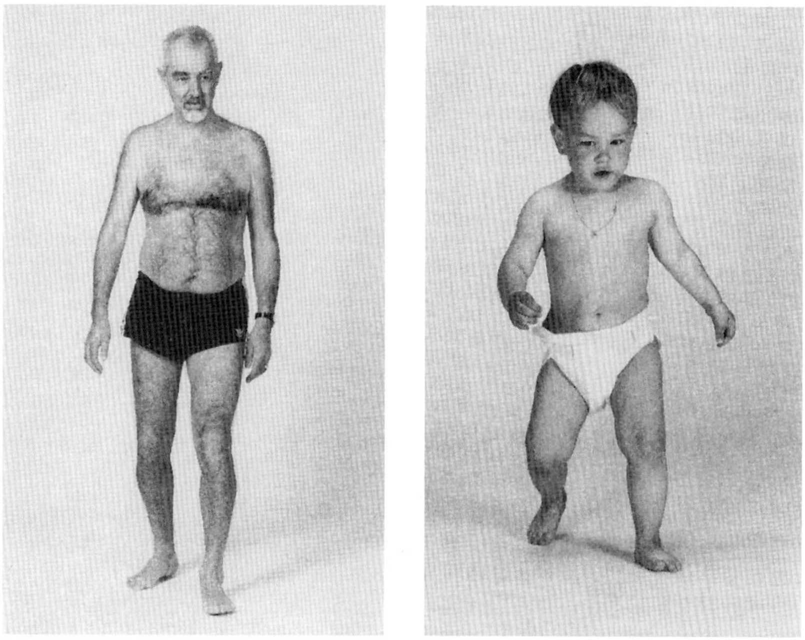

a b

그림 3.34 a, b. 얼핏 보기에 문제는 적어져 있다. a 환자는 자유로이 걷고 있으나 잘 살펴보면 보행 너비가 넓은, 보폭 길이가 감소된, 박차고 나감(push off)이 없는, 그리고 양팔에 아직도 긴장이 있는 등의 문제가 있다 (오른쪽 편마비). b 21개월의 유아도 같은 패턴을 취한다.

가지로 기저면을 넓게 하고 있음에도 불구하고 확신이 없게 느끼고 있다.

그러나 처음으로 혼자서 2, 3보를 걸은 영유아는 환자와 달리 그 용기와 기술에 대해서 칭찬을 받는다. 환자는 언제나 고집스럽게 지팡이를 사용해서 걷고 있거나 조금도 걸으려고 하지 않아 질책을 받는 사람이 많다. 아무튼 편마비 환자와 정상적 발달의 과정에 있는 영유아가 모두 경험하는 이 문제는 선택적인 몸통의 조절이 불충분하기 때문이지, 어느 쪽도 학습의욕이 결여되어 있기 때문은 아니라는 것을 잊어서는 안 된다.

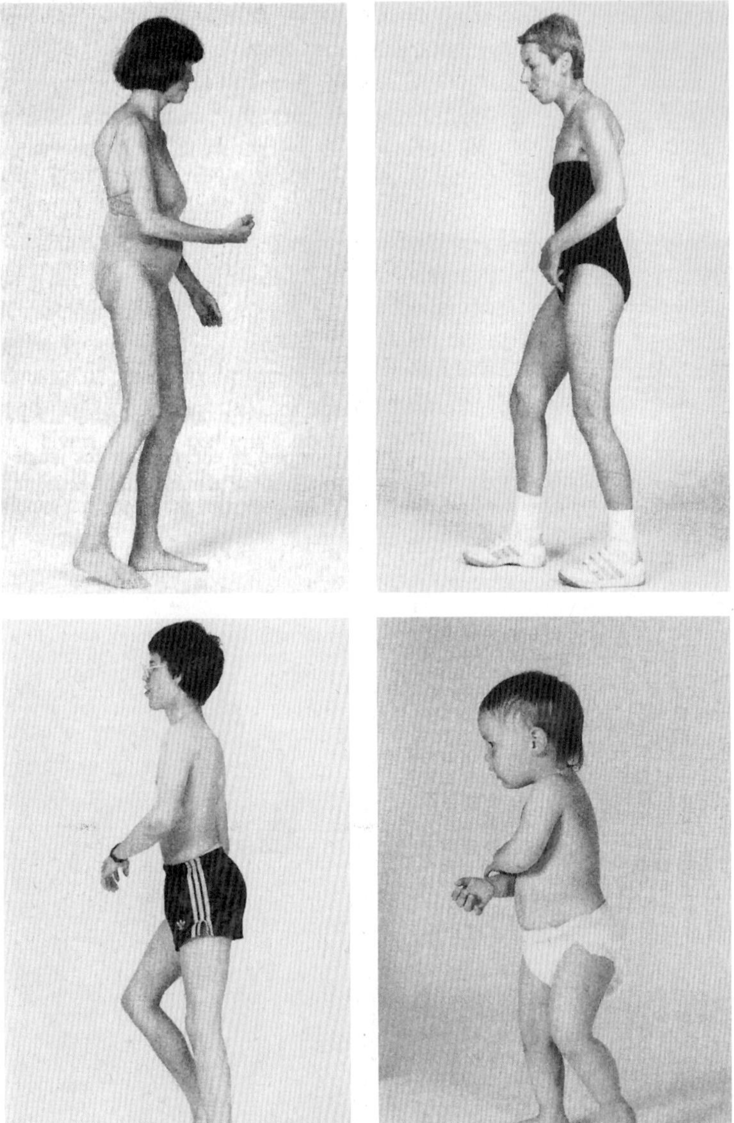

a b c d

그림 3.35 a–d. 노력하거나 불안이 있으면 팔에 연합반응이 일어나 굽힘근의 경직이 강화된다. a 유각기가 시작되다(오른쪽 편마비), b 입각기의 종기(왼쪽 편마비), c 건강한 쪽의 다리를 들어올리다(왼쪽 편마비), d 20개월의 유아이다. 어머니가 보이지 않아 찾고 있다.

환자의 능력이 향상되어 장구가 없이 걸어서 돌아다닐 수 있게 되어도 아직 환자는 건강한 사람보다 보행 너비를 넓혀 느린 페이스로 걷는 경향이 있다. 열심히 걸으려고 노력하고 있는 것 그리고 불충분한 몸통의 기능을 보상하려고 하고 있는 것은 양 팔의 자세를 보면 명백하다(그림3.33a). 또한 환자는 머리를 고정하여 움직이지 않고 자기 앞의 바닥을 응시하고 있는 경우가 많다. 20개월의 유아도 마찬가지로 양 팔을 어떤 위치에 고정하여 몸통의 확고한 안정성을 얻으려 하고 있다(그림 3.33b). 환자의 보행능력이 상당히 개선되어도, 얼마간 긴장이 남아있어 팔에 반응성의 팔의 흔들이 없는, 보행 너비가 약간 증가한, 그리고 보폭 길이가 짧아 당연히 보행속도가 느린 것에 문제가 남기 쉽다(그림 3.34a). 마찬가지의 것이 스트레스가 많은 상황에 놓인 어린이에게도 관찰된다 (그림3.34b).

3.4.7.4 팔의 연합반응 (Associated Reactions in the Arm)

환자가 노력하여 어떠한 동작을 하려고 하면 근육의 조절이 아직 불충분한 경우는 연합반응이 특히 팔에 일어난다. 보행은 고도로 협동성을 필요로 하는 동작이며 몸의 거의 모든 근육을 조절해야 한다. 따라서 환자가 아무런 도움도 받지 않고 보행을 한 경우, 가령 그것이 약간의 거리일지라도 팔의 경직이 높아져 굽는 것이 보통이다. 당연한 것이지만, 환자는 팔이 굽은 자기의 외관에 매우 고민한다. 팔의 근육긴장이 높아짐으로써 환자가 마음껏 멀리까지 걸을 수 없게 된다(그림 3.35 a–c).

환자의 팔에 관찰되는 이 근육긴장이 높아진다는 것은 일종의 바로미터이어서 몸쪽의 안정성이 결여되고 선택적 활동을 시행할 수 없다는 것을 치료사에게 알려주는 것이다. 20개월의 유아에서도 어떠한 불안이 있으면 같은 패턴을 나타낸다(그림 3.35d).

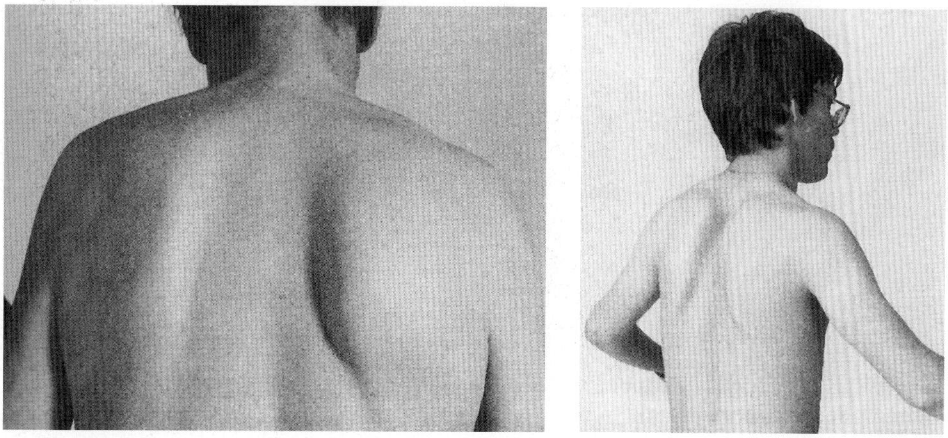

그림 3.36 a, b. 흔히 볼 수 있는 양쪽의 날개어깨뼈. a 앉은 자세에서 양팔을 정지하고 있다(왼쪽 편마비). b 양팔을 능동적으로 올린 장면(왼쪽 편마비).

3.4.8 팔의 운동에서 일어나는 문제 (Difficulties in Moving the Arm)

필요로 하는 위치로 손을 가져가고 그곳에 확고하게 유지할 수 있도록 어깨뼈와 어깨를 수의적으로 조절할 수 있다면 그 팔은 기능성을 갖는다고 할 수 있다. 이 몸쪽(근위부)의 조절은 몸통의 선택적 활동에 의해서 가능해진다. 등뼈와 갈비뼈가 운동에 관계하는 근육에 충분한 고정의 의지할 곳을 제공할 수 있다면 어깨뼈는 안정성이 주어져 동작에 상응해서 움직일 수 있다.

환자는 양쪽 어깨뼈의 위치를 조절하는 것이 어렵다(그림 3.36 a, b). 어떤 동작시작 자세에서도 양쪽 어깨뼈의 안쪽모서리는 흉곽벽에서부터 떠올라 있다.

마비 쪽의 팔을 움직일 때, 환자는 보상운동을 사용해서 어깨뼈를 안정화하려고 한다. 이 경우 반대쪽의 어깨뼈나 팔을 어떤 자세로 고정하는 경루가 많다(그림 3.37). 이와 같이 건강한 쪽 팔의 움직임을 고정해버리면 과제수행을 위한 정상적인 양쪽 팔의 사용이 방해된다. 바로 누운 자세를 취하면 자기의 체중으로 어깨뼈가 바닥에 안정화되기 때문에 보통 환자는 팔을 움직이기 쉬워진다. 그러나 이 경우에도 어깨관절 가쪽회전 위치에서는 갈비뼈를 아래쪽으로 끌어내려 유지하는 배의 근육활동이 요구되기 때문에 환자는 어깨관절 안쪽회전 위치에서만 팔을 위로 뻗힌다(그림 3.38).

Bohannon과 Andrews(1987)는 어깨관절 주위근육의 일부는 다른 것과 비교하여 마비의 영향을 받기 쉽고, 벌림 · 가쪽회전근은 이것들의 길항근보다 근력이 저하하여 있다고 지적하고 있다. 벌림 · 가쪽회전에는 모두 흉곽과 어깨뼈의 고정이 필요하다(이것들의 안정성이 결여되면 충분한 힘을 발휘할 수 없다).

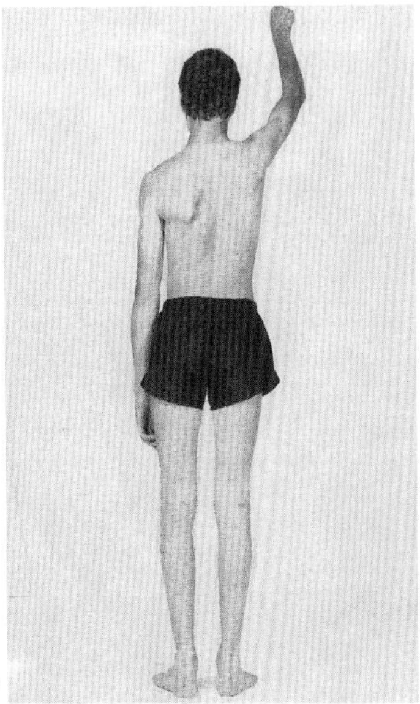
3.37

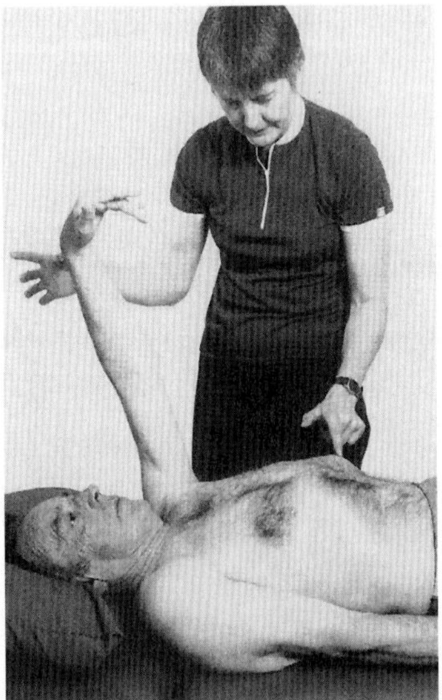
3.38

그림 3.37. 건강한 쪽의 어깨뼈를 보상적으로 고정하여 환부 쪽 어깨뼈의 안정성을 얻고 있다((오른쪽 편마비).

그림 3.38. 어깨관절의 모음 · 안쪽회전을 시킨 전체적인 공동운동(mass synergy)에서 팔을 앞쪽으로 펼 수 있다(왼쪽 편마비).

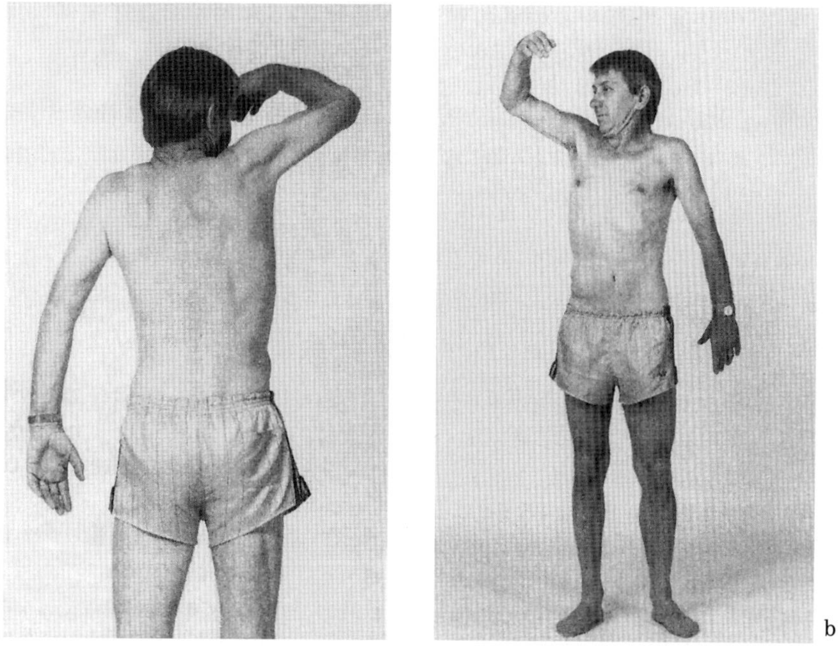

a b

그림 3.39 a, b. 전체적인 굽힘 공동운동(mass flexion synergy)에서 팔의 벌림을 한다(오른쪽 편마비). a 어깨관절 벌림근이 작용하지만 갈비뼈는 아래쪽으로 유지되어 있지 않다. b 어깨뼈의 확고한 고정성이 없기 때문에 팔을 앞쪽으로 가져갈 수 없어 기능적으로는 사용할 수 없다.

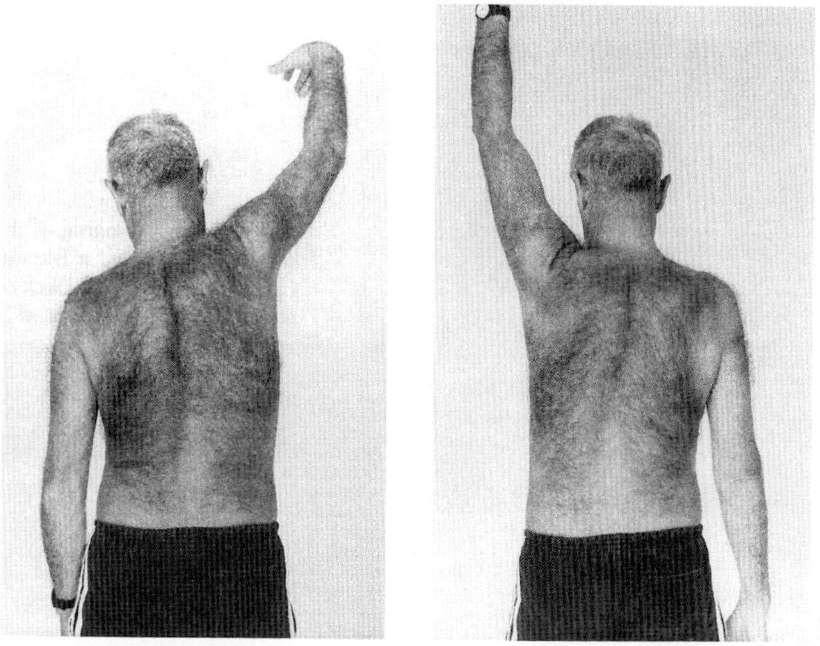

a b

그림 3.40 a, b. 어깨뼈의 조절은 양쪽이 영향을 받는다(오른쪽 편마비). a 마비 쪽의 팔을 들어올리면 어깨뼈가 올라간다. b 건강한 쪽의 팔을 올릴 때 마비 쪽의 몸통근육은 협동하여 작용할 수 없다.

환자가 팔을 벌림 위치로 올리면 마비 쪽의 몸통은 신장되고 갈비뼈는 위쪽으로 당겨져(어깨뼈를 안정화하는 앞톱니근 등이 기능을 하기 어려워진다) 어깨관절 벌림근을 능동적으로 수축할 수 있었다 해도, 항상 이와 같은 움직임이 동반하기 때문에 팔을 전체적인 공동운동으로 움직일 수 있을 뿐이다(그림 3.39 a, b). 더욱이 몸통의 안정성이 결여되어 있기 때문에 건강한 쪽 팔의 활동도 영향을 받고 있다(그림 3.40 a, b).

환자가 양쪽 팔을 동시에 움직인 경우, 양쪽에 날개어깨뼈(익상견갑)가 생긴다(그림 3.41a). 마비 쪽 팔을 움직이려고 한 경우, 척주를 과도하게 펴지게 하고 그 결과, 배의 근육이 억제되기 때문에 앞톱니근의 효율이 한층 나빠진다(2.3.2.2 팔이음뼈 참조). 실제로는 몸통의 폄을 사용하기 위해 엉덩관절을 굽히고 몸통을 앞쪽으로 기울이는 환자가 많다. 9-10개월의 영아도 마찬가지로 어깨뼈의 안정성이 결여되어 있다(그림 3.41b).

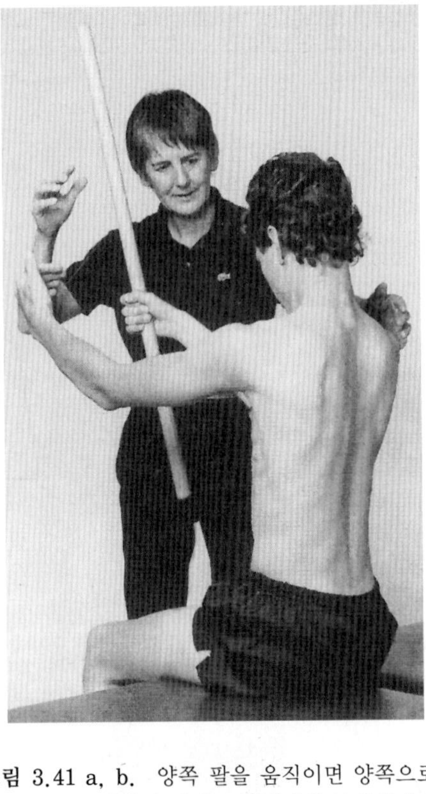
a

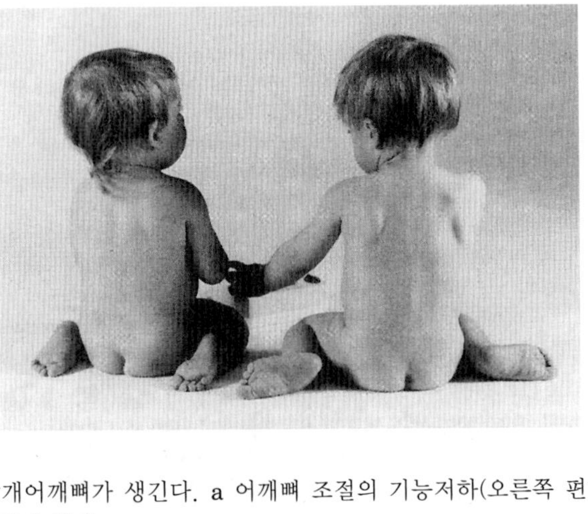
b

그림 3.41 a, b. 양쪽 팔을 움직이면 양쪽으로 날개어깨뼈가 생긴다. a 어깨뼈 조절의 기능저하(오른쪽 편마비). 정상적인 10개월의 영아도 어깨뼈의 안정성이 결여되어 있다.

3.5 맺는 말 (Conclusion)

어떤 편마비 환자에서도 이제까지 언급한 것 같은 다양한 문제를 다소나마 갖고 있다. 집을 건축할 때는 확고한 토대가 필요하다는 것은 누구나가 알고 있는 것처럼 환자의 경우에서도 몸통이 확고하면 운동능력은 개선된다.

환자의 생활의 질(QOL)을 개선하여 재활을 성공시키려면 각 요소는 서로 영향을 주고 있다는 것 때문에 모든 요소를 고려하여 치료를 시행해야 한다. 이 후의 단원에서 언급하는 동작을 주의 깊게 정확히 연습한다면, 많은 환자가 그 능력을 개선할 수 있다. 선택적인 활동을 시행하기 전에 경직은 항상 억제해두어야 한다. 정확히 계속해서 치료하면 여기서 많은 환자가 증명하고 있는 것처럼 편마비가 발병한지 1년에서 운동조절의 개선과 능동적인 기능의 회복이 반드시 멈추는 것은 아니다(그림 3.42). 이러한 개선의 성과를 올리는 것이 환자와 치료사 모두에게 가장 가치가 있는 일이다.

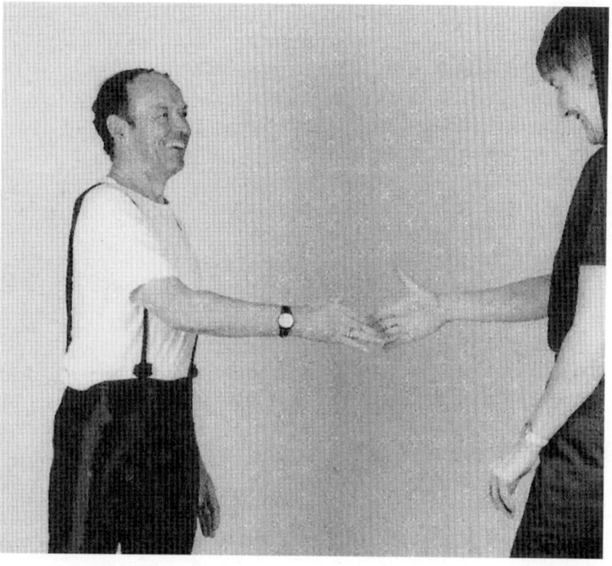

그림 3.42. 마침내 다시 악수를 할 수 있게 되었다. 뇌졸중으로 쓰러져서 3년간 치료한 후의 일이다(오른쪽 편마비).

제 II 부

치료에서 사용하는 활동
(Therapeutic Activities)

내가 알기로는

그는 결코 나에게 거추장스럽지 않아

그는 짐이 되지 않아

그는 나의 동료인 것을…

제 4 장 누운 자세에서의 활동 (Activities in Lying)

편마비환자가 몸통의 운동을 거의 조절할 수 없는 발병 후 조기의 단계에서도 중력에 저항한 운동의 준비로서 누운 자세에서라면 다양한 활동을 시행할 수 있다. 이 자세에서는 중력에 저항하여 몸을 일으켜둘 필요가 없기 때문에 환자는 약간의 폄근의 활동으로, 즉 약간의 노력으로 동작을 시행할 수 있다. 한편, 치료사는 운동을 정확히, 경제적으로 시행시킬 수 있다. 조기의 단계만이 아니라 재활의 어떤 단계에서도 누운 자세에서 시행하는 활동은 환자에게 마찬가지의 이유로서 이점이 있다. 아래에 언급하는 활동을 연습함으로써 보행(입각기와 유각기), 균형반응, 선택적인 팔의 운동, 호흡, 게다가 이야기하는 것 같은 기능적 활동을 개선할 수 있다.

4.1 호흡의 촉진 (Facilitating Breathing)

4.1.1 흉곽의 수동운동 (Moving the Chest Passively)

척추가 펴지고 배의 근육의 긴장이 저하하여 있기 때문에 갈비뼈와 복장뼈가 올라가기 쉽고 팔이음뼈도 올라가 있는 환자가 매우 많다(그림 4.1) 활동을 시작하기 전에 치료사는 우선 흉곽의 정렬을 바르게 하도록 한다. 이 때 치료사는 침대의 머리 쪽에 서고, 양손을 환자의 하부 갈비뼈의 앞 가쪽에 댄다. 몸을 기울여서 체중을 앞쪽으로 가하고 환자의 갈비뼈를 아래쪽 및 안쪽방향으로 움직여서 수동적으로 정상적인 위치로 조정한다(그림 4.2). 환자는 조용히 호흡하고 치료사는 환자의 흉곽을 적절한 정렬로 유지한다. 이것에 의해서 갈비뼈가 바른 위치로 교정되기 때문에 필요한 근육이 작용하기 쉬워져 가로막 호흡이 자연히 일어난다.

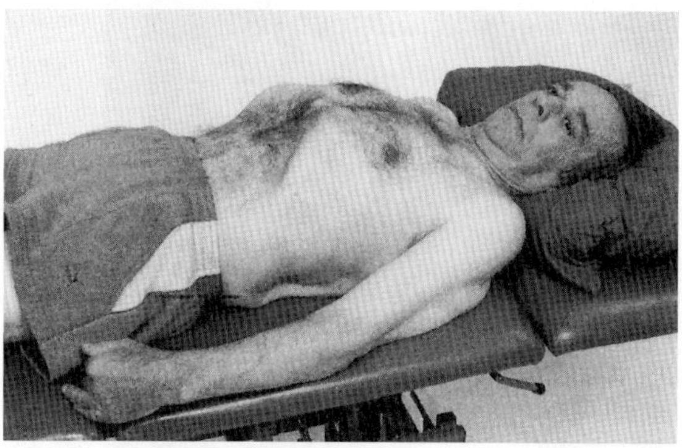

그림 4.1. 바로 누운 자세에서는 흉곽과 팔이음뼈가 올라가 있다(왼쪽 편마비).

4.1.2 내쉬기의 보조 (Assisting Expiration)

치료사는 환자의 곁에 서서 양손을 환자의 좌 · 우의 흉곽에 대고 아래쪽 및 안쪽으로 움직임으로써 내쉬기운동을 보조한다. 환자에게는 숨을 내쉴 때, 목소리를 길게 일정하게 내도록 지시한다(그림 4.3). 또한 치료사가 보조하는 양을 차츰 감소시켜도 내쉬기의 마지막에 자기가 갈비뼈를 바른 위치로 유지하도록 노력하는 것도 좋다.

4.1.3 가로막호흡의 촉진 (Facilitating Diaphragmatic Breathing)

치료사는 환자의 하부 갈비뼈에 양손을 대고 그것을 수동적으로 아래쪽 및 안쪽방향으로 움직여서 바른 위치로 교정한다(그림 4.4 a, b). 다음으로 한쪽 손의 손가락과 엄지손가락으로 갈비뼈를 바른 위치로 유지한 채로 환자에게 조용히 호흡을 시키고 반대쪽 손으로 내쉬기와 들이쉬기에 맞춰서 배를 들어올리거나 움푹 들어가게 하도록 지시를 한다(그림 4.5)

4.2 몸통 상부의 굽힘 · 회전 (Flexion/Rotation of the Upper Trunk)

환자의 몸통 상부를 수동적으로 굽힘 · 회전을 하면 팔다리의 경직을 억제하며 환자에게 수의적으로 운동을 시키면서 배빗근을 촉진한다. 이 활동은 우선 건강한 쪽을 앞쪽으로 회전하는 것부터 시작하면 좋다. 몸통이 회전함으로써 과도한 긴장이 억제되고 잇달아서 시행하는 마비 쪽을 앞쪽으로 움직이는 준비가 된다. 이 활동을 시행할 때, 환자는 양 다리를 폄, 벌림 그리고 가쪽회전을 하여 침대나

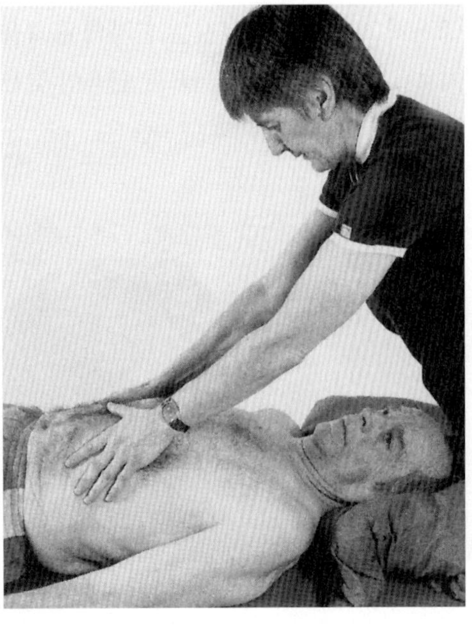

그림 4.2. 환자의 흉곽의 정렬을 수동적으로 교정한다(왼쪽 편마비).

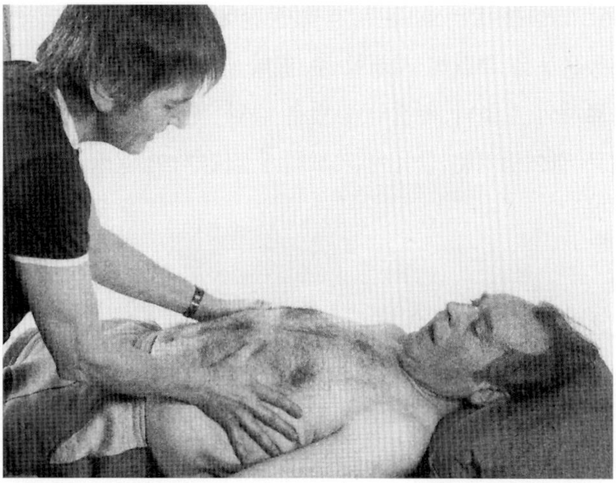

그림 4.3. 내쉬기를 보조한다. 머리를 베개로 충분히 지지하고 모음(vowel sound)을 길게 일정하게 발성을 시킨다(왼쪽 편마비).

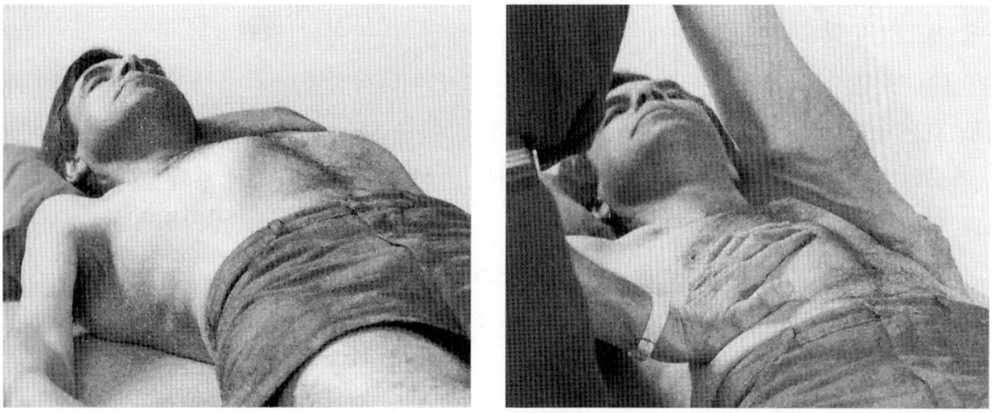

a b

그림 4.4 a, b. a 척주를 과도하게 펴고 있기 때문에 흉곽이 강제들이쉬기 위치로 고정되어 있다(오른쪽 편마비). b 정상적인 호흡 패턴을 끌어내기 전에 우선 그 위치를 교정한다(오른쪽 편마비).

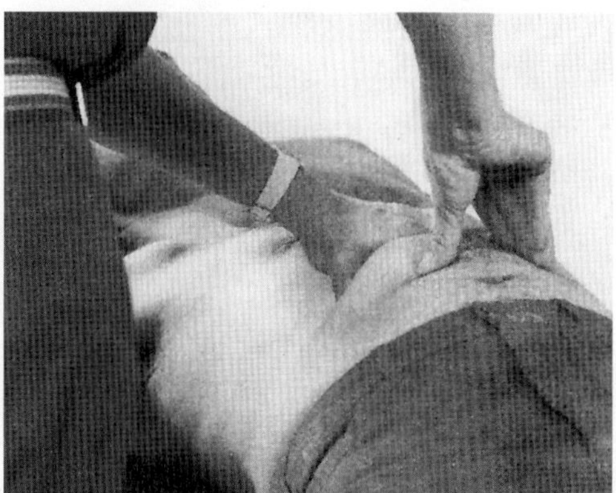

그림 4.5. 가로막호흡을 촉진한다. 치료사는 한쪽의 손으로 환자의 갈비뼈를 아래쪽으로 유지하고, 반대쪽 손으로 호흡운동을 보조한다(오른쪽 편마비).

치료 테이블에 바로 누운 자세가 된다. 환자가 양다리를 이 자세로 둠으로써 골반을 고정할 수 있어 몸통운동을 확실히 시행할 수 있다. 건강한 쪽과 마비 쪽의 어느 방향으로 굽힘 · 회전을 시행하든, 치료사의 보조나 촉진의 방법은 같다. 환자가 자신이 건강한 쪽으로 굽힘과 회전을 할 때는 몸통의 뒤로 끌어당기는 근육이 과도하게 작용하여 운동을 방해하기 때문에 치료사가 보조하는 양이 많아진다.

4.2.1 수동 보조운동 (Assisting Passive Movement)

치료사는 환자의 곁에 서서 몸통 쪽을 향하고 치료사로부터 먼 쪽의 환자의 팔을 치료사의 어깨에 올려놓는다. 치료사의 양손을 환자의 머리에 가까운 쪽의 손이 위가 되도록 포개서 환자의 어깨뼈에 댄다.

환자가 완전히 이완한 상태에서 치료사는 자기의 체중을 옆쪽으로 이동시키고, 환자의 손을 올려놓은 쪽의 흉곽을 앞 아래쪽으로 즉, 반대쪽 엉덩관절의 방향으로 당긴다. 치료사가 시행하는 이 운동에 거스르지 않도록, 또한 베개에 머리를 그대로 남겨두도록 환자에게는 구두로 지시를 한다(그림 4.6). 이 때 환자가 몸이 강하게 경직되거나 치료사의 움직임에 거스르는 활동을 하면 몸통이 펴진 채로 회전하여 여기서 목적으로 하는 활동은 일으킬 수 없다(그림 4.7a). 치료사는 이 환자의 운동과 가슴의 자세를 주의 깊게 관찰하고, 필요하다면 한쪽의 손으로 복장뼈나 하부 갈비뼈를 침대 쪽으로 밀어, 몸통 상부의 굽힘과 회전이 조합된 운동을 확실하게 끌어내도록 한다(그림 4,7b).
이 수동적인 조작은 굽힘과 회전의 어느 방향으로도 저항이 느낄 수 없을 때까지 시행한다.

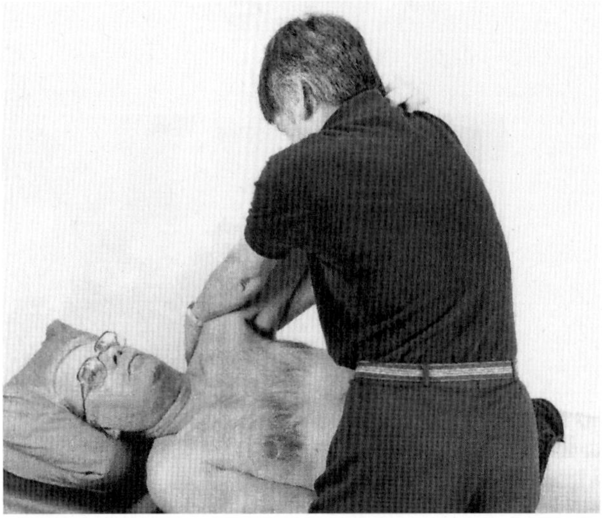

그림 4.6. 흉곽을 수동적으로 굽힘 · 회전을 한다. 환자의 머리는 베개에 댄 채로 둔다(왼쪽 편마비).

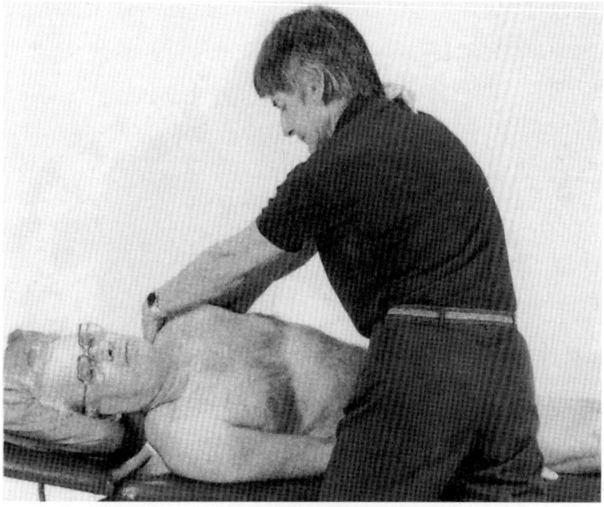

a

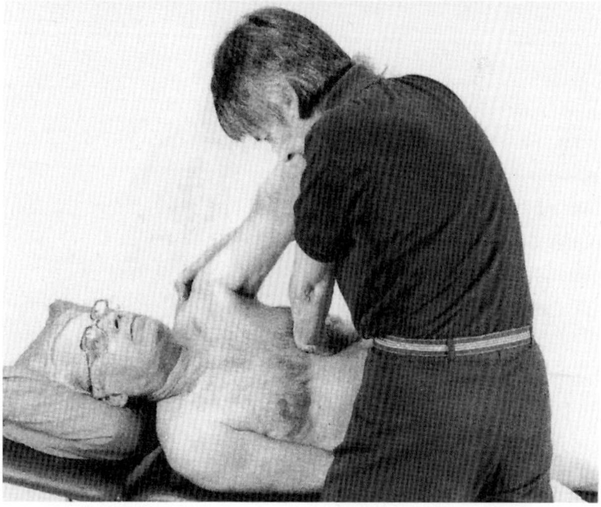

b

그림 4.7 a, b. 등뼈를 확실히 굽힌다. a 가슴을 주의 깊게 관찰하면 척주가 굽혀지지 않고 펴져 있는 것을 알 수 있다(왼쪽 편마비). b 치료사는 환자의 가슴벽을 아래쪽 및 안쪽 반향으로 밀어서 굽히게 한다(왼쪽 편마비).

4.2.2 능동운동의 촉진 (Facilitating Active Movement)

치료사는 환자의 몸통 상부를 굽힘/회전을 하고 이 운동이 가능한 최종 가동범위까지 가져간다. 다음으로 환자에게 머리를 들어올리게 한다. 치료사는 한쪽의 손으로 환자의 머리의 움직임을 돕고 턱은 가슴의 중앙을 향하도록 올바른 위치에 유지시킨다. 이 때, 환자는 머리를 위쪽으로 얼마간 옆쪽붙힘을 하여 자기가 유지할 수 있게 된다(그림 4.8).

환자의 어깨뼈에 댄 치료사의 손의 지지를 조금씩 줄여서 환자에게 몸통과 머리의 위치를 자기가 유지하도록 시킨다.

이 운동이 환자에게는 아직 어려운 경우나 몸통을 크게 옆쪽굽힘을 하고 싶을 때, 치료사는 보조하는 양을 증가시킨다. 치료사는 팔을 환자 어깨의 뒤로 돌리고 손으로 환자의 발쪽으로 움직이는

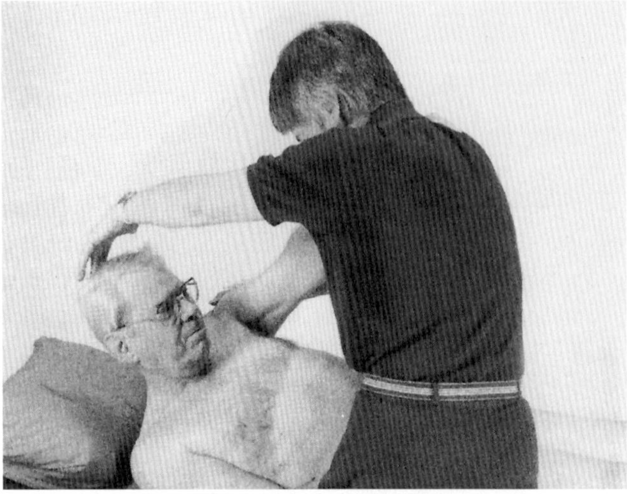

그림 4.8. 환자는 몸통을 능동적으로 굽힘 · 회전한 위치로 유지하고 머리를 치료사의 유도로 바른 위치로 가져간다. 치료사는 보조하는 양을 줄여간다(왼쪽 편마비).

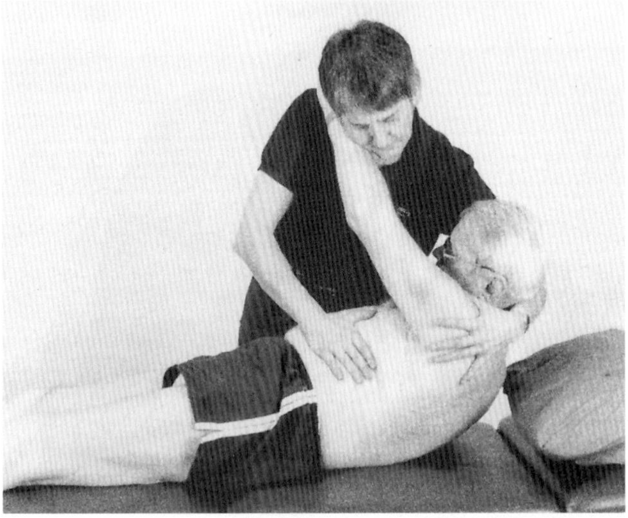

그림 4.9. 몸통의 굽힘 · 회전 · 옆쪽굽힘을 하는 데에 보조를 많이 필요로 하는 경우. 치료사는 환자의 갈비뼈를 아래쪽 및 안쪽방향으로 밈과 동시에 머리와 어깨로 환자의 팔을 적절한 위치로 유지한다(왼쪽 편마비).

것을 유도하고 팔로 환자의 머리를 바른 위치로 유도한다. 치료사는 또 한쪽의 손으로 환자의 하부 갈비뼈를 침대 쪽으로 밀고 배의 근육의 작용을 도와서 몸통의 옆쪽굽힘을 한다(그림 4.9). 중력에 저항한 옆쪽으로의 움직임이 모든 배의 근육의 활동을 회복시키기 때문에 몸통의 옆쪽굽힘은 매우 중요하다.

환부 쪽을 앞으로 움직일 때, 마비 쪽 팔이 치료사의 어깨로부터 떨어지지 않도록 지지해야 하는 경우가 있다. 보통은 치료사의 팔로 충분히 고정할 수 있으나 이것만으로는 불충분한 경우, 최초에 치료사는 턱을 옆쪽굽힘을 하여 볼로 환자의 팔을 어깨에 유지한다. 이 상태에서 몸통의 회전을 반복하면 팔 전체의 근육긴장은 억제되고 환자의 팔을 치료사의 어깨 위에 올려놓을 수 있게 된다. 이 운동은 환자가 치료사의 극히 약간의 유도에 의해서 시행할 수 있을 때까지 양쪽에 연습한다 (그림 4.10).

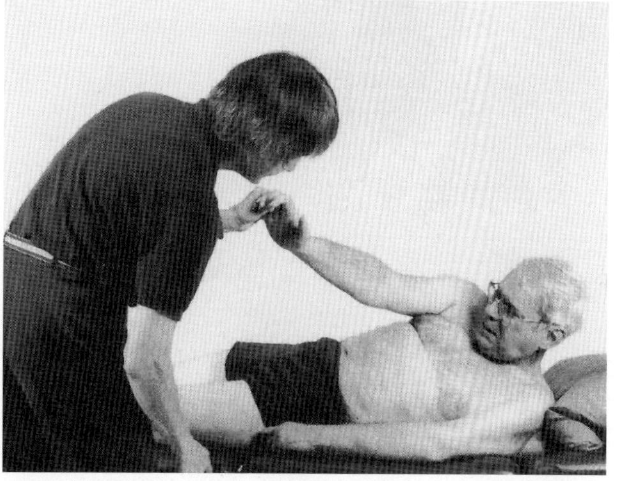

그림 4.10. 약간의 보조로 환자가 능동적인 몸통 상부의 굽힘 · 회전을 시행한다(왼쪽 편마비).

4.3 배빗근의 근육활동을 높여 능동적인 어깨뼈의 앞쪽 끌어내기의 재학습

(Retraining Active Protraction of the Scapula with Activation of the Oblique Abdominal Muscles)

마비 쪽 팔을 올렸을 때 흉곽벽에 어깨뼈를 안정화하는 것이 어려운 환자가 많다(그림 4.11a). 보상운동이 사용되는 것을 피하기 위해 주의 깊게 정확한 활동을 연습해야 한다(그림 4.11b).

이 연습에서는 환자는 바로 누운 자세가 되고 치료사는 건강한 쪽의 하부 갈비뼈를 아래쪽 및 안쪽으로 민다. 다음으로 뻗친 건강한 쪽 팔을 어깨관절 가쪽회전 위치에서 90° 굽힘 위치로 가져가고 환자에게 팔을 그곳에 유지하도록 시킨다. 이 때 환자의 갈비뼈가 가쪽으로 되돌아가지 않도록 한다(그림 4.12). 환자는 팔을 그 위치에서부터 주의 깊게 벌림을 시키고 다시 원래로 되돌린다. 다만, 이것은 갈비뼈를 소정의 위치로 자기가 유지하면서 시행할 수 있는 범위에서 시행한다. 다음으로, 환자에게 같은 운동을 마비 쪽 팔로 시행시킨다. 환자는 팔의 조절을 상실하거나 갈비뼈를 올리지 않도록 주의하여 조용히 호흡한다. 갈비뼈가 약간 움직이는 것에 의해서 수축하고 있었던 배빗근의 근육활동이 한층 촉진된다(그림 4.13).

4.3.1 팔꿉관절을 공중으로 들어올리다 (Lifting the Elbows into the Air)

환자는 바로 누운 자세를 취하고 치료사는 환자의 건강한 쪽 팔을 가볍게 유지하여 그것을 공중으로 들어올린다. 어깨관절과 팔꿉관절은 90° 굽힘 위치로 유지한다. 환자에게 어깨를 앞쪽으로 끌어내어 팔꿉관절을 천장으로 접근시키도록 지시한다. 이 운동을 몇 회 반복한다(그림 4.14a). 다음으로 같은 운동을 마비 쪽 팔로 시행한다. 치료사는 필요에 따라 팔의 무게를 지지하고 그 위치를 유지한다(그림

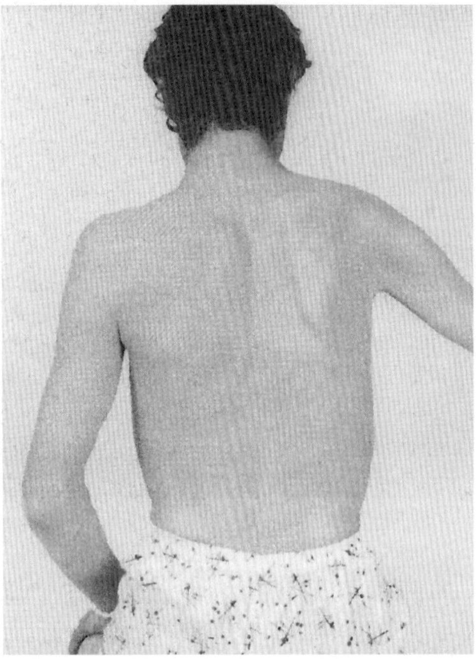

a

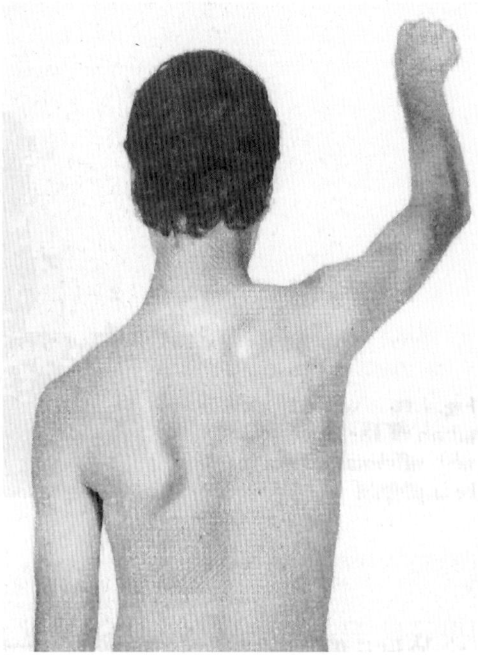

b

그림 4.11 a, b. a 마비 쪽 팔을 올렸을 때 흔히 관찰되는 어깨뼈의 조절이 상실된 상태(오른쪽 편마비).
b 어깨뼈를 안정화하는 데에 반대쪽의 어깨뼈를 보상으로서 사용한다(오른쪽 편마비).

4.12

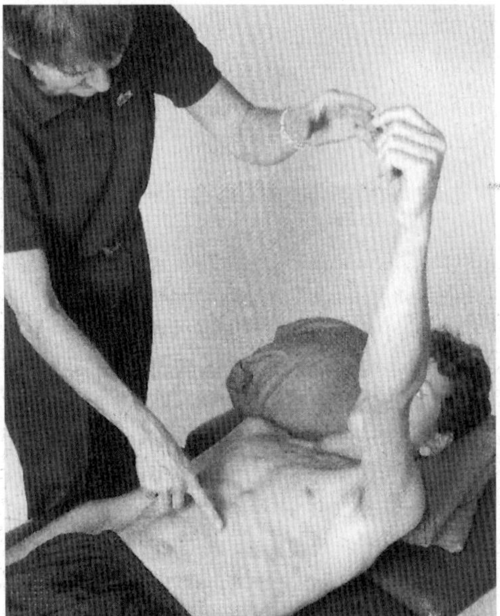

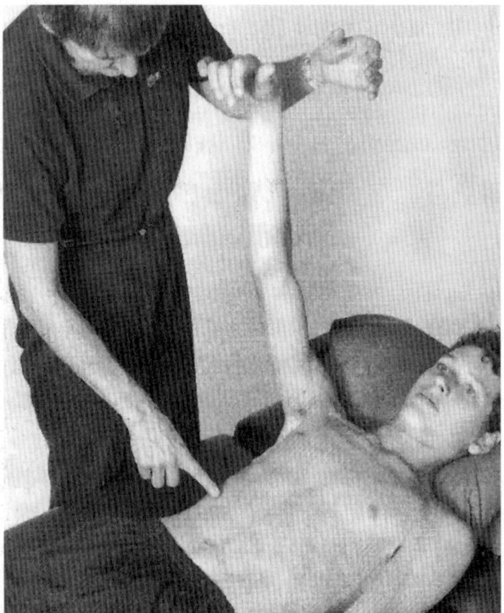

4.13

그림 4.12. 건강한 쪽 팔을 수직위치로 가져가고 갈비뼈를 능동적으로 아래쪽으로 유지시킨다.

그림 4.13. 마비 쪽의 팔을 어깨관절 90° 굽힘 위치로 유지하고 갈비뼈를 능동적으로 아래쪽으로 유지시킨다. 갈비뼈를 이 위치에 유지한 채로 환자는 조용히 호흡한다(오른쪽 편마비).

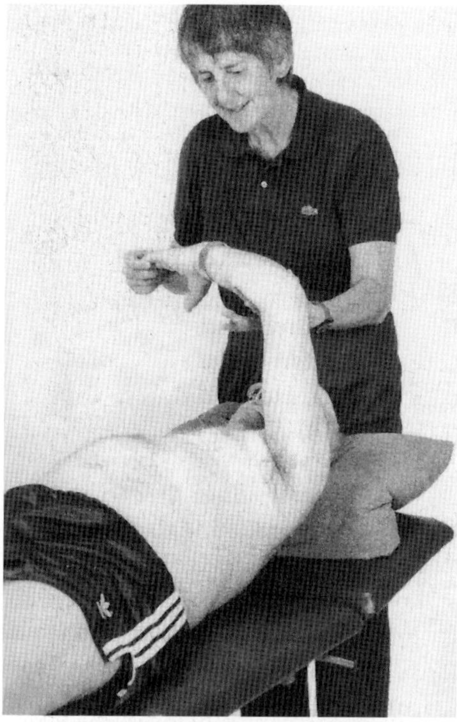

a

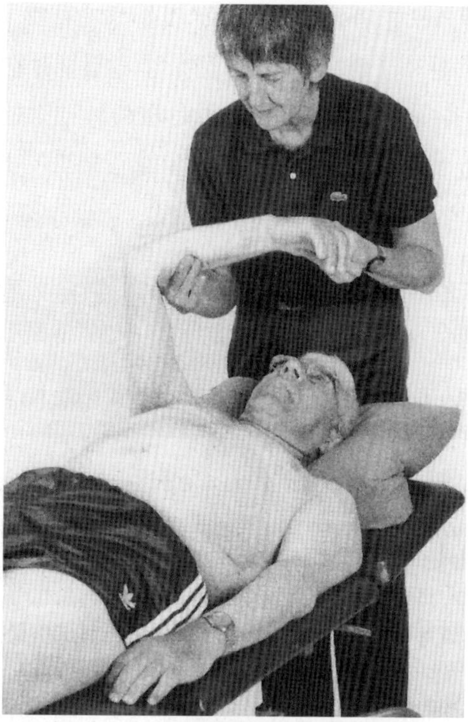

b

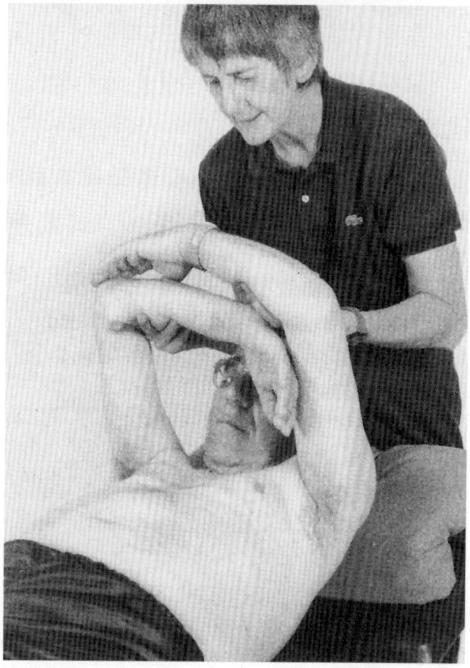

c

그림 4.14 a–c. 양 팔꿉관절을 천장 쪽으로 들어올린다(오른쪽 편마비). **a** 건강한 쪽 팔로 시행한다. **b** 마비 쪽 팔로 시행한다. **c** 마비 쪽의 팔꿉관절을 적절한 위치로 유지하고 건강한 쪽의 팔꿈치를 그것과 같은 높이로 가져간다. 다음으로 그대로의 자세에서 머리를 베개에서부터 들어올린다.

4.14b). 팔꿉관절을 들어올리려고 하였을 때 환자는 척주를 펴기 쉬우므로 그것을 방지하기 위해 조용히 주의 깊게 이 운동을 시행하도록 한다. 팔꿉관절을 굽힘 위치로 함으로써 팔을 폄 위치로 유지시켰을 때 일어나기 쉬운 전체적인 폄 공동운동(total mass extension synergy)에서 가슴근육군

의 과도한 활동이 일어나는 것을 방지한다. 환자의 머리는 이완하여 베개 위에 올려놓는다.

환자가 과도한 노력 없이 양 팔꿉관절을 번갈아 율동적으로 공중에 올릴 수 있게 되면, 환부 쪽 팔을 들어올려서 그것과 같은 높이로 건강한 쪽 팔을 가져가서 그곳에 유지시킨다. 다음으로 양 팔꿉관절의 위치를 바꾸지 않고 이번에는 머리를 들어올리도록 한다(그림 4.14c).

4.4 엎드려 누운 자세로 몸 구르기를 하다 (Rolling to Prone)

4.4.1 마비 쪽으로의 몸 구르기 (Rolling Towards the Hemiplegic Side)

환자는 몸통의 굽힘근을 수의적으로 조절할 수 없기 때문에 보통 폄근을 사용한 패턴으로 엎드려 누운 자세로 몸 구르기를 하려고 한다. 즉, 건강한 쪽 팔다리로 침대를 걷어차는 것처럼 하여 운동을 시작하려고 한다(그림 4.15). 몸통의 능동운동에 의한 굽힘으로 바로 누운 자세에서부터 옆으로 누운 자세로 몸 구르기 그리고 원래로 되돌아가는 몸 구르기 동작은 재활의 어느 단계에서도 몸통의 조절을 촉진하고 개선하는 데에 좋은 활동이다. 이 활동은 침대, 바닥에 깐 매트, 플랫폼 또는 치료 테이블을 2개 배열한 것 등을 사용해서 연습하면 좋다. 환자가 테이블에서부터 떨어지는 것을 두려워하는 것 같은 좁은 치료 테이블은 공포 때문에 마음껏 움직일 수 없게 되기 때문에 사용하지 않는다.

치료사는 환자의 곁에 무릎을 꿇어앉고 마비 쪽 팔을 치료사의 팔로 겨드랑 밑에 끼고 지지한다. 치료사의 손은 환자의 위팔뼈(상완골)를 아래로부터 지지하여 환부 쪽의 어깨를 보호한다 (그림 4.16). 통증을 일으키지 않도록 치료사는 이 운동의 범위를 조절한다.

다음으로 환자는 건강한 쪽 팔다리를 들어올리고 그것을 치료사 쪽으로 가져간다. 이 때 건강한 쪽의 발로 뒤의 치료 테이블을 걷어차지 않도록 한다(그림 4.17a). 환자는 운동을 조절하면서 자기의 배쪽 앞면의 치료 테이블에 다리를 조용히 내린다. 이렇게 함으로써 다리 전체가 몸을 지지하는 자세가 되어 엄지발가락만으로 바닥 면을 밀어붙이는 일이 없어진다. 환자가 옆으로 누운 자세로 몸 구르기 그리고 원래로 되돌아가는 이 운동을 정확히 시행할 수 있을 때까지 머리는 들어올리지 않고 베개에 올려놓는다.

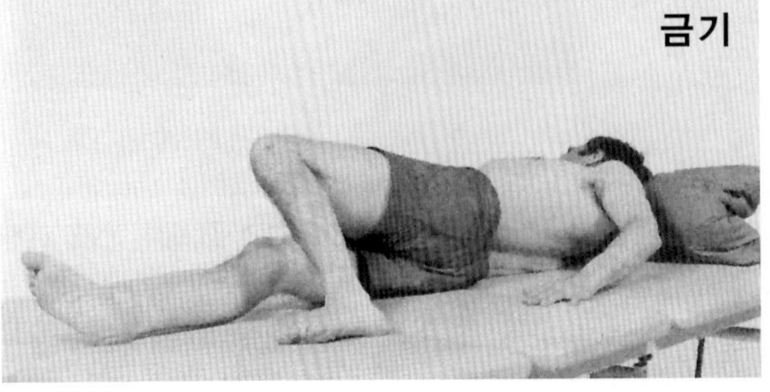

그림 4.15. 환자가 흔히 시행하는 건강한 쪽의 폄을 사용해서 하는 몸 구르기 동작 패턴 (오른쪽 편마비). 중지하도록 지도한다.

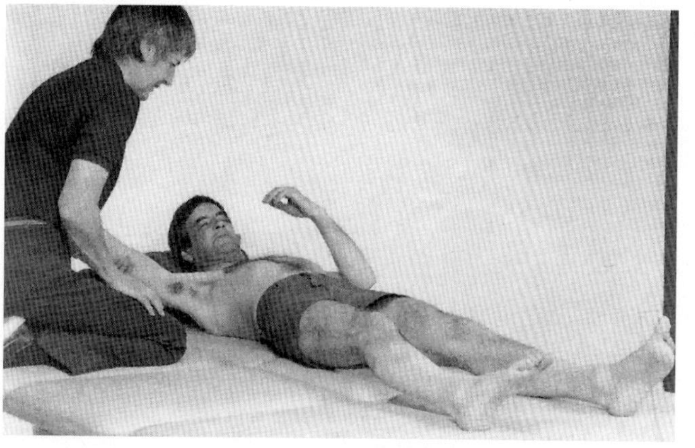

그림 4.16. 마비 쪽으로의 몸 구르기를 촉진하기 위한 동작의 시작자세(오른쪽 편마비).

바로 누운 자세로 되돌아갈 때는 다리를 벌림 위치로 들어올려 치료 테이블에서부터 떼고 몸통을 등 쪽으로 회전시키면서 편 다리를 천천히 바닥 면에 내린다(그림 4.17b). 다리를 이와 같이 내림으로써 배의 근육은 원심성으로 수축하여 다리의 무게를 지지하기 위해 작용하고 그 근육활동이 커져 촉진된다.

환자가 이 일련의 운동의 흐름을 학습한다면 바로 누운 자세에서부터 환부 쪽으로 몸 구르기를 할 때 머리를 베개에서부터 들어올려 그것을 능동적으로 유지시킨다. 운동을 시작하기 위해 우선 머리를 들어올리고 다음으로 그것을 몸을 굴리는 방향으로 회전시킨다(그림 4.17c). 바로 누운 자세로 되돌아갈 때도 다리를 바닥에 내릴 때까지 머리를 능동적으로 올린 채로 유지시킨다(그림 4.17d).

환자가 과도한 노력 없이 옆쪽으로 몸 구르기 그리고 원래로 되돌아갈 수 있게 되면 치료사는 보조를 줄여간다. 치료사는 머리를 바른 위치로 유도하고 건강한 쪽의 손을 앞쪽으로 가져가게 함으로써 이 운동을 촉진한다(그림 4.18a). 바로 누운 자세로 되돌아갈 때, 환자는 마비 쪽 팔의 힘을 빼어 치료 테이블에 올려놓고, 굽히지 않도록 자기억제(voluntarily inhibit)를 한다(그림 4.18b).
최종적으로는 환자는 전체 운동과정을 보조 없이 시행하도록 한다(그림 4.18c).

다음으로 치료사는 엎드려 누운 자세까지 몸 구르기를 촉진하는 것도 좋다. 치료사는 환자의 건강한 쪽 손을 앞쪽으로 유도하고 반대쪽 손으로 마비 쪽 팔을 올린 위치로 유지하는 것을 보조한다. 환자가 옆으로 누운 자세를 넘어서 회전하였을 때 목은 펴진다. 옆으로 누운 자세에서부터 엎드려 누운 자세가 될 때 몸통과 엉덩관절은 폄의 운동으로 변화하기 때문에 완전히 다 회전하여 엎드려 누운 자세가 될 때까지 건강한 쪽 다리는 바닥에 닿지 않는다(그림 4.19).

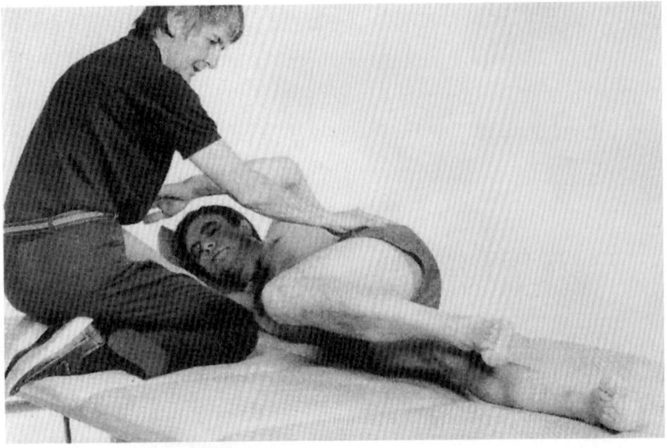

a

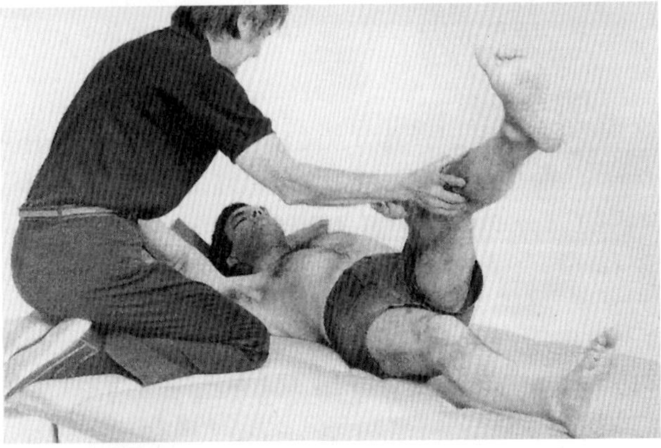

b

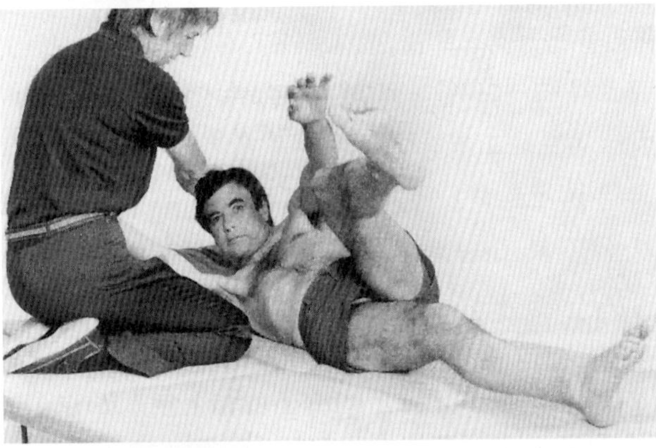

c

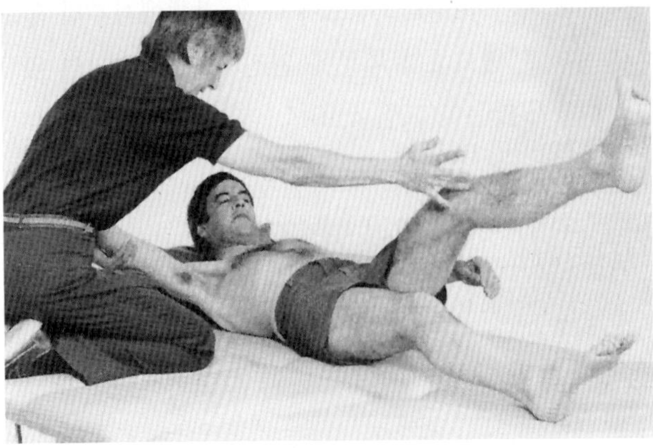

d

그림 4.17 a-d. 마비 쪽으로의 몸 구르기를 촉진한다(오른쪽 편마비). a 베개에 머리를 붙인 채로 환자는 발로 바닥을 걷어차지 않도록 하여 건강한 쪽의 다리를 들어올려서 몸의 앞쪽으로 가져간다. b 다시 바로 누운 자세로 되돌아갈 때 다리를 천천히 내리도록 한다. c 환자는 머리를 들어올리고 다음으로 몸 구르기와 맞춰서 건강한 쪽의 팔다리를 앞쪽으로 가져간다. d 다시 바로 누운 자세로 되돌아갈 깨 다리를 천천히 아래로 내리는 동안은 머리를 능동적으로 들어올려 둔다.

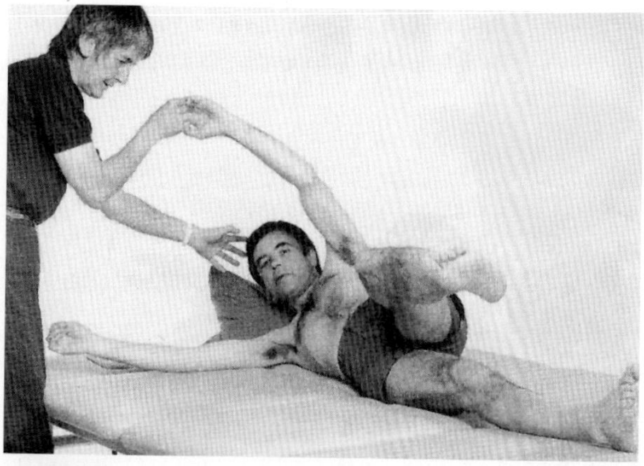

a

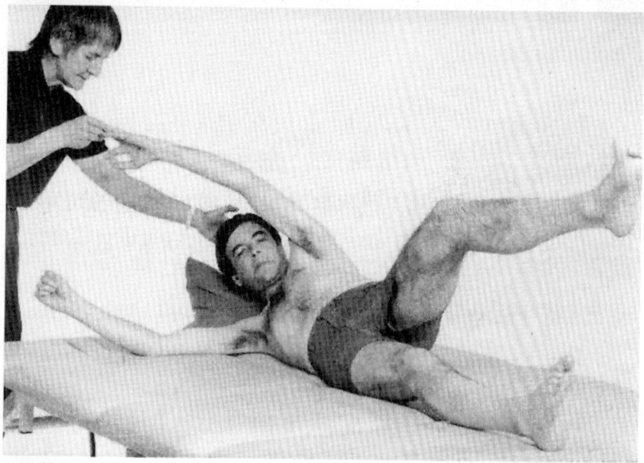

b

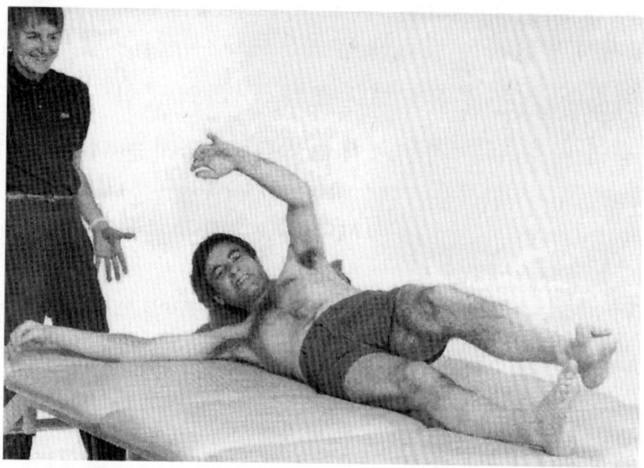

c

그림 4.18 a-c. 가급적 적은 보조로 마비 쪽으로 몸 구르기를 한다(오른쪽 편마비). a 환자는 능동적으로 머리를 베개로부터 들어올리고 다리를 앞쪽으로 가져간다. 치료사는 건강한 쪽의 손을 유도한다. b 극히 약간의 보조를 받는 것만으로 천천히 원래의 바로 누운 자세로 되돌아간다. c 보조 없이 몸 구르기를 한다. 마비 쪽의 팔이 굽혀지지 않도록 한다.

4.4.2 건강한 쪽으로의 몸 구르기 (Rolling Towards the Sound Side)

충분히 치료되어 있지 않은 환자가 건강한 쪽으로 몸 구르기를 할 때 베개나 치료 테이블에 머리를 밀어붙여 목을 펴게 하고, 등의 폄근을 사용해서 편 상태에서 마비 쪽 다리를 앞쪽으로 가져간다 (그림 4.20).

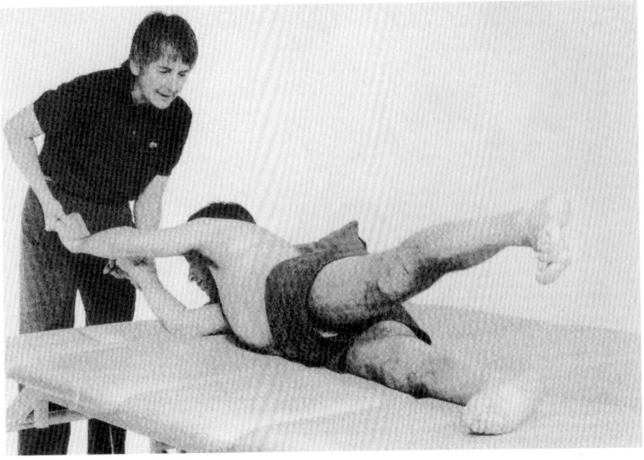

그림 4.19. 완전히 몸 구르기를 하여 엎드려 누운 자세가 된다.

이 몸 구르기를 시행할 때, 치료사는 환자의 건강한 쪽에 무릎을 꿇어앉고 보조하여 마비 쪽의 골반과 다리를 가급적 정상에 가까운 방법으로 앞쪽으로 가져간다. 이 운동을 촉진하는 데에 치료사는 양손을 사용하므로 환자는 양손의 손가락을 함께 움켜잡고 건강한 쪽의 도움을 받아 마비 쪽 팔을 앞쪽으로 가져가도록 한다(그림 4.21a).

바로 누운 자세로 되돌아갈 때도 치료사는 환자가 마비 쪽 다리를 치료 테이블에서부터 들어올리는 것을 보조하고 천천히 바닥에 내리게 한다. 등이 다시 바닥에 닿을 때까지는 다리를 공중에 유지시킨다(그림 4.21b).

환자가 혼자서 다리를 앞쪽으로 가져갈 수 있게 되면, 치료사는 마비 쪽의 손을 가볍게 앞쪽으로 당겨서 이 운동을 유도해도 좋다. 머리의 굽힘 · 회전을 하도록 유도해도 좋다(그림 4.22a). 다시 원래의 바로 누운 자세로 되돌아갈 때 환자는 다리와 머리를 천천히 바닥 면에 내리도록 한다(그림 4.23a, b).

다음으로 엎드려 누운 자세까지 몸 구르기 운동 촉진하면 좋다. 치료사는 환자의 머리 쪽에 서고, 마비 쪽의 손을 앞쪽으로 당기도록 하여 옆으로 누운 자세까지 유도하고 옆으로 누운 자세에서부터

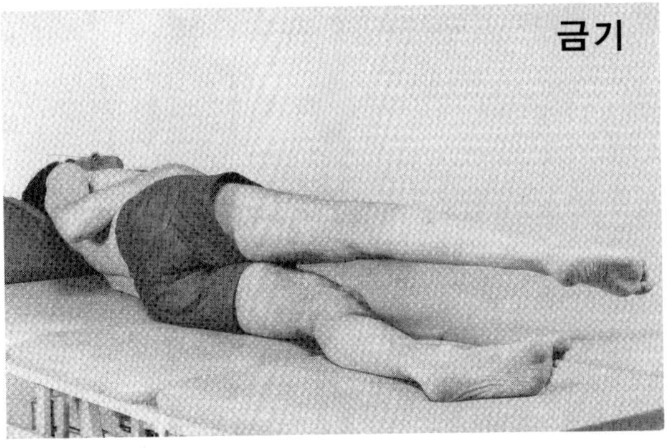

그림 4.20. 환자는 건강한 쪽으로 몸 구르기를 할 때 폄을 사용하는 바람직하지 않은 동작 패턴을 사용하고 있다(오른쪽 편마비).

엎드려 누운 자세가 될 때는 머리를 굽힘 · 회전 위치에서부터 폄의 방향으로 유도함으로써 이 운동을 촉진한다. 완전히 엎드려 누운 자세가 될 때까지 다리를 공중에 유지시킨다(그림 4.23 a, b).

바로 누운 자세에서부터 엎드려 누운 자세에의 몸 구르기는 몸통의 회전을 동반한 굽힘, 폄 그리고 옆쪽굽힘의 조절이 요구된다. 머리의 바로잡기반응도 자극을 받아, 몸통의 회전에 의해서 팔의 먼쪽(원위) 부분의 경직도 감소한다. 몸 구르기의 동작을 정확히 연습함으로써 환자의 보행능력이 개선되기 때문에 재활의 어느 단계에서도 이 연습을 시행하면 좋다. 환자의 조절능력이 개선됨에 따라 치료사가 시행하는 보조와 촉진은 그 양을 감소시켜간다.

4.5 몸통 하부의 굽힘 · 회전 (Flexion/Rotation of the Lower Trunk)

이 운동은 먼저 마비 쪽으로 시행하면 좋다. 마비 쪽의 근육긴장은 몸통의 회전에 의해서 억제되고 그 후 시행하는 반대쪽으로의 운동을 지장 없이 시행할 수 있다.

이 운동은 우선 환자를 바로 누운 자세에서 이완시키고 다음으로 치료사가 환자의 양 다리를

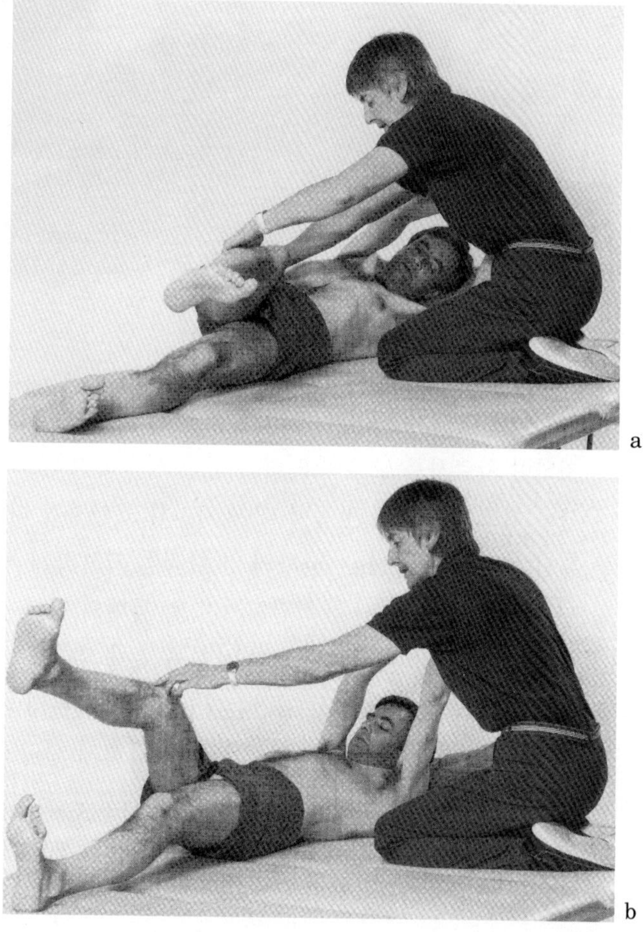

그림 4.21 a, b. 건강한 쪽으로의 몸 구르기를 촉진한다(오른쪽 편마비). **a** 환자는 양 손을 함께 움켜잡고 치료사는 마비 쪽의 다리를 지지한다. **b** 환자가 원래의 바로 누운 자세로 되돌아갈 때는 마비 쪽의 다리를 천천히 바닥에 내린다.

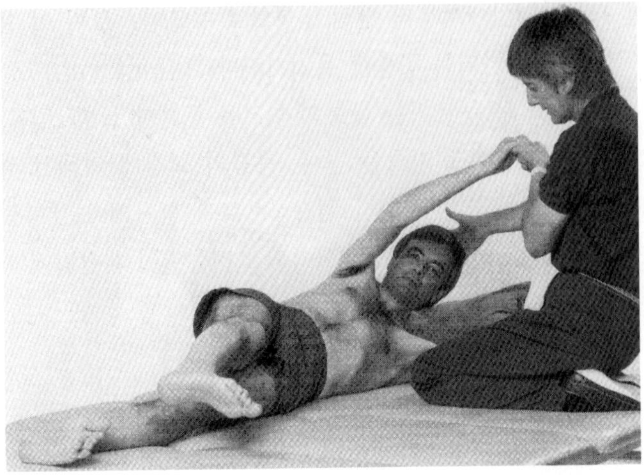

a

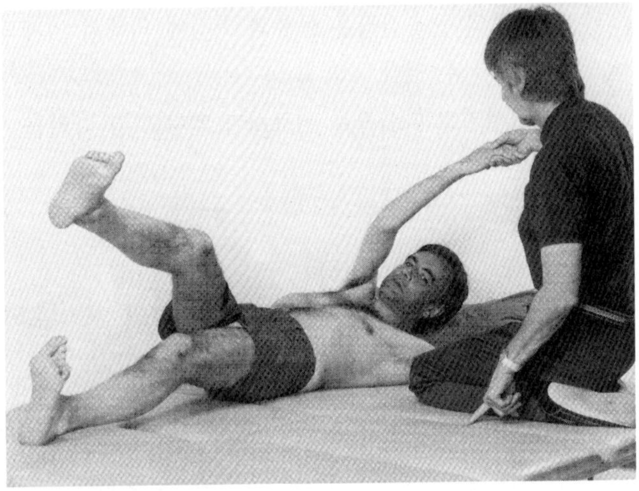

b

그림 4.22 a, b. 약간의 보조로 건강한 쪽으로 몸 구르기를 하고 또한 원래로 되돌아간다(오른쪽 편마비). **a** 환자는 능동적으로 마비 쪽의 다리를 앞쪽으로 가져간다. 치료사는 머리를 바른 위치로 유도한다. **b** 팔이 굽혀지지 않도록 하여 바로 누운 자세로 되돌아간다.

굽힌다. 양 엉덩관절은 90° 전후의 굽힘 위치가 되도록 한다. 환자는 다리를 조금이라도 자기의 힘으로 지지하여 치료사를 도우려고 하는 등을 생각하지 않고 완전히 이완한다. 따라서 치료사는 환자의 양 무릎을 확고하게 자기의 몸에 대어 지지하고 환자가 다리의 무게를 자기가 지지할 필요가 전혀 없도록 유지한다(그림 4.24a). 환자의 양 다리를 확고하게 지지한 채로 치료사는 자기의 양 무릎관절을 굽힘으로써 환자의 허리뼈를 회전시키지만, 등뼈의 상부에 회전이 일어나지 않도록 주의한다.

몸통 하부를 굽히기 위해 치료사는 한쪽 손을 환자의 엉치뼈(천골)부위에 대고 그 위팔로 환자의 양 다리를 자기 몸에 바싹대서 껴안는다. 이 상태로부터 치료사는 자기의 체중을 옆쪽으로 이동하고 골반을 수동적으로 움직여 환자의 허리뼈를 굽히게 한다. 치료사는 또 한쪽의 손바닥으로 흉곽을 아래쪽으로 유지하면서 엄지손가락과 집게손가락으로 굽혀야 할 부위를 환자에게 알린다. 위에서부터 보면 이 굽힘 부위는 대략 배꼽높이에 있다고 생각해도 된다. 이 운동은 치료사가 환자의 꼬리뼈(미골)를 양 다리의 사이에 끌어넣도록 하여 시행하기 때문에 환자의 엉덩관절 굽힘 각도는 허리뼈가

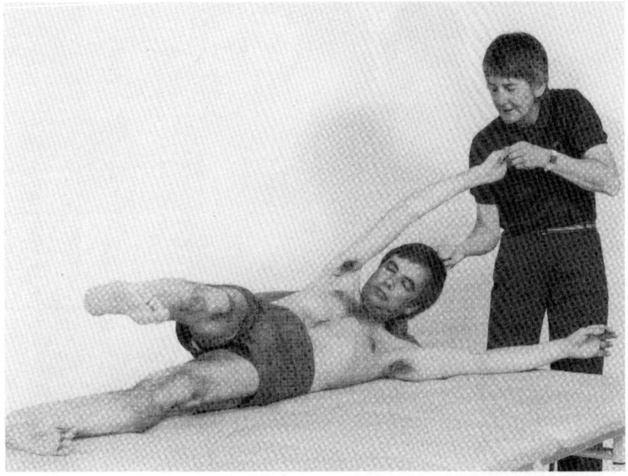

a

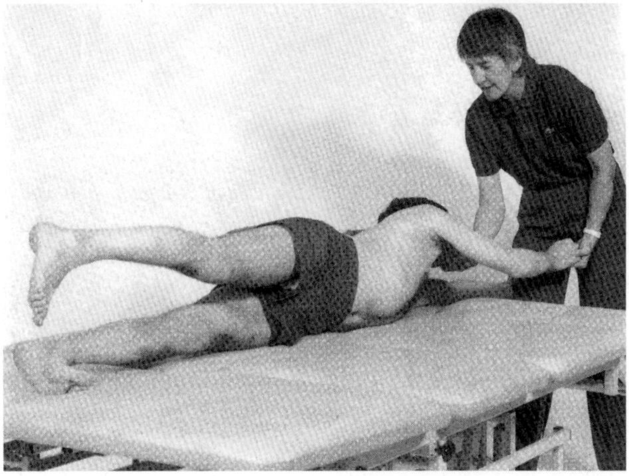

b

그림 4.23 a, b. 건강한 쪽으로 몸 구르기를 하여 엎드려 누운 자세가 된다(오른쪽 편마비). a. 처음에 목과 몸통의 굽힘 · 회전을 한다. b. 보조를 받아 목과 몸통을 편다.

굽혔을 때도 변화하지 않는다. 환자의 팔이 이 운동의 방해가 될 때는 팔꿉관절을 굽히고 손을 흉곽 위에 올려놓는다(그림 4.24b). 치료사가 전혀 저항을 느끼지 않고 시행할 수 있게 되면 환자에게 하복부의 근육을 조금만 능동적으로 수축시켜서 치료사와 함께 이 운동을 시행시켜 치료사를 돕도록 지시한다. 이 운동에 의해서 등허리부분의 폄근의 과도한 근육활동은 감소하며 배의 근육수축이 가능해지고 다리 전체의 폄근의 경직이 억제된다.

4.6 무릎을 세운 바로 누운 자세에서의 배빗근의 촉진 (Activating the Oblique Abdominal Muscles in Crook Lying)

무릎을 세운 바로 누운 자세(crook lying) 즉, 치료 테이블에 양 발을 붙이고 양 엉덩관절 · 무릎관절을 굽힌 바로 누운 자세에서 환자는 다리를 교차시켜 한쪽의 다리를 다른 쪽의 위에 올려놓는다. 치료사

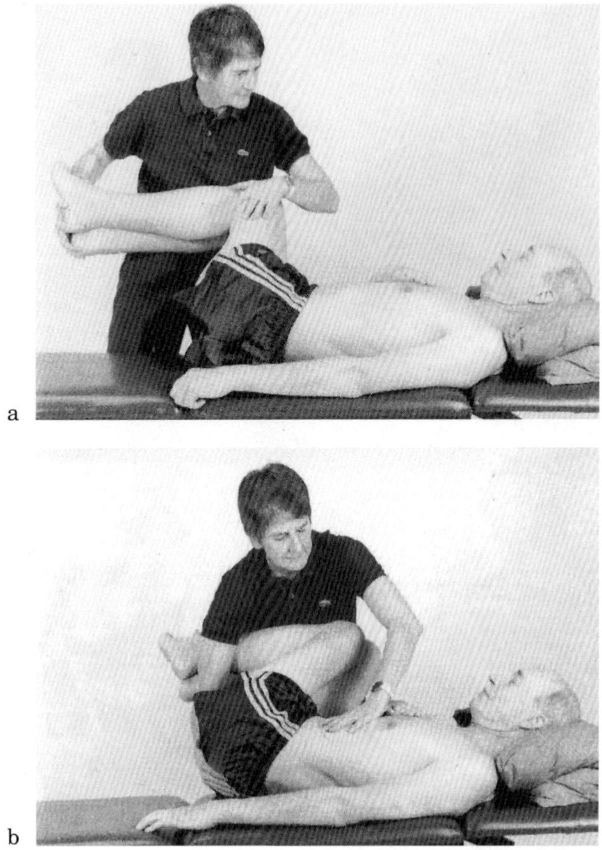

그림 4.24 a, b. 몸통 하부를 수동적으로 굽힘 · 회전을 한다(왼쪽 편마비). a 환자의 다리 전체를 치료사의 몸에 대어 지지한다. 그렇게 하면 환자는 완전히 이완할 수 있다. b 환자의 엉치뼈에 한쪽 손을 대고 허리뼈 하부를 조용히 굽히게 한다. 치료사는 또 한쪽의 손을 사용해서 흉곽을 안정화한다.

는 아래로 된 다리가 원활하게 율동적으로 모음 · 벌림을 하는 운동을 촉진한다. 환자도 치료사와 함께 이 운동을 시행한다. 환자의 흉곽은 움직이지 않고 치료 테이블 위에 올려놓는다. 모음/벌림 방향의 다리의 운동이 배빗근의 근육활동을 활성화한다(그림 4.25 a, b). 이 운동은 다른 쪽 다리를 바꿔서 교차시켜 반복해서 시행한다. 치료사는 보조하는 양을 조금씩 감소시켜간다.(그림 4.26). 이 운동을 할 때 환자가 건강한 쪽 팔을 올리고 어깨관절 90° 굽힘 위치에서 손바닥을 안쪽으로 향해서 확고하게 유지하면 배빗근의 능동적인 조절이 더욱 요구될 뿐만 아니라 등뼈를 능동적으로 안정화하는 활동도 요구된다(그림 4.27 a, b).

4.7 팔의 위치 (Position of the Arms)

운동할 때 환자의 팔의 위치를 어떻게 하는지는 중요한 일이다. 몸통 하부와 양 다리를 사용하는 활동을 시행할 때, 양 팔은 몸의 곁에 이완된 상태로 두면 좋다. 환부 쪽 팔에 경직이 있고 연합반응이 출현할 때는 치료사는 항진된 긴장을 억제하고 팔을 몸의 곁에 둔다. 또한 동작을 시행할 때 환자가 지나치게 노력하지 않도록 한다. 치료사가 보조하는 양을 증가시킬 필요가 있는 경우도 있다. 구두

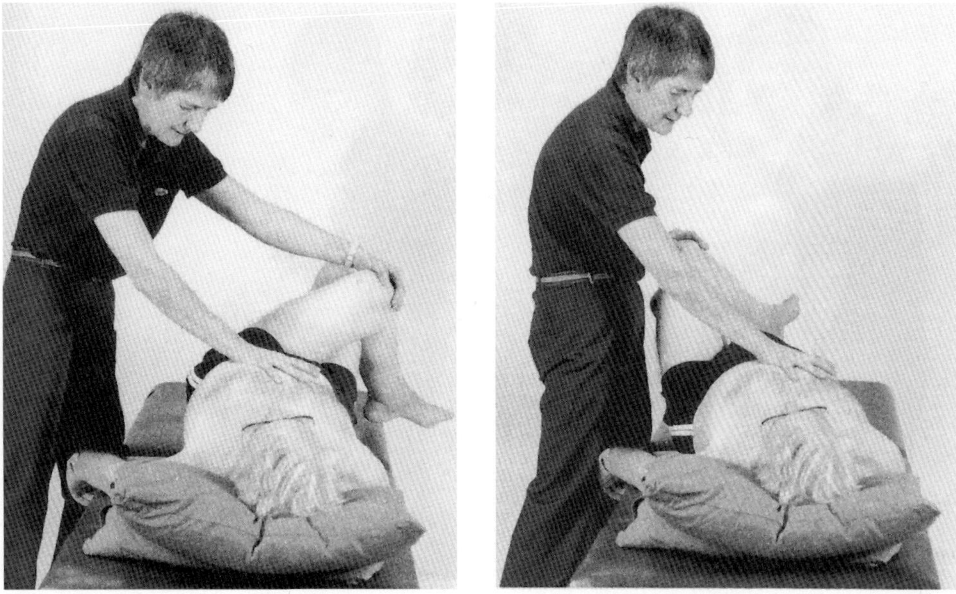

a b

그림 4.25 a, b. 편마비 쪽의 다리를 건강한 쪽의 다리 위에 교차시키고 배빗근의 근육활동을 높인다(왼쪽 편마비). 교차한 양 다리를 좌 · 우로 율동적으로 움직인다. 치료사는 보조하여 환자의 흉곽을 안정화한다.

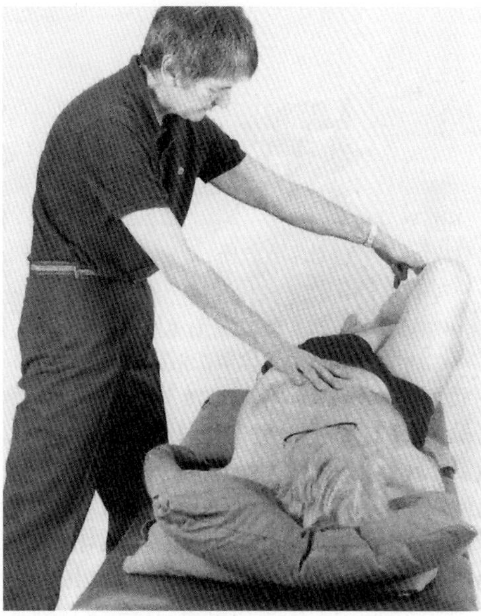

그림 4.26. 건강한 쪽 다리를 편마비 쪽 다리 위에 교차시키고 양 무릎을 거의 보행의 리듬으로 좌 · 우로 움직인다(왼쪽 편마비).

지시를 바꿔서 환자가 노력하는 양을 적게 해도 좋다. 팔의 굽힘을 방지하기 위해 머리의 위쪽으로 양 팔을 올려서 유지하도록 지도하는 것은 잘못이다. 이것으로는 흉곽이 올라가고 척주는 펴져 배의 근육의 작용에는 불리하게 된다(그림 4.28). 이와 같이 팔을 올린 자세에서는 골반을 안정화하기 위해 대부분의 환자가 몸통 전체를 편다. 조금이라도 연합반응이 일어난다면, 그것은 환자로서 그 동작이 지나치게 어렵거나 보조하는 양이 부족하다는 것을 의미한다. 이것은 치료사에게는 어떤 종류

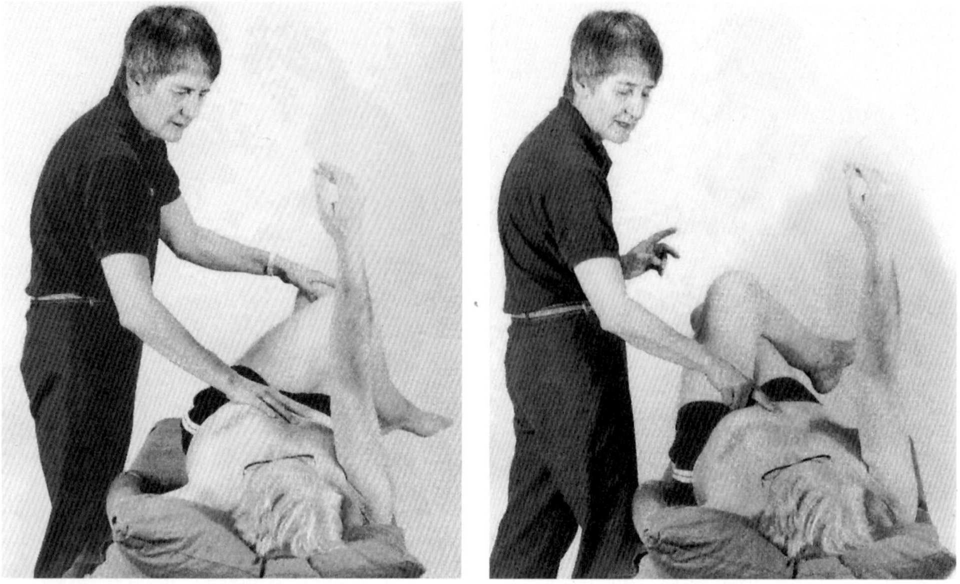

a b

그림 4.27 a, b. 환자는 건강한 쪽 팔을 공간에 수직으로 유지하고 다리를 좌·우로 움직일 때, 등뼈를 능동적으로 안정화한다(왼쪽 편마비).

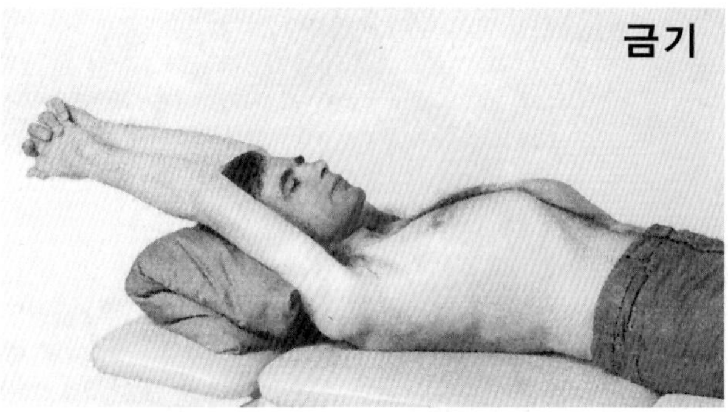

그림 4.28. 몸통을 활동시킬 때 양손을 머리 위에 유지하는 것은 흉곽을 올려서 척주를 펴지게 하므로 좋지 않다.

의 기준이고 하나의 바로미터라 해도 좋다. 환자에게 손을 함께 꽉 쥐도록 시키고 머리 위에 올려서 팔을 유지시키는 것은 마비 쪽 팔의 굽힘근에 활동이 일어나고 있는 것을 감추고 있을 가능성도 있다. 즉, 근육긴장이 항진하여 있는 상태에 대해서 건강한 쪽 팔이 그 자세를 지속적으로 유지하려고 애쓰고 있을 가능성도 있다. 이것에 의해서 실제로 가시위근히줄염(극상근건염)을 일으킨 환자도 있다. 환자는 일상생활의 전반에 걸쳐서 건강한 쪽 팔을 사용하고 있기 때문에 이것에 의해서 일어난 건강한 쪽 팔의 통증은 환자의 능력 장애를 크게 해버린다. 중요한 것은 환자가 경직의 출현을 수동적으로 외관상 억제하는 것이 아니라 정신적으로 자기억제를 할 수 있도록 학습하고 팔을 자기 몸의 곁에 두도록 하는 것이다. 몸통 하부와 다리 운동의 궁극적인 목적은 환자가 조금이라도 정상에 가깝게 걸을 수 있게 하는 것이다. 팔을 흔들고 걷기 위해서도 그것이 이완되어 있어야 한다.

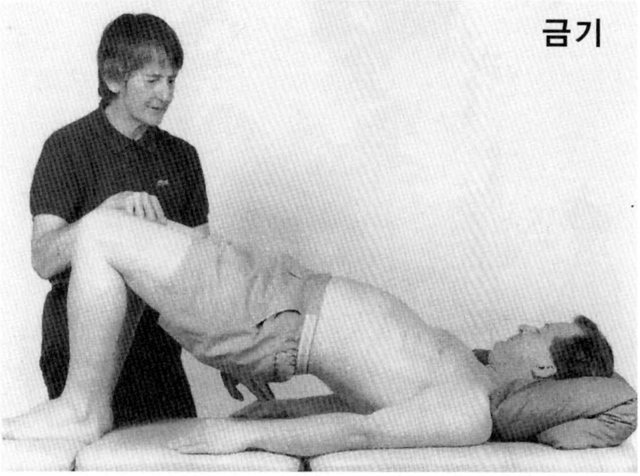

그림 4.29. 몸통을 활동시킬 때 양손을 머리 위에 유지하는 것은 흉곽을 올려서 척주를 펴지게 하므로 좋지 않다.

4.8 배의 근육활동을 동반한 브리지 동작 – 엉덩관절의 선택적인 폄을 재획득하는 데에 도움이 되는 동작 (Bridging, a Useful Activity for Regaining Selective Extension of the Hip Together with Abdominal Muscle Activity)

환자는 바로 누운 자세에서 베개에 머리를 올려놓고 양 팔을 이완시켜서 몸의 곁에 둔다. 환자가 엉덩관절과 무릎관절에서 다리를 굽히는 것을 치료사가 보조한다. 발꿈치가 무릎 바로 아래에 오지 않도록 양 발바닥을 치료 테이블 위에 지지한다. 환자에게 치료 테이블에서부터 엉덩이를 들어올리도록 지시하면, 보통 엉덩관절을 펴고 동시에 등을 젖혀서 폄 자세로 하여 들어올린다. 이 때 머리를 베개에 밀어붙여 목을 펴는 일도 많다(그림 4.29). 이 운동을 선택적으로 시행하려면 처음에 환자에게 하복부의 근육을 수축시켜 골반의 뒤쪽으로 기울이도록 가르친다. 치료사는 환자의 건강한 쪽 엉덩이에 한 손을 놓고 골반을 앞 위쪽으로 당겨 올려 허리를 젖히지(과신전) 않는 바른 운동을 촉진한다. 그리고 또 한쪽의 손으로 배꼽을 아래쪽으로 유도하고 운동을 일으키는 중심부위(지지점)를 환자에게 가리킨다(그림 4.30).

브리지 동작을 시행할 때, 환자는 골반을 약간 뒤경사 위치로 유지한 채로 치료 테이블에서부터 엉덩이를 들어올린다. 다음으로 건강한 쪽의 발을 치료 테이블에서부터 들어올리고 다시 그것을 발바닥이 평탄하게 테이블에 닿도록 되돌리게 한다. 이 동안에 엉덩이가 테이블에 닿지 않도록 유지시킨다. 환자는 발을 들어올린 다음에 내리는 것을 정상보행의 리듬에 가까운 속도로 반복한다. 주의깊게 지도하지 않으면, 환자는 무릎관절을 펴면서 발을 들어올려 마비 쪽의 엉덩관절 폄근의 작용이 불충분한 것을 보완하려고 한다. 치료사가 보조하여 환자에게 골반을 수평으로 유지시킨다. 즉, 골반이 건강한 쪽으로 기울고 떨어지지 않도록 한다(그림 4.31). 환자가 발을 바닥 면에서부터 들어올리면 다리는 즉각 촉수(tentacle)의 상태가 되고, 들어올려진 골반을 위쪽의 근육 즉, 배의 근육으로

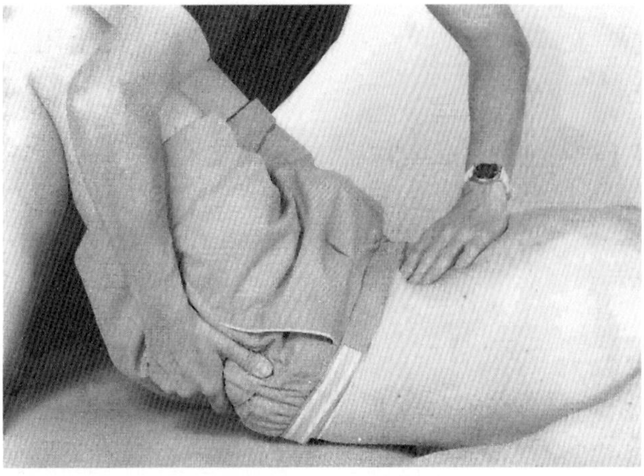

그림 4.30. 브리지를 시행하기 전에 촉진하여 골반을 바른 위치로 한다(오른쪽 편마비).

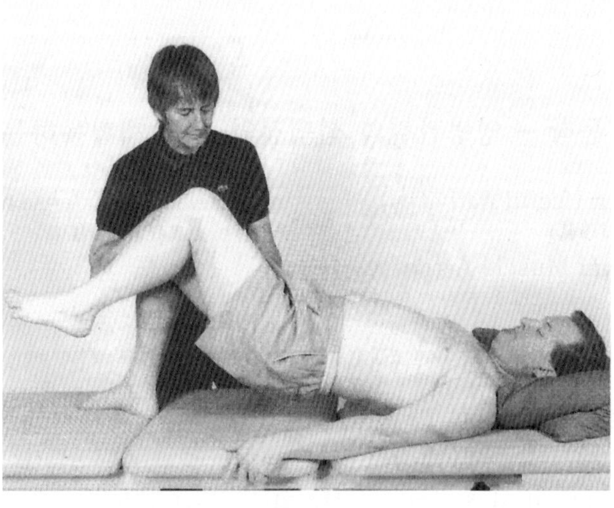

그림 4.31. 골반을 수평으로 유지하면서 환자는 건강한 쪽의 발을 치료 테이블에서부터 조금 들어올리고 또한 그것을 아래로 내린다 (오른쪽 편마비).

유지해야 한다. 환자에게 건강한 쪽 팔을 올리게 하여 몸통에 대해서 직각으로 유지시키면 팔로 바닥면을 밀어붙여서 몸통을 안정화할 수 없기 때문에 촉수의 효과가 커진다(그림 4.32a). 이 때 마비 쪽 팔은 몸 곁의 치료 테이블에 올려놓은 채로 하여둔다. 마비 쪽 팔이 기능적으로 활동이 가능하다면 양쪽의 어깨관절을 90° 굽히고 팔꿉관절을 편 상태에서 손바닥을 서로 마주보게 하여 양 팔이 평행이 되도록 유지시킨다.

골반의 어느 쪽도 아래로 가라앉지 않도록 시키면서 우선 한쪽의 발을 위로 들어올리고 다음으로 발을 바꾸어 반대쪽을 바닥 면에서부터 떼면 보다 강하고 보다 광범위한 협동성이 있는 근육활동이 요구된다. 환자에게 발을 번갈아 율동적으로 거의 정상보행의 템포로 들어올리면 좋다(그림 4.32b).

많은 환자가 골반을 수평으로 유지할 수 없다. 특히 건강한 쪽의 발을 치료 테이블에서부터 들어올렸을 때 그렇게 되기 쉽다(그림 4.32a). 이러한 때는 배빗근의 흉곽의 이는곳을 주의 깊게 타이밍을 포착하여 "pressure tapping"을 함으로써 그 근육활동을 적절하게 높일 수 있다." "tapping"은 환자가 건강한 쪽의 발을 치료 테이블에서부터 들어올린 순간에 시행한다. 치료사는 벌레근(충양

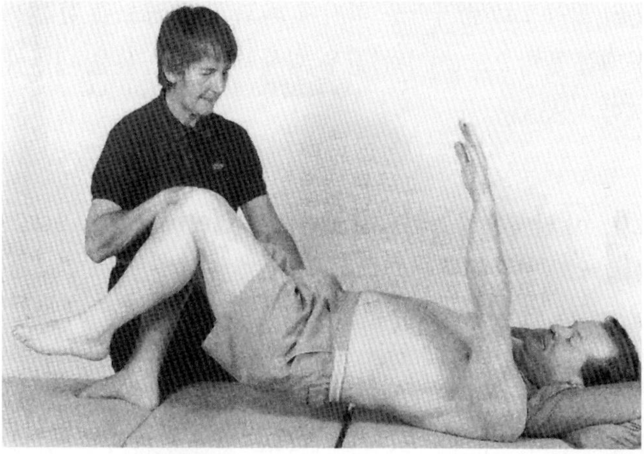

a

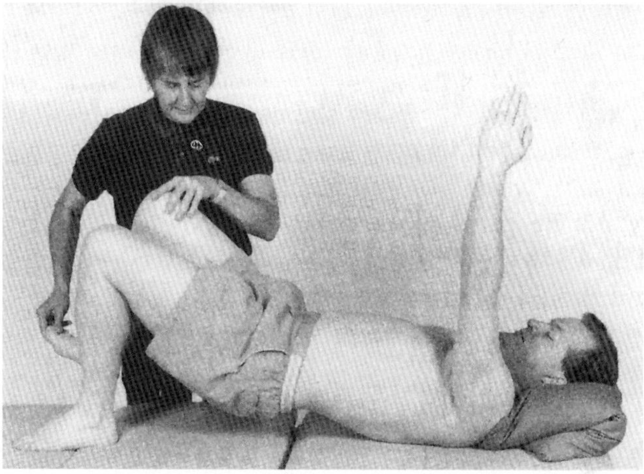

b

그림 4.32 a, b. a 환자가 건강한 쪽의 발을 들어올렸을 때, 건강한 쪽의 팔을 올려 수직으로 유지한다. b 마비 쪽의 발을 들어올렸을 때, 골반을 수평으로 유지한다 (오른쪽 편마비).

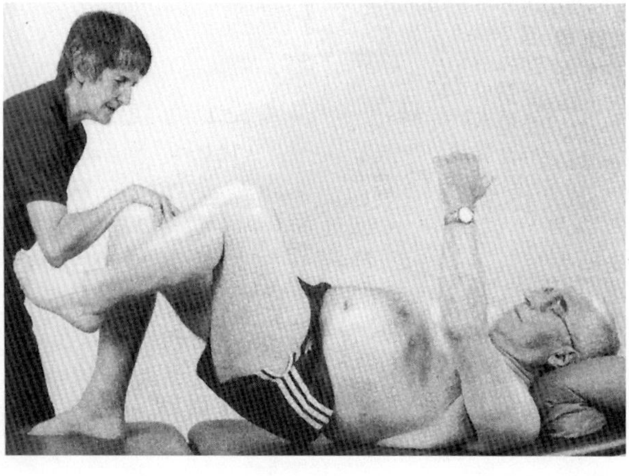

a

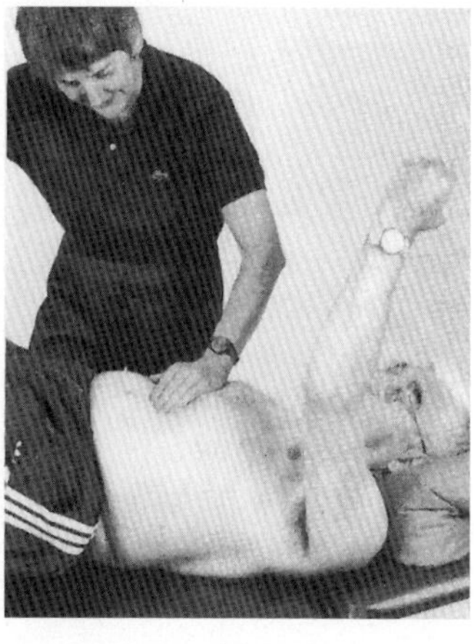

b

그림 4.33 a, b. 배의 근육의 조절이 불충분하기 때문에 "pressure tapping"을 시행한다(오른쪽 편마비). a 브리지를 하면서 건강한 쪽의 발을 들어올렸을 때 이 환자는 골반을 수평으로 유지할 수 없다. b 환자가 건강한 쪽의 발을 들어올린 순간 치료사는 제때 배바깥빗근의 이는곳의 위를 확고하게 두드린다.

근)의 작용으로 손가락을 펴지게 하고 컵 모양으로 한 손을 근육섬유 방향으로 즉, 비스듬히 아래쪽의 배꼽 방향으로 손가락 끝을 향해서 해당 근육을 내리치고 근육긴장을 높여 근육활동을 자극한다(그림 4.33b).

4.9 마비 쪽 다리의 전체 가동범위에 걸친 능동적 조절 (Actively Controlling the Hemiplegic Leg Through Its Range of Movement)

치료사는 바로 누운 자세를 한 환자의 다리를 엉덩관절과 무릎관절 양쪽을 굽히도록 유도하여 들어올리게 한다. 이 때 치료사는 손으로 환자의 마비 쪽 발의 뒤침(회외)을 하지 않고 등쪽굽힘 위치로 유지하여 발가락을 충분히 편다. 치료사는 엄지손가락과 엄지두덩으로 환자의 발가락 모두를 지지하여 이들을 조절한다. 이 때, 환자 발의 엄지두덩에 치료사의 손이 닿지 않도록 한다. 또한 치료사의 엄지손가락 이외의 손가락 끝은 환자의 발등에 대고 엄지손가락에 대항압박(counter-pressure)을 주도록 한다(그림 4.34a). 필요에 따라서 치료사는 또 한쪽의 손을 무릎 아래에 대고 다리를 지지한다. 엉덩관절을 전체적인 굽힘 공동운동(total flexion synergy)인 벌림 또는 가쪽회전 방향으로 움직이지 않도록 주의하여 자기가 다리를 굽힘 위치로 유지시킨다. 다리를 자기가 조절하는 능력이 향상되고 그 무게를 유지할 수 있게 되면(그림 4.34b) 치료사가 움직이는 손의 방향으로 자기가 다리의 무게를 유지시켜간다. 최종적으로는 다리의 폄을 능동적으로 조절하여 바닥에 올려놓도록 한다. 환자는 다리를 안쪽회전을 하거나 가쪽회전을 하지 않도록 하여 치료사가 유도하는 운동에 조금도 거스르지 않고 그 자리에서 그것을 따라갈 수 있도록 한다.

치료사는 환자의 건강한 쪽의 발가락을 또 한쪽의 손으로 유지하고 가볍게 유도하면서 마비 쪽과

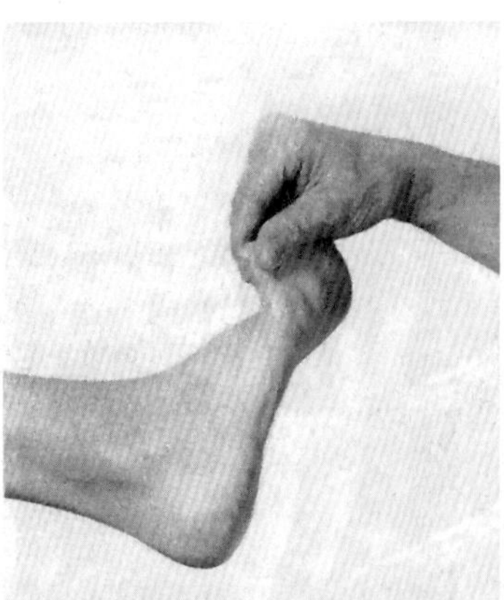

a

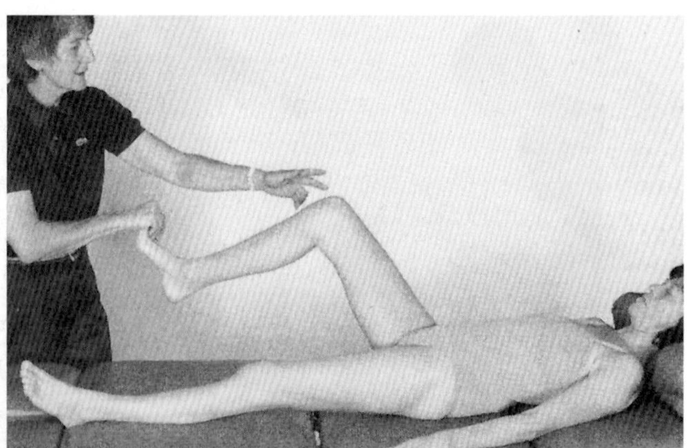

b

그림 4.34 a, b. 가동범위 전체에 걸쳐서 마비 쪽 다리를 능동적으로 조절한다(오른쪽 편마비). **a** 치료사는 "key point of control"로서 마비 쪽의 발의 뒤침을 하지 않고 등쪽굽힘 위치로 유지한다. **b** 치료사가 환자의 다리를 펴서 바닥에 접근시킬 때, 환자는 능동적으로 그 다리를 유지한다.

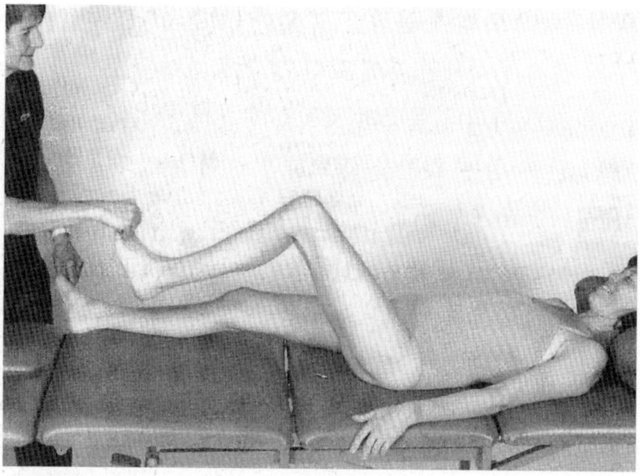

그림 4.35. 건강한 쪽 다리를 유도하여 굽힘 · 폄을 시킨다. 이 때 골반은 수평으로 유지시킨다(오른쪽 편마비).

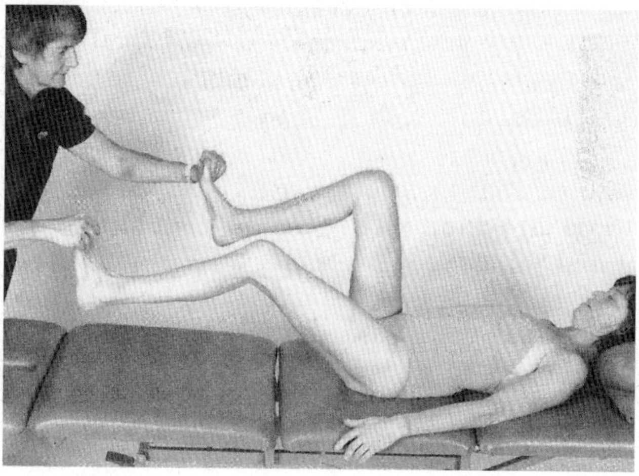

그림 4.36. 양 다리를 치료사의 손의 움직임에 맞춰 능동적으로 움직일 때, 허리뼈의 전만이 강화되지 않도록 한다(오른쪽 편마비).

마찬가지로 하여 건강한 쪽 다리도 움직인다(그림 4.35). 환자는 배의 근육의 긴장을 높이고 치료테이블에 골반과 허리뼈를 평탄하게 댄 채로 유지하도록 한다. 차츰 치료사의 양손의 움직임에 맞춰서 환자가 양 다리를 자유로이 움직일 수 있게 하여간다. 공간에 떠 있게 한 양 다리를 마음대로 원활하게 움직일 수 있게 되면 환자는 골반을 안정화하기 위해 건강한 쪽 다리를 사용할 필요가 없어지게 된다(그림 4.36). 전체 가동범위에 걸쳐서 마비 쪽의 다리를 조절할 수 있는 능력이, 특히 전체적인 폄이 되지 않고 최종 가동범위까지 펼 수 있는 것이 보행의 유각기에는 중요하다. 이 활동은 처음에 누운 자세에서 연습하지만 또한 후에 선 자세에서도 연습한다(제8장 참조).

4.10 맺는 말 (Conclusion)

마비 쪽 팔다리의 선택적인 활동은 환자가 몸통을 조절하는 능력에 따라서 결정된다. 어떤 운동에 필요한 근육에 안정된 고정의 의지할 곳이 제공되지 않으면 팔다리를 발달적으로 미숙하고 획일적인 공동운동으로 밖에 움직일 수 없다. 보행의 다양한 요소에 따른 근육활동을 누운 자세에서 주의 깊게 준비하면 후에 보다 정상에 가까운 보행패턴으로 걸을 수 있다.

환자가 다리나 몸통의 조절을 충분히 재획득하고 이들을 선택적으로 운동에 사용할 수 있게 되기 전에 단지 걷는 것만을 강요하면 흔히 관찰되는 획일적인 공동운동을 사용하여 걷게 되어(Perry 1969, Brunstrom 1970), 결과적으로 경직을 증가시킨다. 수개월 또는 수년 동안 비정상적인 보행패턴으로 걷고 있었던 환자에서도 단순히 걷는 것만이 아니라, 누운 자세에서의 이러한 활동을 채택한 연습을 함으로써 보행패턴을 개선하고 자신감을 회복하여 안심하고 운동을 시행할 수 있게 된다.

제 5 장 누운 자세에서부터 앉은 자세, 앉은 자세에서부터 누운 자세가 되는 활동 (Moving Between Lying and Sitting)

누운 자세에서부터 앉은 자세, 앉은 자세에서부터 누운 자세가 되려면 배의 근육이 중력에 저항하여 몸통을 움직이거나 유지하거나, 그리고 그 운동속도를 조절할 필요가 있다. 머리와 팔은 긴 지레의 팔을 형성하고 쌍방이 결합된 중량은 상당한 것이다. 몸통에 작용하는 중력에 의한 토크(torque)는 몸을 거의 수평의 누운 자세로 하였을 때보다도 수직에 가깝도록 몸을 일으켰을 때 훨씬 작다. 배의 근육의 근육긴장이 어느 정도 높아지고 능동적으로 근육을 충분히 조절할 수 있게 될 때까지 환자 자신이 치료 테이블에서부터 머리와 몸통을 일으키는 것 같은 동작은 어렵다. 따라서 일반적으로는 몸을 똑바로 일으킨 앉은 자세에서부터 몸을 차츰 넘어뜨려 눕도록 진행하는 것이 좋다. 원심성 근육수축을 사용해서 몸통의 운동을 조절하고 바로 누운 자세까지 몸을 확실하게 넘어뜨릴 수 있게 되었을 때 비로소 환자는 수평으로 몸을 눕힌 자세에서부터 운동을 시작하여 일어날 수 있다. 치료사는 이 동작을 할 때 항상 환자를 충분히 보조한다. 그렇게 하지 않으면 환자는 과도한 노력을 강요당하게 되어 결과적으로는 먼쪽부위(원위부)의 경직이 강화된다. 환자로서 동작이 너무나도 지나치게 어려우면 보상운동을 사용하기 때문에 치료사는 그것을 사용하지 않도록 충분히 주의를 기울여야 한다.

5.1 침대 끝에 걸터앉은 자세로의 일어나기 (Sitting Up over the Side of the Bed)

뇌졸중 발병 후 수일 이내에 환자를 침대에서부터 떠나게 하여 등받이가 똑바른 팔걸이가 있는 의자에 앉히거나, 휠체어 태우는 것이 좋다. 이 때 침대의 끝에 양 다리를 내려서 앉은 자세를 취하게 하고, 그리고 그 자세에서부터 침대에 눕는 것을 보조하는 방법이 매우 중요하다. 일어나기 위한 도구를 환자에게 주는 것만으로 환자를 방치하면 건강한 쪽의 손으로 그것을 사용해서 몸을 잡아당겨 일으키려고 허우적거리게 된다. 그 결과 경직이 나타나기 쉬운 근육이 작용해서 만드는 특정 패턴의 연합반응이 출현하여 보통 팔은 굽혀지고 다리는 펴지거나 굽혀진다. 따라서 연합반응을 억제하기 위해 처음부터 몸통의 회전이 들어간 정상적인 일련의 흐름을 가진 운동으로 몸을 일으키는 것을 환자에게 가르쳐야 한다.

마비 쪽으로의 일어나기는 다음과 같이 시행한다.

- 마비 쪽의 다리를 들어올려서 침대의 끝으로 가져가고 침대 밖으로 늘어뜨린다.
- 머리와 건강한 쪽의 어깨를 들어올리고 마비 쪽으로 몸 구르기를 한다. 건강한 쪽의 손이 마비 쪽의 겨드랑이 부근의 침대에 평탄하게 놓도록 앞쪽으로 가져간다.

- 몸을 똑바르게 일으킴에 따라 건강한 쪽 다리를 들어올리고 앞쪽으로 움직여서 침대의 끝에 아래로 늘어뜨린다. 이 때 필요에 따라서 팔로 치료 테이블을 아래로 밀어 몸통의 운동을 돕는다.

환자가 학습하여 과도하게 노력하지 않아도 정확하게 이 일어나기 동작을 할 수 있게 될 때까지 치료사나 간호사는 적절하게 보조할 필요가 있다.

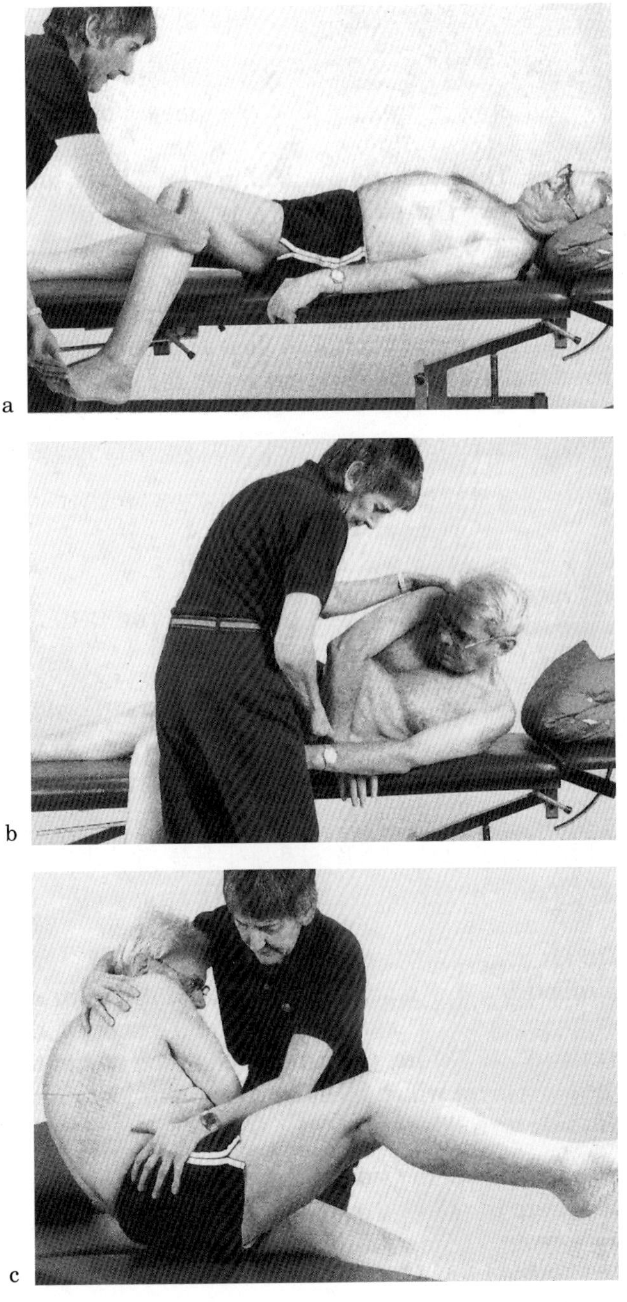

그림 5.1 a–c. 침대에서 끝에 걸터앉은 자세로 일어나는 동작을 촉진한다(왼쪽 편마비). **a** 환자는 보조를 받아 능동적으로 마비 쪽의 다리를 침대의 끝에 늘어뜨린다. **b** 몸통을 굽힘과 회전을 하여 건강한 쪽의 손을 환부 쪽의 침대를 짚어 몸을 지지한다. **c** 보조를 받아서 일어난다.

5.1.1 완전보조 (Fully Supported)

보조자는 환자의 마비 쪽 다리를 굽히고 침대의 끝에 가져가 아래로 늘어뜨린다. 이 때 보조자는 한쪽의 손으로 환자의 발을 바로 누운 자세로 유지하고 다른 쪽의 손으로 다리의 무게를 지지한다 (그림 5.1a).

보조자는 환자가 머리를 들어올려 보조자 쪽으로 몸통을 회전하는 것을 돕는다. 이렇게 하면 환자는 자기 몸의 앞면의 침대에 건강한 쪽의 손을 평탄하게 놓을 수 있다(그림 5.1b).

보조자는 한쪽의 팔을 환자의 양 어깨의 뒤로 돌리고 또 한쪽의 손을 환자의 건강한 쪽의 골반에 댄다. 이와 같이 한 다음 보조자는 자기의 중력중심을 옆쪽으로 이동하여 골반을 아래쪽으로 밀면서 환자의 몸을 똑바로 일으킨 위치로 가져간다. 환자에게는 이 때 건강한 쪽 다리를 침대의 밖으로 흔들어서 내밀게 한다. 이 다리의 무게는 몸통을 수직으로 일으키는 것을 돕는 작용을 한다(그림 5.1c). 각 단계의 운동은 그 때마다 환자에게 명확한 구두지시를 주어 천천히 주의 깊게 시행한다. 이와 같이 시행하면 환자도 가급적 능동적으로 시행하여 보조자에게 협력할 수 있다.

5.1.2 부분보조 (Less Assistance)

환자 스스로가 이 동작을 조금이라도 시행할 수 있게 되고 몸통근육의 조절을 약간이라도 재획득하게 되면, 보조자는 바로 그것에 맞춰서 보조하는 양을 조절한다. 환자가 자신이 마비 쪽의 다리를 침대 밖으로 늘어뜨릴 때, 보조자는 그 무릎이 확실하게 굽힘 위치가 되도록 한다. 몸을 일으킬 때 환자의 양 어깨 뒤에 팔을 돌리는 대신에 건강한 쪽 어깨에 손을 대고 이 동작을 촉진한다. 건강한 쪽으로 머리를 바로잡아 몸통이 옆쪽굽힘을 하기 쉽도록 어깨를 아래로 누른다(그림 5.2a). 건강한 쪽의 골반에 댄 또 한쪽의 손으로 골반을 아래쪽으로 눌러서 엉덩이를 침대에 붙여 지지하게 한다 (그림 5.2b).

5.1.3 능동적인 일어나기 (No Support)

환자는 자신이 누운 자세에서부터 쉽게 일어나도록 학습하고 마지막으로는 건강한 쪽의 손으로 침대를 밀지 않아도 일어날 수 있도록 한다(그림 5.3).

5.2 끝에 걸터앉은 자세에서부터 누운 자세로 (Lying Down from Sitting)

침대의 끝에 발을 늘어뜨린 앉은 자세에서부터 누운 자세가 되는 것은 일어나는 운동의 흐름과 같고 그 순서가 반대가 될 뿐이다. 환자는 건강한 쪽의 손을 마비 쪽의 침대에 평탄하게 짚어 몸통의 무게를 얼마간 지지하도록 한다. 다음으로 마비 쪽의 어깨를 충분히 앞쪽으로 내밀도록 몸을 회전하여 침대에

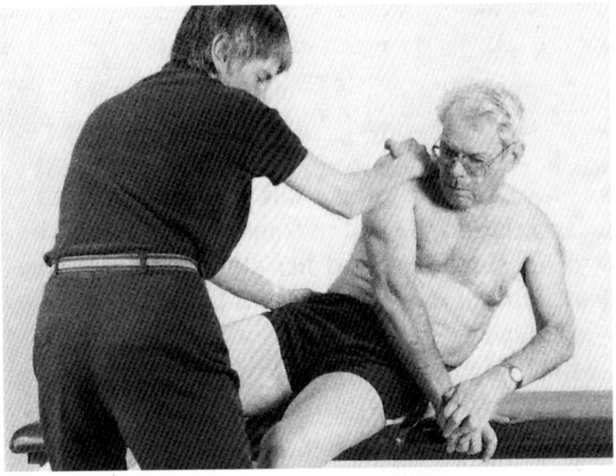

a

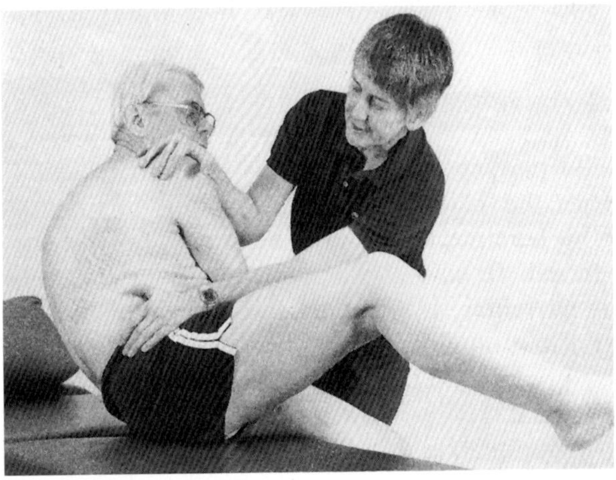

b

그림 5.2 a, b. 어깨와 골반을 조작하여 일어나는 동작을 촉진한다(왼쪽 편마비). a 머리와 몸통의 옆쪽굽힘을 돕기 위해 보조자는 어깨를 아래로 누른다. b 보조자는 환자의 골반의 건강한 쪽을 침대에 붙이도록 밀어 내린다. 이 때, 다리의 무게는 동작을 돕도록 작용한다.

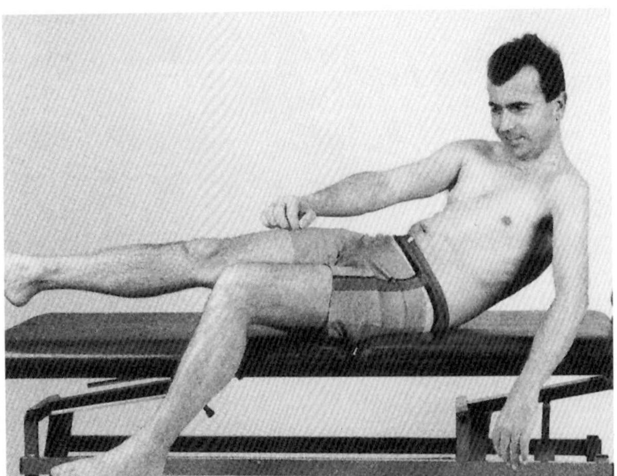

그림 5.3. 이 환자는 혼자서 누운 자세에서부터 일어날 수 있다(왼쪽 편마비).

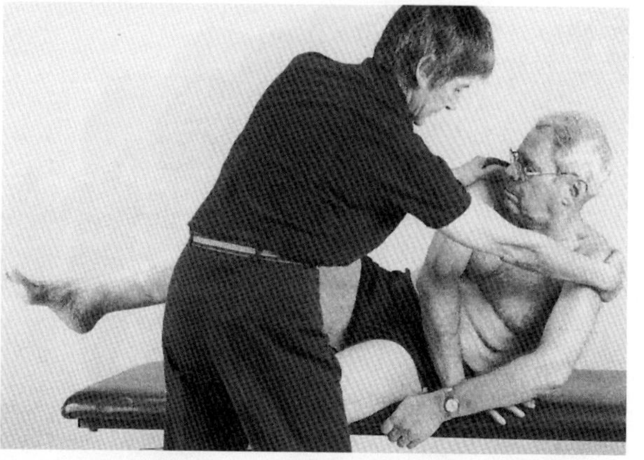

그림 5.4. 끝에 걸터앉은 자세에서부터 눕는다. 보조자는 환자의 왼쪽 어깨를 앞쪽으로 당기고 몸통의 무게를 얼마간 지지하여 이 운동을 촉진한다(왼쪽 편마비).

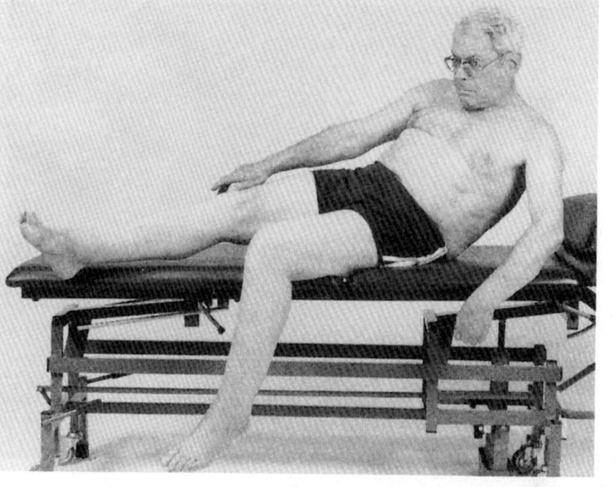

그림 5.5. 혼자서 눕는다. 이 때 건강한 쪽의 손을 지지로 사용하지 않는다(왼쪽 편마비).

누우면서 건강한 쪽 다리를 들어올린다. 몸을 눕히면 건강한 쪽 다리도 침대에 내리고 마찬가지로 하여 마비 쪽 다리를 침대에 들어올린다.

조기의 단계에서는 침대에 몸을 완전히 눕혀 몸통을 충분히 안정시킨 다음에 마비 쪽의 다리를 굽혀서 침대에 올려놓는다.

이 동작에서는 보조자는 환자가 누울 때 마비 쪽의 어깨뼈에 한쪽 손을 대고 어깨를 앞쪽으로 끌어내어 환자 몸통의 회전을 촉진함과 동시에 체중의 일부를 지지한다. 보조자의 또 다른 한쪽 손은 건강한 쪽 어깨의 앞면에 대고 그것을 뒤쪽으로 유도하면서 몸통의 회전을 보조한다(그림 5.4). 환자는 머리와 어깨가 침대에 닿기 직전에 건강한 쪽의 손을 침대에서부터 떼고 바로 누운 자세가 된다. 다음으로 보조자는 마비 쪽의 넓적다리부분을 아래에서부터 지지하고, 발을 중립위치로 유지하면서 다리를 침대에 올려놓는 것을 보조한다. 이 때 보조자는 발에 댄 손으로 환자의 발가락을 폄위치로 유지한다. 환자가 건강한 쪽의 손으로 몸을 지지하지 않아도 누울 수 있게 될 때까지 철저하게 연습한다(그림 5.5). 또한 일어나기와 눕는 쌍방 동작의 흐름을 각각 단계적으로 운동요소로 나눠서 연습하는 것도 동작의 획득에 도움이 된다.

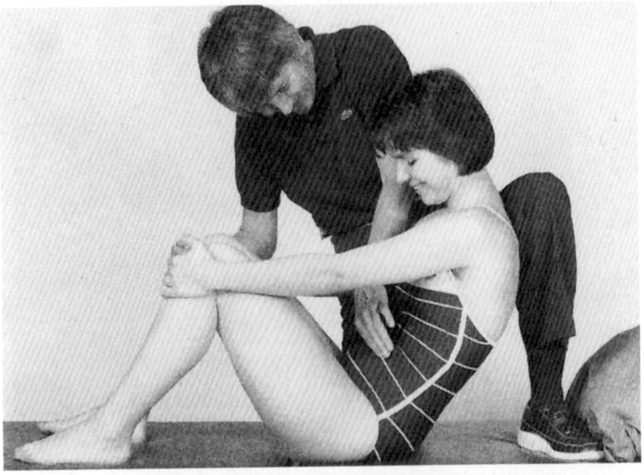

a

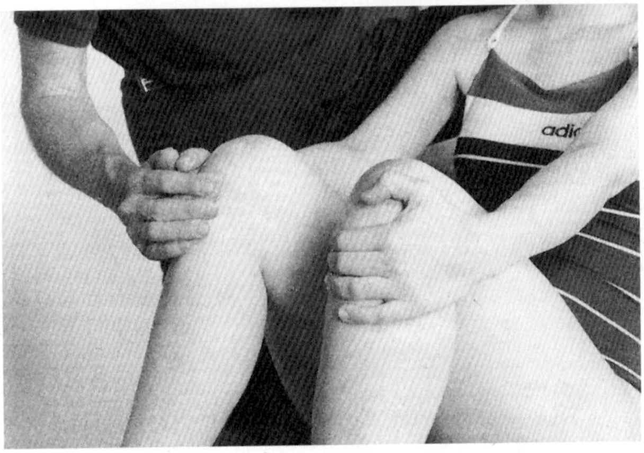

b

그림 5.6 a, b. 양손으로 무릎을 껴안은 자세. 운동시작 자세를 조정한다(오른쪽 편마비). **a** 치료사는 환자의 몸통 무게를 무릎으로 지지한다. 이렇게 하면 환자는 이완한다. **b** 환자는 양 손을 양 무릎에 가볍게 댄다. 이 때 치료사는 마비 쪽의 손을 적절한 위치에 유지하는 것을 돕는다.

5.3 양손으로 무릎을 껴안은 앉은 자세(crook sitting)에서 몸을 흔들다 (Rocking in Crook Sitting)

허리뼈의 굽힘이 어려운 환자는 많다. 폄근의 과도한 활동으로 허리는 전만의 자세로 고정되고 그 결과 다리의 폄근은 더욱 긴장이 강화되어 과도한 긴장의 상태가 된다. 허리의 전만 때문에 골반을 자유로이 움직일 수 없고, 보행할 때 환자는 마비 쪽의 발을 앞으로 가져가는 데 몸통 전체를 굽힌다. 허리뼈가 폄 위치로 유지되어 있으면 하복부의 근육은 선택적으로 수축할 수 없게 된다.

이 활동을 시행할 때, 환자는 양 엉덩관절과 양 무릎관절을 굽히고 양 발을 치료 테이블에 짚고 앉는다. 양쪽의 손은 무릎을 껴안는 것처럼 앞으로 돌리고 치료사가 마비 쪽의 손을 그 위치에 유지한다. 치료사는 발을 치료 테이블에 올려놓고 다리로 뒤쪽으로부터 환자의 몸통을 지지하여 환자가 안심하고 몸을 기댈 수 있게 한다. 치료사가 환자의 몸통을 충분히 지지하면 환자의 양 팔은 이완하여 펴진다. 이 때 환자의 허리뼈는 수동적으로 굽힌다(그림 5.6 a, b).

환자가 이 운동시작 자세를 정확히 취하게 되면, 치료사는 환자의 등을 지지하고 있던 다리를 떼어

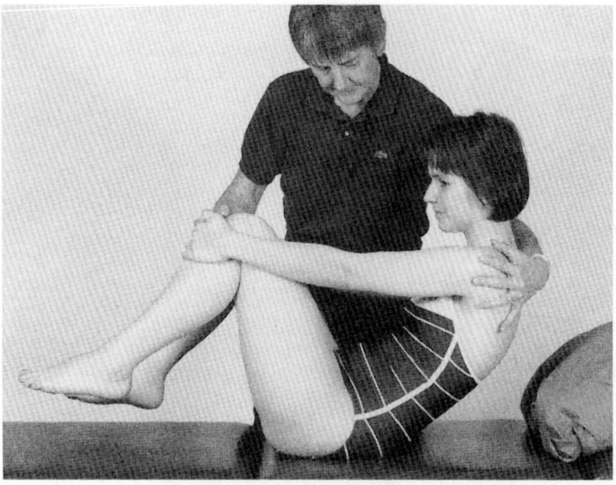

a

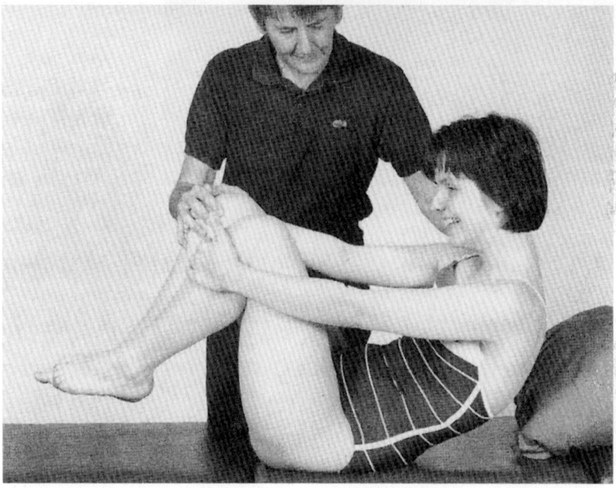

b

그림 5.7 a, b. 양 손으로 무릎을 껴안은 앉은 자세에서 움직인다(오른쪽 편마비). **a** 환자는 몸을 앞뒤로 흔들고 허리의 선택적인 운동을 시행한다. **b** 치료사는 환자의 옆쪽으로 살짝 움직이고 몸통 옆쪽굽힘근의 근육활동을 높인다.

환자의 양 어깨의 뒤로 팔을 돌려 몸통을 지지한다(그림 5.7a). 환자는 몸을 앞뒤로 조용히 흔들어 움직이고 허리의 선택적 운동을 시행한다. 이때 환자는 팔꿉관절을 펴고 팔로 몸을 잡아당기지 않도록 주의한다. 환자가 동작을 잘 조절할 수 있게 되면 뒤쪽으로 조금씩 크게 흔든다.

환자가 앞뒤로 자유로이 몸을 흔들 수 있게 되면 치료사는 옆쪽으로 환자를 움직여 몸통 옆쪽굽힘근육의 활동을 높인다(그림 5.7b).

5.4 다리를 길게 뻗고 앉은 자세에서의 몸통의 활동 (Moving the Trunk in Long Sitting)

치료 테이블 위에서 다리를 편 자세에서 시행하는 동작은 골반이 양 다리의 무게로 어느 정도 안정화된다는 이점이 있다. 양 엉덩관절을 벌림 · 가쪽회전을 하고 양 다리를 펴서 치료 테이블에 평탄하게 붙인 채로 하여두면, 가령 몸통의 굽힘근이 작용하였다 해도 전체적인 굽힘 패턴이 되지 않고 몸통과 다리의 선택적인 활동이 자극된다.

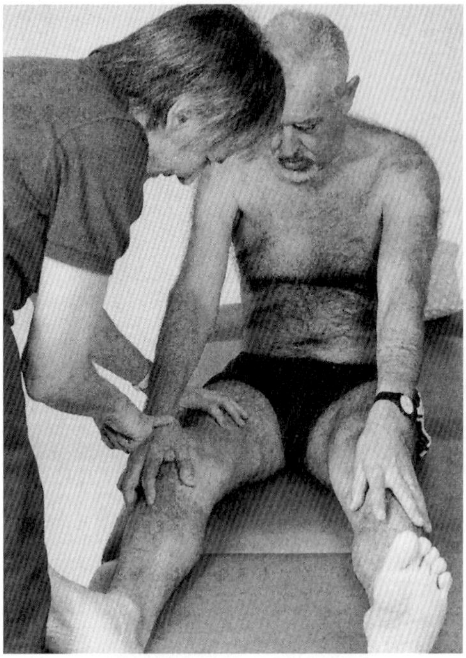

그림 5.8. 다리를 길게 뻗고 앉은 자세에서 선택적인 무릎관절 폄의 운동을 연습한다. 치료사는 넓적다리부분을 사용해서 환자의 발목관절을 충분히 등쪽굽힘 위치로 유지한다. 환자의 양손은 무릎 위에 올려놓는다(오른쪽 편마비).

5.4.1 다리를 길게 뻗고 앉은 자세에서의 무릎관절의 분리된 폄 (Long Sitting with Isolated Knee Extension)

환자는 다리를 길게 뻗고 앉은 자세에서 양 무릎 위에 손을 가볍게 댄다. 그 자세에서 무릎관절만을 선택적으로 펴고 다음으로 그것을 이완하는 연습을 한다. 치료사는 그 동안 자기의 넓적다리부위로 환자의 발을 충분히 등쪽굽힘 위치로 유지한다(그림 5.8). 무릎관절을 펴려고 긴장시켰을 때 마비쪽의 손이 무릎에서부터 떨어져서 몸쪽으로 전위하지 않으면 엉덩관절 폄근은 수축하여 있지 않다는 것을 알 수 있다. 환자는 무릎관절의 능동적인 폄과 이완을 율동적으로 반복한다. 그리고 건강한 쪽 무릎관절의 폄근도 번갈아 수축시키면 좋다. 이 활동을 더 어렵게 하기 위해 리듬을 바꿀 수도 있다. 예컨대, 왼쪽 무릎관절의 폄근을 2회 수축시키고 오른쪽을 1회 수축시킨다. 그리고 그 반대의 경우도 가능하다. 분리된 무릎관절의 폄은 환자가 보행할 때 매우 중요하다. 무릎관절을 선택적으로 펼 수 없으면 무릎관절을 펼 때마다 발목관절이 바닥쪽굽힘을 하게 된다. 그 결과 입각기의 시작 때 체중을 충분히 앞쪽으로 이동하여 발 위에 올려놓는 움직임이 발목관절 바닥쪽굽힘근에 의해서 방해된다. 또한 유각기의 종기에 발의 엄지두덩이 먼저 앞쪽의 바닥에 닿게 된다. 반복해서 일어나는 발목관절 바닥쪽굽힘근의 근육활동 때문에 환자는 단하지 장구를 장착하여 발목관절을 등쪽굽힘 위치로 유지하지 않을 수 없게 된다. 무릎관절의 선택적인 폄은 처음에 누운 자세에서 학습하는 편이 좋은 경우도 있다(그림 5.9). 누운 자세에서는 엉덩관절도 펴져 있기 때문에 환자로서 이 운동은 하기 쉽다. 환자가 무릎 폄근을 등척성으로 수축시켜 근육활동을 높일 때, 치료사는 발목관절을 충분히 등쪽굽힘 위치로 유지하는 것이 중요하다. 마비 쪽으로 연습하기 전에 건강한 쪽의 무릎관절을 정확히 분리하여

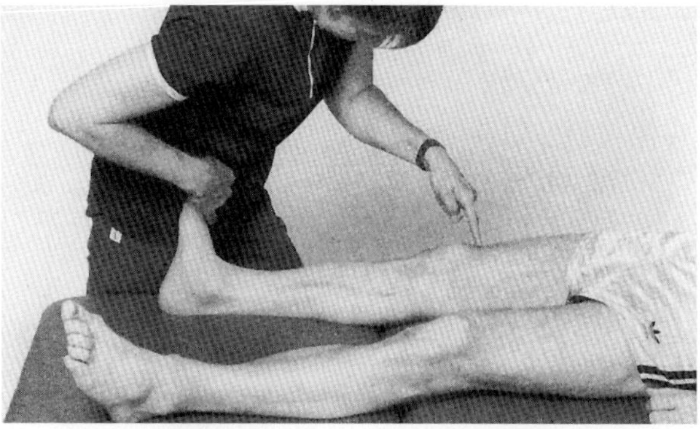

그림 5.9. 처음에는 누운 자에서 무릎관절을 등척성으로 펴는 것을 학습한다. 발목관절은 최대 가동범위까지 등쪽굽힘을 하여 억제한다(오른쪽 편마비).

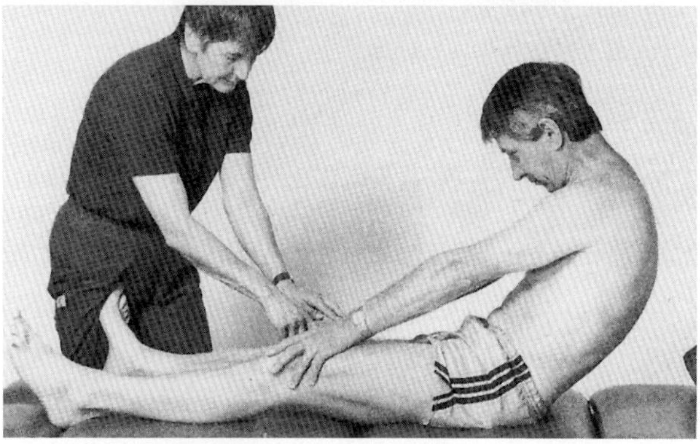

a

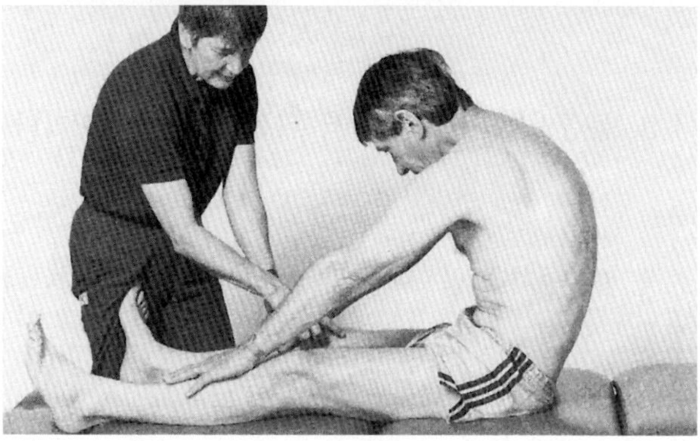

b

그림 5.10 a, b. a 환자는 양 무릎관절과 양 팔을 편 채로 몸통을 뒤로 넘어뜨린다. 이 때 양 손은 넓적다리의 위를 미끄러지게 한다. b 다음으로 몸통을 앞쪽으로 되돌린다. 이 때 양손을 양 발쪽으로 미끄러지게 한다(오른쪽 편마비).

펴는 활동을 가르쳐두어야 한다.

선택적인 무릎관절의 폄을 할 수 있는지 아닌지가 장구 없이 보행을 할 수 있는지 아닌지의 전제 조건이 된다. 이미 단하지 장구를 사용하고 있어도, 이 동작을 재획득할 수 있다면 그것을 사용하지 않아도 된다.

5.4.2 바로 누운 자세에의 동작 (Moving Towards Supine Lying)

환자가 다리를 길게 뻗고 앉은 자세에서 무릎관절을 선택적으로 펼 수 있게 되면 몸통을 뒤쪽으로

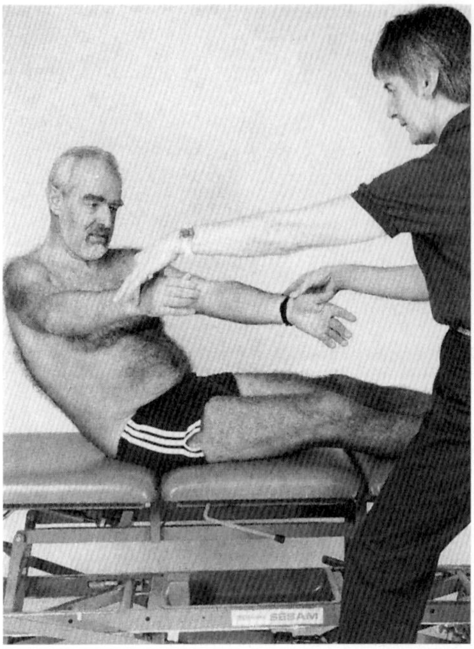

그림 5.11. 다리를 길게 뻗고 앉은 자세에서부터 몸통을 마비 쪽으로 회전하면서 뒤로 넘어뜨린다. 치료사는 보조하여 뻗힌 양팔을 어깨 폭으로 벌려서 평행으로 유지한다(오른쪽 편마비).

기울이고 넓적다리부분에 양손을 붙인 채로 양 엉덩관절 쪽으로 미끄러지게 한다. 이 때 환자의 양 팔꿉관절은 편 채로 두게 한다. 다음으로 팔꿉관절을 편 채로 발쪽으로 다시 되돌린다(그림 5.10a, b).

5.4.3 몸통을 회전시키면서 뒤쪽으로 넘어뜨리다 (Lying Down with the Trunk Rotated)

환자는 다리를 길게 뻗고 앉은 자세에서부터 치료사 쪽으로 몸통을 회전시키다. 이 때 치료사는 환자의 양손을 잡아당기지 않도록 위에서부터 가볍게 유지한다. 환자는 능동적으로 양 손을 적절한 위치로 이동하는데 치료사는 필요에 따라서 최소량의 보조를 한다. 환자의 양 엉덩관절은 벌림을 하고 양 다리는 펴진 상태를 유지하도록 한다(그림 5.11). 건강한 쪽의 어깨를 앞쪽으로 가져가는 것은 비교적 쉬우므로 먼저 마비 쪽에 이 운동을 시행한다. 건강한 쪽 방향으로 몸통을 회전한 경우 마비 쪽의 몸통을 앞쪽으로 가져가는 것이 어렵고 다리를 펴두는 것도 어려워진다. 마비 쪽의 다리는 마비 쪽의 몸통 굽힘근의 근육활동이 높아지면 굽히는 경향이 있다(그림 5.12a). 전체적인 굽힘 패턴으로 움직이는 일도 있다.

이 경우, 치료사는 자기의 한쪽 다리를 환자의 넓적다리에 올려놓고 환자가 몸통을 자기 쪽으로 회전시켰을 때 무릎을 폄 위치로 유지한다(그림 5.12b). 거기서부터 환자는 몸통을 넘어뜨려서 가급적 누운 자세로 접근하고 다시 다리를 길게 뻗고 앉은 자세로 되돌아간다.

환자의 다리가 계속 침대 위에 평탄하게 펴진 상태로 있고 더 이상 치료사의 다리에 저항하여 치켜 올리려고 하지 않는다고 치료사가 느끼면 환자에게 능동적으로 편 상태를 유지하도록 시킨다 (그림 5.12c).

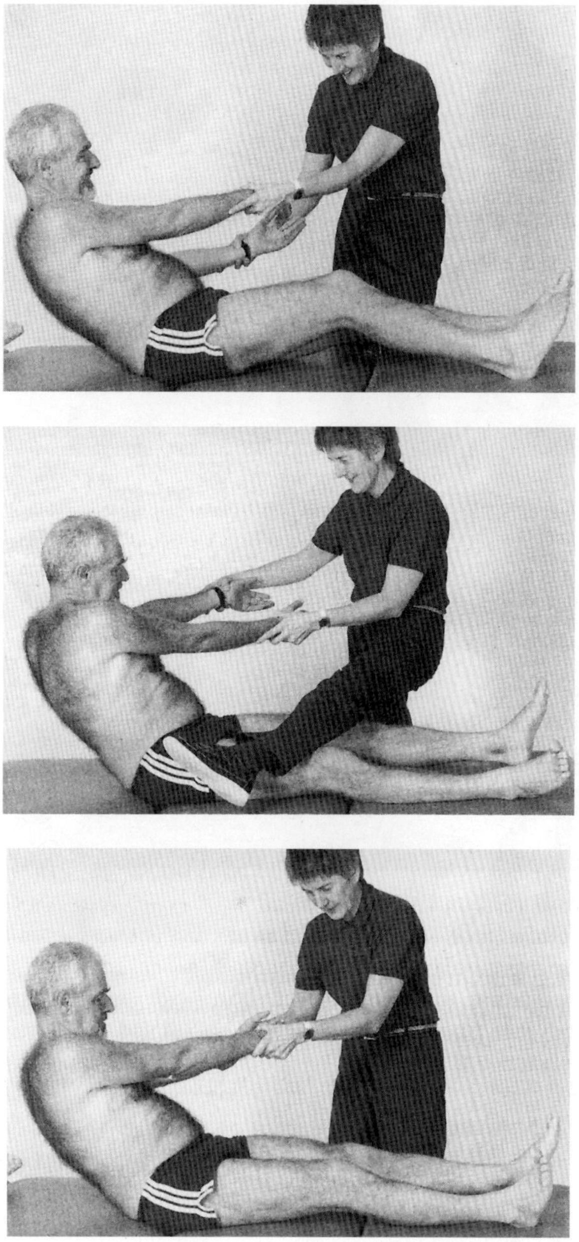

그림 5.12 a–c. 다리를 길게 뻗고 앉은 자세에서부터 몸통을 건강한 쪽으로 회전하면서 뒤로 넘어뜨린다(오른쪽 편마비). **a** 환자는 마비 쪽의 어깨를 앞쪽으로 가져가는 것이 어렵고 다리는 굽혀지기 쉽다. **b** 치료사는 환자의 다리를 편 자세로 유지하고 양 팔을 적절한 위치로 유지한다. **c** 환자는 점점 뒤로 크게 몸통을 넘어뜨리고 다시 원래대로 일어난다. 이 때 다리를 능동적으로 편다.

환자가 이 운동을 정확히 시행하여 치료사의 보조 없이도 다리를 폄 위치로 유지할 수 있다면, 치료사는 치료 테이블의 곁에 서서 자기의 넓적다리로 환자의 마비 쪽의 발목관절을 충분히 등쪽굽힘 위치로 유지한다. 환자는 몸통을 회전하면서 누울 때 양 팔을 서로 평행이 되도록 펴둔다. 이 동작을 양쪽에 번갈아 시행한다. 치료사는 마비 쪽의 팔을 폄 위치로 지지하고 건강한 쪽은 바른 위치로 유도한다 (그림 5.13 a, b).

이 활동으로 먼쪽(원위)의 경직이 있는 다리에 대해서 몸쪽(근위)의 몸통이 움직이기 때문에 다리의

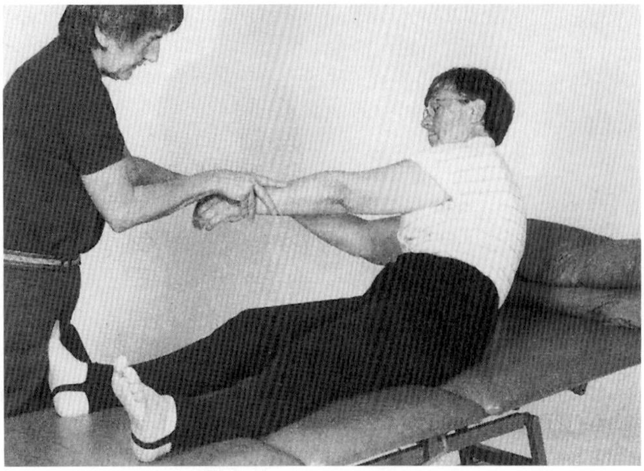
a

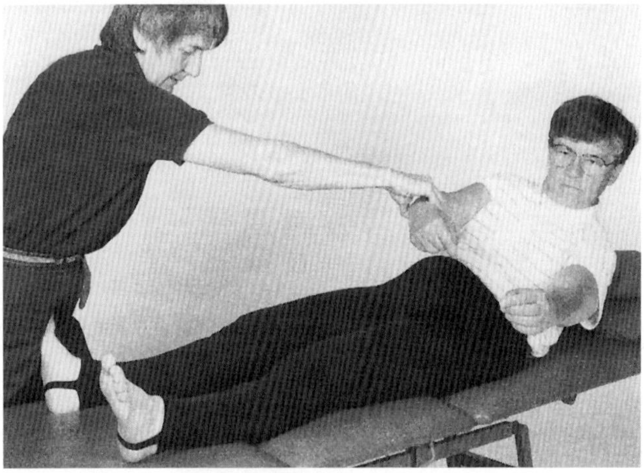
b

그림 5.13 a, b. 다리를 길게 뻗고 앉은 자세에서부터 몸통을 회전시켜 뒤로 넘어뜨린다. 치료사는 환자의 발목관절이 바닥쪽굽힘을 하는 것을 억제하고 양 팔의 위치를 바르게 유도한다(오른쪽 편마비). **a** 마비 쪽으로 회전한다. **b** 건강한 쪽으로 회전한다.

경직이 감소한다. 그리고 환자는 다리의 선택적인 폄을 학습하게 된다. 몸통의 능동적인 조절, 특히, 배빗근의 근육활동의 조절은 이것에 의해서 상당히 개선된다.

5.5 맺는 말 (Conclusion)

환자가 누구의 도움도 받지 않고 자기가 그렇게 하고 싶다고 생각하였을 때 혼자서 침대에서부터 떠나고, 또한 침대에 누울 수 있는 것은 중요한 일이다. 누운 자세와 앉은 자세 사이의 운동에 의해서 자극되는 근육활동은 환자가 혼자서 일어나거나 눕거나 하는 동작을 가능케 할 뿐만 아니라 다른 동작을 시행하는 능력도 개선한다. 예컨대, 정상적인 균형반응이 출현하고, 계단을 오르거나 목욕을 하는 동작 등이 가능해진다. 이 단원에서 언급한 동작은 환자가 침대에서부터 일어나는 것을 보조하기 위해 하루에 한번 시행하는 것만이 아니라 치료기간을 통해서 몇 번이라도 연습하는 것이 좋다.

제 6 장 앉은 자세에서의 활동 (Acivities in Sitting)

앉은 자세에서 다양한 활동을 함으로써 몸통을 조절하는 근육활동이 자극된다. 즉, 앉은 자세에서 환자를 옆쪽, 앞쪽, 뒤쪽으로 수동적으로 움직이거나 또는 능동적으로 그렇게 움직임으로써 환자의 몸통은 제2장에서 언급한 "촉수"의 상태가 된다. 이와 같이 중력에 저항하여 몸통을 능동적으로 움직이거나 어떤 위치로 유지하거나 그리고 중력방향으로의 운동속도를 조절하면 중력방향과 반대의 위쪽이 된 몸통의 근육활동이 활성화된다.

6.1 끝에 걸터앉은 자세 (Sitting with Both Legs over the Side of the Plinth)

이제부터 언급하는 활동의 대부분은 환자가 자기의 침대나 그 주변에 있는 의자 또는 작업치료실에서 사용되는 벤치에 앉아서도 시행할 수 있는 것이다. 그러나 양 발이 바닥에 닿지 않는 높이의 것이 처음에는 활동을 하기 쉽다. 양 발이 바닥에 닿아 있으면 운동을 할 때 환자는 건강한 쪽의 발에 의존하게 되어 결과적으로는 보상적인 근육의 사용방법을 하게 된다. 또한 치료사의 입장으로서는 몸통의 운동을 정확히 끌어내면서 동시에 환부 쪽 발에 일어나는 바람직하지 않은 연합반응을 조절해야 하고 조작이 어려워진다. 그러나 일상생활에서는 우리들은 양 발을 바닥에 붙인 앉은 자세에서 기능적 활동을 시행하고 있다. 따라서 환자가 어떤 하나의 동작을 학습하였으면 그것을 평소에 시행하고 있는 바닥에 발을 붙인 앉은 자세에서 다시 한번 연습하면 좋다.

6.1.1 몸통 하부의 선택적인 굽힘 · 폄 (Selective Flexion and Extension of the Lower Trunk)

앉은 자세에서 여러 가지 활동을 연습하기 전에, 우선 자세교정의 학습이 중요하다. 바른 자세에서는 등뼈의 안정성이 얻어지고 정상보행이나 양 팔의 선택적이고 정교성이 풍부한 운동이 가능해진다.

그러나 환자가 좋아하는 대로 앉게 하면 환자는 골반을 뒤로 기울여 양 엉덩관절을 정상보다 더 많이 펴고 등뼈를 후만을 시켜 앉는다. 몸통을 똑바로 일으킨 자세를 취하려면 우선 환자의 골반의 위치를 교정해야 한다.

치료사는 환자의 정면에 서서 마비 쪽의 어깨에 한쪽 손을 올려놓고 어깨가 뒤쪽으로 당겨지지 않도록 한다. 치료사는 또 한쪽의 손을 환자의 허리뼈에 대고 환자가 골반을 앞으로 기울이게 하고, 양 엉덩관절을 굽혀서 척주를 펴는 것을 돕는다(그림 6.1a). 다음으로 마비 쪽의 어깨에 놓은 손은 그대로 하여 척주 전체를 굽히도록 환자에게 지시한다. 이 때, 치료사의 또 한쪽의 손은 환자의 배가 뒤쪽으로 가라앉도록 보조한다(그림 6.1b). 환자의 목도 충분히 굽힌다. 환자가 전체적인 패턴으로

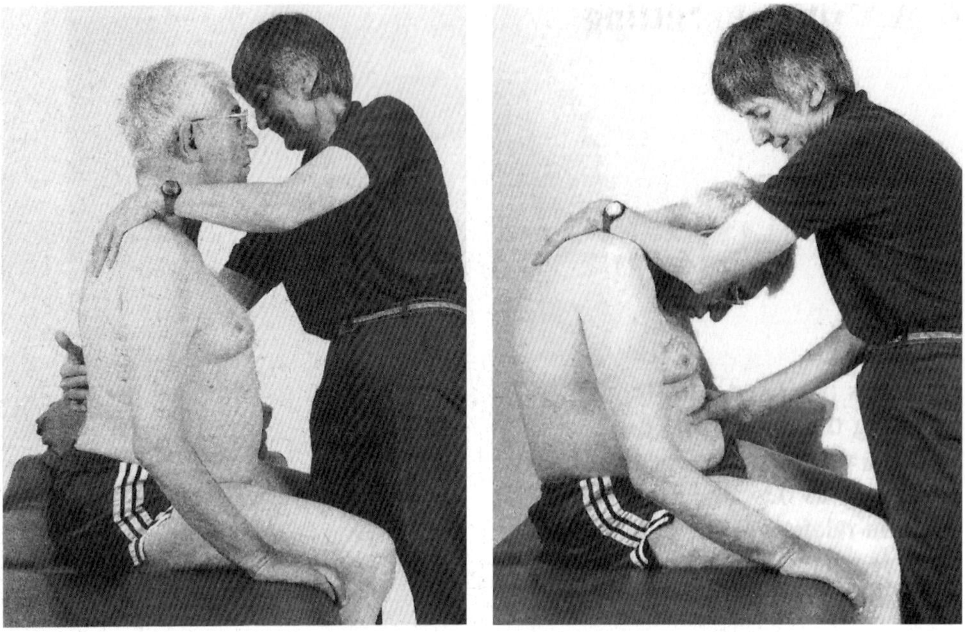

a b

그림 6.1 a, b. 골반의 위치를 교정하기 위해 몸통을 펴거나 굽힌다(오른쪽 편마비). a 폄, b 굽힘.

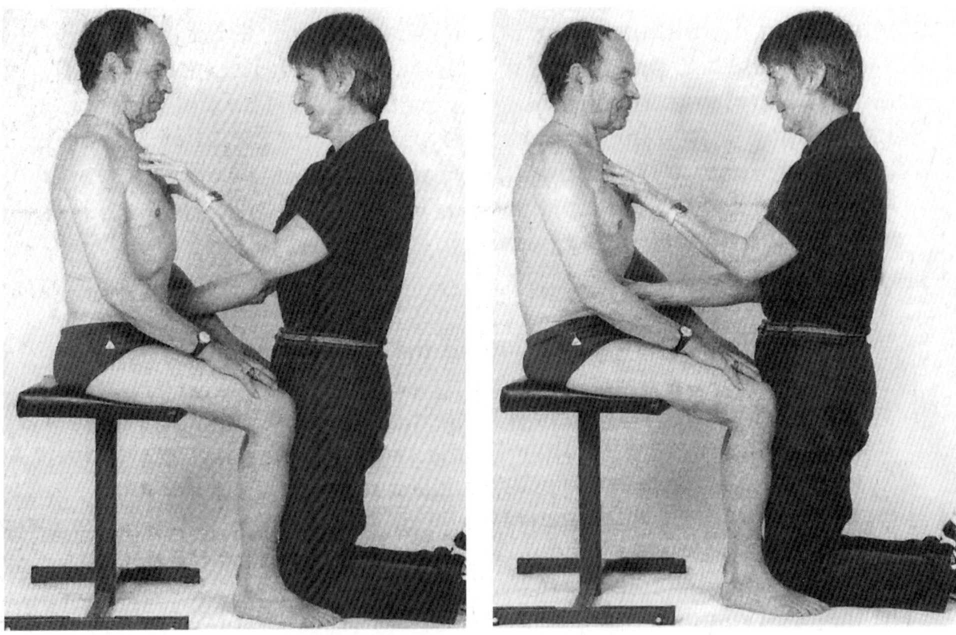

a b

그림 6.2 a, b. 등뼈를 안정화한 상태에서의 몸통 하부의 선택적인 활동(오른쪽 편마비). a 폄, b 굽힘.

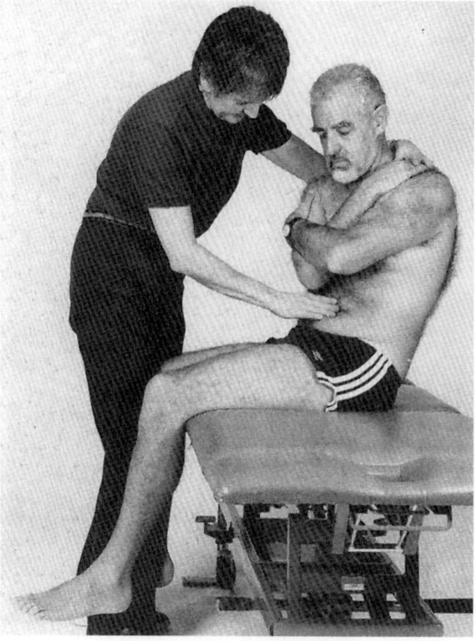

그림 6.3. 능동적인 몸통의 굽힘 · 회전. 환자는 건강한 쪽의 손을 사용해서 마비 쪽의 어깨를 앞쪽을 당긴다(오른쪽 편마비).

등을 펴거나 굽히거나 할 수 있게 되면 보다 선택적으로 이 운동을 시행하도록 연습한다.

이 단계의 연습에서는 환자에게 머리와 양 어깨를 똑바로 유지하고 움직이지 않도록 시켜서 허리만 굽히고 펴게 한다. 환자에게 이 운동은 배꼽보다도 아랫부분만을 사용해서 시행하는 것을 잘 설명한다.

등뼈를 폄 위치로 안정화하여 허리뼈를 굽힘과 폄을 할 수 있도록 되면 환자는 양 발을 바닥에 붙이고 의자나 등받이 없는 의자에 앉아서 이 운동을 연습하면 좋다(그림 6.2a, b).

6.1.2 굽힘을 동반한 몸통의 회전 (Trunk Rotation with Flexion)

환자는 몸통을 똑바로 일으켜서 앉고 마비 쪽의 손을 건강한 쪽의 어깨에 둔다. 치료사는 그것을 보조하고 환자의 몸통을 뒤쪽으로 움직인다. 환자는 건강한 쪽의 손으로 마비 쪽 위팔을 유지하면서 그 손으로 마비 쪽의 어깨뼈를 앞쪽으로 끌어낸다(그림 6.3). 이 연습에서는 치료사는 팔을 환자의 뒤로 돌리고 그 손가락을 환자의 손가락에 대어 환자의 손이 어깨에서부터 떠나지 않도록 유지한다. 동시에 뒤로 돌린 팔로 마비 쪽의 어깨를 앞 아래쪽으로 누른다. 또한 치료사는 또 한쪽의 손을 마비 쪽의 몸통에 대고 갈비뼈를 중간에 모으도록 하면서 아래쪽으로 밀어 내린다. 그 손으로 근육활동을 일으켜야 할 부위도 환자에게 알린다. 이 운동에서는 결과적으로 마비 쪽의 팔꿉관절이 건강한 쪽의 엉덩관절 방향으로 움직여야 한다.

환자는 건강한 쪽 팔을 어깨관절 굽힘 · 모음 · 가쪽회전 위치로 유지하고 팔꿉관절 굽힘 위치로 유지하여 이 운동을 반복한다(그림 6.4 a, b). 이러한 건강한 쪽 팔의 자세는 중요하며, 이것이 정확하지 않으면 자동적으로 몸통을 펴서 뒤쪽으로 넘어뜨리거나 회전을 위하여 한쪽의 몸통 폄근의 활

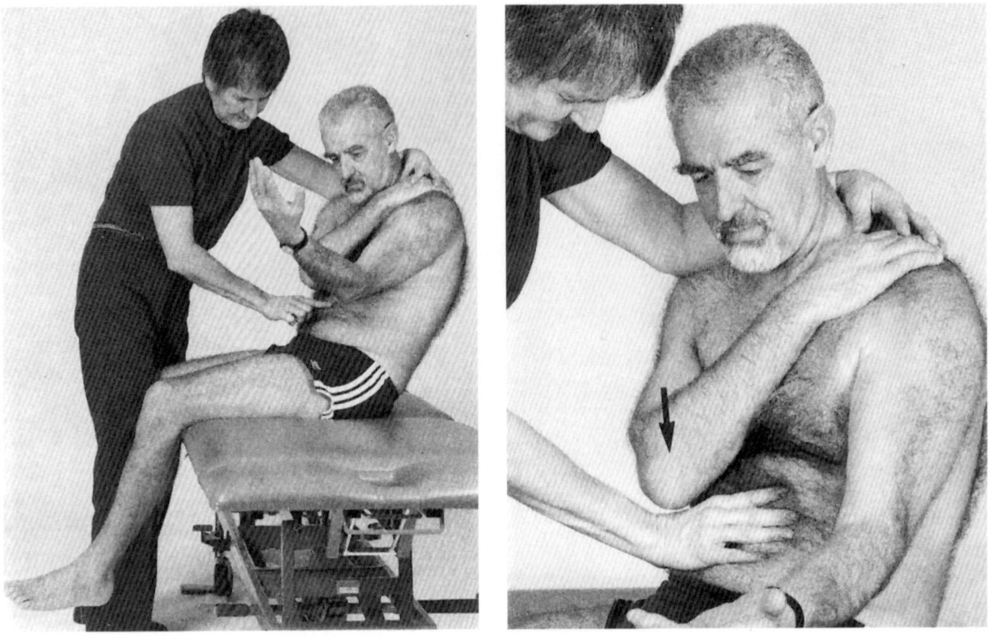

a b

그림 6.4 a, b. 중력에 저항해서 하는 몸통의 굽힘 · 회전(오른쪽 편마비). a 환자는 건강한쪽의 어깨관절을 모음 · 가쪽회전 위치로 하여 팔을 앞쪽에 유지한다. 마비 쪽의 손을 적절한 위치에 두고 그 손가락을 이완시킨다. b 치료사는 환자의 마비 쪽 어깨가 앞쪽으로, 그리고 아래쪽의 반대쪽 엉덩관절 쪽으로 바르게 움직이도록 운동을 촉진한다.

동을 사용하게 되어 목적으로 하는 배의 근육활동을 사용할 수 없게 된다. 허리뼈는 굽히고 과도하게 펴지지 않도록 주의해야 한다. 환자의 양 다리는 치료 테이블의 끝에서부터 늘어뜨린 채로 두고 다리가 들어올려져 엉덩관절이 굽힘 방향으로 움직이지 않도록 한다. 이 동작을 연습하는 가운데 치료사는 조금씩 보조하는 양을 감소시키고 환자가 팔을 혼자서 과도한 노력을 하지 않고 그 위치에 유지할 수 있도록 한다(그림 6.5).

이 동작은 발을 바닥에 붙이고 연습할 수도 있다. 마비 쪽의 어깨를 앞쪽으로 끌어내어 모음을 시키기 위해 팔꿉관절을 굽히는 데에 처음에는 저항을 느끼는 일이 많다. 몸통을 회전시킴으로써 이 팔의 폄근의 과도한 긴장은 억제된다. 굽힘에 저항감이 없어지면 치료사가 보조하면서 환자에게 능동적인 팔꿉관절 굽힘을 시행시킨다. 치료사가 팔꿉관절을 펴서 손을 조금씩 멀리까지 움직이고 그것을 자기가 어깨로 되돌린다(그림 6.6 a, b). 어깨뼈를 후퇴시키지 않고 선택적으로 팔꿉관절만을 굽히도록 한다.

식사를 하는, 손이나 얼굴을 씻는, 그리고 머리를 빗는 것 같은 많은 기능적 활동이 몸의 정면에서 팔의 굽힘을 필요로 한다. 선택적인 팔의 운동을 학습하는 것이 일상생활에서의 이와 같은 활동에 마비 쪽의 손을 사용하는 준비가 된다.

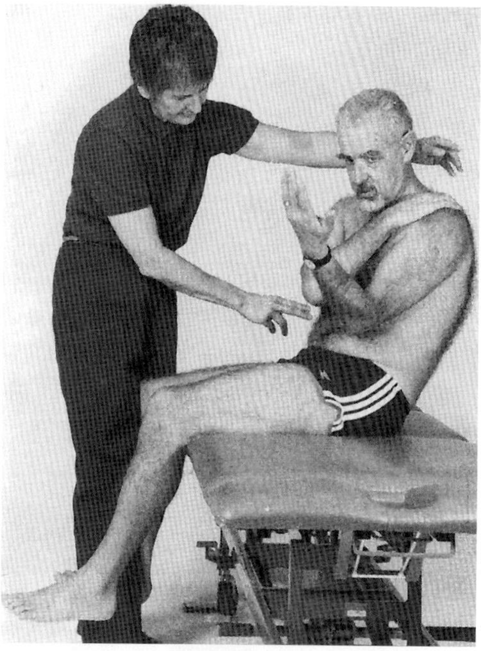

그림 6.5. 치료사의 보조 없이 환자는 능동적으로 이 자세를 유지한다(오른쪽 편마비).

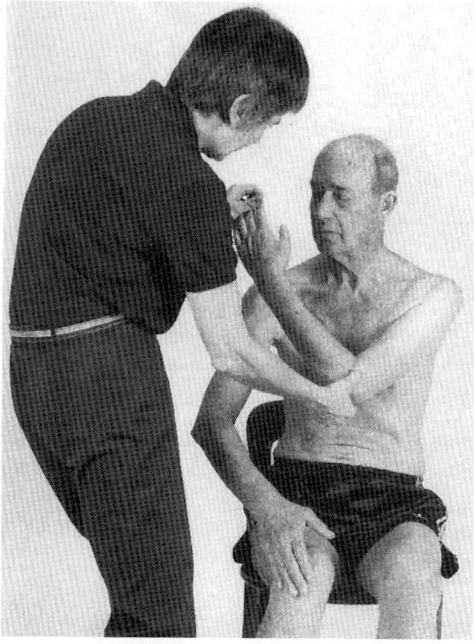

a

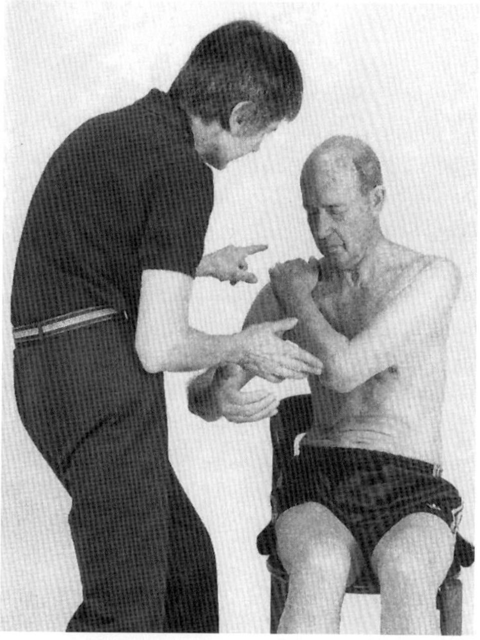

b

그림 6.6 a, b. 폄근의 과도한 긴장을 억제한 다음에 팔을 능동적으로 굽힌다(왼쪽 편마비). a 치료사는 환자의 손을 어깨에서부터 뗀다. 1회마다 그 떼는 거리를 크게 한다. b 환자는 마비 쪽의 어깨뼈를 후퇴시키지 않고 팔꿉관절을 굽혀 손을 능동적으로 어깨로 되돌린다.

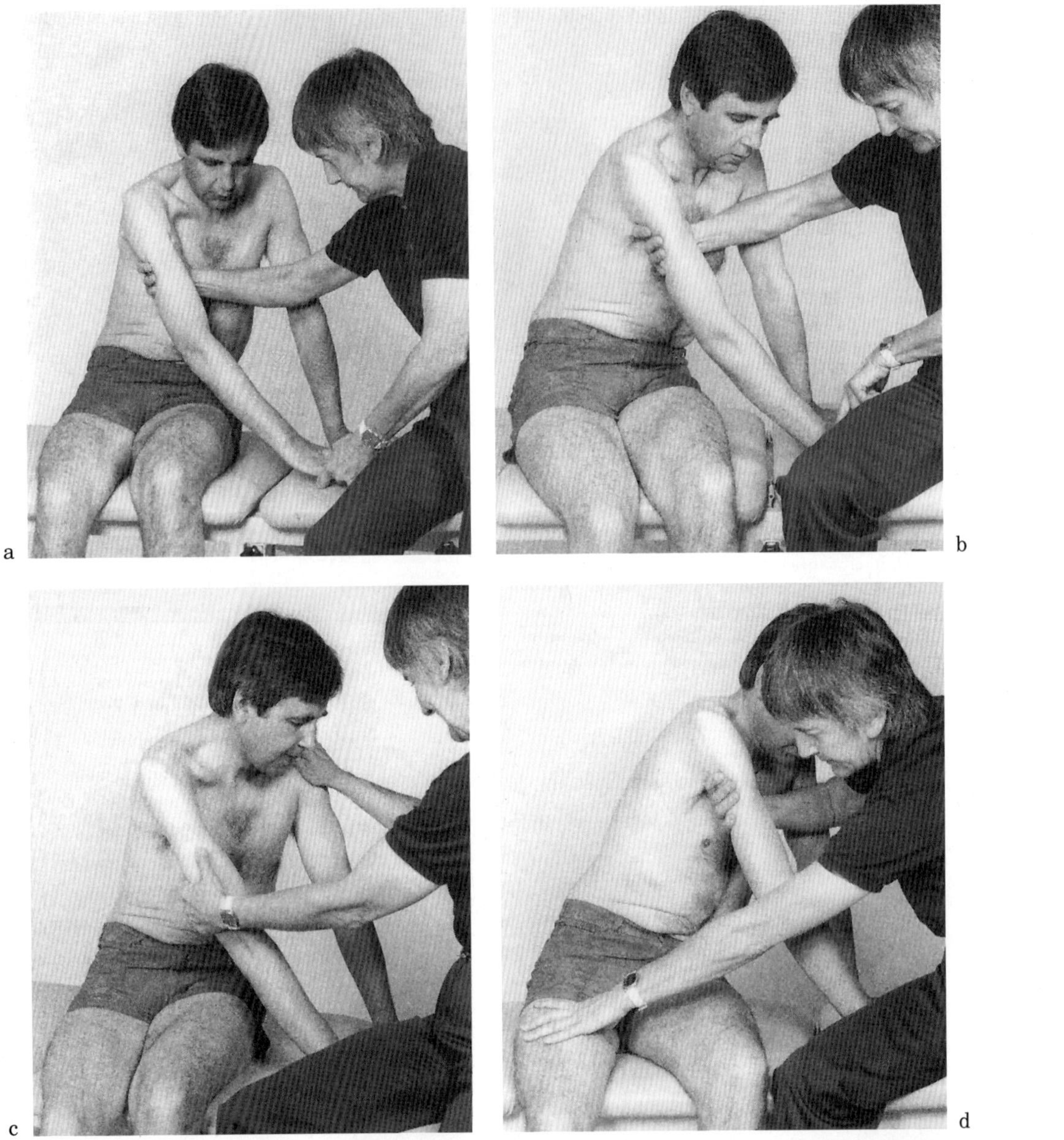

그림 6.7 a-d. 건강한 쪽으로 몸통을 회전한다(오른쪽 편마비). a 치료 테이블에 마비 쪽의 손을 평탄하게 짚는다. b 몸통 상부의 굽힘과 마비 쪽 어깨의 앞쪽 끌어내기를 보조한다. c 마비 쪽의 팔을 적절한 자세로 유지한 채로 건강한 쪽 어깨를 뒤쪽으로 유도한다. d 환자의 엉덩관절과 골반의 위치를 조정한다.

그림 6.8 a-d. 건강한 쪽으로 양 손을 짚고 몸통을 굽힘 · 회전을 한다(오른쪽 편마비). a 치료사는 환자의 오른쪽 엉덩관절의 모음(내전)을 방지하고, 팔꿉관절의 폄을 보조한다. b 위팔을 “lumbrical grip”을 사용하여 쥐고 팔꿉관절을 펴지게 하고 환자의 손목부분에 압력을 가한다.

6.2 양 팔을 같은 쪽에 짚고 지지하여 몸통을 회전하다 (Rotation of the Trunk with Both Arms Supported on the Same Side)

6.2.1 건강한 쪽으로의 회전 (Rotating Towards the Sound Side)

건강한 쪽으로 몸통을 회전하여 몸의 곁에 있는 치료 테이블에 건강한 쪽의 손을 짚는다. 치료사는 마비 쪽의 손을 보조하고 건강한 쪽의 손과 평행이 되도록 치료 테이블에 놓는다. 마비 쪽을 앞쪽으로 회전할 수 없으면, 마비 쪽 팔은 얼핏 보기에 짧아진 것처럼 보이고 손이 치료 테이블에 도달하지 않는 경우도 있다. 치료사는 환자의 건강한 쪽에 앉고 한쪽의 손으로 위팔의 어깨에 가까운 부분을 유지하여 그것을 앞쪽으로 당긴다. 이 때 치료사의 손목관절 등쪽 부분으로 환자의 복장뼈에 대항압박(counter-pressure)을 가하여 환자의 복장뼈를 굽혀서 어깨뼈를 앞쪽으로 내는 것을 돕는다(그림 6.7a). 치료사는 또 한쪽의 손으로 마비된 손을 치료 테이블에 평탄하게 대도록 유도하고 엄지손가락과 손가락이 펴진 상태가 되도록 한다.

환자의 몸을 교정하는 데에 양손을 사용하기 때문에 치료 테이블에 환자의 손을 유지해두는 데에 치료사는 넓적다리부분을 이용한다. 환자의 펴진 손 위에 살짝 누르는 것처럼 넓적다리를 올려놓는다(그림 6.7b). 환자는 몸통의 회전이 불충분한 것을 보상하려고 하여 대부분의 경우 엉덩이를 움직이기 때문에 마비 쪽의 엉덩관절은 앞쪽으로 이동한다. 치료사는 먼저 양 어깨와 몸통의 위치를 교정하고 이어서 골반과 마비 쪽 다리의 위치를 교정해야 한다.

대부분의 환자는 거전한 쪽 팔로 과도한 노력을 하고 어깨를 능동적으로 앞쪽으로 가져가서 유지한다. 그래서 몸통의 회전을 방지한다. 치료사는 비어있는 손으로 환자의 건강한 쪽의 어깨를 뒤쪽으로 유도하고 몸통 회전을 촉진한다(그림 6.7c).

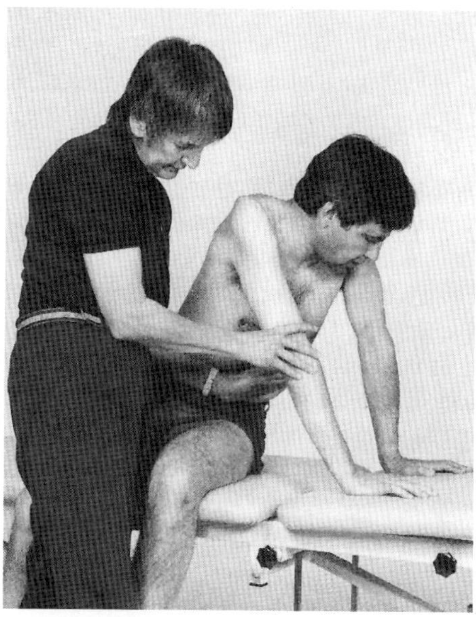
a

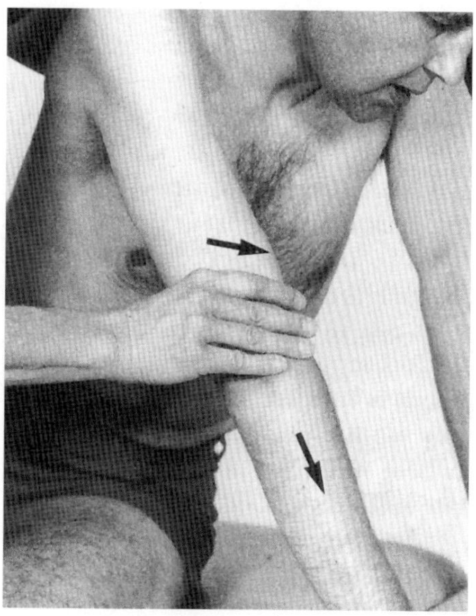
b

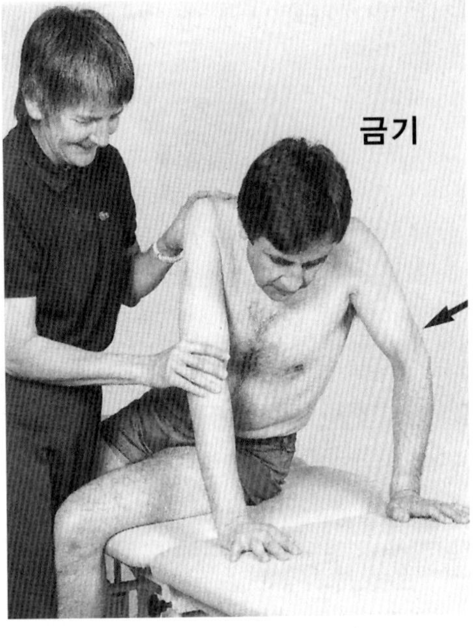

그림 6.9. 환자는 몸통회전의 부족을 보상하기 위해 건강한 쪽의 팔꿉관절을 굽히는 경향이 있는데 그것을 하지 못하게 해야 한다.

일단 양 어깨가 바른 위치가 되면 치료사는 한쪽 손을 마비 쪽의 넓적다리에 대고 다리를 보다 벌림 위치로 유지하여 엉덩이가 치료 테이블에 평탄하게 닿도록 한다(그림 6.7d).

마비 쪽의 어깨가 더 이상 뒤쪽으로 당겨지지 않고 손의 굽힘근 경직이 감소되면 치료사는 자기의 위치를 바꾼다. 치료사는 환자의 정면에 서고 다리로 마비 쪽 다리를 벌림 위치로 유지한다. 치료사는 한쪽 손으로 마비 쪽의 팔꿉관절을 충분히 펴도록 보조함과 동시에 마비 쪽의 어깨를 앞쪽으로 유지한다. 치료사의 손을 위팔뼈관절융기(상완골과)의 위에 대고 팔꿉관절 폄의 방향으로 힘을 가할 뿐만 아니라, 환자의 손목부분에 위에서부터 압력을 가하도록 한다(그림 6.8a, b). 치료사의 또 한쪽의 손은 손등을 환자의 하위 갈비뼈에 대고 몸통의 굽힘을 유도한다.

이 자세에서 이완하고 별 노력 없이 이 자세를 유지하도록 환자에게 지시한다. 그리고 손을 테이블에서 떼지 않고 몸통을 좌 · 우로 이동하여 팔에 걸려있는 체중을 조용히 한쪽의 손에서부터 다른 쪽의 손으로 옮기도록 지시한다. 손바닥의 가쪽 모서리에 체중이 걸리고 다음으로 체중을 반대쪽으로 옮김으로써 그것이 안쪽 모서리에 걸리게 된다. 이 한쪽으로부터 반대쪽으로의 체중이동에 의해서 굽힘근 경직은 놀랄 만큼 경감한다. 치료사는 한쪽의 손으로 환자의 마비 쪽 팔의 자세를 유지할 뿐이기 때문에 반대쪽 손으로 환자가 시행하는 보상운동을 교정한다. 이 보상에는 몸통을 충분히 회전할 수 없기 때문에 자연히 건강한 쪽의 팔꿉관절을 굽히게 되는 경우가 많다(그림 6.9). 치료사도 그것을 간과하는 경우가 적지 않다.

환자에게 공통적으로 관찰되는 다른 보상운동에는 몸통의 폄이 있다(그림 6.10a). 이 경우 치료사는 비어있는 손의 손등을 사용해서 자주 흉곽을 뒤쪽으로 유도하여 몸통을 굽히게 하면 좋다(그림 6.10 b).

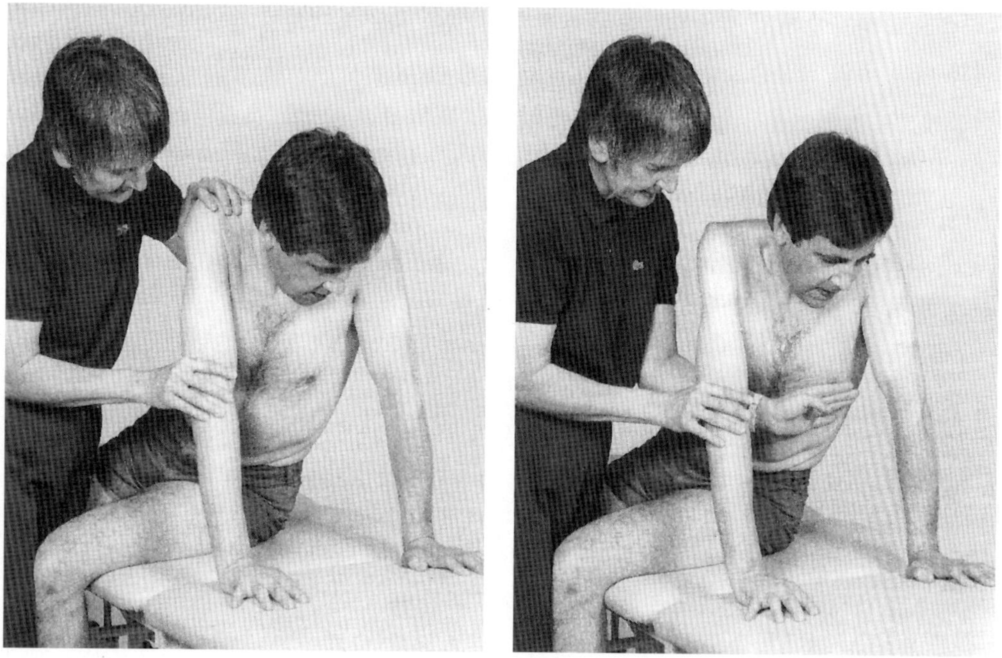

그림 6.10 a, b. 보상적인 몸통의 폄을 방지한다. a 몸통을 펴게 하면 엉덩이가 회전한다. b 치료사는 손등을 사용하여 몸통을 굽힘으로 유도한다(오른쪽 편마비).

6.11

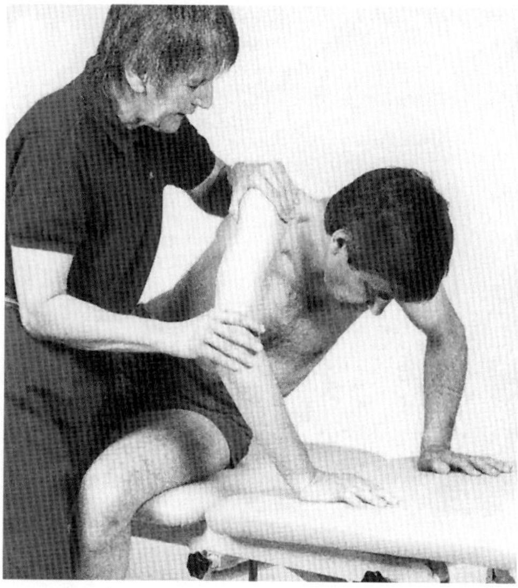

6.12

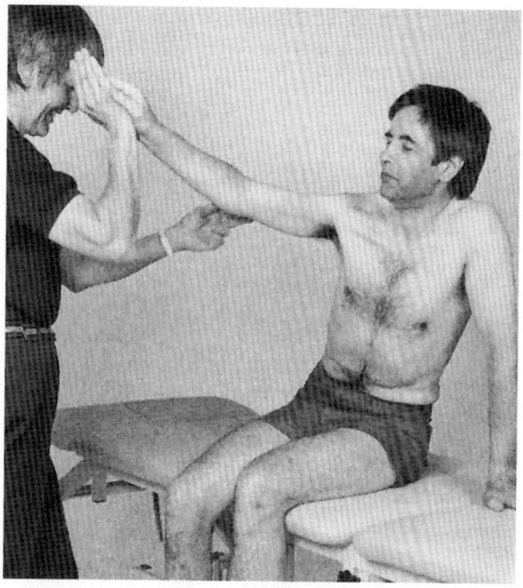

그림 6.11. 환자는 양 팔꿉관절을 굽히고 머리를 내려서 치료 테이블에 접근시킨다. 환자의 코가 양 손의 한가운데에 오도록 한다(오른쪽 편마비).

그림 6.12. 마비 쪽의 어깨를 앞쪽으로 유지한 채로 팔꿉관절을 능동적으로 편다(오른쪽 편마비).

다음으로 환자에게 양 팔꿉관절을 굽히게 하여 코를 치료 테이블에 접근시킨다. 건강한 쪽의 팔꿉관절과 마비 쪽의 팔꿉관절을 연결하는 직선이 몸통과 평행이 되도록 움직여야 한다. 엉덩이가 치료 테이블에서부터 떨어지지 않을 정도로 환자의 머리를 가급적 아래로 움직여간다(그림 6.11).

이와 같이 몸통 회전을 시행하여 팔의 경직을 감소시켰으면 자세를 되돌려서 환자의 손과 치료사의 손을 합쳐 팔을 편 채로 앞쪽으로 유지시킨다. 이 때, 환자가 과도하게 노력하지 않도록 한다. 또한, 환자의 손을 앞쪽으로 유지시킨 채로 치료사는 손목부분에 가벼운 압력을 가하여 배빗근의 근육활동을 높인다(그림 6.12).

6.2.2 마비 쪽으로의 회전 (Rotating Towards the Hemiplegic Side)

치료사는 마비 쪽의 손을 대략 큰돌기(대전자)의 수준에서 치료 테이블에 평탄하게 짚도록 뒤쪽으로 유도한다. 치료사는 환부 쪽의 팔꿉관절이 펴지도록 지지하고 환자는 건강한 쪽의 손을 앞으로 가져가 어깨 폭으로 반대쪽 손과 배열하도록 짚는다. 치료사는 또 한쪽의 손으로 마비 쪽의 어깨를 뒤쪽으로 당기고 아래팔로 어깨뼈를 미는 것처럼 하여 그것을 바른 위치로 가져간다(그림 6.13). 환자는 팔을 펴려고 노력하여 어깨를 앞쪽으로 끌어내고 팔의 모음(내전)을 하는 공동운동의 활동을 사용하기 때문에 치료사는 상당한 보조를 하여 이들을 바른 위치로 교정한다. 마비 쪽에서 이러한 활동이 일어나면 몸통의 회전을 방지한다.

다음으로 환자에게 코를 치료 테이블에 접근시킨다. 코의 위치는 양 손의 중간으로 한다. 이 때, 건강한 쪽의 팔꿉관절이 올바른 방향으로 움직이고 있는지 주의를 기울일 필요가 있다. 양쪽의 팔꿉

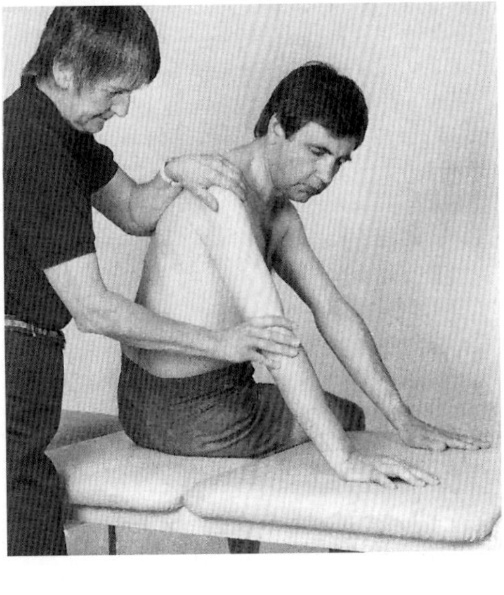

그림 6.13. 마비 쪽으로 양손을 짚고 몸통의 굽힘 · 회전을 한다. 치료사는 마비 쪽의 어깨를 뒤쪽으로 당기고 팔꿉관절의 폄을 보조한다(오른쪽 편마비).

관절을 연결하는 선이 몸통과 평행으로 움직이도록 한다. 몸통의 회전이 적으면 건강한 쪽의 팔꿉관절은 건강한 쪽으로 움직여버리는 경우가 많다(그림 6.14a). 치료사는 손으로 최적의 운동방향을 환자에게 보여주지만(그림 6.14b), 그러나 일단 환자가 움직임의 방향을 이해하였다면 마비 쪽의 어깨와 어깨뼈를 지지하기 위해 그 손을 다시 원래로 되돌린다(그림 6.14c).

양 팔꿉관절이 굽혀짐에 따라 체중은 손바닥의 가쪽 모서리로 옮겨가고, 펴짐에 따라 안쪽 모서리로 되돌아간다.

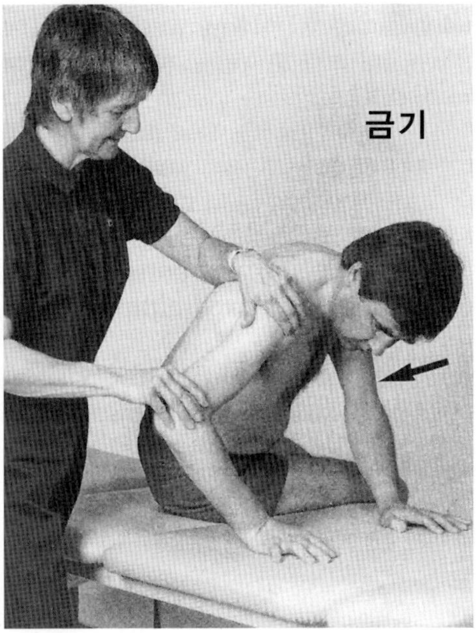

a

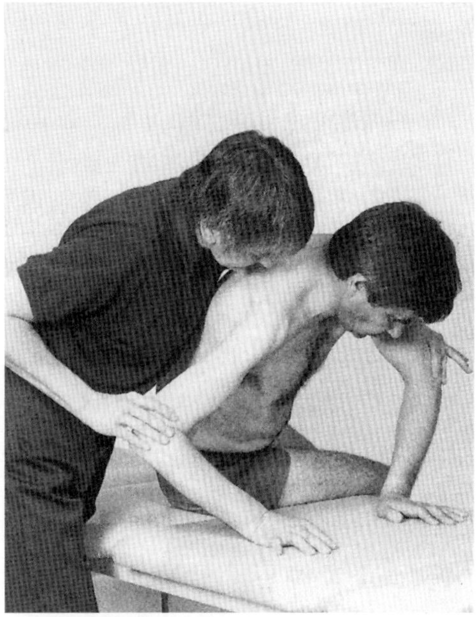
b

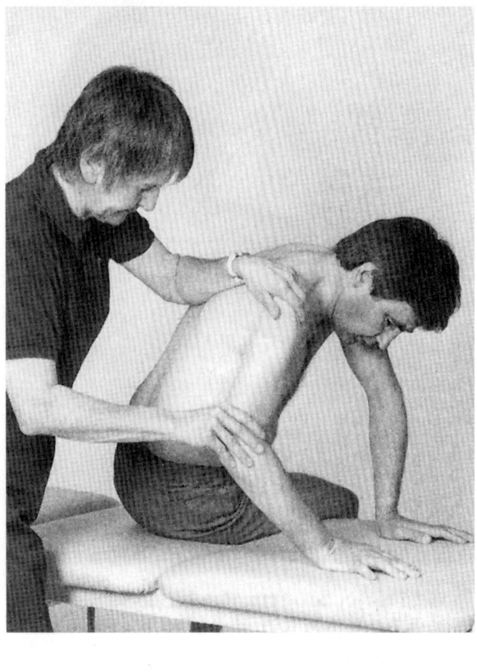
c

그림 6.14 a–c. 머리를 양 손 사이로 내리고 치료 테이블에 접근시키기 위해 양 팔꿉관절을 굽힌다(오른쪽 편마비). **a** 몸통의 회전이 부족하면 그 보상으로서 건강한 쪽의 팔꿉관절을 충분히 굽히지 않고 어깨의 모음을 한다. 이것은 피하도록 주의한다. **b** 치료사가 건강한 쪽 팔꿉관절의 위치를 교정하고 있다. **c** 환자가 양 팔꿉관절을 굽힐 때 어깨뼈를 뒤 아래쪽으로 유도한다.

6.3 경직을 억제하여 이끌어내는 마비 쪽 팔의 능동적인 운동 (Active Movements of the Hemiplegic Arm Following the Inhibition of Spasticity)

몸통의 회전과 양 팔을 펴서 번갈아 체중을 이동하는 활동에 의해서 경직은 대폭적으로 감소되기 때문에 그 후 환자에게 마비 쪽 팔을 능동적으로 선택적으로 움직이게 할 수 있다. 실제로 물건을 들거나 나이프로 자르거나 컵으로 마시거나 그리고 여러 가지로 움직이는 목적동작이 정상적인 운동을 촉진한다. 환자가 시행하는 활동과 치료사가 보조하는 양은 환자가 재획득한 능동적 운동기능에 의해서 결정된다(Davies 1985). 환자는 손으로 어떠한 것을 들었을 때 팔을 능동적으로 뒤침(회외)을 하는 활동을 재획득하는 것이 곤란하다. 이 경우 우선 몸쪽부위를 움직임으로써 엎침근(회내근)의 과도한 긴장을 억제하여야 하고, 다음으로 능동보조운동의 연습을 하여야 한다.

이 연습에서는 환자에게 양 손으로 굵은 나무막대를 들게 한다. 양손은 어깨 폭으로 넓혀야 한다. 치료사는 환자의 곁에 서고 환자의 정면에 놓은 등받이 없는 의자(stool)에 한쪽 발을 올려놓는다. 환자는 양 팔꿉관절을 치료사의 무릎 위에 올려놓는다. 이와 같이 양 팔꿉관절 또는 양 위팔을 지지하는 것은 중요하며, 이것이 없으면 마비 쪽의 어깨를 손상시키게 될 위험성이 있다(그림 6.15a). 치료사는 환자가 막대를 쥐면서 손목관절을 등쪽굽힘 위치로 유지할 수 있도록 마비 쪽의 손을 지지한다.

다음으로 치료사는 또 한쪽의 손을 환자의 하복부에 대고 방향을 유도하여 환자에게 척주를 굽히게 한다. 환자는 등뼈를 굽힐 수 있어도 허리뼈를 굽히는 것은 어렵다(그림 6.15b).

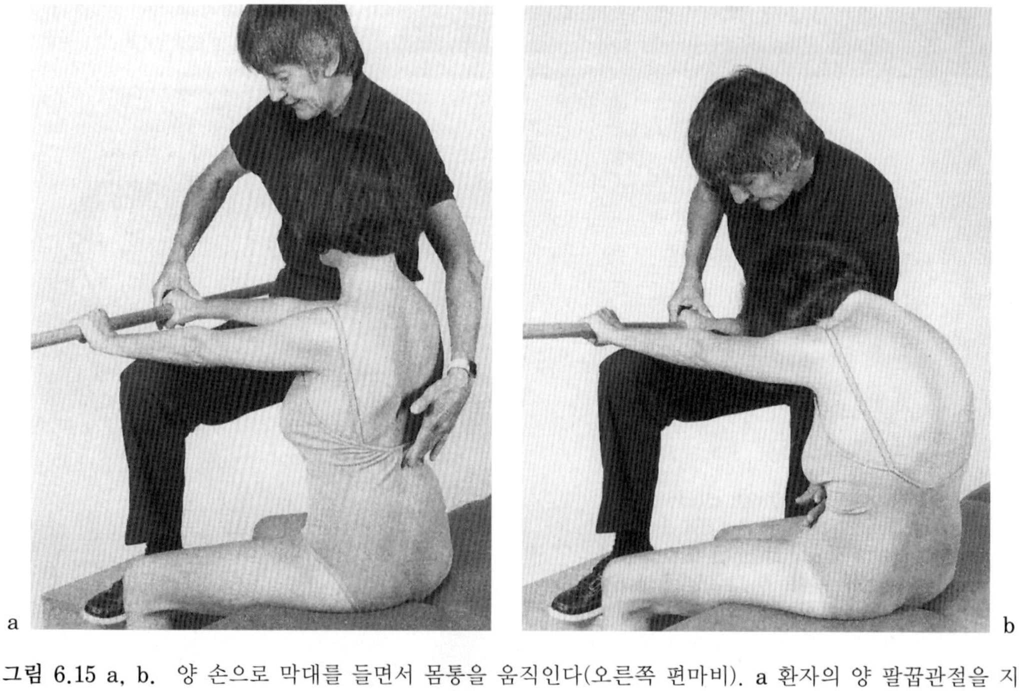

그림 6.15 a, b. 양 손으로 막대를 들면서 몸통을 움직인다(오른쪽 편마비). a 환자의 양 팔꿉관절을 지지하면서 몸통을 편다. b 치료사는 몸통의 굽힘을 보조한다.

몸쪽부분의 몸통을 굽히고 폄으로써 팔의 먼쪽부분에 있는 경직은 그 과도한 긴장이 감소한다. 다음으로 환자는 치료사의 도움을 받아 양 팔의 뒤침을 하고 어깨 폭으로 벌려서 양손으로 막대를 쥔다(그림 6.16). 뒤침 위치에서 환자는 손가락을 굽혀두는 것이 어려운 경우가 있다. 이 경우는 치료사가 환자의 손가락과 엄지손가락을 막대에 감기는 것 같이 잡고 손목관절을 등쪽굽힘 위치로 유지할 필요가 있다.

환자는 양 팔꿉관절을 치료사의 넓적다리에 올려놓은 채로 양 손을 움직이지 않고 몸통을 굽히고 편다. 치료사는 한쪽의 손으로 이 움직임이 지나치게 큰 부분은 억제하고(그림 6.17a), 또한 움직임이 불충분한 부분에서는 그것을 보완하도록 운동이 일어나는 위치를 조정한다(그림 6.17b).

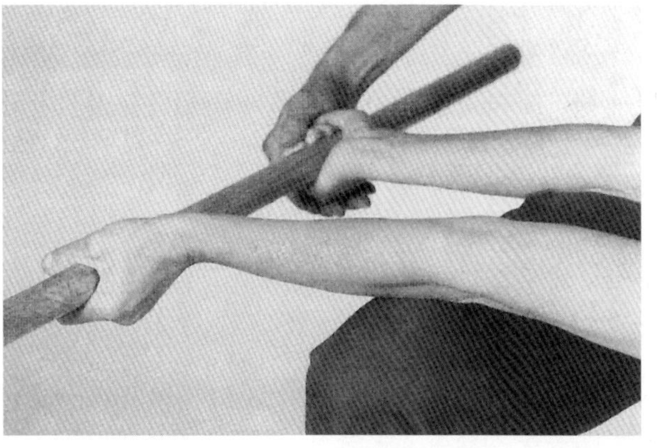

그림 6.16. 아래팔을 뒤침을 하여 막대를 유지한다(오른쪽 편마비).

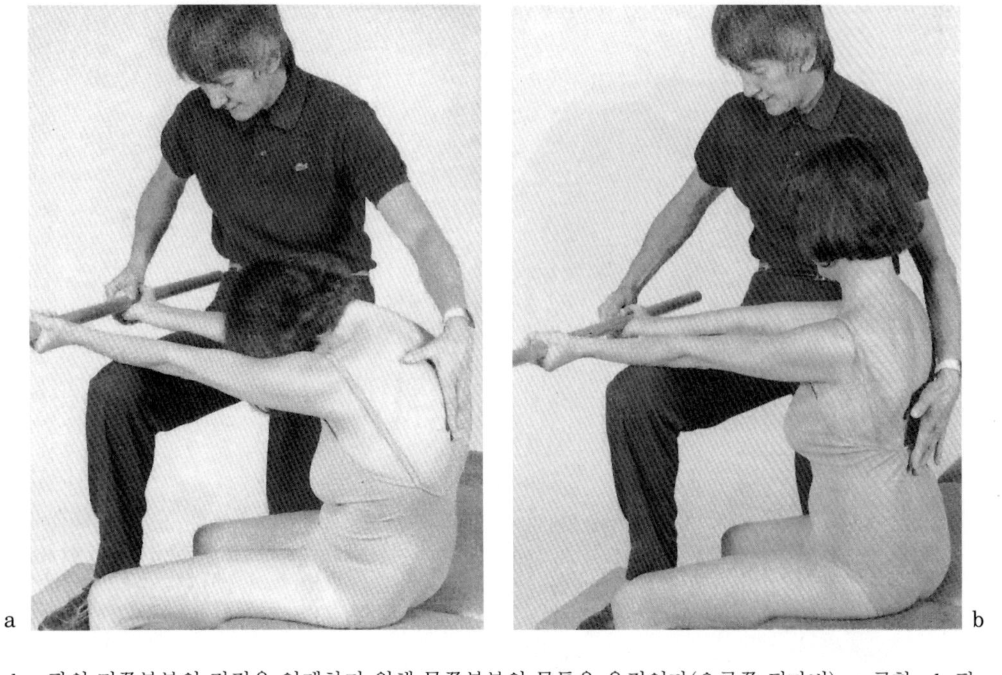

그림 6.17 a, b. 팔의 먼쪽부분의 경직을 억제하기 위해 몸쪽부분의 몸통을 움직인다(오른쪽 편마비). a 굽힘, b 폄.

환자의 손가락과 손목관절이 막대를 바르게 잡고 있다고 느끼면 치료사는 자기의 손을 천천히 뗀다. 그래도 환자가 바른 위치에 손을 유지하고 있을 수 있다면, 건강한 쪽의 손을 막대에서부터 떼어 환자의 무릎 위에 그 손을 살짝 올려놓게 한다(그림 6.18)

다음으로 환자에게 마비 쪽의 손만으로 막대를 수평으로 유지하도록 시킨다. 이 때 엎침이 되어서는 안 된다. 그러나 막대를 약간 돌려서 엎침을 하고 다시 뒤침으로 되돌리는 운동을 시행시켜도 된다.

환자는 마비 쪽의 팔꿉관절을 치료사의 넓적다리에 올려놓은 채로 팔꿉관절을 굽혀서 막대를 몸통과 평행으로 유지하면서 머리 쪽으로 가져간다(그림 6.19 a-c).

환자의 팔꿉관절이 치료사의 넓적다리로 지지되어 있지 않으면 환자는 어깨뼈를 자기가 안정화하여야 하며, 이 운동은 더 한층 어려워진다. 환자는 날개어깨뼈(익상견갑)가 되지 않도록 하면서 막대를 머리에 접근시키거나 떨어지게 하는 운동을 학습한다(그림 6.20a). 건강한 쪽의 손을 막대에서부터 떼어도 마비 쪽의 어깨뼈가 바른 위치를 유지할 수 있도록 조금씩 학습을 진행시킨다 (그림 6.20b).

6. 4 체중의 옆쪽 이동 (Weight Transference Sideways)

앉은 자세에서 옆쪽으로 움직이거나 움직여지거나 하려면 많은 균형반응이 필요하다. 이 균형반응에는 몸통을 선택적으로 움직이는 것, 특히 등뼈 및 허리뼈의 폄을 동반하는 옆쪽굽힘이 중요하다. 중력에 저항하여 몸통의 옆쪽굽힘을 시키려면 배의 근육활동이 상당히 필요하다(Flint & Gudgell

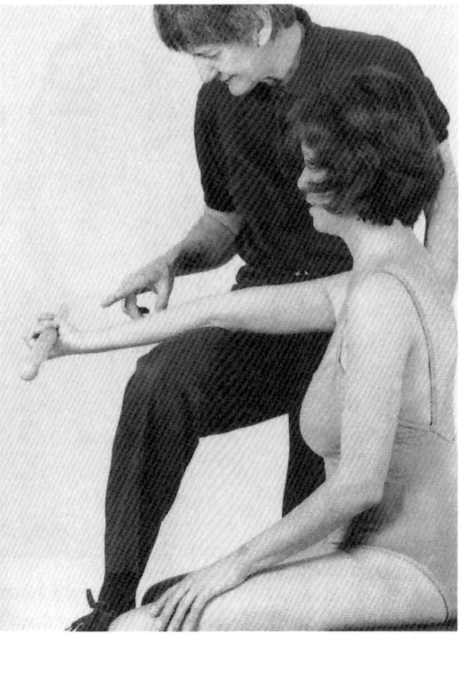

그림 6.18. 경직을 억제한 후, 아래팔의 뒤침을 하여 막대를 유지한다(오른쪽 편마비).

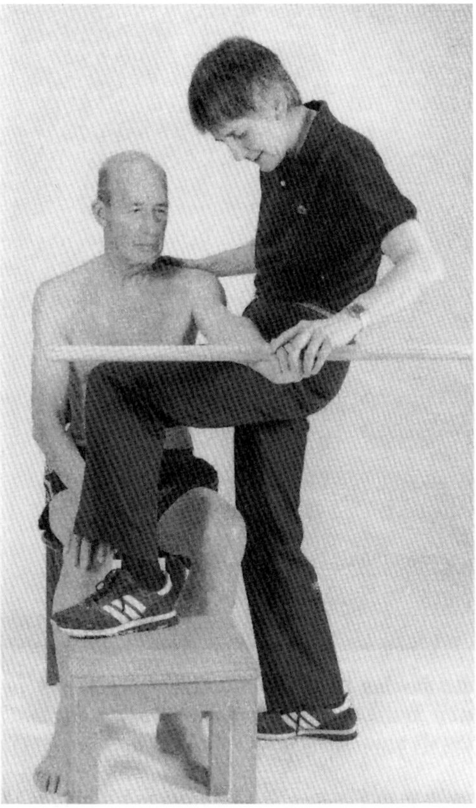
a

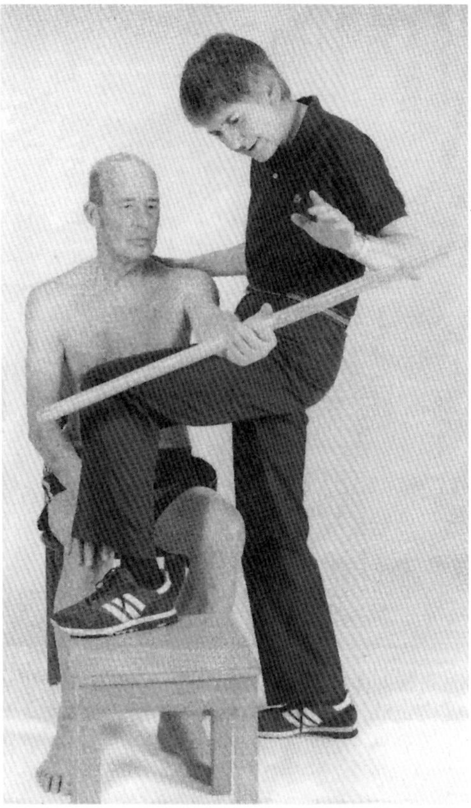
b

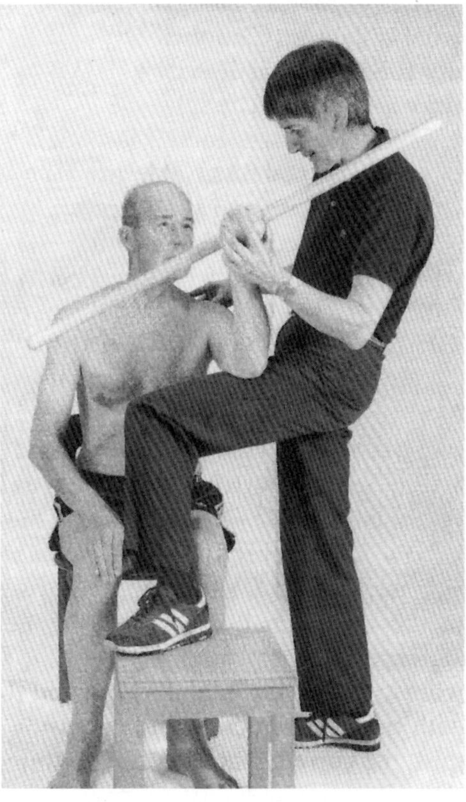
c

그림 6.19 a–c. 막대를 유지하면서 팔을 능동적으로 움직인다(왼쪽 편마비). a 환자의 팔꿉관절을 치료사의 넓적다리에 올려놓는다. b 팔꿉관절을 선택적으로 굽힌다. c 아래팔을 능동적으로 엎침 · 뒤침을 시키고 막대를 움직인다.

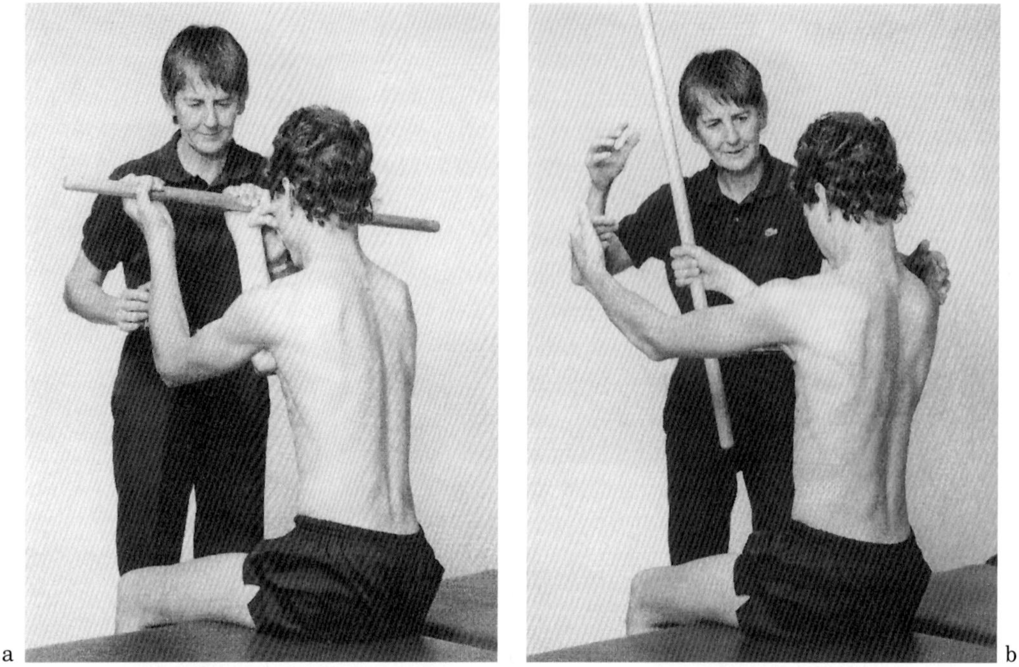

그림 6.20 a, b. 막대를 움직이면서 어깨뼈를 능동적으로 안정화시킨다(오른쪽 편마비). a 양 손으로 이 동작을 시행한다. b 마비 쪽의 손만으로 이것을 시행한다.

1965). 특히 배바깥빗근의 강력한 근육수축을 필요로 하고 있다(Campbell & Green 1953). 앉은 자세에서 양말이나 신을 신는 것 같은 기능적 활동에도 많은 균형반응이 필요하다. 앉은 자세에서 이들의 확실한 균형반응을 제공하기 위한 선택적인 근육활동은 정상보행에서도 중요하다.

치료사의 촉진에 의해서 일단 환자가 양쪽 모두를 두려움 없이 자유로이 움직일 수 있게 되면 더욱 연습하여 보조하는 양을 조금씩 감소시켜도 정확히 이 반응을 나타낼 수 있도록 연습한다. 마지막으로는 신속하고 예상 밖의 방향으로 움직여져도 이 반응이 자동적으로 출현하도록 한다.

6.4.1 마비 쪽으로의 움직임 (Moving Towards the Hemiplegic Side)

충분히 치료된 환자에서도 선택적인 활동이 적어도 되는 것 같은 방법으로 운동하고 균형을 유지하려고 하는 경향이 있다(그림 6.21 a, b). 이 환자는 머리를 바로잡고 몸통의 옆쪽굽힘을 하고, 건강한 쪽 팔다리의 벌림을 하여 펴고 있으나, 몸통의 옆쪽굽힘은 선택적인 운동으로는 되어있지 않다. 환자의 체중이 가해진 쪽은 뒤쪽으로 가라앉고 동시에 몸통 전체가 굽혀진다. 환자는 등뼈/허리뼈부분의 척주를 펼 수 없어 불충분한 폄을 보상하기 위해 건강한 쪽의 어깨를 올린다. 골반의 건강한 쪽이 뒤쪽으로 넘어져 있기 때문에 건강한 쪽 다리는 보통보다 크게 벌림(외전)을 하고 있는 것처럼 보인다. 치료사가 주의 깊게 지시를 내리고 보조하여 연습시킴으로써 바른 반응을 습득할 수 있다(그림 6.22 a, b).

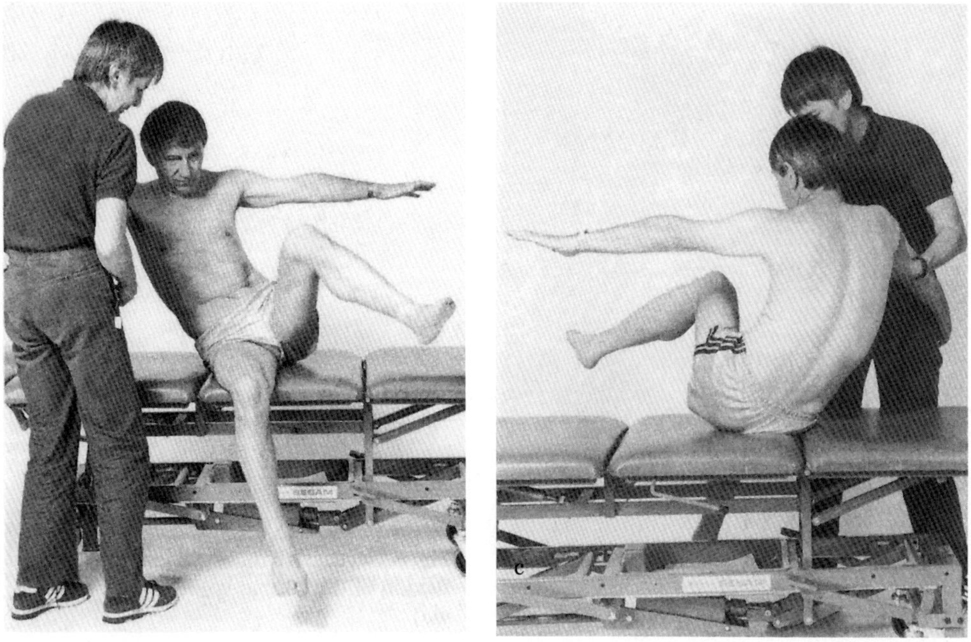

a b

그림 6.21 a, b. 마비 쪽으로 체중을 이동하였을 때의 균형반응(오른쪽 편마비). a 앞에서부터 보면 몸통의 선택적 활동이 없고 건강한 쪽 다리는 매우 크게 벌림을 하고 있다. b 뒤에서부터 보면 척주는 전체적인 패턴으로 굽혀져 있다.

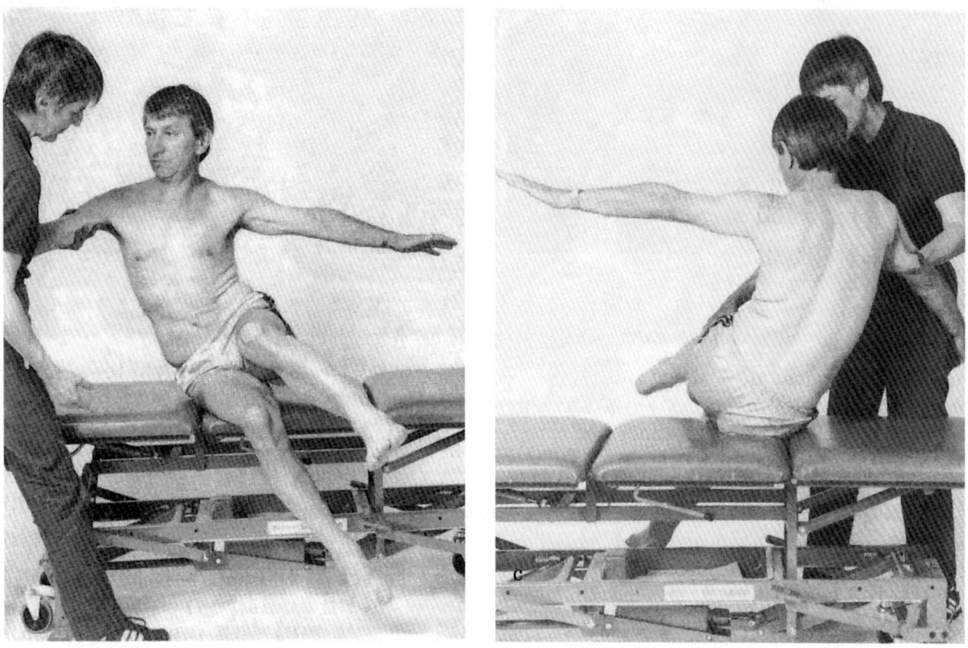

a b

그림 6.22 a, b. 마비 쪽으로 체중을 이동하였을 때의 균형반응(오른쪽 편마비). a 몸통의 선택적인 활동이 일어나고 다리도 정상적인 반응을 나타내고 있다. b 척주의 전체적인 굽힘이 아니라 옆쪽굽힘이 일어나 있다.

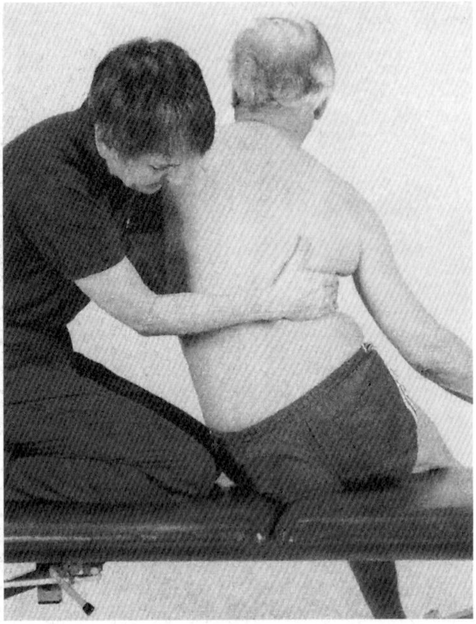

그림 6.23. 허리뼈의 옆쪽굽힘을 하기 위한 수동적인 가동술(왼쪽 편마비).

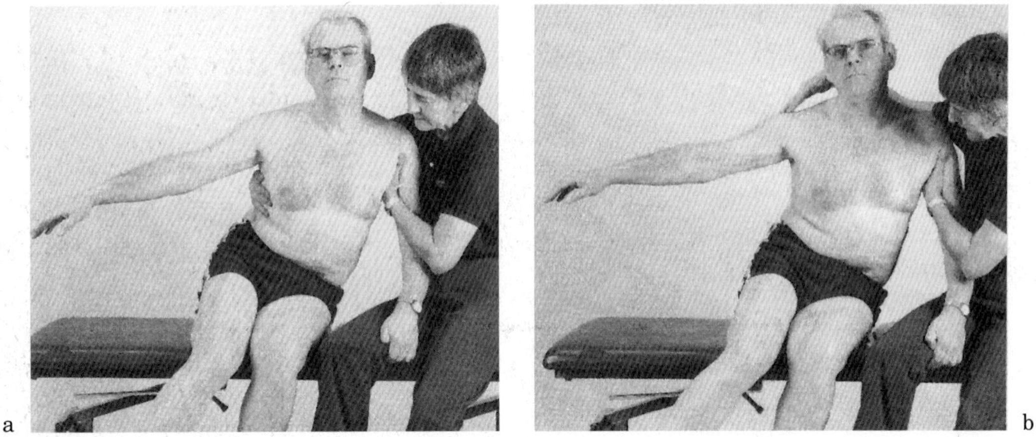

그림 6.24 a, b. 마비 쪽으로 체중을 이동시켜 몸통의 능동적인 옆쪽굽힘을 촉진한다(왼쪽 편마비). **a** 치료사는 건강한 쪽 몸통을 단축시켜 마비 쪽을 신장하도록 보조하다. **b** 건강한 쪽 팔이음뼈의 보상적인 올림을 교정한다.

6.4.1.1 정확하고 점진적인 운동의 지도 (A Progressive Sequence to Teach the Correct Movement)

치료사는 침대에 올라가 환자 곁에 무릎을 꿇고 앉는다. 환자의 앞과 뒤로부터 팔을 돌리고 반대쪽의 하부 갈비뼈 정도의 높이에서 양 손을 움켜잡는다. 치료사가 환자를 움직일 때, 환자는 저항하거나 스스로 함께 움직이지 않도록 한다. 치료사는 환자의 몸통을 양 손으로 율동적으로 옆쪽으로 움직이고 허리뼈를 수동적으로 옆쪽굽힘을 한다. 이 때 양 팔로 환자의 몸통을 펴게 한다. 치료사는 환자의 뒤로

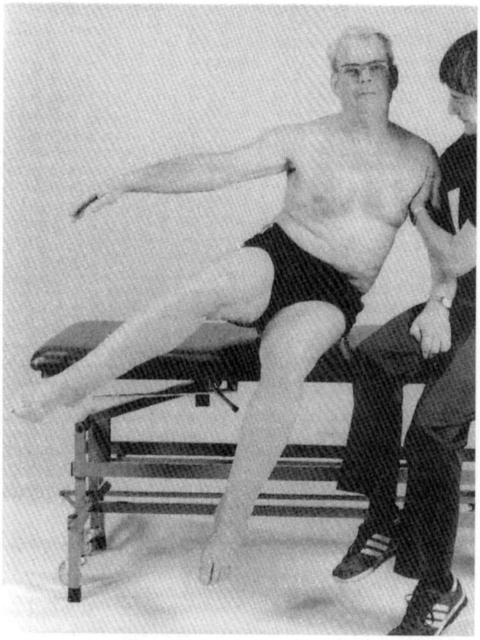

그림 6.25. 건강한 쪽 다리를 들어올려도 몸통의 옆쪽굽힘과 폄을 유지한다(왼쪽 편마비).

머리를 돌려서 허리를 관찰하고 실제로 옆쪽굽힘이 일어나 있는지 확인한다(그림 6.23).

환자가 전혀 저항을 느끼지 않고 수동적으로 옆쪽굽힘을 할 수 있게 되면 치료사는 환자의 곁에 걸터앉아 환자를 자기 쪽으로 끌어당겨 체중을 마비 쪽에 싣는다. 이 때 환자의 겨드랑이에 손을 넣고 정상과 마찬가지로 마비 쪽이 늘어나는 것을 보조한다. 반대쪽의 팔은 환자의 뒤로 돌리고 손을 건강한 쪽의 허리에 댄다. 이 손으로 건강한 쪽이 필요한 양만큼 단축하도록 움직임의 방향과 크기를 유도한다(그림 6.24a).

체중을 지지하는 마비 쪽 엉덩관절이 펴지는 힘이 부족하면 보상적으로 건강한 쪽의 어깨를 올리는 환자가 많다. 이러한 방법으로 팔이음뼈가 들어올려지면 체중이 마비 쪽으로 이동하지 않고 몸통의 옆쪽굽힘이 방해된다. 치료사는 환자의 건강한 쪽 어깨를 올리지 않고 아래로 움직이도록 손으로 유도한다(그림 6.24b).

환자가 마비 쪽으로 몸을 충분히 움직일 수 있게 되면 건강한 쪽 다리를 공중으로 들어올리게 한다(그림 6.25). 치료사가 극히 약간 보조하는 것만으로 환자가 마비 쪽으로 용이하게 움직일 수 있게 되면 환자의 앞에 서서 이것을 시행한다. 환자의 팔이 능동적으로 기능하지 않는 경우, 그것을 치료사의 몸의 곁에 붙여 지지하고 환자의 팔을 유지하여 어깨를 보호하면서 환자가 체중을 옆쪽으로 이동하여 마비 쪽의 몸을 신장하는 것을 보조한다(그림 6.26a, b). 치료사는 또 한쪽의 손으로 환자가 건강한 쪽 다리를 바른 자세로 들어올리는 것을 돕지만, 이 때 환자가 필요로 하는 최소 한도의 보조하는 양에 그치도록 한다(그림 6.27).

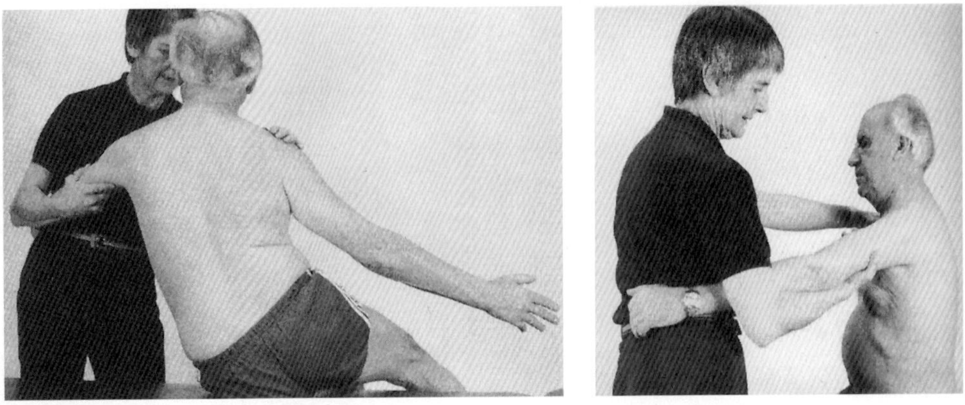

a b

그림 6.26 a, b. 체중을 마비 쪽으로 이동시키고 균형반응을 촉진한다(왼쪽 편마비). a 치료사는 환부 쪽 팔을 지지하고 건강한 쪽의 어깨를 아래쪽으로 유도한다. b 마비 쪽 어깨를 보호하기 위해 팔을 아래에서부터 지지한다.

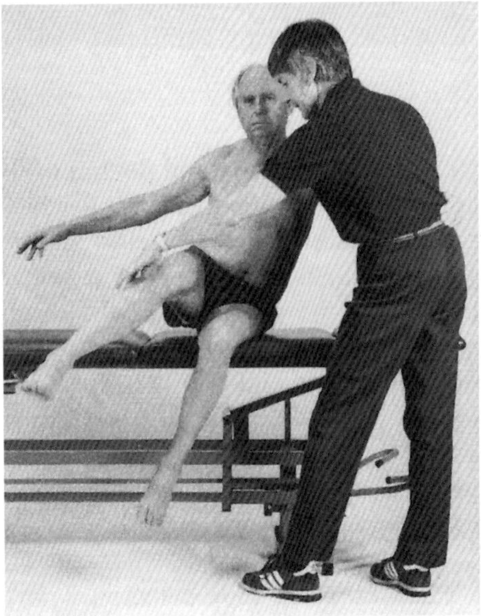

그림 6.27. 건강한 쪽 다리의 반응을 교정한다(왼쪽 편마비).

6.4.2 건강한 쪽으로의 움직임 (Moving Towards the Sound Side)

건강한 쪽으로 체중을 옮기는 것이 환자에게는 매우 어렵다. 정상적인 균형반응이 일어나면 목과 몸통은 마비 쪽으로 옆쪽굽힘을 하고, 마비 쪽 다리는 무릎관절에서 펴지면서 엉덩관절에서 굽힘/벌림을 한다. 배의 근육활동에 의해서 흉곽과 골반은 안정화되어 이러한 운동이 가능해진다. 따라서 이들 균형반응의 요소 모두가 배의 근육활동에 크게 영향을 받는다. 환자는 보통 펴진 다리를 벌림을 하여 균형추(counterweight)로서 작용할 수 없다.

마비 쪽의 어깨는 올라가고 몸통은 단축하지 않는다. 다리를 조금 들어올릴 수 있는 경우에도 그

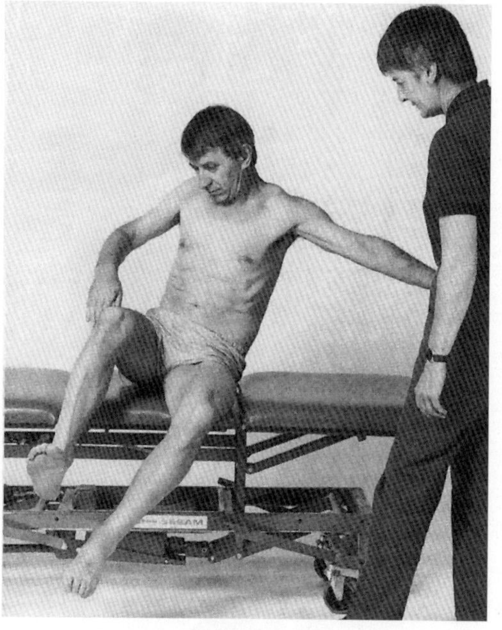

그림 6.28. 체중을 건강한 쪽으로 이동하였을 때 몸통의 선택적인 활동이 불충분하기 때문에 비정상적인 균형반응이 출현하고 있다(오른쪽 편마비).

것은 경직에 의한 전체적인 패턴으로 굽혀지고 골반은 뒤쪽으로 당겨진다. 무릎관절을 선택적으로 펼 수 없고 발목관절은 등쪽굽힘과 뒤침을 하게 된다(그림 6.28).

6.4.2.1 정확하고 점진적인 운동의 지도 (A Progressive Sequence to Teach the Correct Movement)

환자가 몸통을 능동적으로 단축할 수 없는 경우(그림 6.29), 치료사는 환자의 건강한 쪽에 무릎을 꿇어앉고 건강한 쪽 팔을 어깨에 올려놓는다. 치료사는 양 팔을 각각 환자의 앞과 뒤로 돌리고 마비 쪽의 하부 갈비뼈 부분에서 양 손을 움켜잡는다. 움직여져도 저항하지 않도록 지시하고 치료사는 환자를 율동적으로 자기 쪽으로 움직인다. 어깨를 사용해서 건강한 쪽의 몸통을 신장하고 양 손으로 마비 쪽의 몸통이 짧아지도록 한다(그림 6.30). 치료사는 허리뼈가 확실하게 옆쪽굽힘을 하고 있는 것을 확인한다.

수동적인 옆쪽굽힘에 저항을 느끼지 않게 되면 치료사는 마비 쪽에 걸터앉고 환자에게 치료사로부터 떨어지는 방향으로 운동을 시킨다. 마비 쪽의 어깨에 한쪽 손을 대고 아래로 눌러서 머리의 바로잡기반응을 촉진한다. 반대쪽의 손은 엄지손가락과 집게손가락 사이의 갈퀴막(web)을 사용하여 몸통의 옆쪽굽힘을 자극한다. 척주를 항상 펴두도록 환자에게 주의를 준다(그림 6.31). 이 연습에서는 우선 마비 쪽의 다리를 치료 테이블에서부터 들어올리지 않도록 의식시킨다. 보조가 없어도 또는 극히 약간의 보조로 환자가 몸통을 움직일 수 있게 된 다음에 치료사는 다리의 반응을 촉진한다.

마비 쪽의 다리를 정확히 선택적으로 반응시키는 것이 어려운 경우, 치료사는 환자의 앞에 치료 테이블보다도 낮은 의자(stool)에 앉아 마비 쪽의 다리를 무릎에 올려놓는다. 환자에게 체중을 건강한

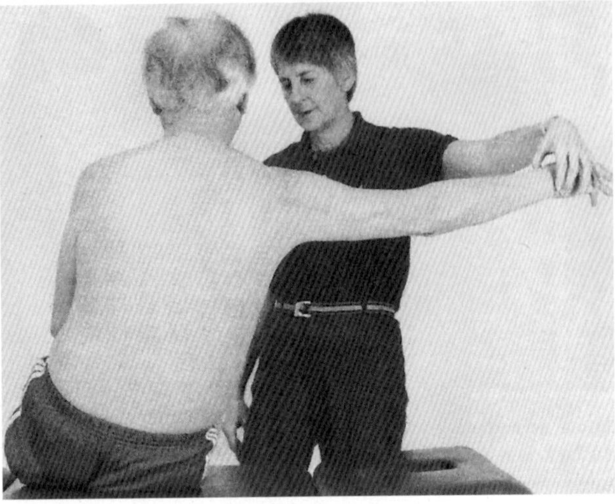

그림 6.29. 체중을 건강한 쪽으로 이동하였으나 몸통의 옆쪽굽힘이 불충분하다(왼쪽 편마비).

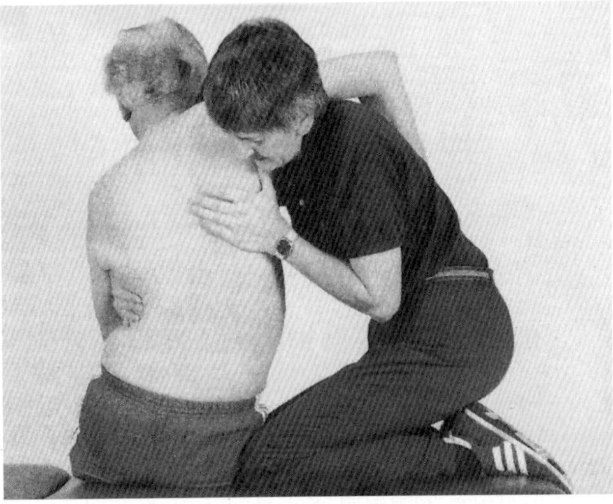

그림 6.30. 능동적으로 마비 쪽의 몸통을 단축시키는 준비로서 수동적 가동술로 몸통을 옆쪽굽힘을 한다(왼쪽 편마비).

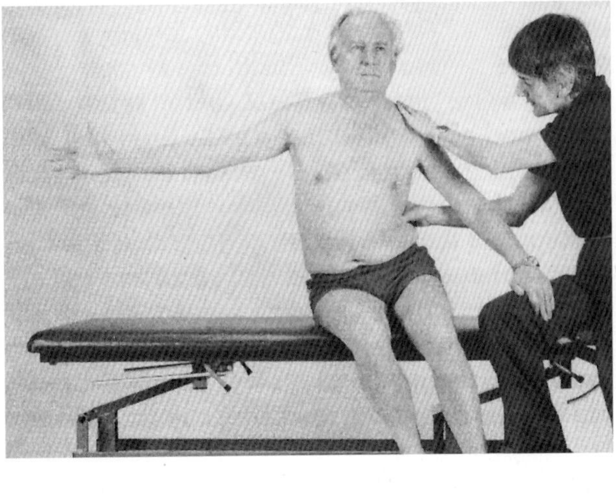

그림 6.31. 체중을 건강한 쪽으로 이동하여 몸통의 능동적인 옆쪽굽힘을 촉진한다(왼쪽 편마비).

쪽으로 이동시키고 치료사는 환자의 어깨에 손을 대고 마비 쪽의 몸통이 짧아지도록 보조한다. 다음으로 치료사는 또 한쪽의 손으로 마비 쪽 다리를 얼마간 펴고 그것을 무릎 위에서 이완시킨다. 또한, 치료사는 자기의 한쪽 오금에 건강한 쪽의 발을 넣고 다리를 모음 · 가쪽회전 위치로 유지한다(그림 6.32 a). 환자는 건강한 쪽으로 체중이동을 한 자세에서부터 원래의 앉은 자세로 되돌아가고, 또한 건강한 쪽으로 움직인다는 운동을 반복한다. 치료사에게 지지된 마비 쪽 다리의 과도한 긴장이 감소할 때까지 환자는 의식적으로 그 다리를 이완시킨다. 환자가 먼쪽부분의 경직을 감소시키기 위해 이와 같이 몸쪽부분을 움직이고 있을 때, 치료사는 한쪽 손으로 환자의 다리가 모음을 하지 않도록 하면서 무릎관절을 얼마간 편 위치로 유지한다. 또 한쪽의 손으로 발이 뒤침을 하는 것을 방지한다. 환자의 무릎과 발에 굽힘 방향의 힘이 들어가지 않게 되면, 환자가 건강한 쪽으로 체중을 충분히 옮겼을 때 치료사는 환자의 다리를 들어올리고 그것을 공중에 유지시킨다. 다리를 바른 위치로 유지할 때, 치료사는 과도한 노력이 일어나지 않는 빠듯한 양만큼 다리의 무게를 지지하도록 한다(그림 6.32b).

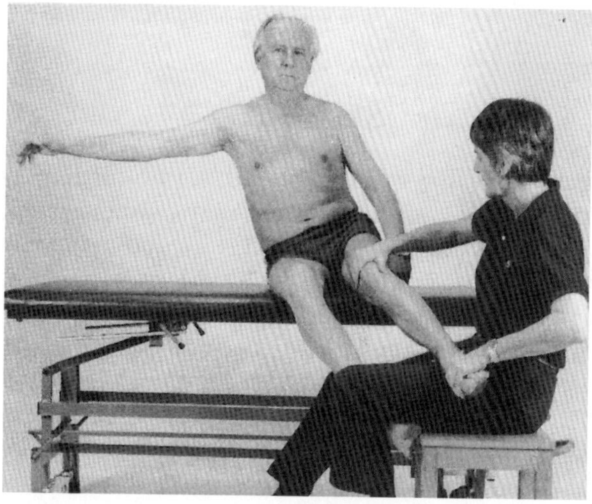

a

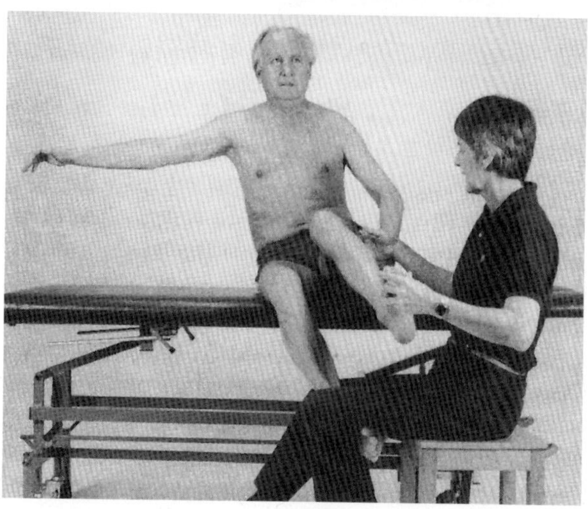

b

그림 6.32 a, b. 마비 쪽 다리의 균형반응을 연습한다(왼쪽 편마비). a. 치료사는 마비 쪽 다리의 무게를 지지하고 굽힘의 전체적인 패턴을 억제한다. b. 치료사는 마비 쪽 다리를 바른 위치로 유도한다.

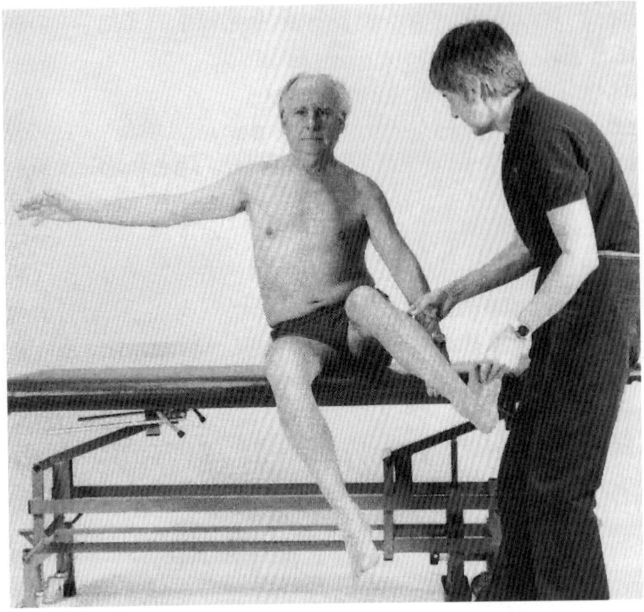

그림 6.33. 치료사가 극히 약간 발을 보조하는 것만으로 다리의 반응을 촉진한다 (왼쪽 편마비).

환자가 혼자서 체중을 건강한 쪽으로 정확히 이동할 수 있게 되었을 때, 치료사는 환자 앞에 서서 발을 극히 약한 보조하여 다리의 반응을 촉진한다(그림 6.33).

일상생활동작에서는 자동적인 균형반응을 동반한 신속한 운동방향의 변환이 중요하다. 치료 장면에서는 제공하는 단서나 치료사가 있는 위치에 의해서 환자의 대부분이 정상적으로 반응할 수 있는데도, 장면이 바뀌면 정확히 반응할 수 없게 된다. 치료사가 환자의 뒤에 서서 양 손으로 예기치 않은 방향으로 몸을 움직여도 최종적으로는 신속하고 자동적으로 반응할 수 있게 되어야 한다. 따라서 언제까지고 환자의 곁에 서서 팔을 옆쪽으로 당기는 것 같은 활동만을 하고 있는 것은 좋지 않은 일이다(그림 6.34 a, b).

6.5 몸통 하부의 선택적인 옆쪽굽힘 (Selective Side Flexion of the Lower Trunk)

환자는 바닥에 발을 짚지 않고 다리를 꼬아 앉은 자세를 취한다. 아래로 된 다리 쪽에 체중을 이동하고 위로 된 다리 쪽의 엉덩이를 들어올려 지지 면에서부터 떼며, 또한 그것을 지지 면에 내리는 활동을 반복한다. 환자는 척주를 펴고 어깨는 동작 중에 항상 수평으로 이동한다. 그렇게 함으로써 허리뼈의 선택적인 운동을 할 수 있다. 다리를 적당히 바꿔 꼬고 이 동작을 양쪽에 연습한다.

이 연습에서는 치료사가 환자의 앞에 서서 한쪽의 팔을 아래로 된 다리 쪽의 어깨 위를 지나서 뒤쪽으로 뻗고 손을 환자의 등뼈에 댄다. 환자가 한쪽의 엉덩이를 들어올렸을 때, 등뼈를 안정화하는 것을 치료사는 그 손으로 보조한다. 환자의 머리가 수직으로 바로잡혀 있지 않은 경우에는 치료사는 팔로 머리가 움직이는 방향을 유도하고 동시에 환자에게도 치료사의 아래팔에서부터 머리를 떼어

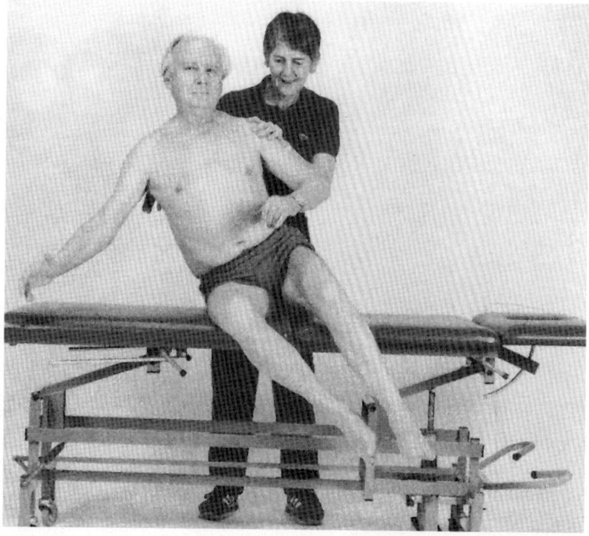

a

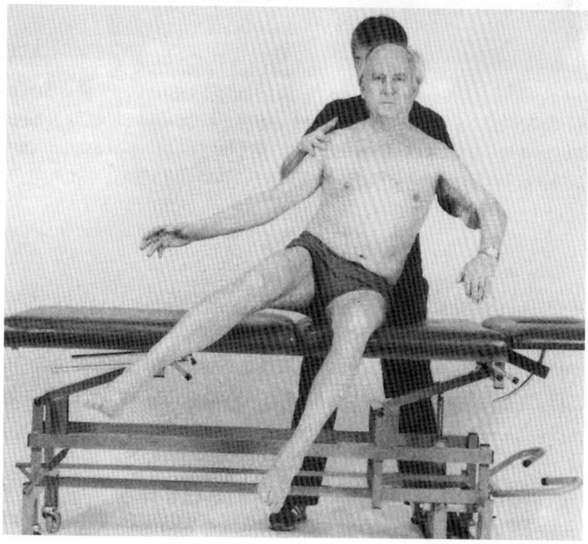

b

그림 6.34 a, b. 환자가 예기치 않은 방향으로 운동방향을 신속하게 바꾸어 자동적으로 반응시킨다(왼쪽 편마비). **a** 건강한 쪽으로 체중을 이동한다. **b** 환부 쪽으로 체중을 이동한다.

팔로 밀지 않도록 지시한다(그림 6.35 a, b). 치료사는 또 한쪽의 손을 반대쪽의 엉덩이에 대고 환자가 그것을 쉽고 율동적으로 치료 테이블에서부터 들어올릴 수 있도록 보조한다. 환자에게는 치료 테이블에서부터 엉덩이를 뗀 자세를 유지시켜도 좋다.

이 활동의 시작자세를 취하는 것만으로도 아래로 된 다리 쪽의 엉덩이에 체중이 실려 몸통 하부가 선택적으로 옆쪽굽힘을 하기 쉬워진다. 그 이유는 위로 된 다리는 아래에서부터 그 무게가 지지되기 때문에 엉덩관절 굽힘근의 작용으로 다리를 매달아 올릴 필요가 없기 때문이다. 즉, 다리를 꼬는 활동만으로 자연히 아래로 된 다리 쪽으로 체중이 옮겨가기 쉽다. 환부 쪽 골반이 경직에 의해서 후퇴하거나 무릎관절의 폄근이 과도하게 긴장하여 있는 경우, 마비 쪽의 다리를 위로 하여 꼰 상태를 유지하는 것은 환자로서는 어려운 경우가 있다. 이 경우에는 치료사는 양 다리로 환자의 마비 쪽 다리

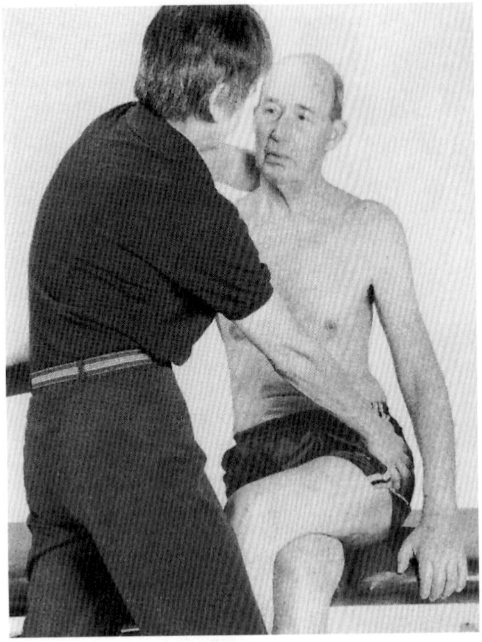

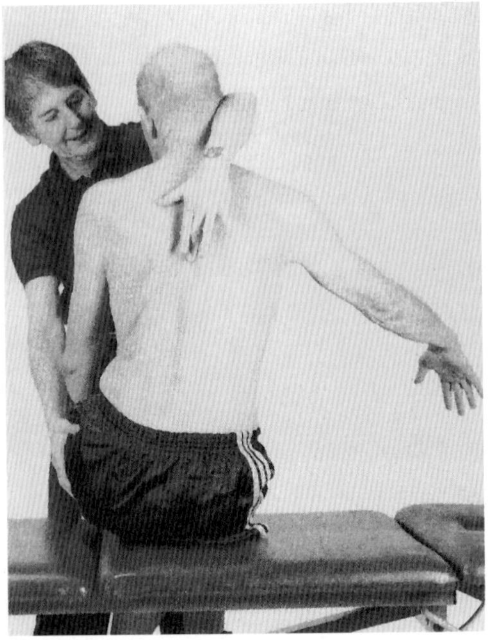

그림 6.35 a, b. 다리를 꼬고 몸통 하부의 선택적인 옆쪽굽힘을 시행한다(왼쪽 편마비). **a** 아래로 된 다리 쪽에 체중을 싣고 환자는 위로 된 다리 쪽의 엉덩이를 들어올리고 또한 아래로 내린다. **b** 치료사는 엉덩이를 들어올리는 운동을 촉진함과 동시에 또 한쪽의 손으로 등뼈를 안정화한다.

를 유지하고 양 손으로 몸통의 바른 운동을 보조한다. 이 동작을 반복함으로써 몸쪽부분의 몸통이 움직여져 다리의 경직은 억제된다. 치료사는 마비 쪽의 다리를 지지하거나 흉곽을 안정화시키기 위한 보조를 차츰 줄여간다(그림 6.36). 그리고 발이 바닥에 닿는 부분에서 체중이 실린 쪽의 발을 바닥에 평탄하게 붙이고 이 운동을 연습한다(그림 6.37 a, b).

6.6 중력에 저항한 몸통의 능동적인 옆쪽굽힘 (Active Side Flexion of the Trunk Against Gravity)

환자는 앉은 자세에서 건강한 쪽으로 몸통을 기울이고 팔꿉관절을 치료 테이블에 붙여 체중을 지지한다. 다음으로 환자는 다시 몸통을 똑바로 일으킨 앉은 자세로 되돌아간다. 이 때, 건강한 쪽의 팔꿉관절은 90° 굽힌 채로 하여두고 팔로 치료 테이블을 밀지 않고 일어난다. 이렇게 하면 몸통의 위쪽이 된 근육이 활성화되어 머리는 마비 쪽으로 바로 세워진다.

이 연습에서는 치료사는 환자의 앞에 서서 건강한 쪽의 팔꿉관절을 치료 테이블에 내리는 것을 유도한다. 필요하다면 환자의 어깨 뒤로 돌린 또 다른 팔로 환자의 체중을 지지한다. 건강한 쪽의 팔꿉관절로 체중을 지지할 때 대부분의 환자가 아래쪽으로 된 몸통을 단축하고 마비 쪽을 신장한다(그림 6.38a). 몸이 수직자세로 되돌아가는 활동에서는 위쪽의 근육이 활동한다. 따라서 치료사가 되돌

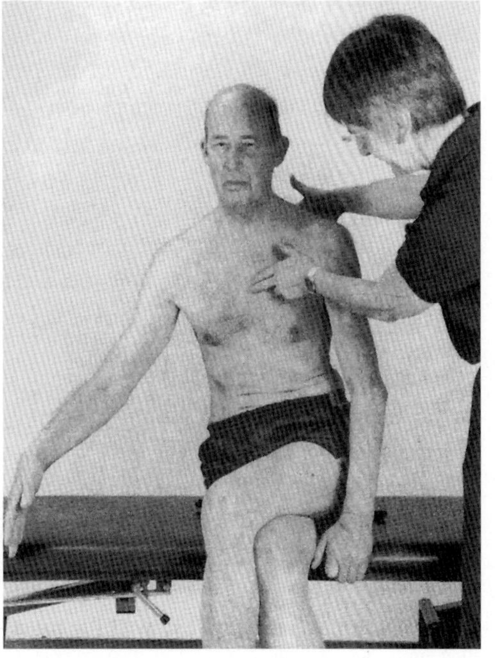

그림 6.36. 흉곽을 안정화하는 데에 약간의 보조를 하는 것만으로 환자에게 허리뼈의 선택적인 옆쪽굽힘을 시행시킨다(왼쪽 편마비).

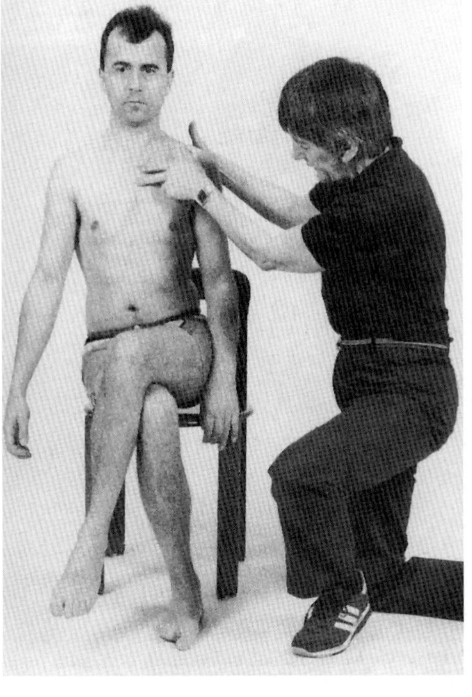

a

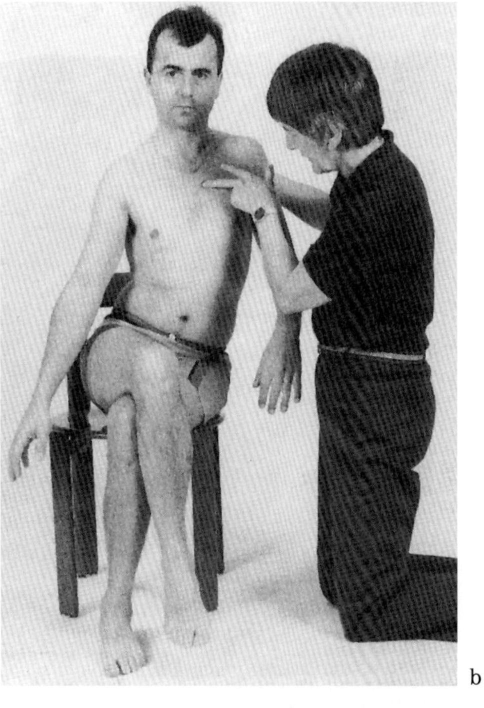

b

그림 6.37 a, b. 체중이 가해진 쪽의 발을 바닥에 평탄하게 붙이고 몸통 하부의 선택적인 옆쪽굽힘을 시행한다(왼쪽 편마비). a 건강한 쪽으로 체중을 가한다. b 마비 쪽으로 체중을 가한다.

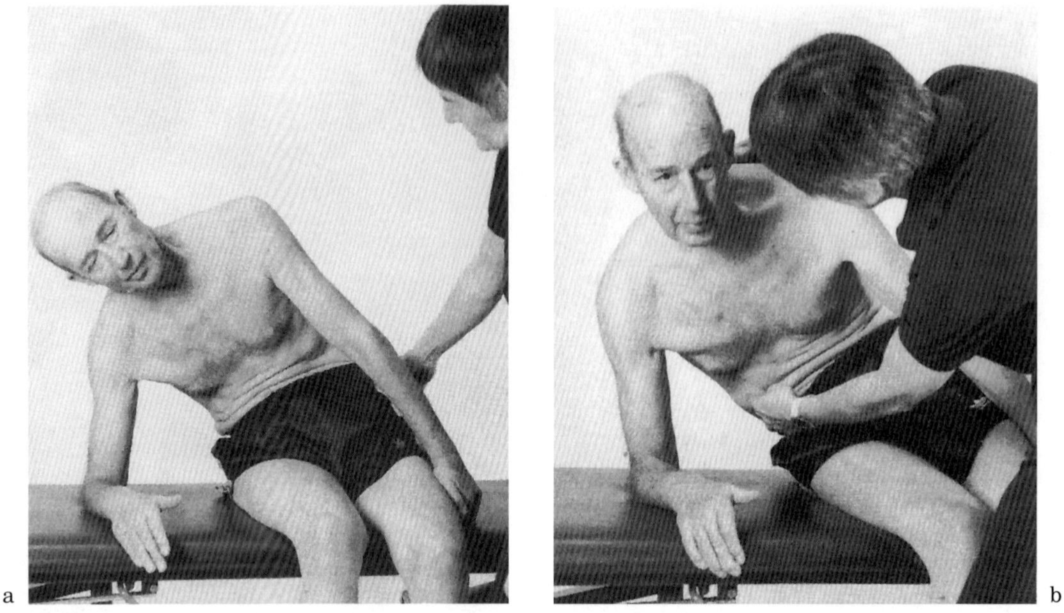

그림 6.38 a, b. 몸을 똑바로 일으킨 앉은 자세로 되돌아갈 때, 중력에 저항하여 몸통을 능동적으로 옆쪽굽힘을 한다(왼쪽 편마비). a 잘못된 운동시작 자세. b 머리와 몸통의 위치를 조정한다.

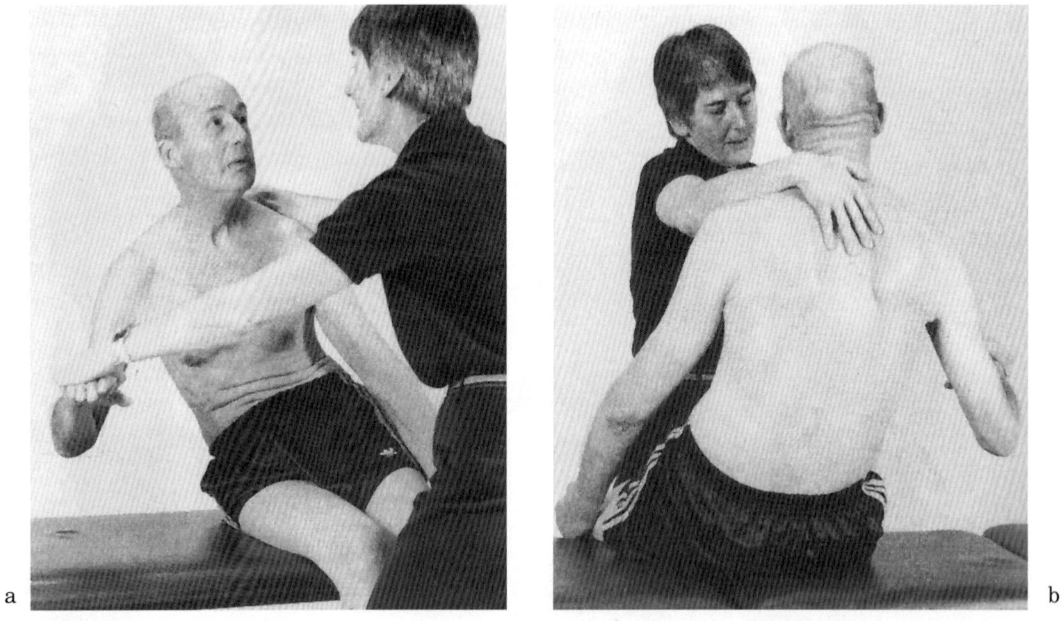

그림 6.39 a, b. 환자가 몸을 똑바로 일으킨 앉은 자세로 일어나고 또한 거기서부터 옆으로 몸을 넘어뜨릴 때, 중력에 저항한 몸통의 능동적인 옆쪽굽힘을 촉진한다(왼쪽 편마비). a 치료사는 환자의 건강한 쪽 손이 치료 테이블에 닿지 않도록 그것을 위에서부터 가볍게 유지한다. b 치료사는 아래팔로 마비 쪽을 아래로 밀어붙이고 목과 몸통의 옆쪽굽힘을 자극한다.

아가는 활동의 운동시작 자세를 교정하는 데에 시간이 걸린다. 환자에게 아래쪽의 하부 갈비뼈를 지지 면에 접근시키도록 지시하고 치료사의 손으로 그 부위를 유도한다(그림 6.38b). 또한 치료사는 머리를 마비 쪽으로 일으킨다. 그리고 환자에게 다시 원래의 앉은 자세로 일으키는데, 이 때 치료사는 아래팔로 환자의 마비 쪽 어깨를 아래로 누르고 환자의 머리와 몸통의 옆쪽굽힘을 자극한다. 그리고 치료사의 또 한쪽의 손으로 건강한 쪽 손을 위에서부터 가볍게 유지하고 일어날 때에 그 팔로 밀지 않도록 주의를 촉구한다(그림 6.39a, b).

환자가 몸통을 잘 조절할 수 있게 되면 치료사는 환자가 몸통을 넘어뜨리거나 일어나거나 하는 운동의 도중에 움직임을 중단시켜 잠깐동안 유지시킨다. 유지하는 시간을 차츰 길게 하여 근육활동이 증가된다.

6.7 앞뒤로의 이동 (Moving Forwards and Backwards)

치료 테이블이나 침대에 앉은 환자의 위치를 바꿀 때, 양 엉덩이를 번갈아 사용해서 걷도록 하여 몸을 앞이나 뒤로 이동하는 것을 환자에게 학습시킨다. 이 운동은 주의해서 가르치지 않으면 환자는 건강한 쪽의 손을 사용해서 목적으로 하는 위치로 이동하려고 한다. 이 때, 운동은 당연히 한쪽만으로 시행되고, 대부분의 경우 마비 쪽의 다리는 경직에 의한 폄의 패턴으로 강력하게 펴진다. 이것을 피하기

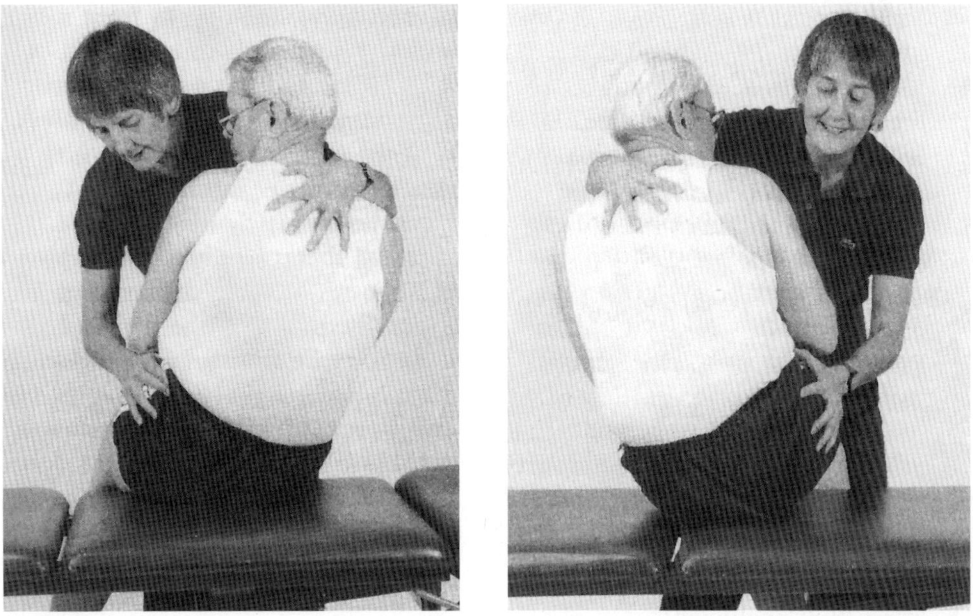

a b

그림 6.40 a, b. 환자가 앉은 자세에서 앞뒤로 이동하는 것을 보조한다(왼쪽 편마비). a 체중을 건강한 쪽에 실어 마비 쪽의 엉덩관절을 움직이는 것을 돕는다. b 체중을 마비 쪽으로 충분히 되돌리고 이번에는 건강한 쪽의 엉덩관절을 움직인다.

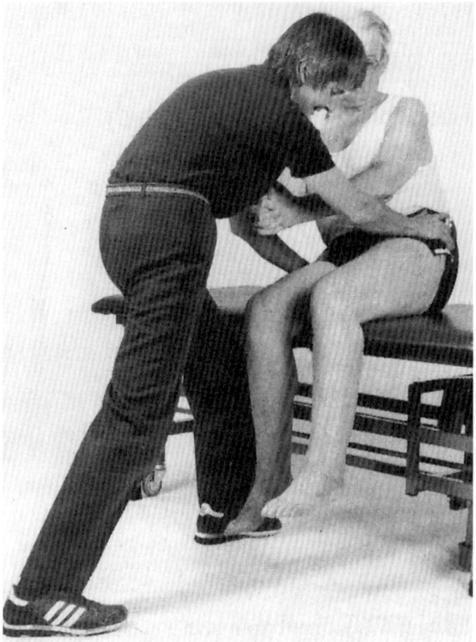

그림 6.41. 가급적 적은 보조로 환자는 엉덩이를 번갈아 움직여 이동한다(왼쪽 편마비).

위하여 환자는 양 손을 정중선에서 움켜잡고, 우선 한쪽 엉덩이를 떨어지게 하여 움직이고 다음으로 다른 쪽을 뜬 상태로 한 다음 움직이도록 하여 목적으로 하는 위치까지 몸을 이동한다.

이 연습에서는 치료사는 환자의 정면에 서서 이제부터 뜬 상태로 하여 움직이려는 쪽의 엉덩이 아래에 한쪽 손을 대고 바른 운동을 촉진한다. 치료사의 또 한쪽 손은 반대쪽 어깨 뒤에 대고 환자가 체중을 그곳으로 옮길 수 있도록, 또한 몸통을 똑바로 일으킨 자세로 유지할 수 있도록 한다. 치료사는 환자가 한쪽의 엉덩이를 지지 면에서부터 들어올리고 그것을 앞이나 뒤로 움직이는 것을 돕는다 (그림 6.40a). 반대쪽의 엉덩이를 움직일 때에는 치료사는 그때마다 손을 바꿔 넣어 보조한다 (그림 6.40b).

환자가 이 운동을 자력으로 시행할 수 있게 되면 치료사는 보조하는 양을 줄여간다. 좌 · 우로 체중을 이동해도 몸을 똑바로 일으킨 자세를 유지할 수 있게 되면 치료사는 양손을 각각의 골반 가쪽에 대고 회전의 움직임을 보조하여 이 운동을 촉진한다. 환자는 앞으로 움직일 때도 뒤로 움직일 때도 항상 몸의 앞면에서 양 손을 움켜잡게 하여둔다(그림 6.41).

최종적으로는 앉은 자세에서 앞뒤로 이동할 때에는 언제라도 양 엉덩이를 사용해서 걷도록 하는 것을 학습시킨다(그림 6.42 a, b).

6.8 맺는 말 (Conclusion)

일상생활에서 시행하고 있는 활동을 보다 정상에 가까운 형태로 시행하면 배의 근육활동은 개선된다.

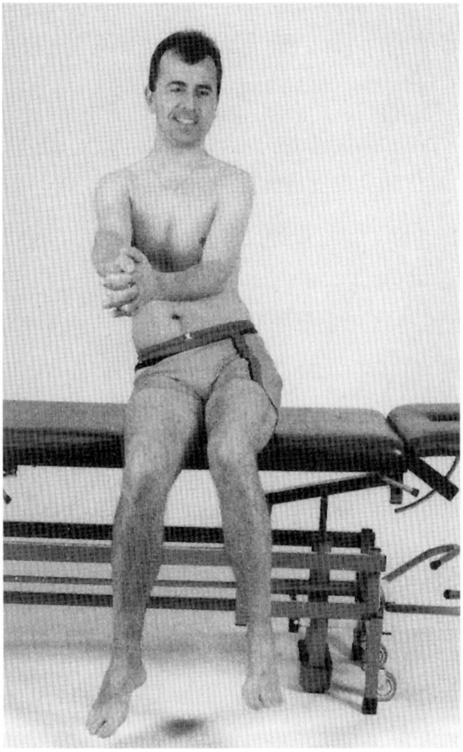
a

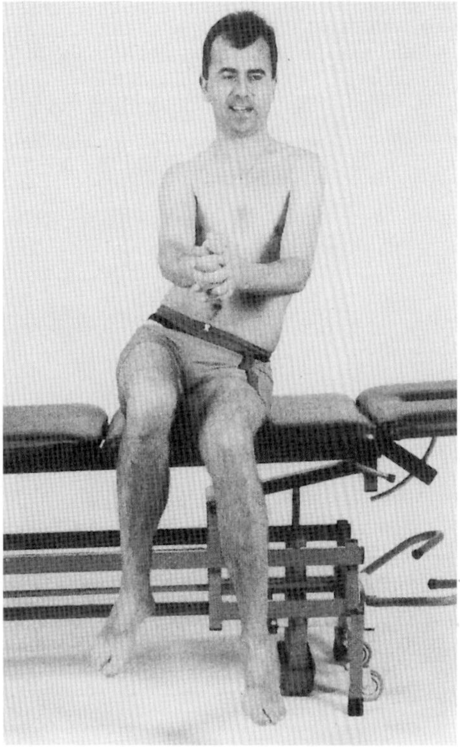
b

그림 6.42 a, b. 앉은 자세에서 양 엉덩이를 사용해서 걷도록 앞뒤로 이동한다(왼쪽 편마비).

앞의 단원에서 언급한 것처럼 건강한 쪽의 손으로 몸을 잡아당겨 일으키는 대신에 몸통근육을 사용하여 몸을 일으켜서 누운 자세에서부터 앉은 자세가 되는 것을 환자는 학습할 수 있다. 바지나 신발을 신을 때 다리를 꼬면 좋은데, 건강한 쪽 손으로 마비 쪽 다리를 들어올리는 대신에 그것을 능동적으로 움직여서 꼬는 것을 학습시킨다. 다리를 꼴 때 몸통을 똑바로 일으켜두는 것은 보다 선택적인 활동이다. 만약 가능하다면, 다리를 꼬는 대신에 공중에 유지하여 바지나 신발을 신는 것을 학습한다. 이때 마비 쪽의 손이 동작에 참여하거나 하지 않거나에 관계없이 중요한 것은 다리가 양 팔 사이에 있어 벌림 · 가쪽회전 위치가 되지 않도록 하는 것이다(그림 6.43 a, b). 자기 몸의 정면에 무릎관절을 유지할 수 있다면 이 때 허리뼈는 굽혀지고 하복부의 근육활동이 활성화된다(그림 6.43 c, d). 이때 반대쪽의 발은 바닥에 평탄하게 붙어있도록 한다. 치료사는 환자가 일상생활동작을 시행할 때에 그것을 관찰하고, 어떻게 하면 보다 치료에 입각한 방법으로 환자가 그것을 시행할 수 있는지를 고려한다.

자전거에 타는 것은 취미로서도 즐거운 일이지만, 몸통의 활동이나 균형을 자극하는 데에는 특히 효과적인 방법이다(그림 6.44). 장애가 중증인 환자에서도 보조바퀴를 부착한 자전거라면 잘 탈 수 있는 경우도 있다(그림 6.45).

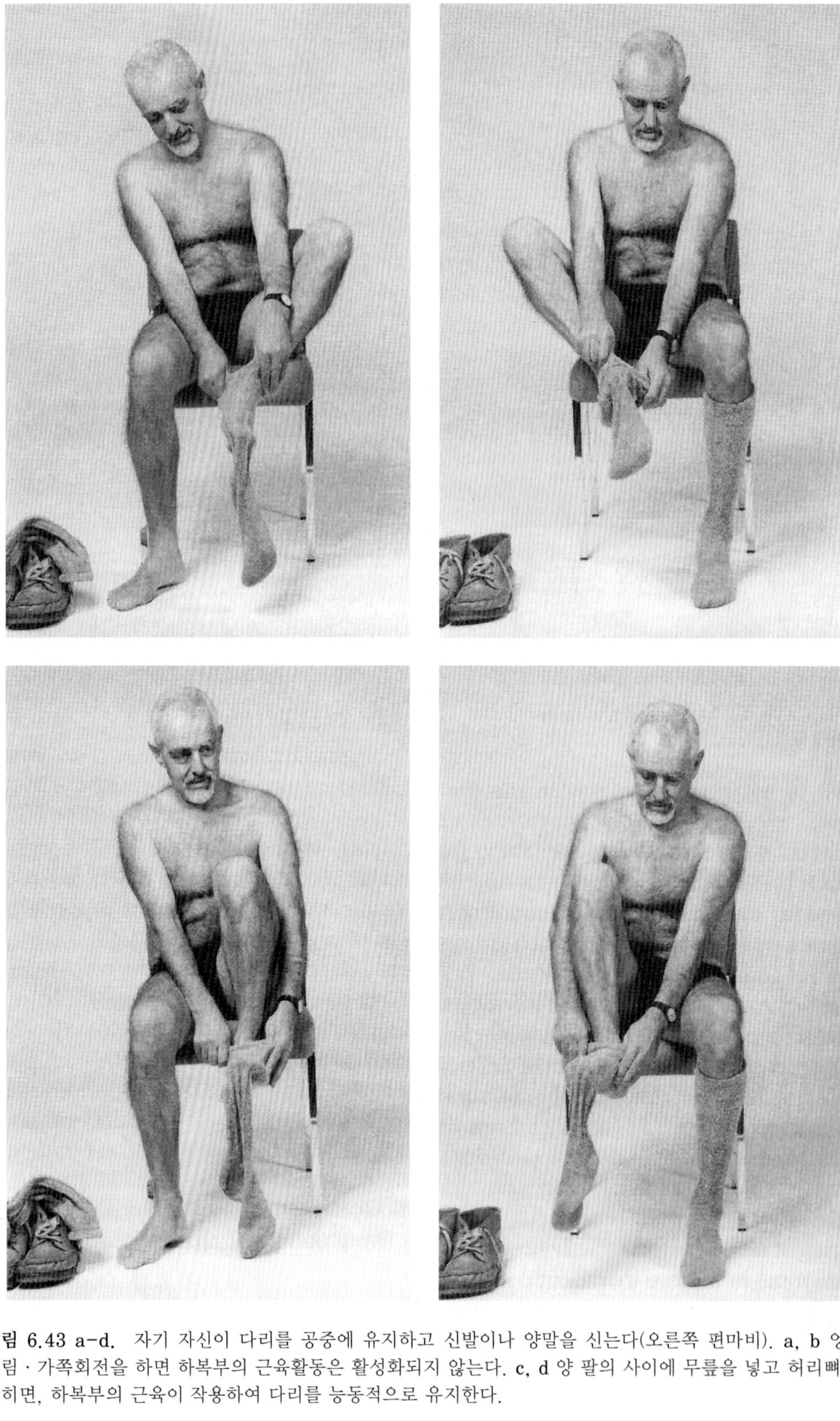

그림 6.43 a-d. 자기 자신이 다리를 공중에 유지하고 신발이나 양말을 신는다(오른쪽 편마비). a, b 엉덩관절을 벌림 · 가쪽회전을 하면 하복부의 근육활동은 활성화되지 않는다. c, d 양 팔의 사이에 무릎을 넣고 허리뼈를 굽히면, 하복부의 근육이 작용하여 다리를 능동적으로 유지한다.

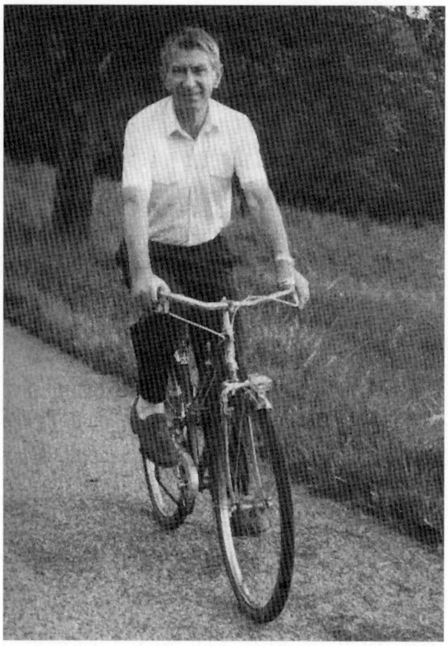

6.44

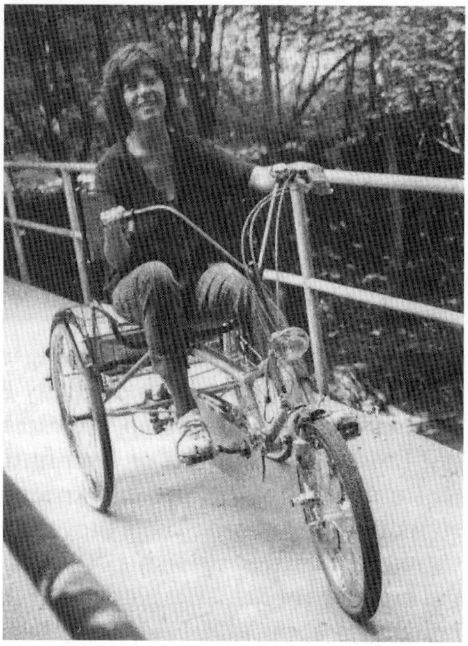

6.45

그림 6.44. 자전거를 타는 연습은 즐거운데다가 몸통의 선택적 활동을 자극한다(오른쪽 편마비). (그림 3.23 a. 및 3.39 b와 비교할 것).

그림 6.45. 장애의 정도가 중증인 환자가 전원생활을 즐기려면 처음에는 안장(saddle) 대신 좌석이 설치된 삼륜차가 좋은 경우가 있다(오른쪽 편마비). (그림 3.29 a. 및 3.35 a와 비교할 것).

제 7 장 앉은 자세에서부터 일어서기 (Standing Up from Sitting)

정상적인 방법으로 앉은 자세에서부터 일어서는 것은 몸통과 다리를 동시에 선택적으로 움직일 필요가 있기 때문에 환자에게는 어렵다. 우리들이 정상적으로 일어서는 경우는 머리가 양 발의 위나 그보다 훨씬 더 앞쪽으로 가도록 펴진 몸을 앞쪽으로 기울인다. 몸통이 앞쪽으로 기울면, 양 엉덩관절과 무릎관절 폄근의 근육활동이 활성화된다. 다음으로 엉덩이가 지지 면에서부터 떨어질 때, 양 무릎은 약간 앞쪽으로 이동한다. 이 때문에 발목관절은 엉덩관절과 무릎관절 폄근의 근육활동이 증가하였음에도 불구하고, 동작시작 때보다도 등쪽굽힘을 해야 한다(그림 7.1). 양 엉덩관절에는 회전도 벌림도 일어나지 않기 때문에 양 무릎이 접근하거나 떨어지거나 하는 일은 없다(그림 7.2). 양 팔은 몸통을 앞쪽으로 움직인 것에 기인하여 일어나는 기세로 약간 앞쪽으로 흔들릴 뿐이다. 다만 낮은 등받이가 없는 의자(stool)에서부터 일어설 때는 펴진 양 팔을 능동적으로 앞으로 흔들어 조금이라도 중량을 앞쪽으로 가져가려고 한다(그림 7.3). 환자로서는 앉은 자세에서부터의 일어서기는 매우

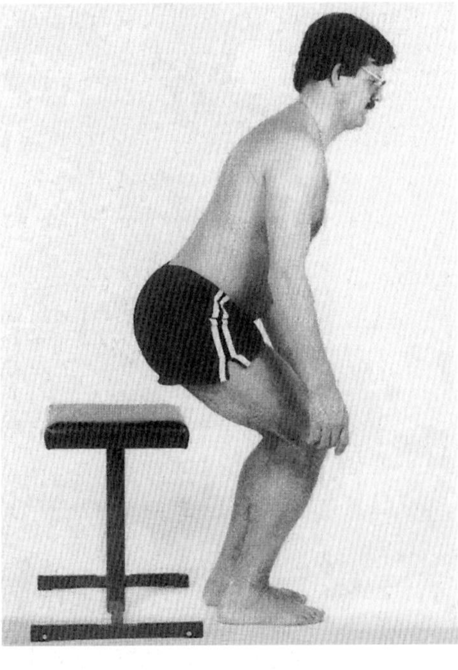
7.1

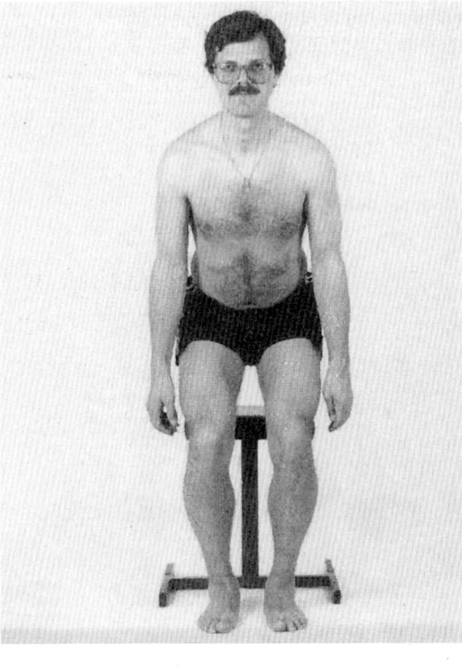
7.2

그림 7.1. 앉은 자세에서부터 일어서기 동작에서는 몸통과 양 다리의 폄근의 선택적인 작용이 필요하다(모델은 건강한 사람).

그림 7.2. 앉은 자세에서부터 일어설 때 양 무릎은 서로 접근하거나 떨어지거나 하지 않는다. 양 팔은 탄력으로 약간 앞으로 흔들린다(모델은 건강한 사람).

중요한 활동이다. 만약 환자가 그것을 비정상적인 방법으로 시행한다면, 전체적인 공동운동(mass movement synergy)을 강화하게 되어 반복하여 이 패턴을 사용함으로써 결과적으로는 다리 폄근의 경직을 강화하게 된다. 또한 환자가 잘못된 일어서기 방법을 하게 되면 첫걸음의 내딛기도 비정상적으로 되어버린다. 따라서 이 활동을 바르게 연습하는 것은 다리와 몸통의 선택적 활동을 재학습하는 데 매우 도움이 된다. 바꿔 말하면 일어서기 동작의 연습은 환자의 보행 패턴의 개선으로 연결된다.

환자에게 공통적으로 관찰되는 3가지 문제점은 다음과 같다.

1. 엉덩관절을 굽히면 몸통을 펼 수 없다. 또는 몸통 폄근의 근육활동이 요구될 때 엉덩관절을 충분히 굽힐 수 없다(그림 7.4). 이 때문에 자기 체중을 발 위로 충분히 앞쪽으로 가져갈 수 없다.

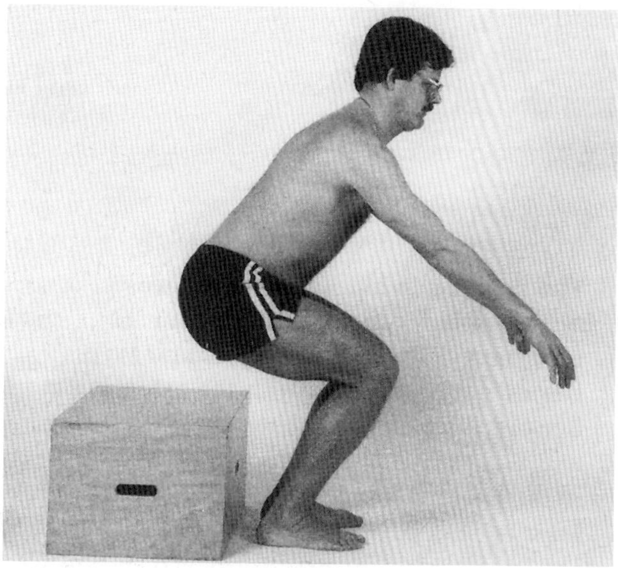

그림 7.3. 좌석면의 높이가 아주 낮은 경우에는 양 팔을 능동적으로 편다(모델은 건강한 사람).

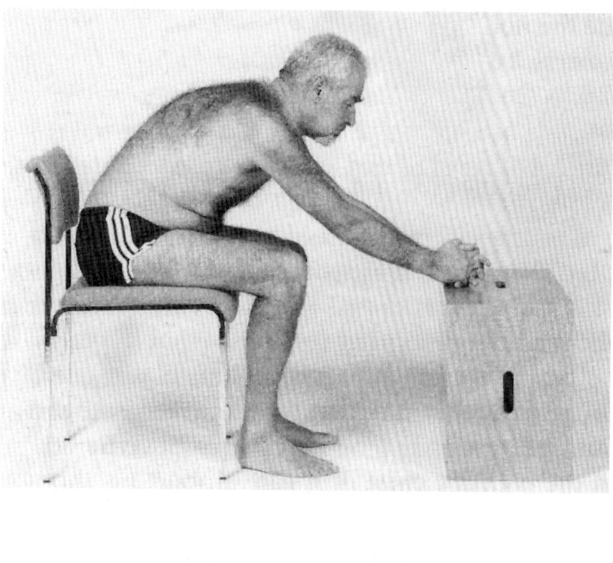

그림 7.4. 환자는 양 엉덩관절이 굽혀질 때 몸통을 펴는 것과 폄근의 활동이 요구될 때 양 엉덩관절을 굽히는 것에 어려움이 있다(오른쪽 편마비).

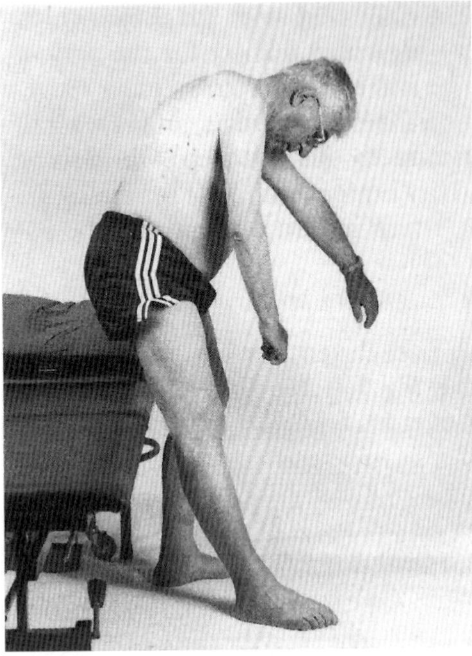

그림 7.5. 이 환자는 다리의 경직에 의한 전체적인 폄 패턴을 사용하는 일어서기 동작을 시행하고 있다. 이 때문에 체중을 충분히 앞쪽으로 이동할 수 없다(오른쪽 편마비).

2. 폄근의 근육활동이 필요하게 되므로 마비 쪽의 엉덩관절은 모음을 한다. 즉, 폄근 공동운동의 모음의 요소가 없으면 환자는 폄근을 사용할 수 없다. 또한 무릎관절의 폄과 함께 발목관절의 바닥쪽굽힘이 일어나고 마비 쪽 다리의 발꿈치가 바닥에서부터 떨어져버리는 경우도 있다.
3. 체중의 앞쪽이동이 불충분하기 때문에 일어서려고 노력할 때, 전체적인 공동운동으로 엉덩관절 폄과 발목관절 바닥쪽굽힘이 동시에 일어나기 때문에 몸을 뒤쪽으로 되돌려버려 무릎이 앞쪽으로 가지 않고 뒤쪽으로 움직여버린다(그림 7.5).

이러한 문제를 극복하고 일어서기에 필요한 근육군의 선택적 활동을 재획득하기 위해 환자가 시행하는 모든 활동에서 치료사는 정상적인 운동패턴을 촉진하고 비정상적인 운동요소가 발생하는 것을 방지해야 한다.

7.1 치료적이고 기능적인 활동 (Therapeutic and Functional Activities)

7.1.1 펴진 몸통을 앞으로 기울임 (Bringing the Extended Trunk Forwards)

환자의 정면에 등받이 없는 의자(stool)를 놓고 치료사는 한쪽 발을 그것에 올려놓는다. 치료사의 넓적다리에 환자의 펴진 양 팔을 올려놓고 환자의 팔꿉관절 또는 팔이 어깨와 같은 높이가 되도록 한다. 치료사는 한쪽의 손으로 환자의 척주를 펴도록 누른다. 또 한쪽의 손은 환자의 가슴에 대고 대항압박

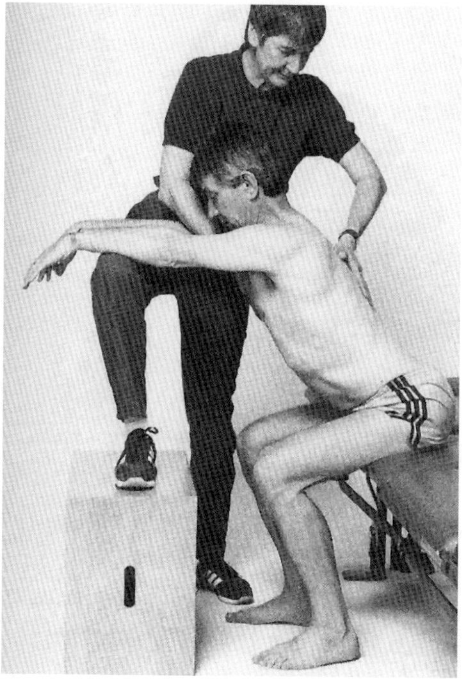

7.6

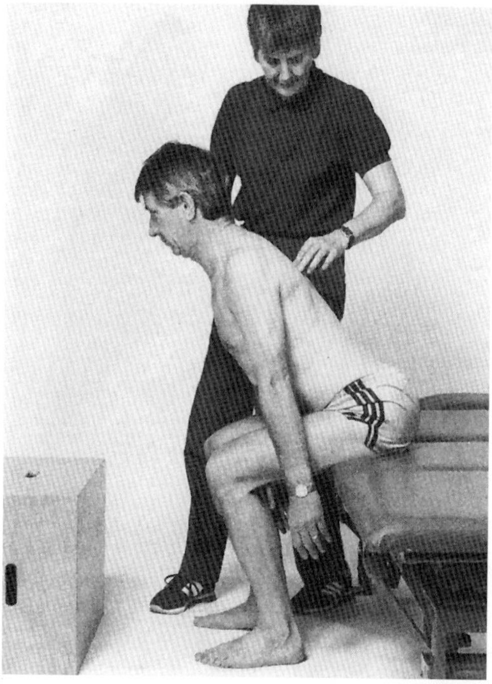

7.7

그림 7.6. 양 팔을 지지시켜 몸통의 폄을 재획득한다. 손가락을 서로 움켜쥐면 등뼈의 폄이 방해된다. 어깨관절이 모음을 하여 등뼈를 굽히기 쉽게 하기 때문이다. 손은 서로 움켜쥐지 않아야 한다(오른쪽 편마비).

그림 7.7. 척주의 능동적인 폄을 유지하여 몸통을 앞쪽으로 기울게 한다(오른쪽 편마비).

(counter-pressure)을 가하거나 필요에 따라 어깨를 지지한다. 치료사가 환자의 팔을 올려놓은 다리를 벌림을 시키면 환자는 척주를 편 채로 몸통을 앞쪽으로 움직일 수 있다(그림 7.6).

다음으로 환자는 양 팔을 몸의 곁에 늘어뜨리고 능동적으로 몸통을 앞으로 기울인다. 이때 치료사는 필요에 따라 보조를 하여 환자에게 몸통을 편 위치로 유지시킨다(그림 7.7). 치료사는 필요에 따라서 다리로 환자의 무릎을 유도하여 환자에게 무릎을 발 위에 유지시킨다.

그중에는 끝에 걸터앉은 자세에서 척주를 펼 수 없는 환자도 있다. 이 경우에는 치료사는 보조하는 양을 증가시켜 환자의 척주가 가장 후만이 되어있는 위치에 한쪽 무릎을 대고 양 손으로 환자가 가슴을 펴고 양 어깨를 뒤쪽으로 가져가는 것을 돕는다. 환자는 등을 앞쪽으로 이동하여 무릎에서부터 떼도록 한다. 이와 같이 하면 환자는 어느 부분을 움직이면 좋을지 알기 쉬워진다. 같은 방법으로 척주의 폄을 끌어내면서 환자에게 몸통을 앞으로 기울이게 하고 또한 몸통을 똑바로 편 앉은 자세로 되돌아가는 것을 반복시킨다. 횟수를 거듭할 때마다 몸통을 앞으로 기울이는 것을 크게 한다 (그림 7.8). 척주를 편 위치로 유지할 수 있는 범위에서 가급적 몸통을 앞으로 기울이면 좋다.

몸통을 앞으로 기울일 때, 특히 엉덩관절이 모음을 하는 환자에서는(그림 7.9) 처음에 몸통을 완전히 앞쪽으로 넘어뜨리고 거기서부터 엉덩관절을 펴지 않고 척주만을 펴게 하는 연습을 한다. 이와 같이 하면 운동을 학습하기 쉬워지는 경우가 있다.

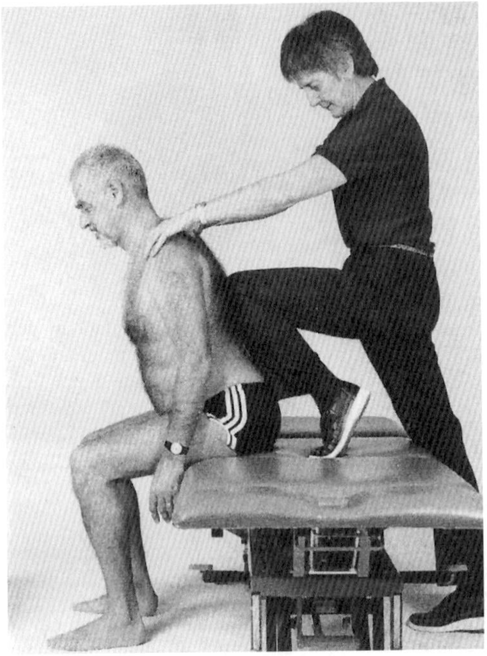

그림 7.8. 몸통의 폄을 촉진하면서 환자에게 몸통을 앞으로 기울이게 한다(오른쪽 편마비).

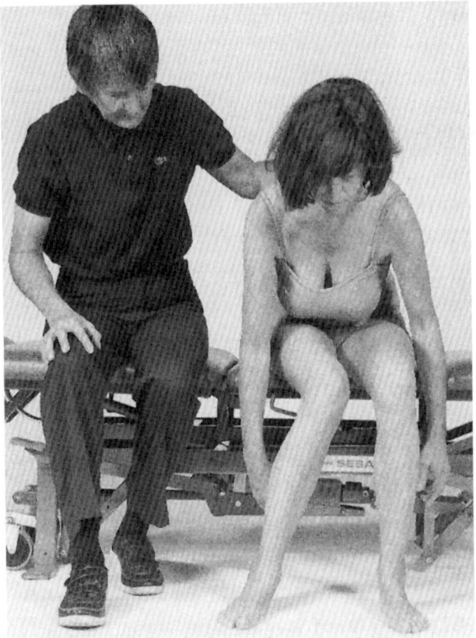

7.9

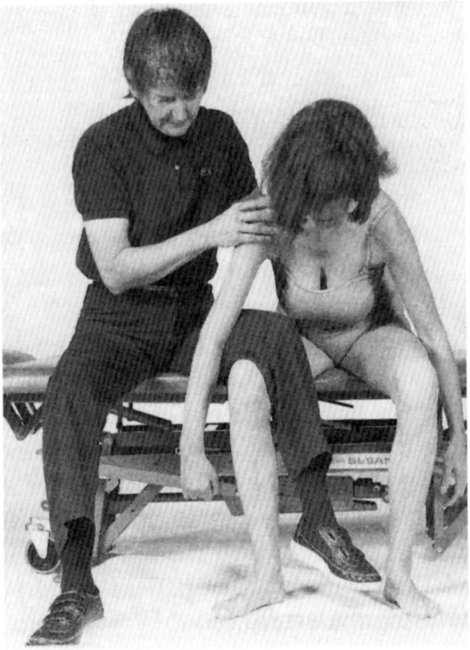

7.10

그림 7.9. 몸통을 앞으로 기울이면 환자의 엉덩관절이 모음을 한다(오른쪽 편마비).

그림 7.10. 환자가 몸통을 앞으로 기울일 때 엉덩관절이 모음을 하는 것을 방지한다(오른쪽 편마비).

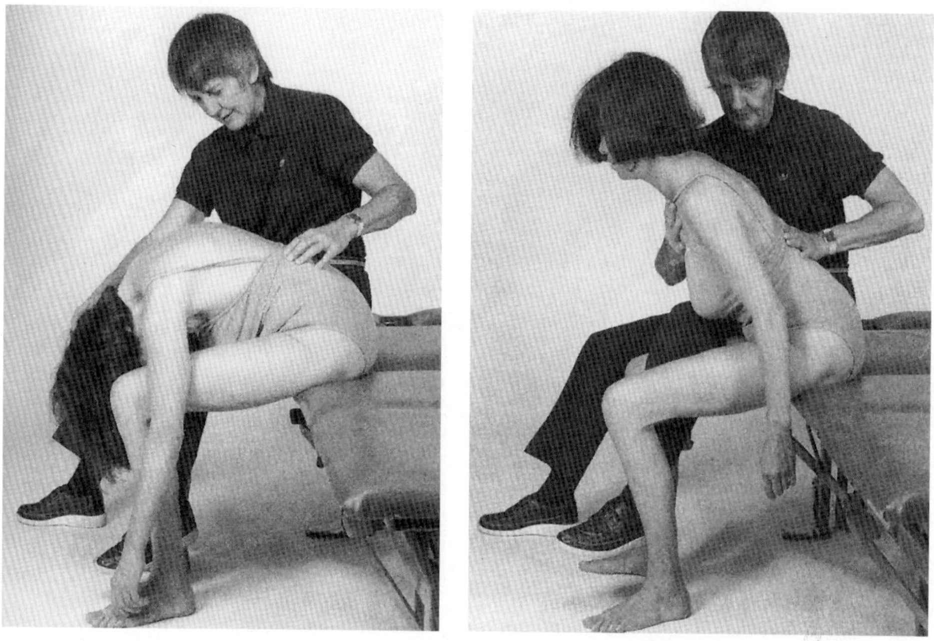

a b

그림 7.11 a, b. 몸통과 마비 쪽 다리의 선택적인 폄을 촉진한다(오른쪽 편마비). **a** 환자는 힘을 빼고 몸통을 앞쪽으로 완전히 굽힌다. 양 팔도 어깨에서부터 아래로 축 늘어뜨린다. **b** 치료사는 마비 쪽의 다리를 벌림 위치로 유지하고 몸통의 폄을 보조한다.

이 경우, 치료사는 환자의 마비 쪽에 앉는다. 자기의 다리를 환자의 넓적다리에 올려놓고 환자의 엉덩관절을 벌림 위치로 하고 무릎을 발의 위에 유지한다. 또한 치료사의 다리 무게로 환자가 몸통을 앞쪽으로 기울였을 때 발꿈치가 바닥에서부터 뜨는 것을 방지한다(그림 7.10).

다음으로 환자는 몸통을 굽혀서 자기의 코가 양 다리의 한가운데에 오도록 한다. 양 팔의 힘을 빼어 아래로 늘어뜨리고 손이 발에 닿도록 한다. 목도 마찬가지로 힘을 빼고 머리를 앞쪽으로 늘어뜨린다(그림 11.a). 몸통을 앞쪽으로 넘어뜨리고 거기서부터 몸통을 일으켜서 앉은 자세가 되는 운동을 여러 번 반복한다. 환자의 다리가 모음을 하는 힘이 약해지는 것을 느끼면 치료사는 다리로 누르고 있었던 보조의 양을 줄여간다. 다음으로 한자는 의식적으로 다리가 모음을 하지 않고 그대로 있고 발꿈치가 뜨지 않고 바닥에 평탄하게 붙어있게 한다.

치료사는 환자의 넓적다리에 다리를 올려놓은 채로 환자에게 앉은 자세까지 몸을 일으키지 않고 단지 등을 똑바로 펴도록 지시한다. 이 때 치료사는 한쪽의 손을 환자의 복장뼈에 대고 환자가 등뼈를 펴는 것을 보조한다. 또 한쪽의 손은 허리뼈에 대고 대항압박을 가하여 몸통이 뒤쪽으로 움직이는 것을 방지한다(그림 7.11b). 환자는 머리와 척주가 동일 직선상에 오도록 하여 등을 폈을 때 목이 젖혀지지(과신전) 않도록 한다.

환자는 등을 편 채로 직립하여 앉은 자세로 되돌아가고 다시 몸통을 편 채로 앞으로 기울인다. 이 때 운동축은 양 엉덩관절을 연결하는 선이고 척주의 어느 부위에서도 굽힘은 일어나지 않는다.

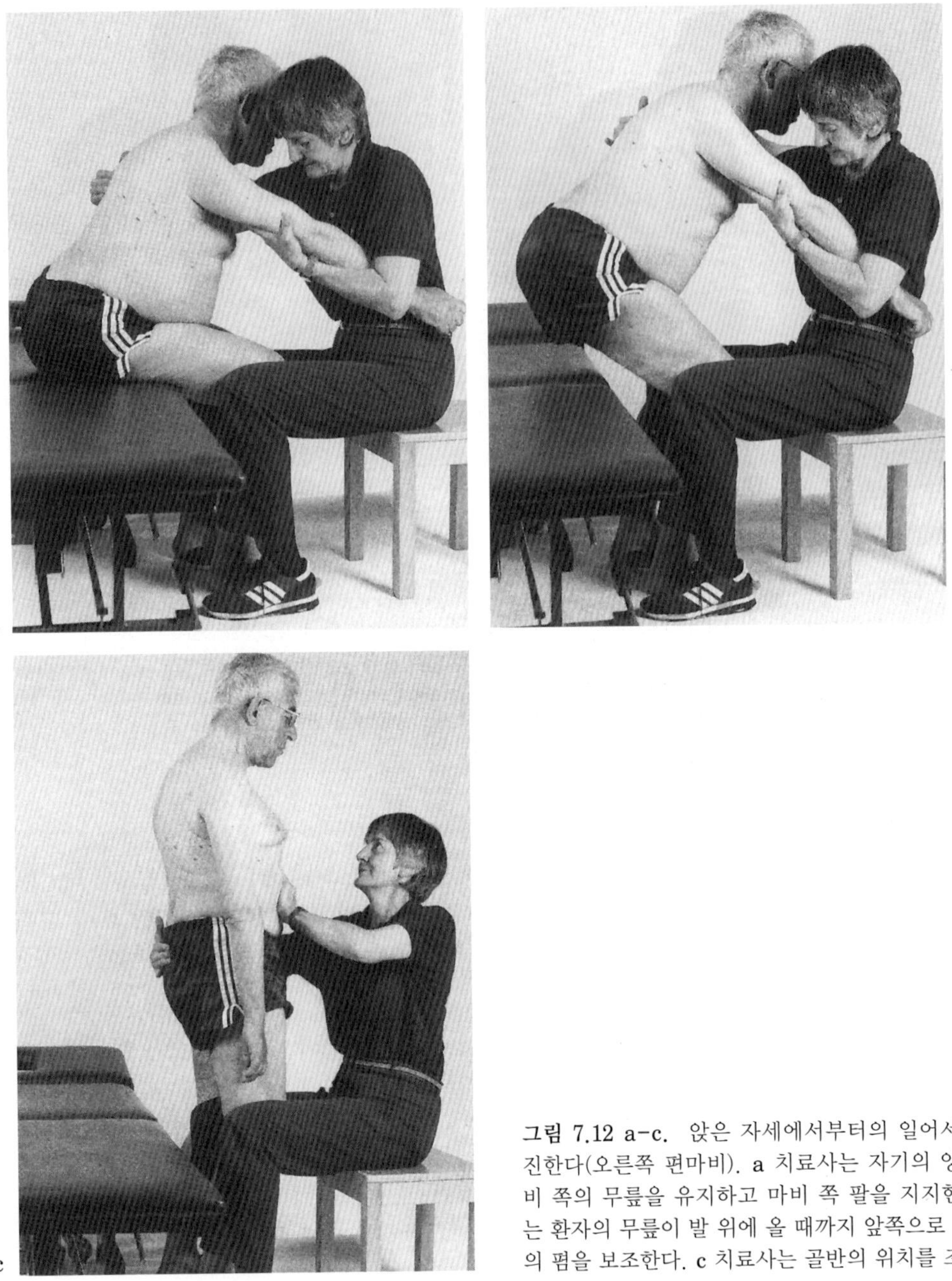

a b c

그림 7.12 a–c. 앉은 자세에서부터의 일어서기 동작을 촉진한다(오른쪽 편마비). a 치료사는 자기의 양 무릎으로 마비 쪽의 무릎을 유지하고 마비 쪽 팔을 지지한다. b 치료사는 환자의 무릎이 발 위에 올 때까지 앞쪽으로 끌어내고 몸통의 폄을 보조한다. c 치료사는 골반의 위치를 조정한다.

7.1.2 앉은 자세에서부터의 일어서기 (Standing Up from Sitting)

7.1.2.1 치료사의 보조에 의해서 (Supported by the Therapist)

일어서기 동작이 환자에게 아직 어려운 경우, 정상적인 운동패턴으로 이 동작을 시행시키기 위해서는 상당한 보조를 해야 한다. 이 연습에서는 치료사는 환자의 정면에 앉아 마비 쪽의 무릎을 양 무릎으로

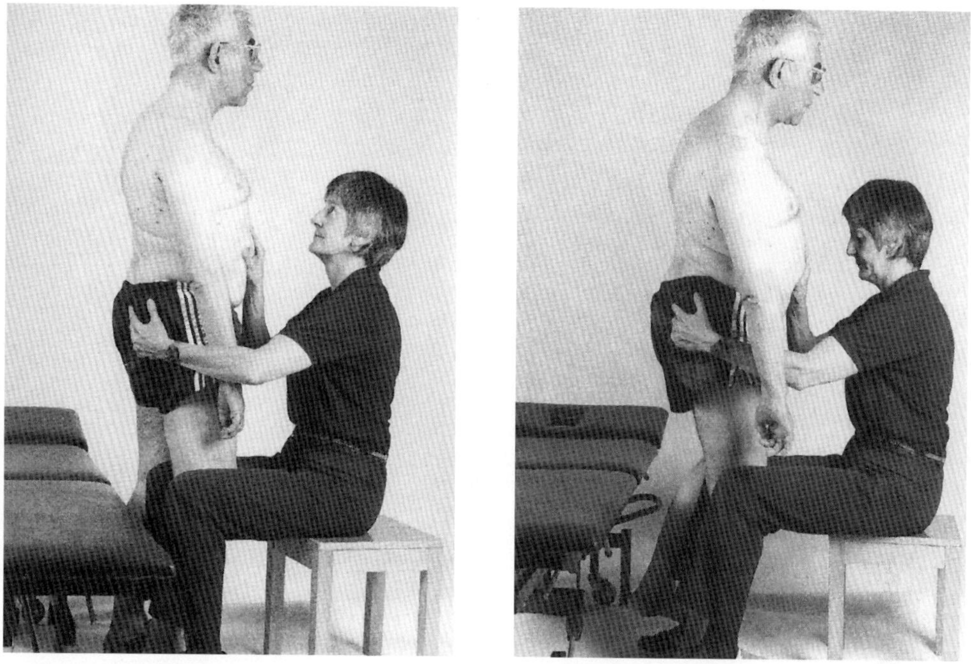

a b

그림 7.13 a, b. 마비 쪽의 다리에 체중을 싣는다(오른쪽 편마비). a 치료사는 양 무릎을 사용해서 환자의 체중을 마비 쪽으로 유도한다. b 환자는 바닥에서부터 발을 들어올린다.

사이에 끼워 유지한다. 치료사는 양 무릎으로 조절하여 마비 쪽의 엉덩관절을 필요한 만큼 벌림을 하고 환자의 무릎을 앞쪽으로 움직여 환자의 발 위로 가져온다. 환자에게 일어서려고 하지 말고 몸통을 앞으로 기울이라고만 지시를 한다. 마비 쪽의 손을 치료사의 팔 밑에 끼고 환자의 위팔을 완만하게 유지하여 어깨를 보호한다. 치료사는 또 한쪽의 손을 환자의 척주가 가장 후만이 된 부분, 보통은 T8 - T10에 대고 환자가 등뼈를 펴는 것을 보조한다(그림 7.12a). 일단 척주를 폈으면, 환자는 치료사의 손을 밀지 않도록 몸통을 앞으로 기울여서 엉덩이를 들어올린다. 치료사는 자기의 양 무릎을 사용해서 환자의 무릎을 앞쪽으로 당기고 동시에 환자의 발꿈치가 바닥에서부터 떨어지지 않도록 한다(그림 7.12b). 또한 환자의 등뼈에 댄 치료사의 손으로 필요한 만큼 몸통을 앞으로 기울이는 것을 촉진한다. 환자가 엉덩이를 충분히 들어올린 다음에 치료사는 잡고 있던 마비 쪽의 팔을 놓고 엉덩관절의 폄을 돕는다. 치료사는 한쪽의 손으로 엉덩관절 폄근의 작용을 돕고 또 한쪽의 손으로 하복부근육의 작용을 도와 환자의 골반을 뒤로 기울이게 한다(그림 7.12c). 치료사는 자유로워진 손으로 환자의 정면에서부터 필요한 부위를 어디라도 보조할 수 있다(그림 7.13a). 치료사는 양 무릎으로 환자가 무릎관절을 젖히지(과신전) 않고 마비 쪽의 다리에 체중을 싣는 것을 보조한다. 이와 같이 하면 환자의 건강한 쪽의 발을 바닥에서부터 들어올리는 것조차 보조할 수 있다(그림 7.13b).

환자가 앉는 것을 보조하는 경우도 같은 방법으로 촉진한다. 치료사는 마비 쪽의 팔을 자기의 몸에 붙여서 유지하고, 등뼈에 또 한쪽의 손을 대고 환자의 체중을 충분히 앞쪽으로 유지하면서 엉덩이를 천천히 치료 테이블에 내려놓게 한다. 이 연습에서는 경직이 있는 팔보다 몸쪽부위에 있는 몸통을

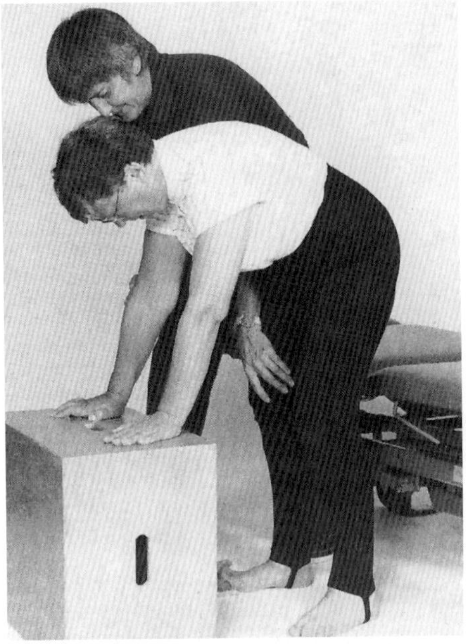

그림 7.14. 등받이가 없는 의자에 양 손을 짚은 채로 일어선다. 치료사는 마비 쪽의 팔꿉관절을 폄 위치로 유지하고 무릎의 운동을 보조한다(오른쪽 편마비).

움직이기 때문에 팔의 굽힘근군의 과도한 긴장을 억제할 수 있고, 능동적인 동작에 팔을 참여시키기 위한 준비가 된다.

7.1.2.2 등받이 없는 의자에 양 손을 짚고 (Hands Supported on a Stool)

앞에 놓인 등받이가 없는 의자(stool)에 환자가 팔을 펴서 평탄하게 양 손을 짚는 것을 치료사가 보조한다. 환자가 엉덩이가 떨어지도록 들어올리고 앞쪽으로 체중을 이동하여 양 팔에 실었을 때 치료사는 필요에 따라서 환자의 팔꿉관절을 폄 위치로 유지하고 아래쪽으로 얼마간의 압력을 가하여 손을 적절한 위치에 유지한다(그림 7.14). 치료사는 또 한쪽의 손으로 환자의 무릎을 환자의 발 위로 유도하여 엉덩관절의 모음이 없이 다리를 능동적인 폄이 일어나게 한다. 감은 붕대를 발가락 밑에 놓으면 발가락의 굽힘을 억제할 수 있다.

양 무릎을 약간 굽힌 자세에서 환자는 척주를 펴고 다음으로 굽혀서 등을 둥글게 한다(그림 7.15 a, b). 몸통을 굽히고 펴도 무릎의 굽힘 각도는 항상 일정하게 유지한다.

다음으로 등을 편 채로 허리뼈의 옆쪽굽힘으로 골반을 선택적으로 좌 · 우로 움직인다. 치료사는 자기의 몸과 위팔로 환자의 흉곽을 안정화하고 양손으로 분리한 골반의 옆쪽 경사를 촉진한다(그림 7.16 a, b).

연습을 더 진행시키고, 환자는 앞쪽의 바닥에 양 손을 평탄하게 짚고 엉덩이를 치료 테이블에서부터 뜨도록 올린다. 치료사는 팔꿉관절을 폄 위치로 유지하는 것을 보조하고 엉덩관절의 모음을 방지한다(그림 7.17 a, b).

처음에는 이 활동이 환자로서 어려우면 등받이가 없는 의자를 앞에 놓고 그 높이를 조금씩 낮게

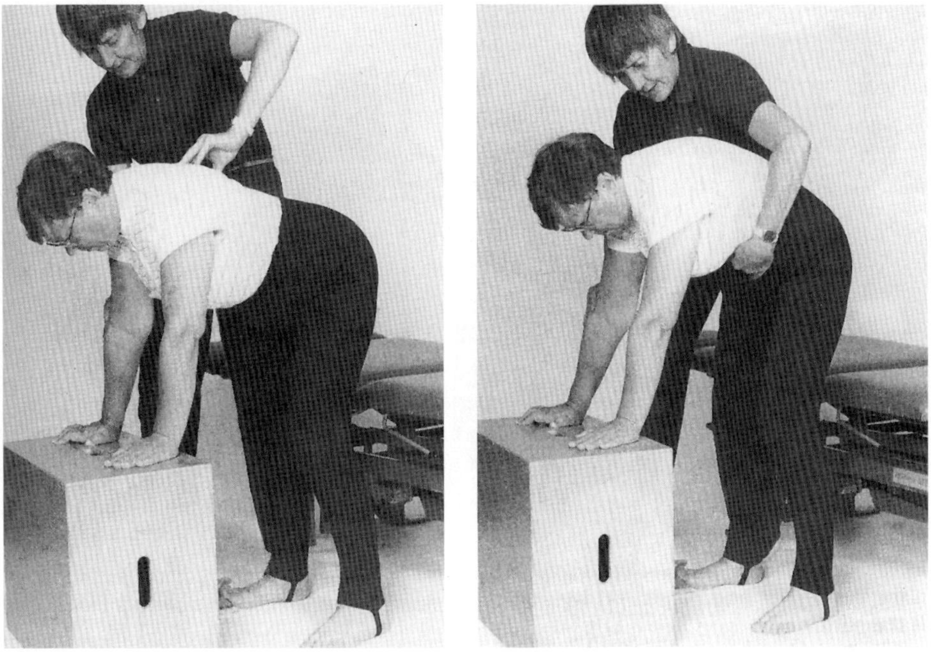

그림 7.15 a, b. 환자는 양 팔에 체중을 실은 채로 몸통을 능동적으로 움직인다(오른쪽 편마비). a 척주를 편다. b 양 무릎의 각도를 바꾸지 않고 몸통을 굽힌다.

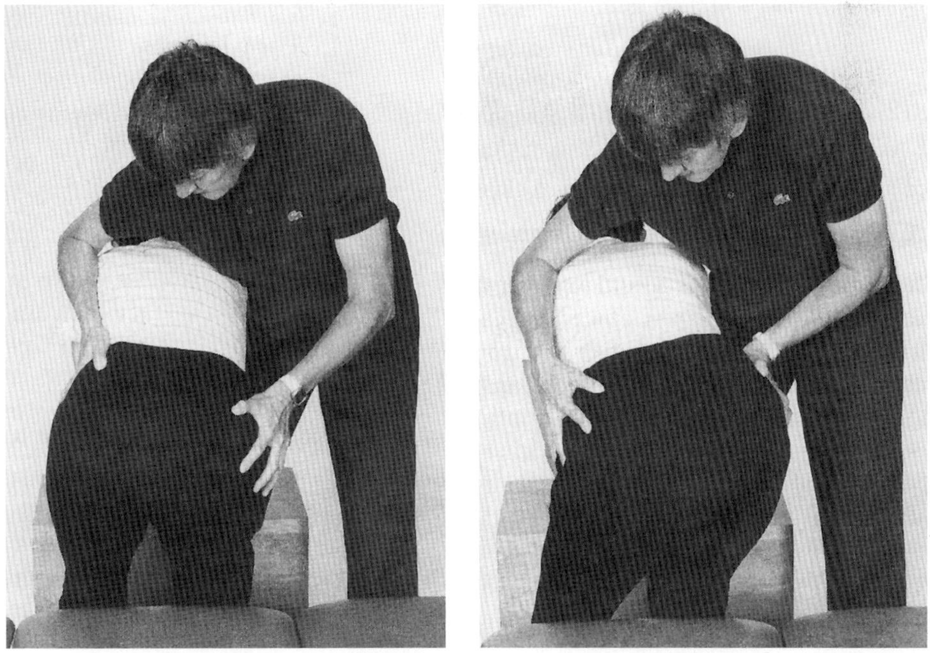

그림 7.16 a, b. 양 팔에 체중을 실은 채로 몸통을 선택적으로 옆쪽굽힘을 한다(오른쪽 편마비). a 치료사는 자기의 다리로 마비 쪽의 팔을 폄 위치로 유지한다. 또한 환자가 흉곽을 안정화하는 것을 보조한다. b 치료사는 양 손으로 골반의 옆쪽 경사를 촉진한다.

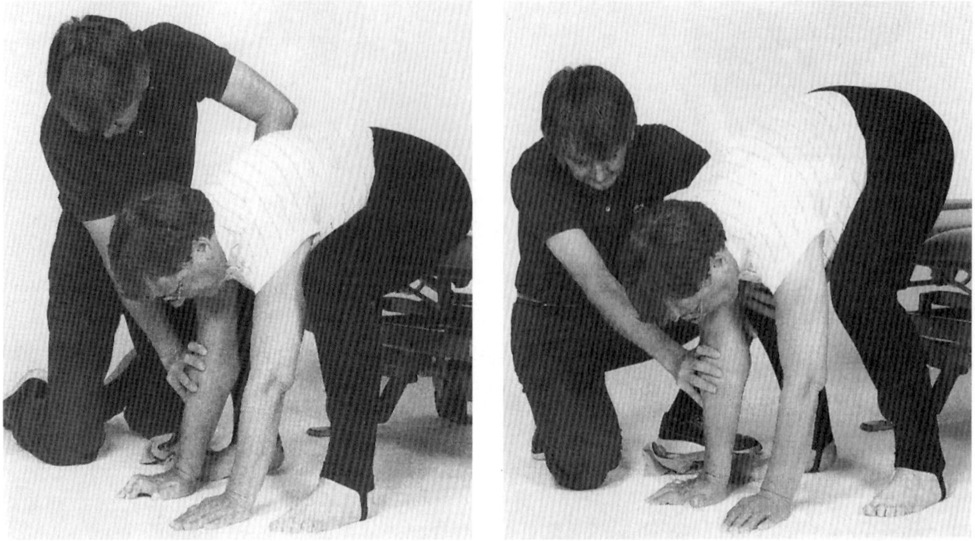

a b

그림 7.17 a, b. 양 손을 바닥에 평탄하게 짚고 마비 쪽 다리 폄근의 선택적인 활동을 재학습한다. a 동작의 시작자세를 조정한다. b 환자는 엉덩이를 치료 테이블에서부터 들어올린다.

하여 마지막에는 양손을 바닥에 짚고 이 운동을 할 수 있도록 한다. 앉은 자세에서부터 엉덩이를 들어올리는 것보다 환자가 등받이가 없는 의자의 높이를 낮출 때 치료 테이블까지 환자의 좌석을 낮추는 것부터 연습을 시작하는 것이 환자에게는 용이한 경우가 많다. 엉덩이를 내리는 운동을 시행한 후에는 다리를 펴는 구심성 활동이 용이해진다(그림 7.18 a, b).

7.1.2.3 마비 쪽의 다리에만 체중을 부하하다 (Weight Bearing on the Hemiplegic Leg Alone)

환자는 마비 쪽 다리의 위에 건강한 쪽 다리를 교차시켜서 엉덩이를 치료 테이블에서부터 들어올려 일어선다. 치료사는 한쪽 팔을 등으로 돌려 손을 큰돌기(대전자)에 대고 이 운동을 촉진한다. 환자의 등에 댄 치료사의 어깨로 환자가 몸통을 뒤쪽으로 젖히는 것을 방지한다(그림 7.19 a). 등받이가 없는 의자(stool)나 의자(chair)를 환자 앞에 놓으면 필요할 때는 건강한 쪽의 손으로 지지하고 균형을 잡을 수 있으므로 환자는 안심하고 몸통을 앞쪽으로 충분히 기울일 수 있다.

일단 환자가 안정하여 이 자세를 유지할 수 있게 되면 등을 펴게 한다(그림 7.19 b). 체중을 지지하고 있는 마비 쪽의 무릎관절을 굽힘과 폄을 하는 연습을 시켜도 좋다. 이 활동은 체중이 걸린 마비 쪽 다리의 선택적인 폄을 확실하게 시행하기 위해 이용할 수 있다. 마비 쪽 다리의 위에 건강한 쪽의 다리를 교차시키는 것은 엉덩관절과 무릎관절을 능동적으로 펴도 발끔치가 바닥에서부터 떨어지는 것을 방지하고 발목관절을 확실하게 등쪽굽힘을 할 수 있다. 환자의 발가락 밑에 감은 붕대를 놓음으로써 발가락을 폄 위치로 유지할 수 있고 경직에 의한 전체적인 폄 패턴에서 발가락이 굽는 것을 방지한다. 이 연습에서는 그러한 좁은 지지 기저면에서 균형을 유지하기 위해 몸통의 옆쪽굽힘근육의 근육활동도 선택적으로 활성화된다.

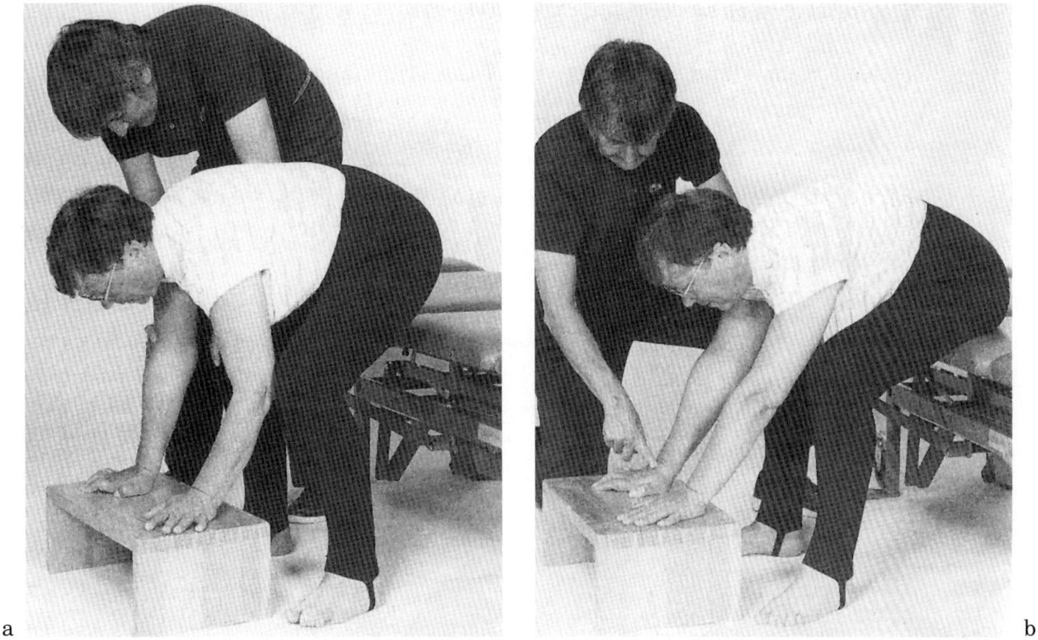

그림 7.18 a, b. 낮은 등받이가 없는 의자에 양 손을 짚고 마비 쪽 다리의 선택적인 폄을 학습한다(오른쪽 편마비). a 치료사는 환자가 팔꿉관절을 폄 위치로 유지하는 것을 돕고, 마비 쪽 무릎의 위치를 바로잡는다. b 환자는 치료 테이블에 걸터앉는다.

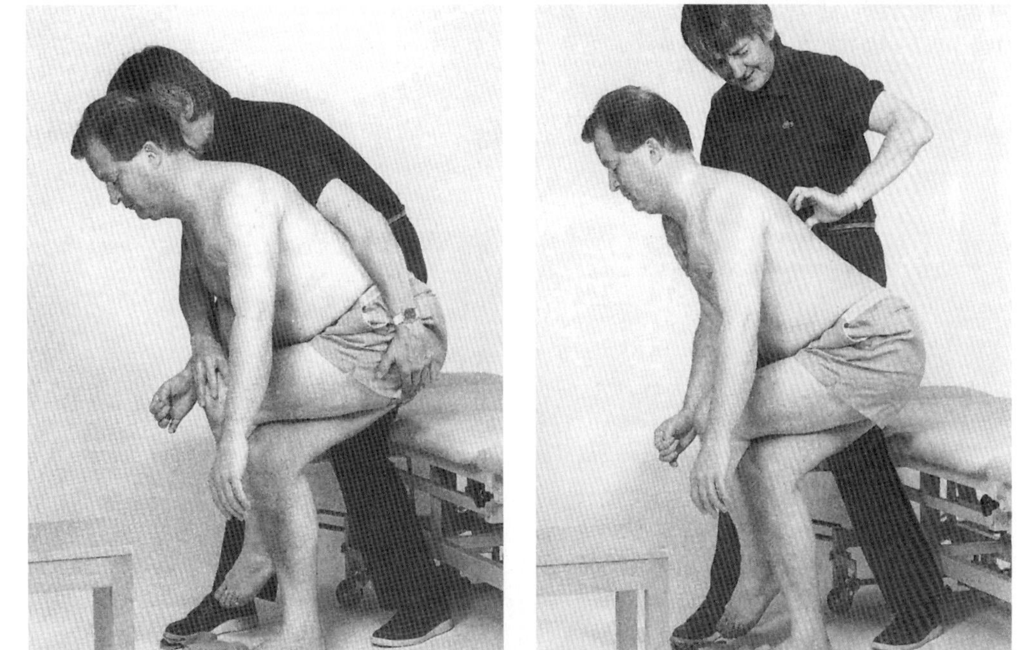

그림 7.19 a, b. 한쪽 다리 서기로 마비 쪽 다리에만 체중을 부하하여 선택적인 폄근의 활동을 촉진한다(오른쪽 편마비). a 건강한 쪽을 위로 하여 다리를 교차시키고 치료사는 환자가 엉덩이를 치료 테이블에서부터 들어올리는 것을 보조한다. b 환자는 몸통을 편 상태에서 균형을 잡는다.

7.1.3 몸통과 엉덩관절의 폄근과 굽힘근의 선택적인 교호운동 (Alternating Between Selective Extensor and Flexor Activity of the Trunk and Hips)

환자가 침대에서부터 일어나 앉은 자세를 취하기 시작하면 장애의 정도에 관계없이 그것에 이어지는 활동을 획득하기 위한 준비를 시작한다. 환자의 능력이 개선됨에 따라 그것에 이어지는 활동도 서서히 진전된다. 또한 환자가 결과적으로 다시 획득한 선택적인 활동은 보다 정상적으로 일어서거나 보행하는 것을 돕는다.

환자는 앞에 놓은 테이블에 아래팔을 올려놓는다. 이 때 척주를 충분히 펼 수 없는 환자가 많다(그림 7.20).

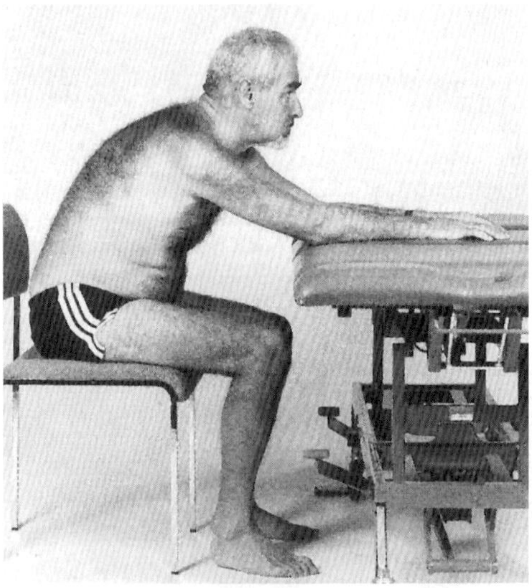

그림 7.20. 양 팔을 테이블 위에 올려놓고 지지해도 몸통의 폄이 어렵다(오른쪽 편마비).

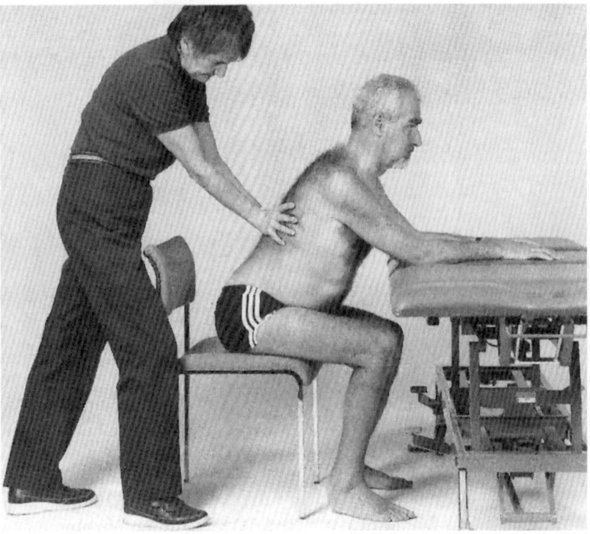

그림 7.21. 척주를 수동적으로 편다(오른쪽 편마비).

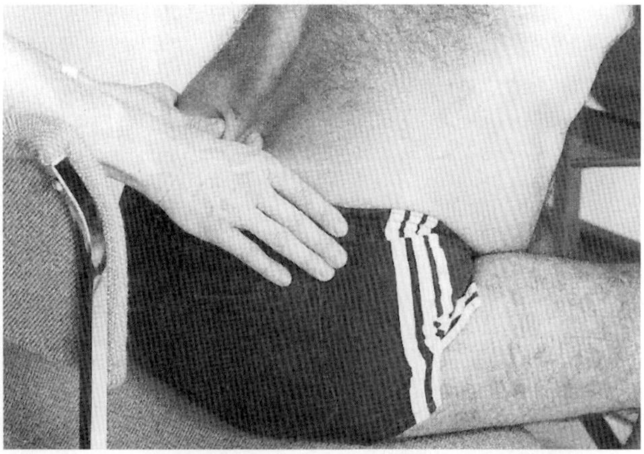

그림 7.22. 환자가 하위의 허리뼈를 펴는 것을 보조한다(오른쪽 편마비).

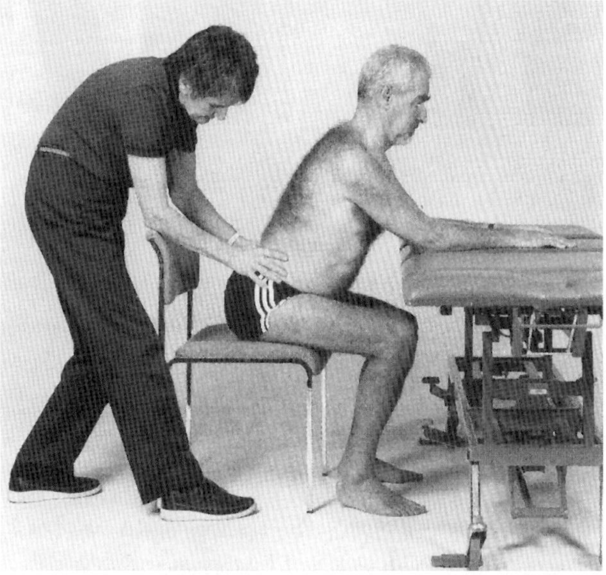

a

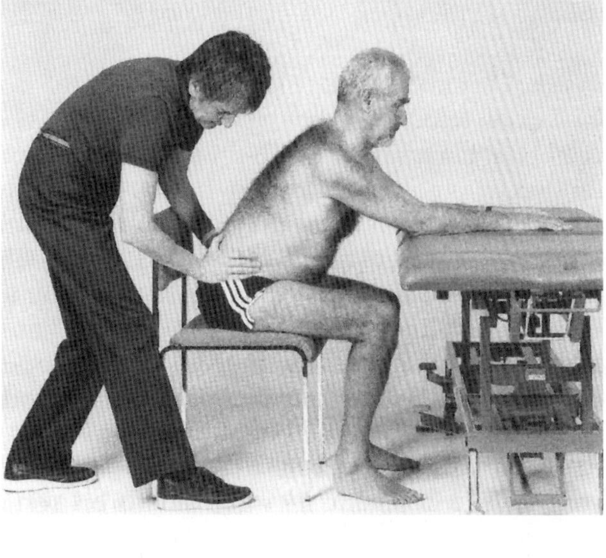

b

그림 7.23 a, b. 허리뼈를 선택적으로 펴고 굽힌다(오른쪽 편마비).

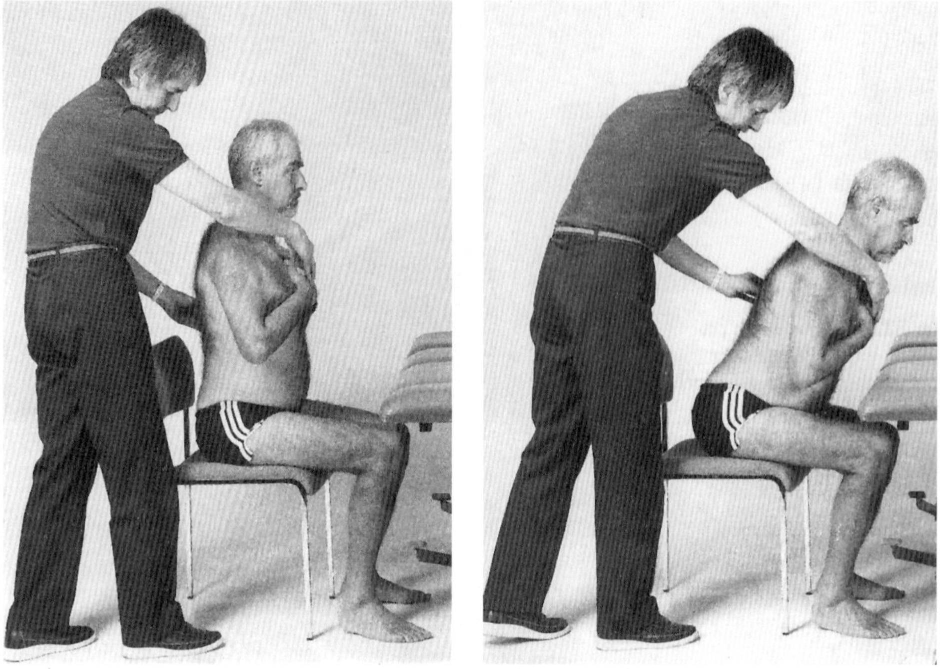

a b

그림 7.24 a, b. 몸통을 펴서 앞으로 기울이게 한다(오른쪽 편마비).

치료사는 환자의 등을 온화하게 그러나 확고하게 아래쪽으로 눌러 척주를 수동적으로 편다(그림 7.21).

환자가 일단 등뼈를 펼 수 있게 되면 치료사는 허리엉치 이음부분(lumbosacral junction)에서의 폄을 보조한다. 치료사는 양 엄지손가락으로 척주가 후만이 되어있는 부분을 누른다. 이것은 대부분의 경우 제5허리뼈의 높이에 인지된다(그림 7.22). 이어서 환자의 허리뼈를 펴는 운동이나 번갈아 굽히고 펴는 운동을 자기가 시행한다. 이 때 등뼈는 안정화시켜둔다. 이 선택적인 운동을 크게 시행할 수 있게 되면 골반의 가동성도 커지게 된다(그림 7.23 a, b).

더 연습을 진행시키고 몸통을 편 채로 양 엉덩관절을 연결하는 선을 축으로 하여 몸통을 앞쪽으로 기울인다. 양 손은 마비 쪽 손을 아래로 하고 건강한 쪽의 손으로 지지하여 가슴에 댄다. 이 때 척주는 굽히지 않도록 주의한다(그림 7.24 a, b). 또한 이 운동을 시행할 때 기능이 좋다면 양 손을 몸쪽에 늘어뜨려도 된다. 기능이 나쁘다면 환자가 복장뼈에 댄 양 손의 위에 치료사가 한쪽 손을 대고 몸통을 폄 위치로 안정화하는 것을 보조한다. 그리고 또 한쪽의 손으로 환자가 등뼈를 펴는 것을 돕는다. 몸통을 펴려고 하면 보통 환자는 목을 과도하게 펴는데 턱을 당겨 몸통과 머리가 일직선이 되도록 유지시킨다. 일단 복장뼈에 댄 치료사의 손에 의한 보조가 없이 몸통을 편 채로 앞쪽과 뒤쪽으로 기울일 수 있게 되면 치료 테이블 또는 받침대를 앞에 놓을 필요는 없다. 그러나 이 때도 앞쪽에 등받이 없는 작은 의자를 놓으면 환자는 안심하고 몸통을 충분히 앞쪽으로 기울일 수 있기 때문에 치료 테이블에서부터 엉덩이를 들어올릴 때 등에 도움이 된다.

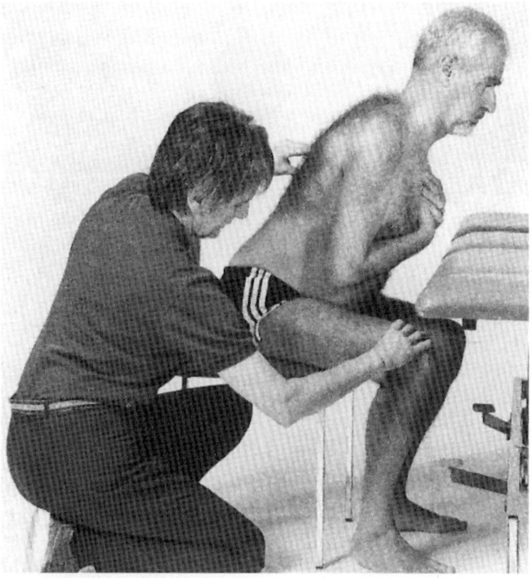

그림 7.25. 편 몸통을 앞으로 기울일 때 마비 쪽의 엉덩관절이 모음을 하는 것을 방지한다(오른쪽 편마비).

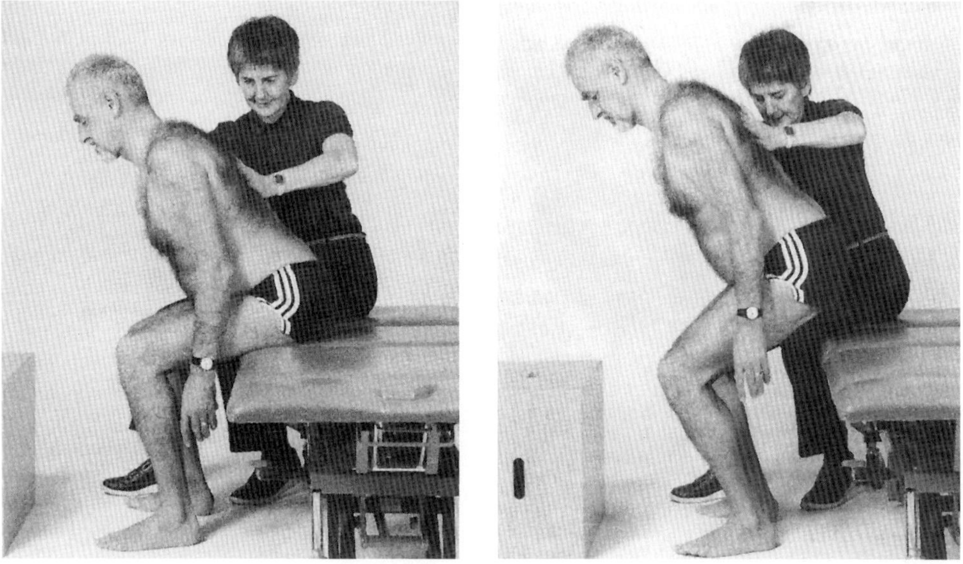

a b

그림 7.26 a, b. 양 다리에 체중을 부하하면서 몸통의 폄을 촉진한다(오른쪽 편마비). **a** 치료사는 한쪽 손을 환자의 복장뼈에 대고 또 한쪽의 손을 등뼈에 댄다. **b** 환자는 엉덩이를 치료 테이블에서부터 들어올린다.

환자가 양 팔을 몸쪽에 늘어뜨린 채로 마찬가지로 몸통을 앞쪽으로 기울일 때, 치료사는 다시 한번 복장뼈와 등뼈에 댄 손으로 몸통을 안정화한다(그림 7.26 a).

환자는 몸통을 편 채로 엉덩관절을 굽혀서 앞으로 기울임으로써 치료 테이블에서부터 엉덩이를 들어올린다(그림 7.26 b). 다음으로 환자는 치료 테이블에 엉덩이를 내려서 몸통을 뒤로 기울인다.

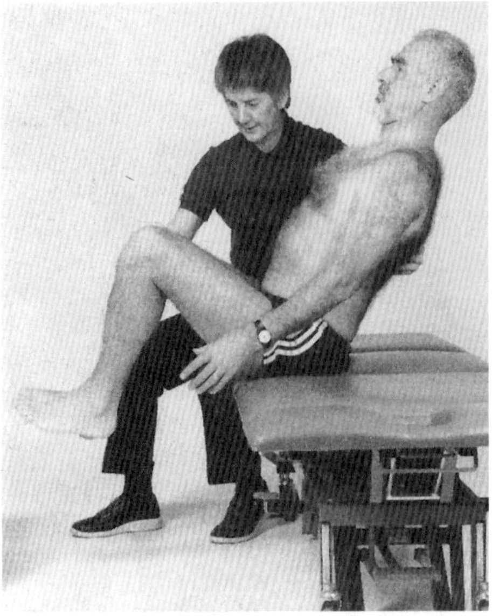

그림 7.27. 몸통을 뒤쪽으로 기울여서 양 발을 바닥에서부터 뗀다. 이 때 양 엉덩관절과 무릎관절은 직각으로 유지한다 (오른쪽 편마비).

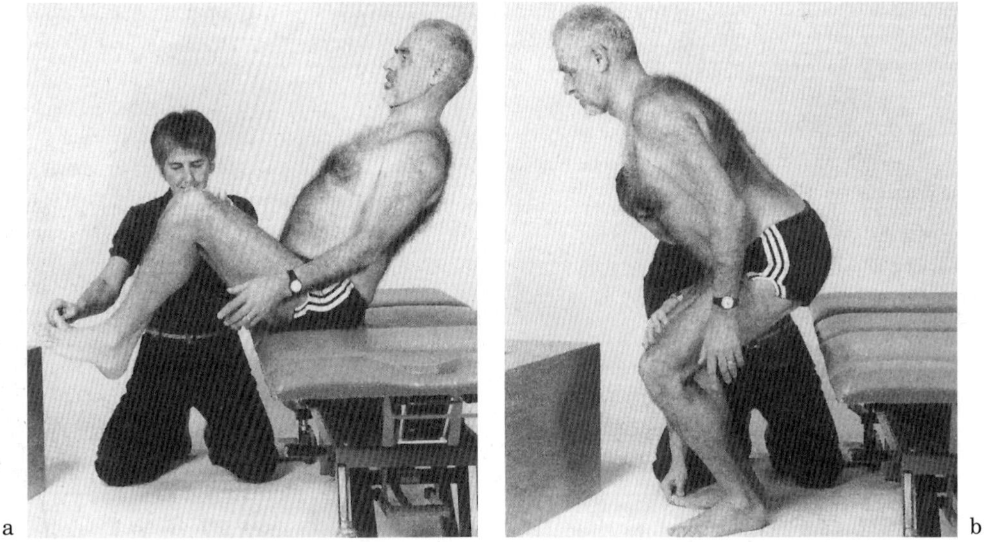

그림 7.28 a, b. 몸통과 엉덩관절의 폄근과 굽힘근의 선택적인 활동을 번갈아 한다. 치료사는 마비 쪽의 무릎과 발의 자세를 교정한다. a 굽힘근의 활동. b 폄근의 활동.

이 때 환자는 양 다리를 능동적으로 들어올려서 양 엉덩이, 무릎, 발목관절의 각도를 각각 90° 로 유지한다. 처음에 마비 쪽의 엉덩관절, 무릎관절의 각도를 90° 로 하기 위해 치료사의 보조가 필요하다. 환자가 다리를 들어올리면서 몸통을 뒤로 기울일 때 치료사는 한쪽의 손으로 폄을 보조한다. 머리와 몸통은 일직선이 되도록 한다(그림 7.27).

다음으로 이 동작을 연속해서 시행한다. 환자는 양 다리를 굽힘 위치로 유지하고 처음에 앞쪽으로

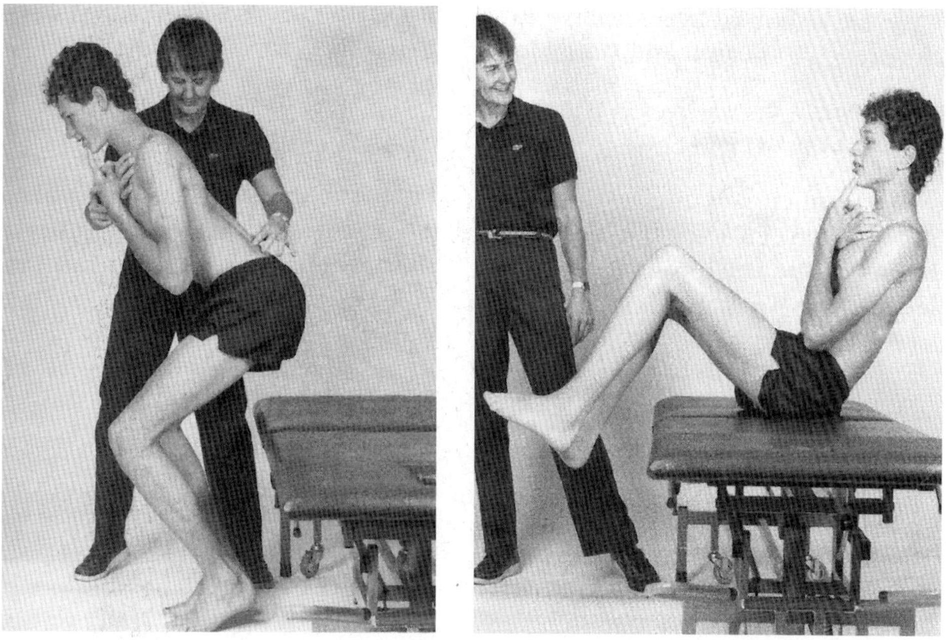

a b

그림 7.29 a, b. 발에 체중을 부하한 상태에서 발목관절의 능동적인 바닥쪽구힘을 연습한다(오른쪽 편마비). a 엉덩이가 치료 테이블에서부터 떨어졌을 때 양 무릎이 발 위에 있도록 한다. b 양 발이 바닥에서부터 떨어져 공중에 떴을 때에도 몸통의 폄을 유지하도록 한다.

몸통을 기울여서 치료 테이블에서부터 엉덩이를 떨어지게 하고 다시 엉덩이를 치료 테이블로 되돌아가게 한 다음 몸통을 뒤로 기울이는 운동을 반복한다. 바닥에 마비 쪽의 발이 닿을 때 양 다리를 능동적으로 굽혀서 들어올릴 때 치료사가 발목관절을 등쪽굽힘 위치로 유지할 필요가 있는 경우가 많다(그림 7.28 a, b).

일단 이 활동을 터득하면 선택적 활동의 다양성이 증가하여 다양한 동작이나 난이도가 높은 동작이 가능해진다. 환자가 숙달하면 가정에서 시행하는 프로그램에 이러한 동작을 도입해도 된다.

7.1.3.1 발목관절의 능동적 바닥쪽굽힘을 포함시키다 (Incorporating Active Plantar Flexion of the Foot)

치료 테이블에서부터 엉덩이를 떨어지게 할 때 능동적으로 발목관절의 바닥쪽굽힘을 하고 발의 엄지두덩과 발가락에만 체중을 싣도록 하여 이전과 같은 동작을 시행한다. 이 때 양 무릎은 앞으로 내민 발의 위에 위치하도록 한다. 환자가 양 손을 가슴에 대고 건강한 쪽 집게손가락의 끝을 자기 턱의 한가운데에 대고 떨어지지 않도록 하면 환자의 머리는 자동적으로 바른 위치에 유지된다(그림 7.29 a, b). 몸통을 뒤로 기울일 때 환자는 허리뼈를 굽히지 않는다. 이 활동에 의해서 다리에 체중을 부하하였을 때 능동적인 무릎관절의 폄과 발목관절의 바닥쪽굽힘을 연습할 수 있다. 또한 발이 바닥에서부터 들어올려져 체중이 뒤쪽으로 이동하였을 때에는 엉덩관절의 능동적인 굽힘과 강력한 하복부의 근육활동이 일어나 있음에도 불구하고 다리는 벌림 · 가쪽회전을 하지 않고 선택적인 굽힘이 강조되며, 몸통도 선택적으로 펴진 상태가 유지된다.

7.1.3.2 양 다리를 교차하다 (Legs Crossed)

앞에서와 같은 활동이며 몸통이 뒤로 기울어 다리가 공중에 떠서 체중이 부하되어 있지 않을 때 환자는 다리를 종아리부분에서 교차한다. 이어서 몸통을 앞으로 기울이고 체중을 앞쪽으로 이동할 때 종아리를 교차시킨 채로 양 발을 옆으로 가지런히 하여 체중을 부하한다. 다시 뒤쪽으로 체중을 이동하여 다리가 공중에 떴을 때 다리를 바꿔서 꼰다. 교차한 양 다리에 체중이 부하되면 양 엉덩관절은 가쪽회전 위치에서 모음을 함이 없이 능동적인 폄 활동을 하지 않을 수 없게 되어 엉덩관절의 선택적 폄이 강조된다(그림 7.30 a, b). 또한 이 활동에서는 균형을 유지하기 위해 몸통 옆쪽굽힘근에 상당한 근육활동이 요구된다.

7.1.3.3 추가로 과제를 시행하다 (Performing an Additional Task)

이 활동을 보다 한층 자동적으로 노력하지 않고 시행할 수 있게 하려면 운동을 시행하면서 동시에 또 다른 과제를 시행한다. 예컨대 셔츠를 입으면서 시행하거나(그림 7.31 a, b) 책을 읽으면서 시행한다.

7.1.4 높은 치료 테이블이나 침대에서부터 일어서다 (Standing Up from a High Plinth or Bed)

높은 치료 테이블이나 침대에서부터 일어서는 동작에 의해서 몸통의 선택적인 조절과 다리의 선택적 폄이 개선된다. 또한 한쪽 다리로 서기가 되어 유각 쪽의 엉덩이를 치료 테이블 위에 올려놓는 동작은 높은 치료 테이블이나 침대에 환자를 앉힐 때에 도움이 된다.

7.1.4.1 환자를 높은 침대로 옮기다 (Transferring the Patient onto a High Bed)

환자가 아직 휠체어를 타야만 하고 마비 쪽의 다리에 체중을 충분히 부하할 수 없는 시기에 높이를 낮출 수 없는 침대나 치료 테이블에 환자를 옮기려면 치료사나 간호사가 완전보조를 해야 한다.

치료사는 환자가 엉덩이를 침대에 기댄 선 자세로 한다. 마비 쪽 무릎의 앞뒤를 치료사의 양 넓적다리로 사이에 끼워서 환자의 다리를 안정화하고 양팔로 환자의 몸통을 지지하면서 환자를 자기 쪽으로 끌어당긴다(그림 7.32a).

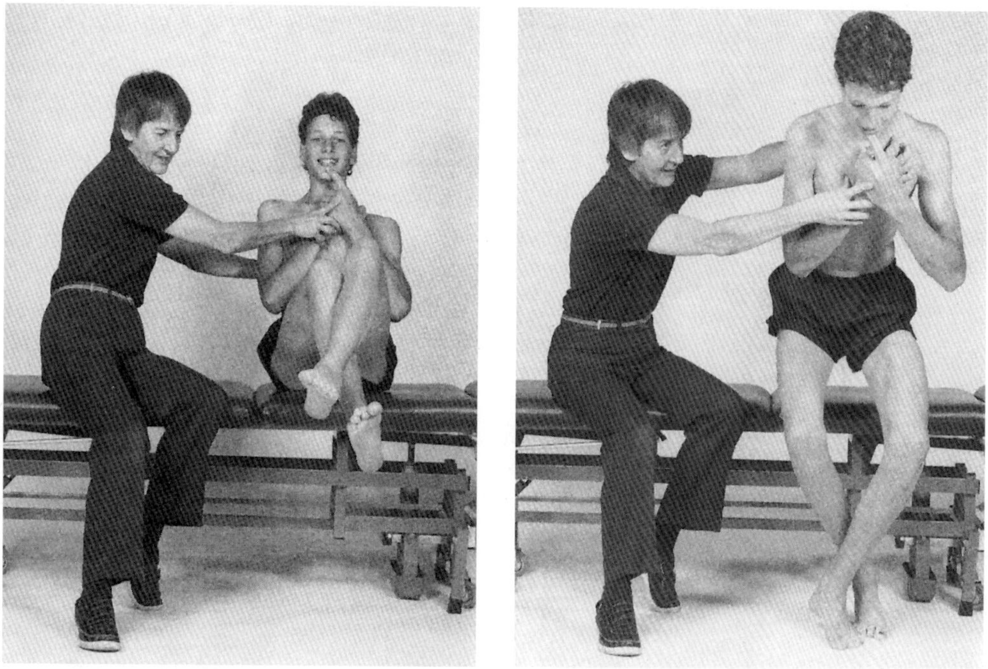

a b

그림 7.30 a, b. 양 다리를 서로 교차시켜 몸통과 엉덩관절의 폄근과 굽힘근의 선택적 활동을 번갈아 한다 (오른쪽 편마비). a 굽힘, b 폄.

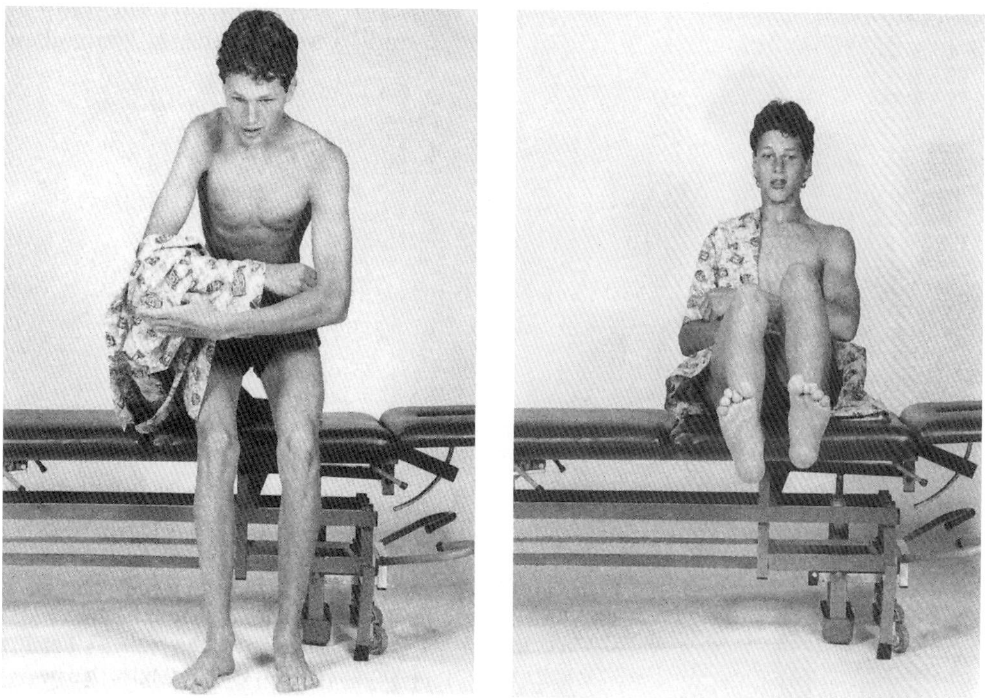

a b

그림 7.31 a, b. 몸통과 엉덩관절의 폄근과 굽힘근의 선택적인 활동을 번갈아 한다. 이것을 셔츠를 입으면서 시행한다(오른쪽 편마비).

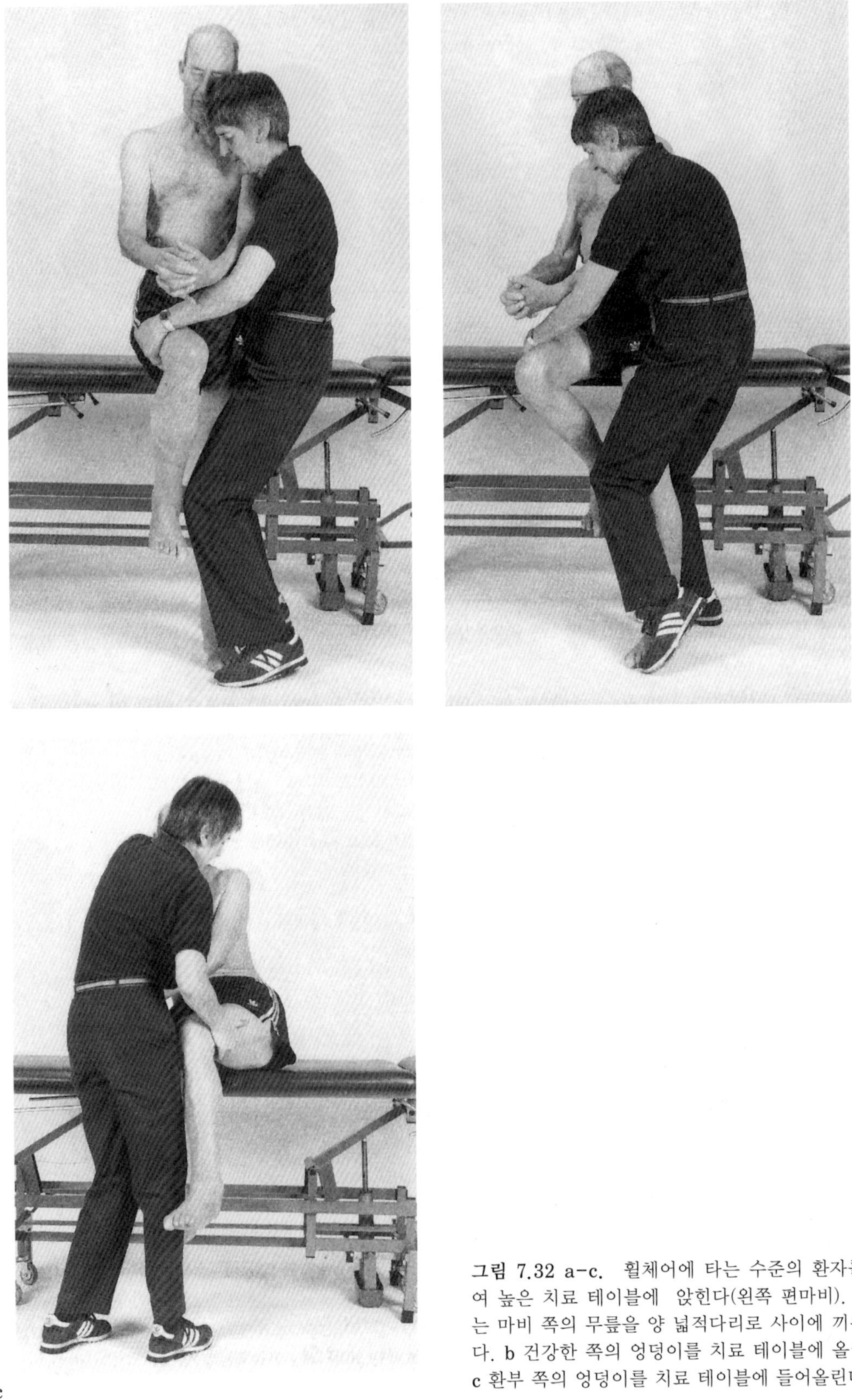

a b c

그림 7.32 a–c. 휠체어에 타는 수준의 환자를 보조하여 높은 치료 테이블에 앉힌다(왼쪽 편마비). **a** 치료사는 마비 쪽의 무릎을 양 넓적다리로 사이에 끼워 유지한다. **b** 건강한 쪽의 엉덩이를 치료 테이블에 올려놓는다. **c** 환부 쪽의 엉덩이를 치료 테이블에 들어올린다.

다음으로 환자는 건강한 쪽의 다리를 바닥에서부터 들어올린다. 치료사는 그 넓적다리 아래에 손을 넣어 지지하고 몸통을 회전시키면서 엉덩이를 침대 위에 올려놓는다(그림 7.32 b).

치료사는 환자의 건강한 쪽 엉덩이가 침대에 올려지고 체중을 지지할 필요가 없어지면 보조하는 손의 위치를 바꾼다. 건강한 쪽 어깨의 뒤로 치료사의 한쪽의 팔을 돌리고 환자가 체중을 건강한 쪽을 이동할 수 있도록 지지한다. 치료사는 또 한쪽의 손으로 마비 쪽의 다리를 들어올리고 마비 쪽의 엉덩이를 뒤로 움직여서 침대 위에 올려놓는다(그림 7.32 c).

7.1.5 높은 치료 테이블이나 침대에서부터 일어서고 또한 앉다 (Standing Up and Returning to Sitting from a High Plinth or Bed)

7.1.5.1 체중을 마비 쪽 다리에 싣다 (Weight Taken on the Hemiplegic Leg)

환자는 치료 테이블에 비스듬히 앉고 치료사는 환자의 곁에 무릎을 꿇어앉아 마비 쪽의 발을 천천히 바닥으로 유도한다. 환자는 몸통을 똑바로 일으키고 마비 쪽 다리의 중량을 자기가 지지하면서 다리를 억지로 펴지 않고 굽힘근군이 차츰 펴지도록 한다. 치료사는 발가락을 충분히 폄 위치로 유지하고 경직에 의한 전체적인 폄근 공동운동이 일어나는 것을 방지하고 바닥에 발을 평탄하게 대도록 유도한다(그림 7.33).

다음으로 환자가 일어설 때, 치료사는 환자의 곁에 서서 한쪽 손으로 마비 쪽 엉덩관절의 폄을

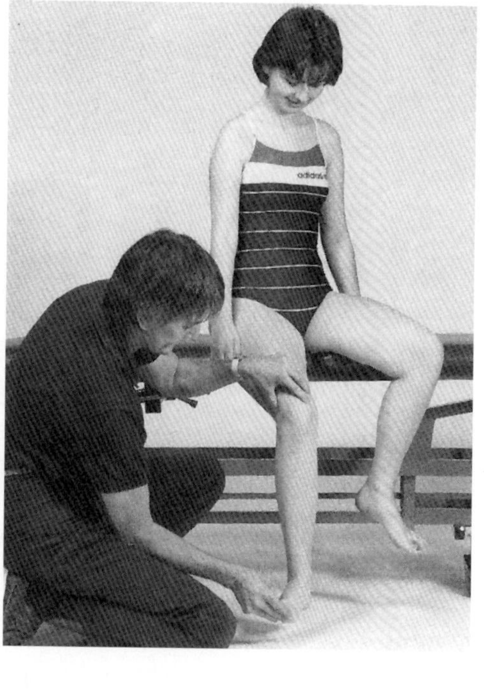

그림 7.33. 높은 치료 테이블에서부터 일어설 때 우선 마비 쪽의 발을 바닥에 평탄하게 짚는다(오른쪽 편마비).

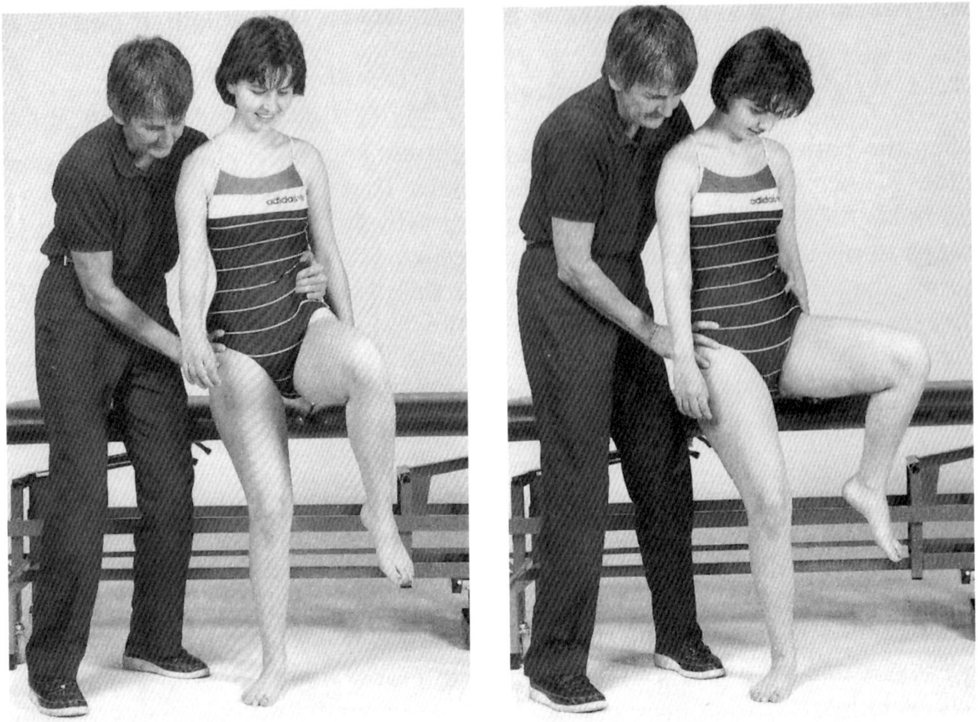

a b

그림 7.34 a, b. 마비 쪽의 다리에 체중을 실은 채로 높은 치료 테이블에서부터 일어서고 또한 앉은 자세로 되돌아가는 동작을 촉진한다(오른쪽 편마비).

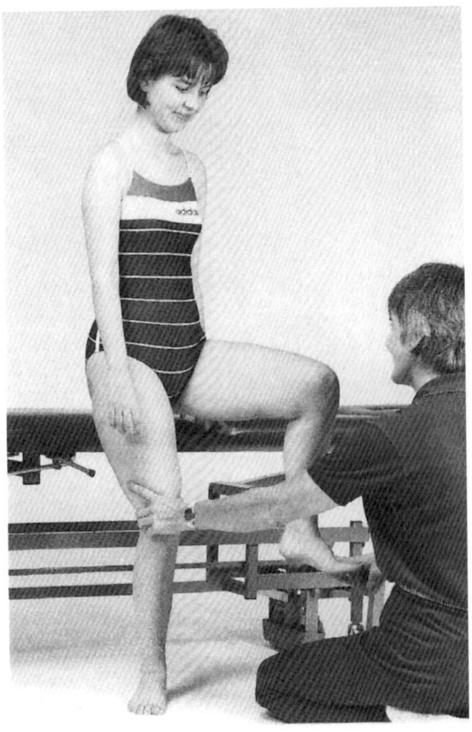

그림 7.35. 마비 쪽의 다리에 전체체중을 실어 높은 치료 테이블에서부터 일어서고 그리고 앉은 자세로 되돌아간다(오른쪽 편마비).

보조한다. 이 때 제8장에서 언급하는 보조방법을 사용한다. 환자는 마비 쪽의 다리만으로 일어서고 안정한 다음에 건강한 쪽의 발을 천천히 바닥으로 내려서 정면을 향해서 선다. 이 때 치료사는 팔을 환자의 뒤로 돌려 손을 환자의 허리에 대고 보조한다(그림 7.34 a).

환자는 다시 건강한 쪽의 다리를 굽히고 마비 쪽으로 한쪽 다리로 서기가 된 다음에 치료 테이블에 비스듬히 앉는다. 엉덩이를 뒤의 치료 테이블에 되돌릴 때 마비 쪽의 무릎관절이 갑자기 펴져 젖혀지지(과신전) 않도록 주의한다. 치료사는 마비 쪽의 엉덩관절을 충분히 앞쪽으로 유지하고 발의 위에 무릎이 오도록 하여 운동이 바르게 시행되도록 보조한다(그림 7.34 b). 서거나 앉거나 하는 동작을 반복하고 가능하다면 섰을 때에 건강한 쪽의 다리는 공중에 뜨게 하여 바닥에 닿지 않도록 하는 것도 좋다.

환자가 이 동작을 자신감을 갖고 정확히 시행할 수 있게 되면 치료사는 환자의 앞에 무릎을 꿇고 앉는다. 치료사는 환자의 건강한 쪽 발가락을 가볍게 유지하고 서거나 앉거나 하는 운동의 방향을 건강한 쪽의 발부터 유도한다. 환자가 마비 쪽으로 한쪽 발로 서기가 되어도 건강한 쪽의 발을 바닥에 짚지 않고 모든 체중을 마비 쪽 다리로 지지하여 시행한다. 마비 쪽 엉덩관절이 펴지고 모음/안쪽회전을 하면 무릎을 안쪽으로 회전하여 넘어지기 때문에 이것을 방지하기 위해 치료사는 마비 쪽의 무릎을 보조한다(그림 7.35). 이 동작을 할 수 있게 되면 보행 때에 입각기에 다리의 선택적 폄이 개선된다.

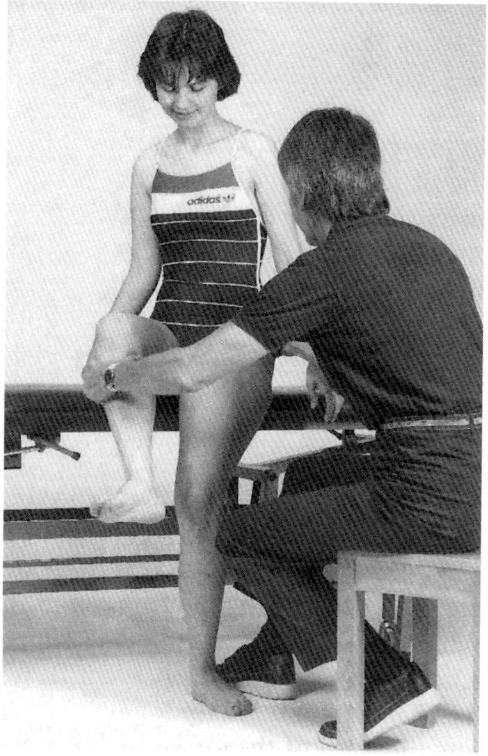

그림 7.36. 건강한 쪽의 다리에 체중을 실은 채로 일어서고 또한 앉은 자세로 되돌아가는 동작을 촉진한다(오른쪽 편마비).

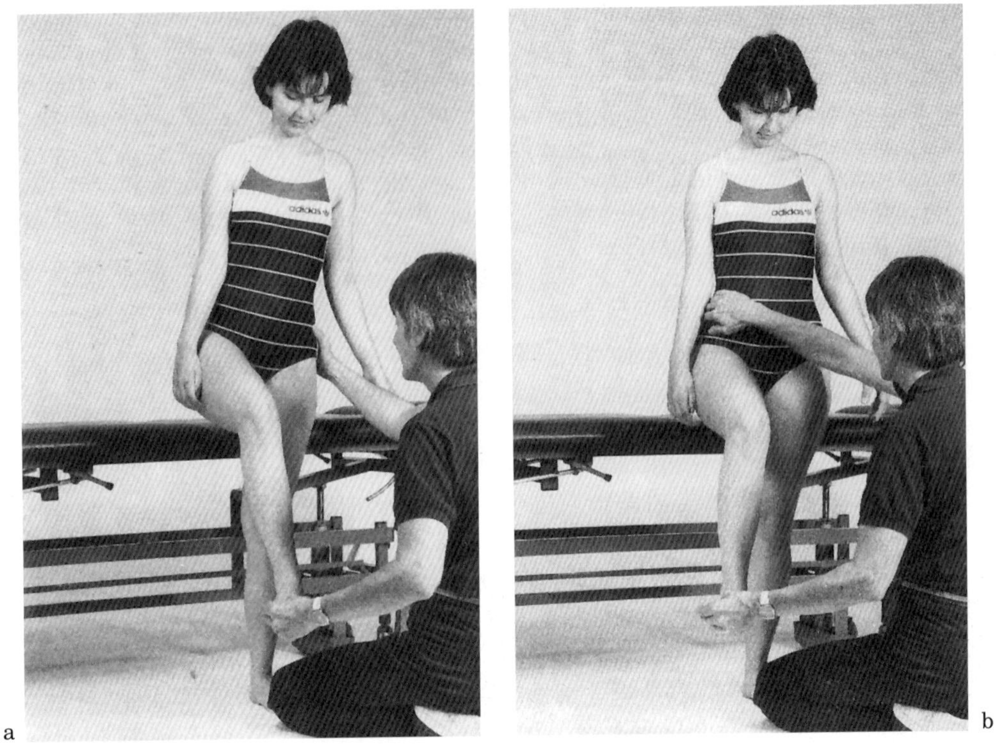

그림 7.37 a, b. 건강한 쪽의 다리에 체중을 실은 채로 높은 치료 테이블에서부터 일어선다(오른쪽 편마비). **a** 치료사는 마비 쪽의 발목관절을 등쪽굽힘 위치로 유지한다. **b** 발을 바닥에 내릴 때 치료사는 손으로 마비 쪽의 골반이 올라가는 것을 방지한다.

7.1.5.2 체중을 건강한 쪽 다리에 싣다 (Weight Taken on the Sound Leg)

환자는 치료 테이블에 비스듬히 앉고 건강한 쪽의 발을 바닥에 붙인다. 처음에 치료사는 환자의 앞에 놓은 등받이 없는 작은 의자에 앉고 환자가 마비 쪽의 발을 조절하면서 아래로 내리는 것을 보조한다. 치료사는 건강한 쪽 다리의 가쪽에 자기의 다리를 댄다. 이것에 의해서 안정성이 얻어짐과 동시에 치료사의 다리에 의한 유도로 필요한 만큼 체중을 옆쪽으로 움직이기 위한 방향과 이동하는 양의 기준이 만들어지므로 환자는 체중을 건강한 쪽으로 충분히 옮길 수 있다. 치료사의 유도를 받아 환자는 이 자세에서부터 정면을 향해서 일어서고 또한 원래의 앉은 자세로 되돌아간다(그림 7.36). 이 동작을 시행하는 동안 환자의 몸통은 항상 똑바로 펴둔다.

환자가 이 운동을 바르게 학습하여 자신감을 갖고 시행하면 치료사는 환자의 발밑에 무릎을 꿇고 앉아 극히 약간의 보조만을 하는 것으로 한다. 치료사는 한쪽 손으로 발가락을 폄 위치로 하여 마비 쪽의 발을 유지한다. 이것에 의해서 환자가 다리를 움직였을 때 발이 뒤침(회외)을 하지 않도록 보조한다(그림 7.37 a, b). 환자가 마비 쪽의 다리를 굽히고 여기저기로 움직일 때 치료사는 또 한쪽의 손으로 마비 쪽의 골반을 당겨 올리지 않도록 보조한다.

이 활동에 의해서 보행의 유각기에 몸통과 마비 쪽 다리를 선택적으로 조절하는 능력이 개선된다.

7.2 맺는 말 (Conclusion)

앉은 자세에서부터 바르게 일어서는 다양한 활동은 몸통의 선택적인 조절이나 마비 쪽 다리의 선택적인 폄의 재학습에는 특히 도움이 되는 것이다. 우리들이 앉은 자세에서 몸을 앞쪽으로 기울이면 몸통을 지지하기 위해 다리는 즉각 기능을 한다. 즉, 엉덩관절과 무릎관절 폄근의 근육활동이 활성화된다. 엉덩이를 지지 면에서부터 들어올리면 다리의 폄근은 굽힘을 방지하기 위해 보다 강력하게 작용하지 않을 수 없게 된다. 이 단원에서 언급한 다양한 동작을 반복해서 연습함으로써 환자의 엉덩관절과 무릎관절 폄근의 근육긴장은 높아지고 근력이 강화된다. 무릎관절은 굽힘, 발목관절은 내반을 동반하지 않는 등쪽굽힘이라는 다리의 자세를 유지할 수 있다면 서거나 앉거나 하는 활동은 선택적이고 전체적 패턴에서의 폄근의 경직이 강화될 위험성을 피하여 시행할 수 있다. 재활의 어느 단계에서도 이러한 활동은 환자에게는 유익한 것이며 보조 없이 이미 걸을 수 있게 된 사람에서도 이 연습으로 보행의 질을 개선할 수 있다. 또한 아직 휠체어를 타야 하는 수준에 머물러 있는 사람에게는 치료사는 충분한 보조를 제공하여 각 동작의 연습을 주의 깊게 진행시킬 필요가 있다.

제 8 장 선 자세에서의 활동 (Activities in Standing)

두려움 없이 똑바로 서 있으려면 몸통의 자세를 유지하는 근육의 조정능력이 필요하다. 이 자세를 유지하는 근육의 활동에 의해서 척주라는 긴 가동성이 있는 지레의 팔 또는 그것을 구성하는 짧은 지레의 팔의 연계를 조절할 수 있다. 더욱이 똑바로 서 있으려면 다리보다 위의 체중을 지지하는 데에 충분한 다리의 근육활동이 필요하다. 양 엉덩관절 주위의 근육활동은 엉덩관절을 안정화하도록 작용하지만 골반은 자유로이 움직일 수 있는 상태가 되어야 한다. 다리의 근육작용이 불충분한 것을 보완하기 위해 몸통을 어떤 자세로 고정해버리면 선 자세에서의 균형유지나 기능적 활동을 시행할 수 없다. 머리도 자유로이 움직일 수 있는 상태이어야 한다. 선 자세에서 몸을 바르게 움직일 수 있는 것이 정상보행의 전제조건이다.

선 자세에서의 활동은 치료 프로그램 중에서 매우 중요하며 마비 쪽과 건강한 쪽의 다리에 동시에 바르게 체중을 부하하는 연습에도 도움이 된다. 치료사의 보조로 환자가 선 자세를 취하는 기회가 증가하면 그만큼 높이에 익숙해져 두려워하지 않게 된다. 편마비가 된 조기의 단계에 침대 위에 누워 있는 것을 장기간 강요당하거나 휠체어에 앉거나 하여 몸이 충분히 지지되어 지내는 시간이 장기화되면 처음에 일어섰을 때 바닥이 상당히 떨어져 보일지도 모른다.

감각의 피드백이 혼란되어 있으면 선 자세를 취하였을 때 자기가 주위와 확실하게 접하고 있다고 느껴지는 것은 바닥에 닿은 건강한 쪽의 발바닥뿐이다. 따라서 환자는 자기가 불안정하다고 느낀다. 건강한 쪽 발 이외의 분절부위의 위치를 정하고 조절하려면 신체 내부의 다양한 감각수용기로부터의 감각정보가 큰 역할을 수행한다. 그러나 환자에서는 이 정보가 혼란하여 부정확한 경우가 많다. 환자는 다시 선 자세의 높이에 익숙해지고 정상적인 선 자세의 감각을 학습해야 한다.

8.1 선 자세에서의 활동 전에 고려해야 할 중요한 사항 (Important Considerations Before Standing Activities Are Begun)

환자가 선 자세를 취하기 전에 미리 필요한 근육활동을 주의 깊게 준비하여둘 필요가 있다. 누운 자세나 앉은 자세에서 시행하는 특히, 엉덩관절과 무릎관절의 선택적인 폄이 그것이다. 폄근의 근육긴장과 수의적인 조절이 불충분한 경우, 환자는 경직에 의한 전체적인 폄의 패턴을 사용하지 않을 수 없게 되어 발목관절이 바닥쪽굽힘을 한다. 또한 엉덩관절을 굽히고 몸통을 앞으로 기울게 하여 무릎관절을 젖힘(과신전) 위치로 잠기는(lock) 것 같은 보상적인 기전을 이용한다. 선 자세를 위해 미리 준비해야 하는 활동은 이제까지의 단원에서 언급하여왔다. 그리고 또 다른 부분에서도 이미 언급하고 있다(Davies 1985).

선 자세에서는 연관성이 있는 관절의 수가 많기 때문에 보상운동 또는 그것에 대신하는 또 다른 운동으로 다양한 자세를 취할 수 있다. 자세가 극히 약간 바뀐 것만으로도 근육활동의 차이가 발생하기 때문에 치료사는 매우 엄격한 관찰을 시행하여 신체의 각각의 부분이 바르게 위치를 취할 수 있도록 한다.

치료사는 환자가 자기의 건강한 쪽 팔을 사용해서 몸을 지지하지 않아도 되도록 보조해야 한다. 그렇게 하지 않으면 환자는 팔을 사용하여 몸통이 수행하여야 할 활동을 필요가 없게 만들어 과제에 따라서 몸통을 정확하게 조절하지 않게 된다.

촉각-운동감각이라는 지각이 혼란되면 될 수록 그만큼 환자는 주위로부터 정확한 정보가 필요하다. 자기 앞에 놓인 테이블과 같이 실제로 눈앞에 견고한 것이 있으면 그것을 의지할 곳으로 하여 환자는 공간에서의 신체의 위치를 정위할 수 있다. "당신의 이 넓적다리를 테이블에 붙인 채로 있으시오" 또는 "당신의 이 엉덩관절이 테이블에 닿을 때까지 움직이시오"라는 구체적인 신체부위를 접촉하면서 구체적 공간위치를 제시한 구두지시와, 단순히 "엉덩관절을 앞으로 내민 채로 있으시오" "왼쪽으로 체중을 이동하시오"라는 구두지시를 비교하면 환자는 전자의 지시가 훨씬 따르기 쉽다.

다양한 활동은 환자를 맨발로 하여 연습시키는 것이 좋다. 그렇게 하면 발이나 발가락의 움직임을 관찰할 수 있고 그곳도 고려한 치료를 할 수 있다. 치료에서는 아킬레스힘줄과 발가락 굽힘근의 신장성을 충분히 유지하고 경직은 억제한다. 아킬레스힘줄이 조금이라도 단축하여 있으면 입각기에

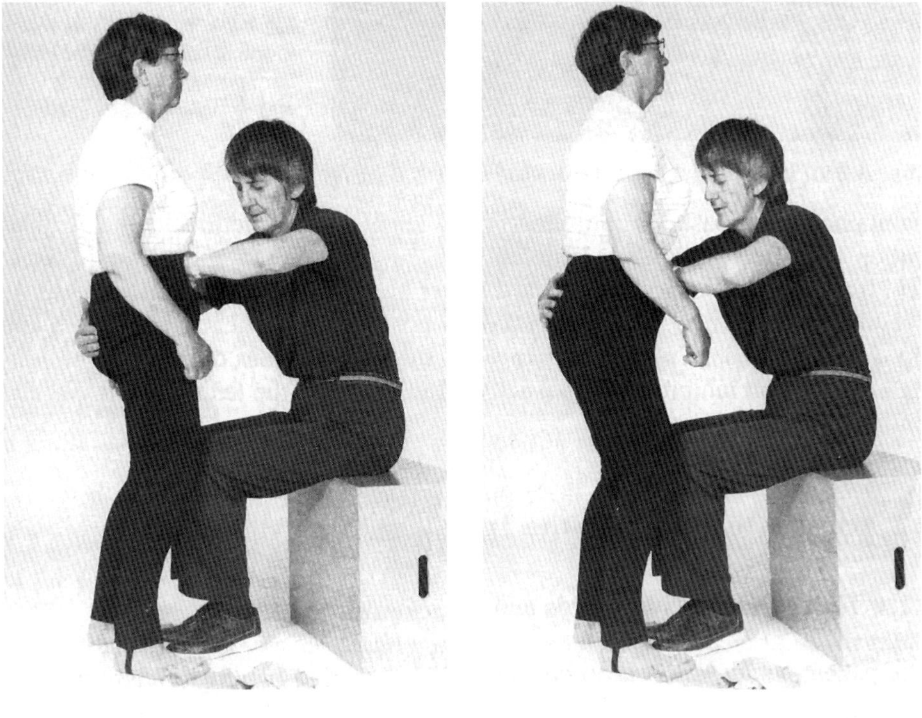

a b

그림 8.1 a, b. 골반의 선택적인 앞뒤로의 경사를 촉진한다(오른쪽 편마비). a 치료사는 오른쪽 손을 환자의 엉덩관절 폄근에 대고 또 한쪽의 손을 하복부의 근육에 댄다. b 치료사는 양 무릎으로 환자의 엉덩관절을 벌림/가쪽회전 위치로 유지한다.

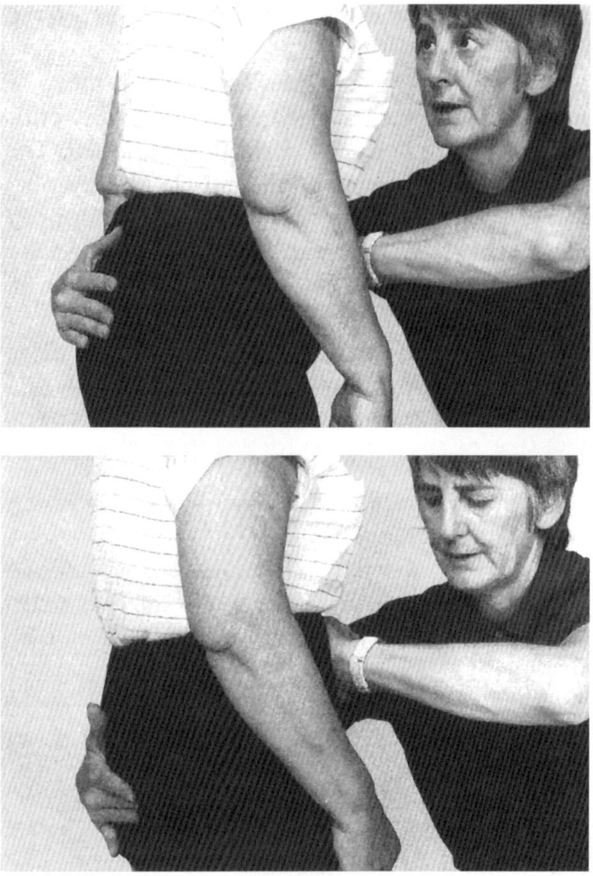

a

b

그림 8.2 a, b. 허리뼈가 움직여도 등뼈는 안정화시켜둔다. a 허리뼈를 편다. b 허리뼈를 굽힌다(오른쪽 편마비).

서의 체중의 앞쪽 이동을 방해하기 때문에 극히 약간의 구축이라도 보행에 상당한 영향을 미친다. 이것이 발생하면 머리, 몸통, 무릎관절 그리고 어덩관절을 보상적으로 사용한 자세를 취하지 않을 수 없다. 따라서 체중을 부하하는 활동에서는 감은 붕대를 발가락 아래에 넣고 발가락을 등쪽굽힘을 시켜 먼쪽부분(원위부)의 경직을 억제하고 아킬레스힘줄과 발가락 굽힘근의 길이를 충분히 유지하도록 한다.

8.2 몸통과 다리의 선택적 활동의 연습 (Activities to Train Selective Trunk and Leg Movement)

8.2.1 골반을 앞뒤로 기울이다 (Tilting the Pelvis Forwards and Backwards)

환자는 양 다리에 체중을 싣고 양 무릎관절을 약간 굽히게 한(약 20°) 선 자세를 취한다. 치료사는 환자의 정면에 놓은 등받이 없는 작은 의자에 앉고 자기의 양 무릎을 사용해서 환자의 다리를 벌림/

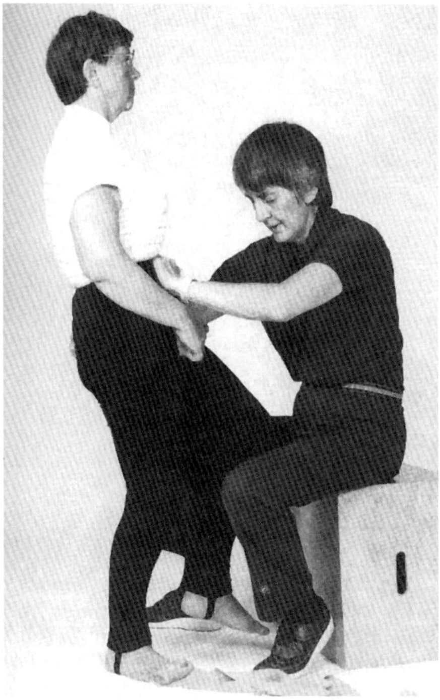

a

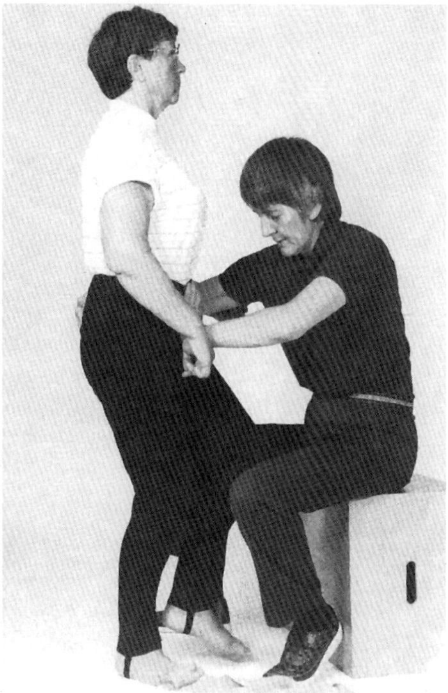

b

그림 8.3 a, b. 건강한 쪽 발을 바닥에서부터 들어올린 채로 골반을 율동적으로 앞뒤로 기울인다(오른쪽 편마비).

가쪽회전 위치로 유지한다. 무릎이 안쪽으로 넘어지는 것을 방지하여 무릎이 발과 같은 방향을 향하게 한다. 치료사는 한쪽의 손을 환자의 엉덩이에, 또 한쪽의 손을 하복부의 근육에 대고 골반을 앞뒤로 기울이는 분리시킨 운동을 촉진한다(그림 8.1 a, b). 이 때 환자는 골반을 움직여도 양 무릎관절의 각도는 바꾸지 않도록 한다. 또한 골반의 움직임으로 허리뼈가 굽힘과 폄을 할 때, 환자는 등뼈를 안정화하여 두도록 한다(그림 8.2 a, b).

다음으로 골반을 앞뒤로 기울이는 운동을 크고 율동적으로 시행하면서 환자는 마비 쪽의 다리에 체중을 싣는다. 이 때 골반의 운동을 중지하지 않도록 한다. 그리고 이 운동을 계속하면서 환자는 건강한 쪽의 발을 바닥에서부터 들어올리고 무릎을 움직이지 않고 몸의 정면에 정지시킨다(그림 8.3 a, b). 그렇게 하지 않으면 환자는 무릎을 앞뒤로 흔들고 엉덩관절의 굽힘과 폄으로 골반을 기울게 하기 때문에 마비 쪽 몸통의 근육을 사용할 수 없게 된다.

8.2.2 마비 쪽 다리에 체중을 부하하고 건강한 쪽 엉덩관절의 모음/벌림을 하다 (Weight Bearing on the Hemiplegic Leg with Abduction and Adduction of the Contra-Iateral Hip)

환자는 양 무릎관절을 가볍게 굽히고 마비 쪽으로 체중을 이동한다. 치료사는 환자의 정면보다 약간 마비 쪽으로 놓은 등받이 없는 의자에 앉고, 마비 쪽 다리의 가쪽에 자기의 다리를 대고 환자에게 체중

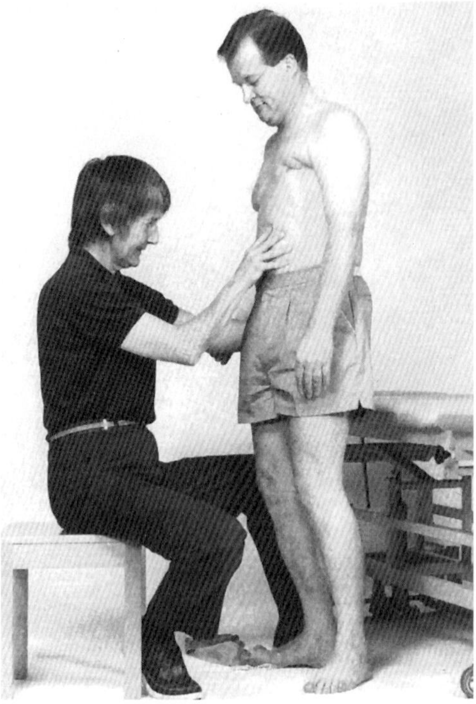

그림 8.4. 마비 쪽 다리에 체중을 싣고 건강한 쪽 엉덩관절을 모음 · 벌림을 하는 운동의 준비로서 그 운동시작 자세를 교정한다(오른쪽 편마비).

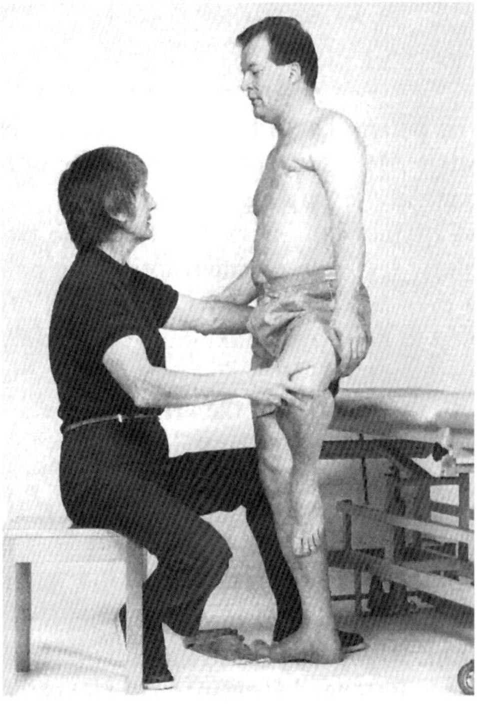

a

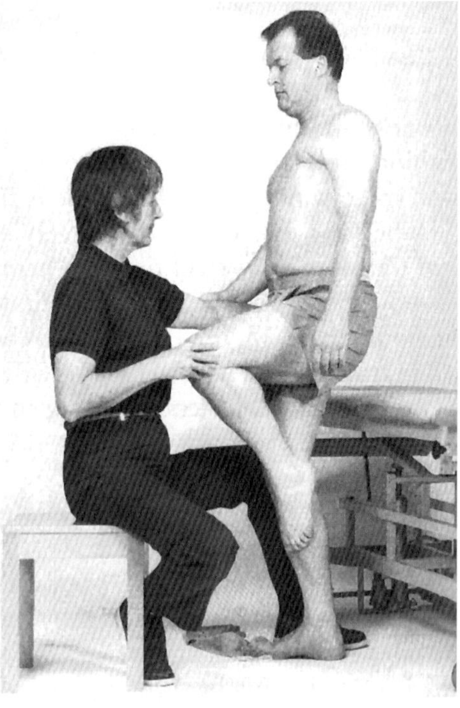

b

그림 8.5 a, b. 마비 쪽 다리에 체중을 싣고 건강한 쪽 엉덩관절의 모음 · 벌림을 시킨다. 건강한 쪽 발은 마비 쪽 무릎의 안쪽에 댄다(오른쪽 편마비). a 벌림/가쪽회전을 한다. b 모음/안쪽회전을 한다.

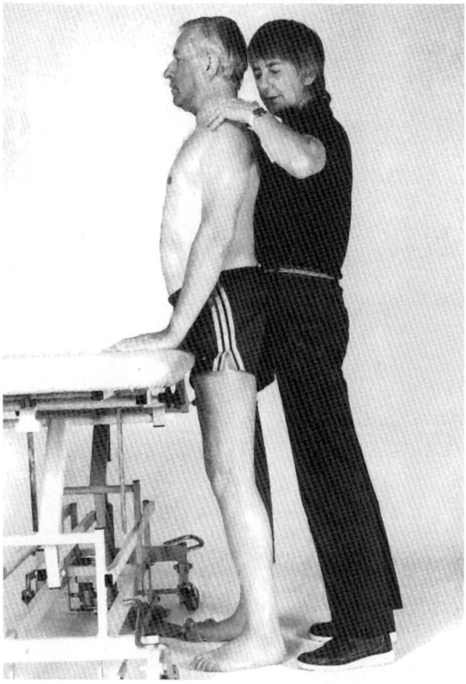

그림 8.6. 치료 테이블에 양 넓적다리를 붙이고 몸통을 충분히 편 선 자세를 취한다(오른쪽 편마비).

을 어느 정도 이동시켜야 하는지를 나타내어 보여준다. 즉, 환자는 다리의 가쪽이 치료사의 다리에 확실하게 닿을 때까지 체중을 이동한다. 치료사는 양 손으로 환자의 자세를 교정한다. 한쪽 손은 환자가 마비 쪽의 엉덩관절을 펴는 것을 돕고 또 한쪽의 손으로 배의 근육의 긴장을 높인다(그림 8.4).

다음으로 환자는 건강한 쪽의 발바닥을 마비 쪽 무릎의 안쪽에 댄다. 몸통, 골반 그리고 체중이 부하된 다리의 위치를 바꾸지 않고 발바닥을 마비 쪽 무릎의 안쪽에 댄 채로 건강한 쪽의 다리를 벌림 · 가쪽회전을 한다. 다음으로 이것을 모음 · 안쪽회전을 시킨다(그림 8.5 a, b).

8.2.3 몸통의 앞쪽굽힘을 하고 그것을 수직으로 되돌리다 (Bending the Trunk Forwards and Bringing It to the Vertical Again)

환자는 정면에 놓인 치료 테이블에 양 넓적다리를 붙이고 선 자세를 취한다. 받침대나 테이블의 높이는 대략 엉덩관절의 높이로 한다. 치료사는 환자의 뒤쪽에 서서 환자의 엉덩이를 앞으로 밀고 등을 똑바로 펴고 가슴을 편다(그림 8.6). 환자가 무릎을 충분히 펼 수 없거나 폄과 동시에 발목관절의 바닥쪽굽힘과 발가락의 굽힘이 일어나는 경우는 무릎관절을 폄 위치로 유지하기 위해 부목을 대면 좋다. 간단한 부목은 석고붕대와 같은 딱딱한 소재나 플라스틱으로 만들거나 금속지주가 부착된 캔버스로 만든 것을 이용할 수 있다. 이들을 탄성이 적은 붕대를 사용하여 적절한 부위에 확고하게 고정한다(그림 8.7 a-c). 부목을 사용하는 목적은 발로 바닥을 강하게 누르거나 엉덩관절을 뒤쪽으로 당겨서

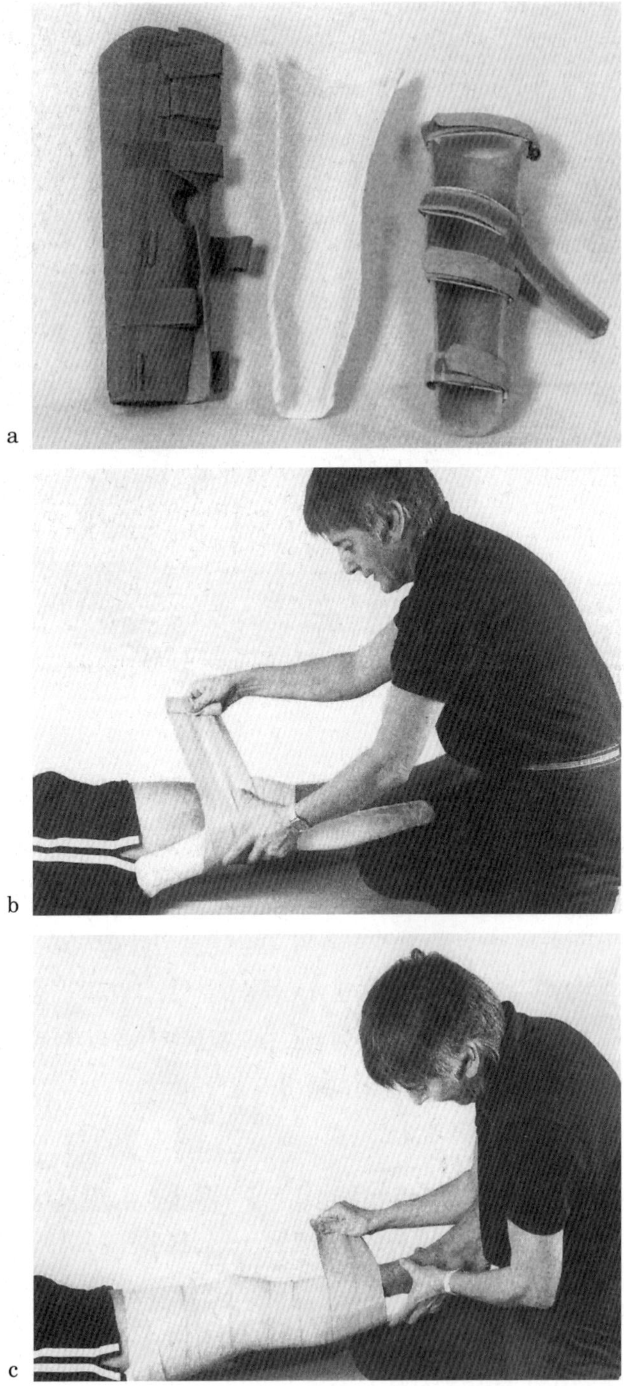

그림 8.7 a-c. 무릎관절을 편 위치에 유지하기 위해 부목을 사용한다. a 무릎관절 펴는 용도의 여러 가지 부목. b 처음에 무릎의 부분을 붕대로 부목에 확고하게 고정한다. c 붕대를 부목 전체에 감는다(오른쪽 편마비).

디디지 않고 환자의 무릎관절을 편 위치로 유지하기 위해서이다. 또한 마비 쪽 다리에 수의성이 거의 없는 환자나 감각이 저하하여 있는 환자를 치료하는 경우에도 도움이 된다. 발 클로누스(clonus)나 아킬레스힘줄의 단축이 있는 환자에서도 부목을 부착함으로써 적절하게 체중부하를 시행할 수

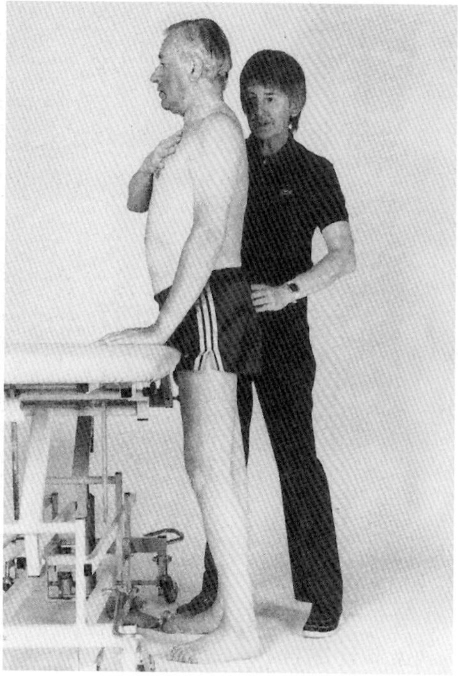

그림 8.8. 몸통을 편 채로 환자가 엉덩관절을 앞쪽으로 유지하는 것을 보조한다(오른쪽 편마비).

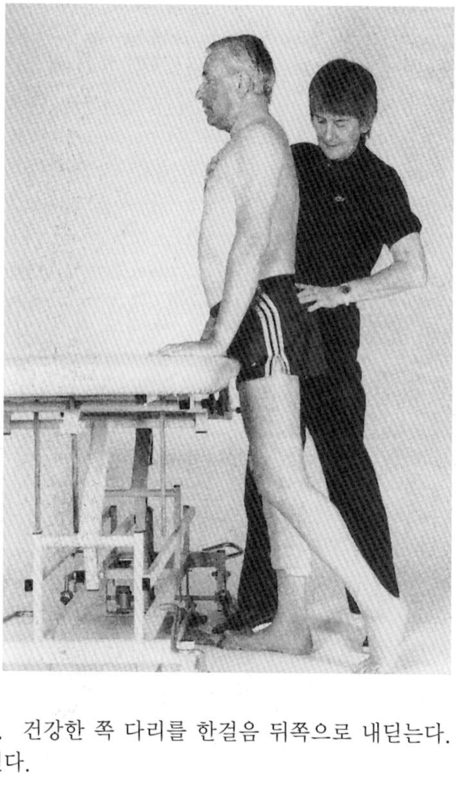

a

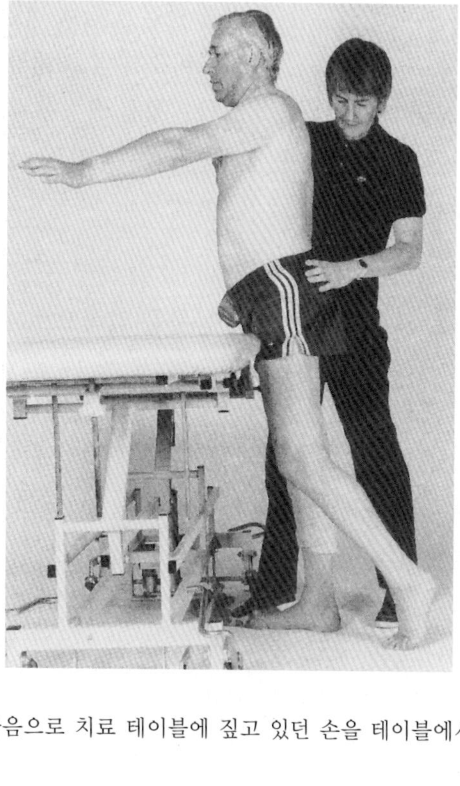

b

그림 8.9 a, b. 건강한 쪽 다리를 한걸음 뒤쪽으로 내딛는다. 다음으로 치료 테이블에 짚고 있던 손을 테이블에서부터 떼어 올린다.

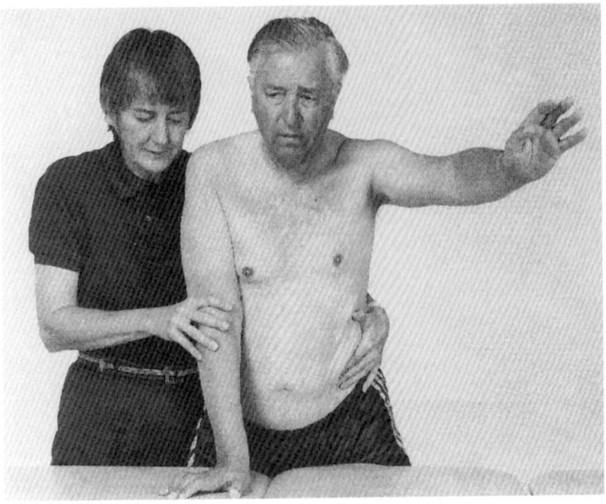

그림 8.10. 마비 쪽 팔의 경직을 억제한다 (오른쪽 편마비).

있고 발목관절의 등쪽굽힘을 강화시키면서 체중을 앞쪽으로 가져가기 쉬워진다.

다음으로 치료사는 골반에 댄 손이 보조하는 양을 줄이고 환자에게는 자기가 양 넓적다리를 치료 테이블에 댄 채로 있게 한다. 치료사의 또 한쪽의 손은 환자의 복장뼈에 대고 몸통의 폄을 보조한다(그림 8.8).

환자는 건강한 쪽의 손을 치료 테이블에 가볍게 짚고 몸을 똑바로 일으켜서 치료 테이블에 붙인 채로 건강한 쪽 발을 한걸음 뒤로 내딛는다(그림 8.9a)

그리고 몸통의 위치를 바꾸지 않고 건강한 쪽 팔을 앞쪽으로 올린다(그림 8.9 b).

환자가 일단 이 일련의 운동을 용이하게 반복할 수 있게 되면, 치료사는 굽힘근의 경직을 억제하고 폄근의 근육활동을 높이기 위해 마비 쪽 손을 치료 테이블에 평탄하게 짚고 마비 쪽 팔을 폄 위치로 유지해도 된다(그림 8.10).

8.2.4 경사면에 서서 몸통을 앞쪽으로 굽히고 다음으로 원래의 선 자세로 되돌아가다

(Bending the Trunk Forwards and Returning to an Upright Position While Standing on a Sloping Surface)

치료 테이블을 환자의 앞에 놓고 발밑에는 경사를 주기 위해 쐐기형태를 한 받침대를 넣어 그 위에 환자를 세운다. 발가락 아래에는 감은 붕대를 넣어 발목관절의 등쪽굽힘과 발가락의 폄을 증가시켜 경사면의 효과를 강조한다(그림 8.13).

치료사는 환자의 몸통 위치를 교정한다. 환자는 치료 테이블에서부터 몸을 조금 떼거나 접근시키거나 한다. 이 운동은 발목관절을 축으로 시행하고 다른 관절은 움직이지 않는다.

다음으로 환자는 치료 테이블에 양 넓적다리를 붙인 채로 건강한 쪽 발을 한걸음 뒤쪽으로 내딛고 엄지발가락을 지지 면에 있는 경사면에 붙어있게 한다. 그리고 환자는 건강한 쪽 팔을 앞쪽으로 올린다(그림 8.14).

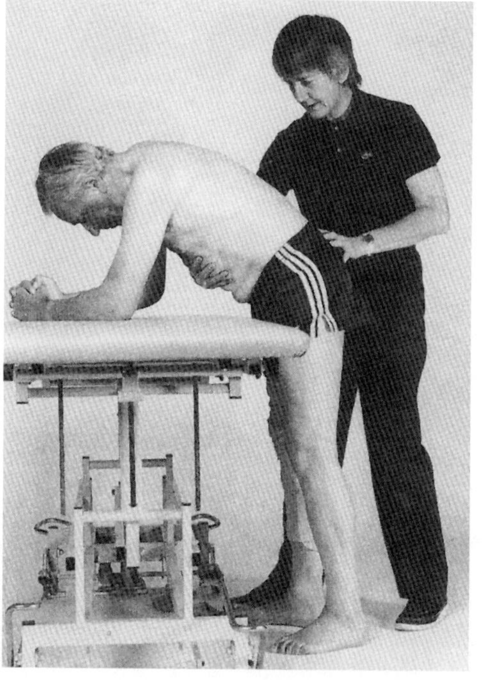

a

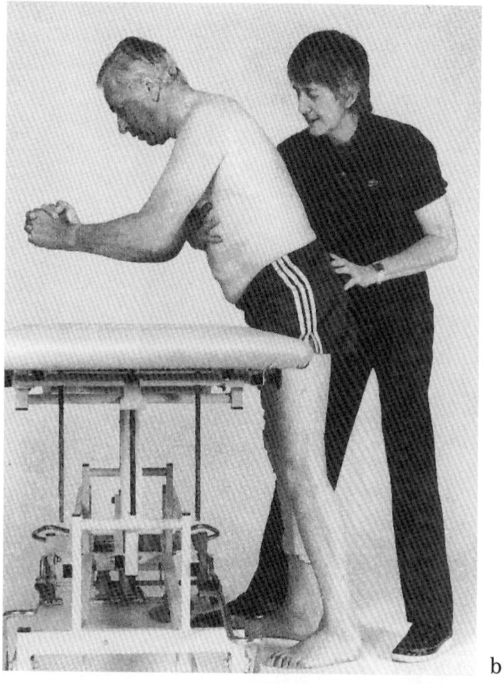

b

그림 8.11 a, b. 양 팔꿈치를 치료 테이블에 붙인다. 거기서부터 다시 몸통을 일으켜서 원래의 선 자세로 되돌아간다(오른쪽 편마비). a 환자는 양 손을 움켜쥐고 팔꿈치를 치료 테이블에 짚는다. b 양 손으로 치료 테이블을 밀지 않도록 하여 다시 선 자세로 되돌아간다.

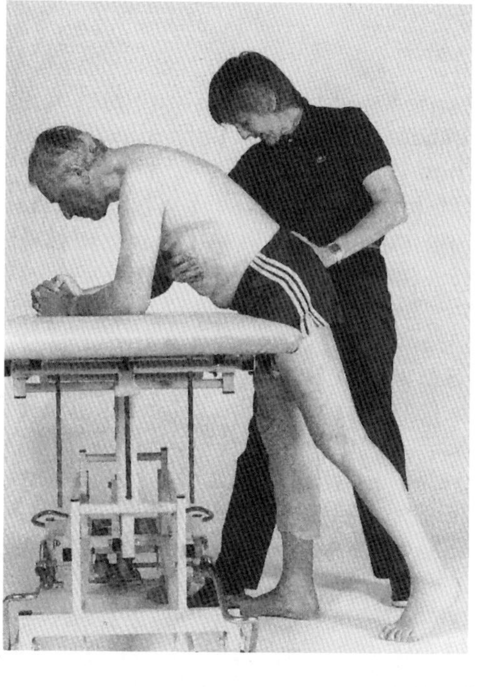

a

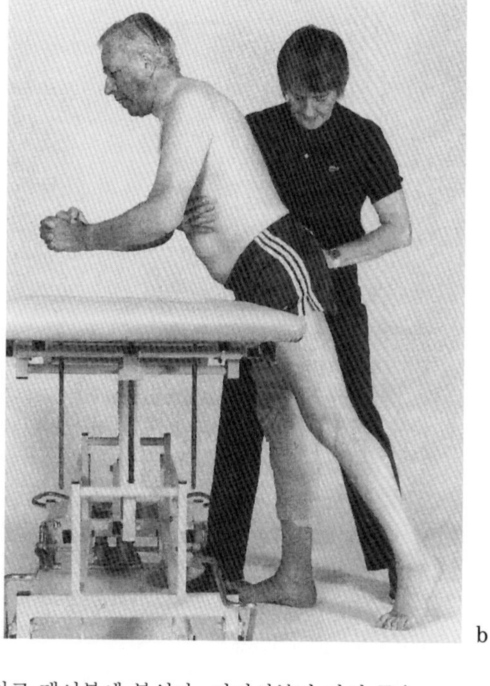

b

그림 8.12 a, b. 마비 쪽 다리에 전체체중을 싣고 양 팔꿈치를 치료 테이블에 붙인다. 거기서부터 다시 몸을 일으킨다(오른쪽 편마비).

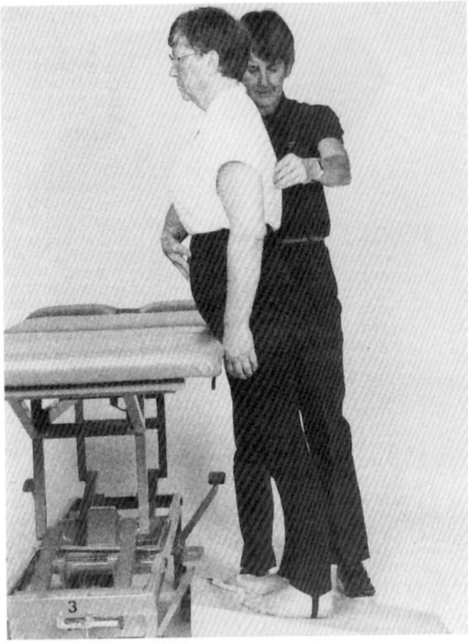

8.13

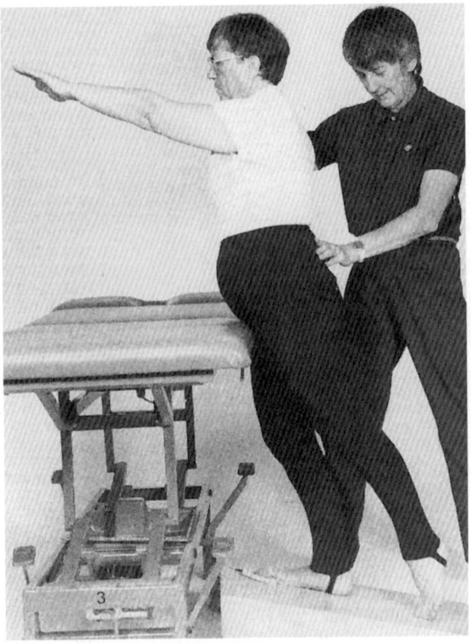

8.14

그림 8.13. 쐐기형태를 한 받침대를 발밑에 넣어 선 자세를 취하고 엉덩관절과 몸통을 편다. 마비 쪽 발가락 아래에는 감은 붕대를 넣는다(오른쪽 편마비).

그림 8.14. 마비 쪽의 다리에 체중을 싣고 경사가 진 받침대 위에 선다. 건강한 쪽의 손은 치료 테이블로부터 떼어 위로 올린다(오른쪽 편마비).

환자는 양 팔꿈치가 치료 테이블에 닿을 때까지 몸통을 앞으로 구부린다. 처음에는 양 발을 가지런히 하고 다음에 건강한 쪽 발을 뒤쪽으로 하여 시행한다. 그 다음에 거기서부터 몸통을 일으켜서 선 자세로 되돌아가는데 양 손을 움켜쥐고 그것을 이마에 대고 몸통을 일으킨다. 양 손을 이마에 붙임으로써 환자는 몸을 펼 때 목을 펴지 않게 된다(그림 8.15 a–c). 치료사는 한쪽의 팔을 환자의 배로 돌려 환자를 위쪽으로 유도하여 운동을 시행하기 쉽게 한다. 환자가 이 운동을 반복할 때 치료사는 다른 쪽의 손으로 보조하여 치료 테이블에 양 넓적다리를 댄 채로 둔다.

이 활동은 엉덩관절의 선택적인 폄 운동을 개선할 뿐만 아니라 발목관절의 바닥쪽굽힘의 근육긴장 항진을 놀라울 만큼 감소시킨다. 이 활동은 발목관절을 등쪽굽힘 위치로 유지하기 위해 단하지 장구나 기타의 장구를 사용하지 않고 걷는 능력을 획득하는 데 도움이 된다.

8.2.5 건강한 쪽 발을 층계에 올려놓고 마비 쪽 다리에 체중을 싣다 (Weight Bearing on the Hemiplegic Leg While Placing the Sound Foot on a Step)

환자는 마비 쪽으로 한쪽 발 서기가 되고 자기의 정면에 놓인 층계의 위에 건강한 쪽 발을 들어올린다. 치료사는 환자의 마비 쪽에 선다. 한쪽 손으로 엉덩관절의 폄을 보조하고 또 한쪽의 손은 건강한 쪽에

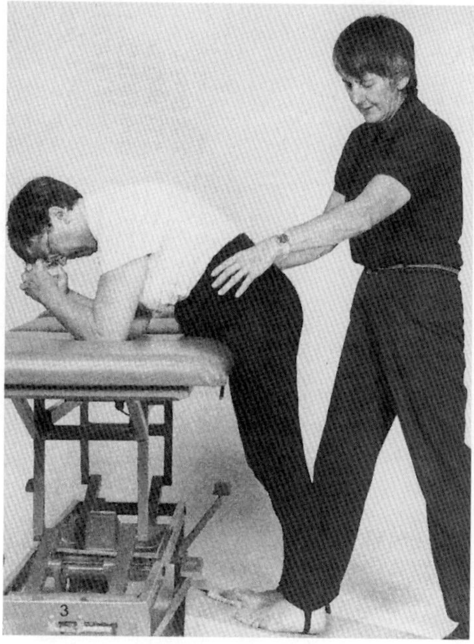

a

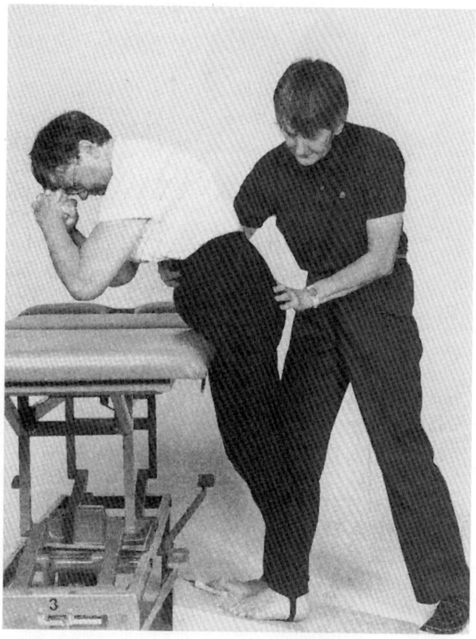

b

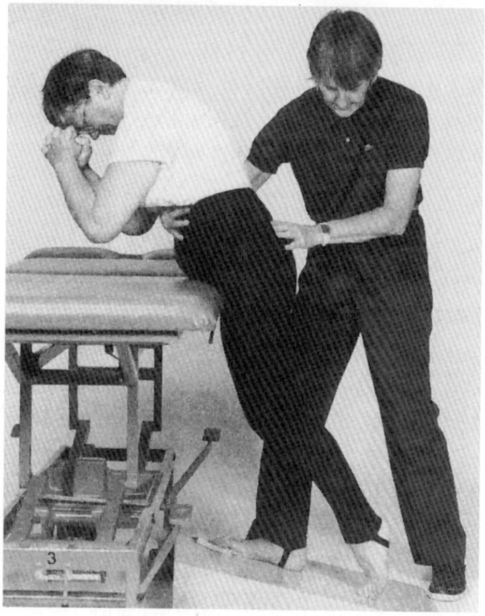

c

그림 8.15 a-c. 쐐기형태를 한 받침대 위에 서서 양 팔꿈치를 치료 테이블에 짚고 다시 거기서부터 몸통을 똑바로 일으킨 선 자세를 취한다(오른쪽 편마비). **a** 양 엉덩관절의 위치를 바꾸지 않고 넓적다리를 치료 테이블에 접촉한 채로 둔다. 양 무릎관절도 편 채로 둔다. **b** 환자는 양 손을 움켜쥐고 그것을 이마에 댄다. **c** 같은 운동을 마비 쪽 다리에 전체체중을 부하하여 시행한다.

대어 환자가 체중을 치료사 쪽으로 이동하여 마비 쪽 다리에 실을 수 있도록 보조한다(그림 8.16a). 치료사는 마비 쪽 넙다리뼈머리에 엄지손가락을 대어 적절한 압력을 가하고 그것을 앞쪽으로 유도하여 마비 쪽 엉덩관절의 폄을 보조한다. 즉, 치료사의 손은 엉덩관절 폄근을 보조하는 역할을 수행하고 넓적다리 위에 골반이 확실하게 올라타도록 그 위치를 교정하는 역할도 한다(그림 8.16b). 이와 같이 유도하면 무릎관절이 갑자기 뒤쪽으로 당겨져 젖힘(과신전)이 되지 않도록 환자가 조절하기 쉬워진다. 치료사의 엄지손가락만으로 무릎을 뒤쪽으로 밀고 있는 환자의 폄근 근육조직의 최대한의

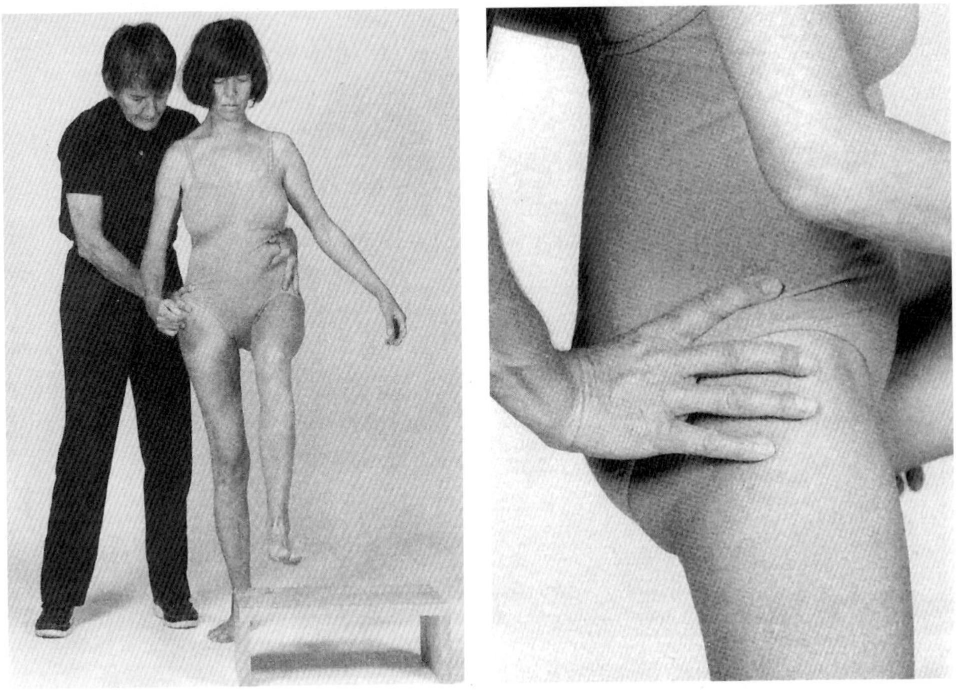

a b

그림 8.16 a, b. 건강한 쪽의 발을 낮은 발판에 올려놓고 엉덩관절의 폄을 촉진한다(오른쪽 편마비). a 환자의 무릎 위치는 발 위에 있으며 앞쪽으로 향하고 있다. b 치료사는 엉덩관절의 폄과 가쪽회전을 보조한다.

힘을 이겨내는 것은 불가능하다. 치료사의 손은 필요한 움직임을 환자 자신이 이해하여 능동적으로 무릎관절의 위치를 조절하려고 하였을 때에만 바른 움직임을 촉진할 수 있는 것이며 수동적으로 교정하는 것은 아니다.

다음으로 환자는 받침대에 건강한 쪽의 발을 가볍게 올려놓고 다시 그것을 바닥으로 내린다. 이 운동을 잘 조절할 수 있게 되면, 마비 쪽 다리를 조금도 움직이지 않고 받침대 위의 건강한 쪽 발로 반복해서 받침대를 가볍게 두드리도록 시킨다. 환자에게는 엄지발가락만으로 발판에 접촉하는 것이 아니라 발바닥 전체를 평탄하게 발판에 놓고 체중을 지지하지 않도록 구두로 지시해야 한다. 그리고 이것은 근육활동이 훨씬 적어도 된다. 발판 위에서 가볍게 두드리는 횟수를 조금씩 증가시켜 마비 쪽 다리로 지지하는 시간을 길게 한다.

환자가 일단 이 동작을 정확하게 반복해서 수행할 수 있게 되면 환자 앞에 놓은 발판을 높게 한다(그림 8.17 a, b). 높은 발판 위에 올려놓은 건강한 쪽의 발로 가볍게 두드리면 하복부의 근육과 엉덩관절 주위근육의 선택적인 활동이 접점 요구된다. 건강한 쪽 다리를 굽히면 몸통 상부를 안정화하여두는 것이 어려운 환자도 있다(그림 8.18 a). 이러한 환자에서는 보조 없이 지지하는 쪽 엉덩관절의 조절을 환자가 학습하면 치료사는 흉곽의 폄을 보조하면 좋다. 손의 위치는 한쪽을 적당한 높이의 등에 대고 또 한쪽의 손을 앞면의 흉곽 아래쪽에 댄다(그림 8.18b).

무릎관절을 젖히게 하여(과신전) 마비 쪽 다리에 체중을 부하하는 연습을 절대로 시행해서는

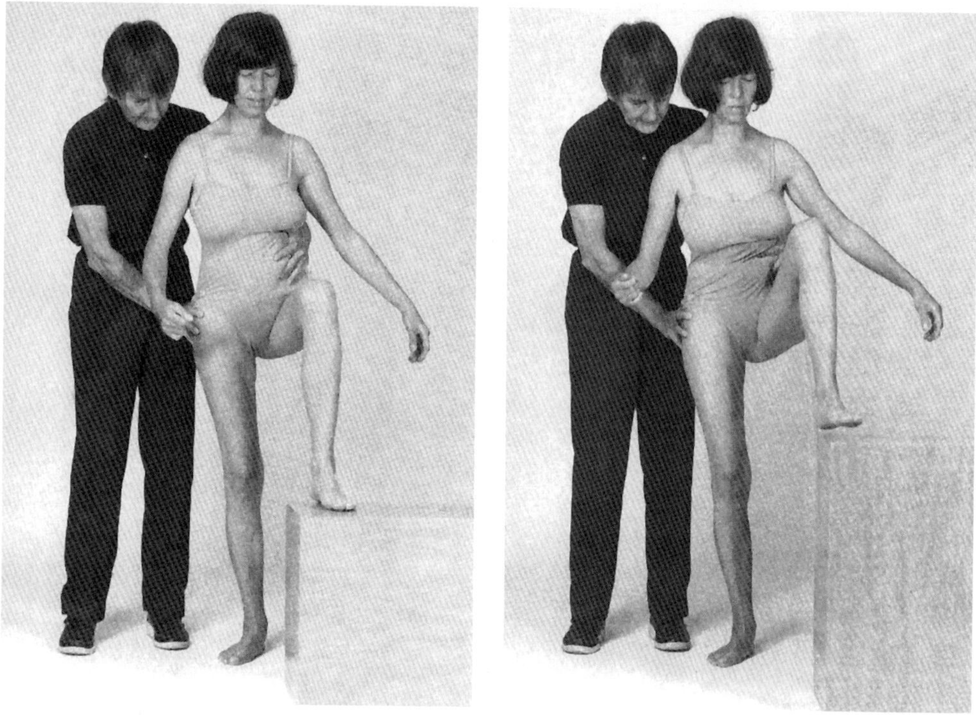

a b

그림 8.17 a, b. 건강한 쪽 발을 받침대 위에 가볍게 두드린다. 받침대의 높이를 이제까지보다 높게 한다(오른쪽 편마비).

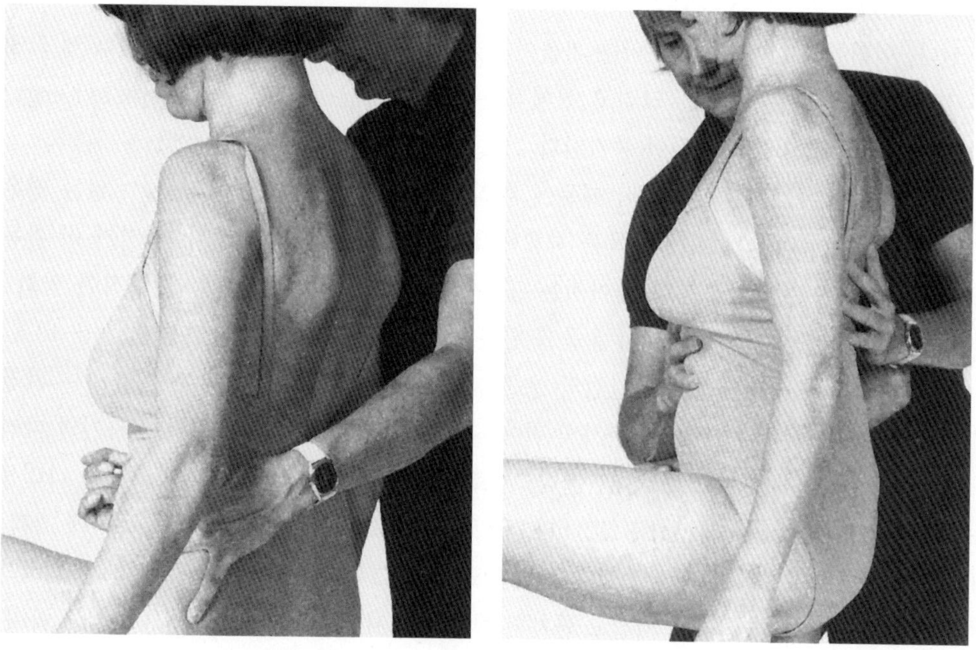

a b

그림 8.18 a, b. 건강한 쪽 다리를 들어올릴 때 등뼈의 폄을 보조한다(오른쪽 편마비). a 몸통 상부를 안정화하는 것이 어렵다. b 치료사가 흉곽을 지지한다.

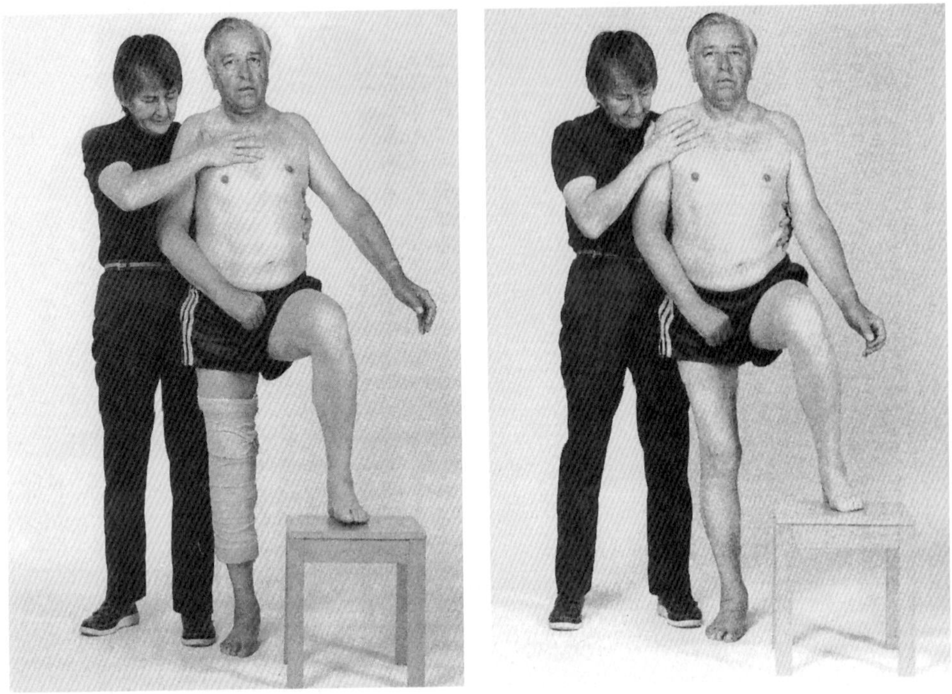

a b

그림 8.19 a, b. 마비 쪽 다리를 능동적으로 펴는 것을 학습한다(오른쪽 편마비). **a** 무릎관절의 폄을 위해 부목을 사용하면 환자는 마비 쪽 다리에 체중을 부하하는 것을 경험할 수 있다. **b** 그 직후부터 환자는 자기가 마비 쪽 무릎관절의 폄을 유지할 수 있다.

안 된다. 이러한 것에 충분히 주의를 기울이기 바란다. 잘못된 운동을 연습하면 후에 그것을 바로잡는 것이 어려운 경우가 있다. 그리고 전체적인 폄근 공동운동(total extensor synergy)을 사용하게 되어 발바닥 굽힘근의 경직이 증가한다.

감각장애, 낮은 긴장 또는 경직 때문에 다리가 굽혀져 폄 위치로 유지할 수 없는 경우는 무릎관절을 편 상태로 유지하기 위해 부목을 사용해서 이 활동을 시행하면 좋다. 환자가 이 활동을 충분히 이해하거나 근육긴장이 충분히 높아지는 또는 체중부하에 의해서 굽힘근 경직이 약화 되는 등의 변화가 있으면 부목을 제거해도 이 운동을 반복할 수 있는 경우가 많다(그림 8.19 a, b).

체중이 부하된 상태에서 무릎관절의 운동을 환자에게 경험시키기 위해 치료사는 완전보조로 다리를 바르게 유도한다. 치료사는 환자의 곁에 서서 환자의 무릎을 앞뒤로부터 자기의 다리로 사이에 끼고 환자의 몸을 자기 쪽으로 끌어당긴다. 치료사는 한쪽 손으로 환자가 건강한 쪽 다리를 공중으로 들어올리는 것을 보조한다(그림 8.20). 다음으로 치료사는 자기의 양 다리를 동시에 각각 모음과 벌림을 하여 사이에 낀 마비 쪽 무릎관절을 굽히고 편다(그림 8.21 a, b). 이 때 환자의 허리에 앞뒤에서부터 팔을 돌려서 양 손을 움켜잡고 환자의 체중을 지지하는 다리 위에 충분히 실어 마비 쪽 몸통의 신장을 확실하게 한다. 환자가 이 방법으로 보조되고 있을 때는 발판에 건강한 쪽 발을 올려놓는 등 건강한 쪽 다리의 동작을 시행하지 않는 것이 좋다. 이러한 동작을 시행하면 환자는 마비 쪽 다리에

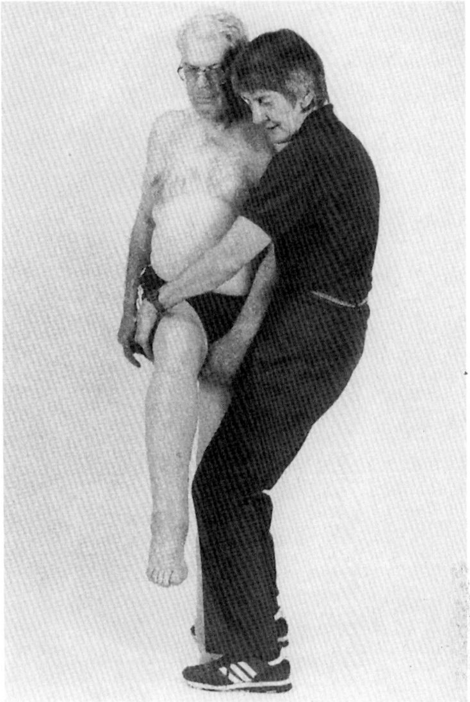

그림 8.20. 마비 쪽 다리에 체중을 부하한 상태에서 무릎관절의 운동을 경험한다. 치료사는 자기의 양 다리로 환자의 무릎을 지지하고 환자가 건강한 쪽 다리를 공중에 들어 올려 유지하는 것을 돕는다(왼쪽 편마비).

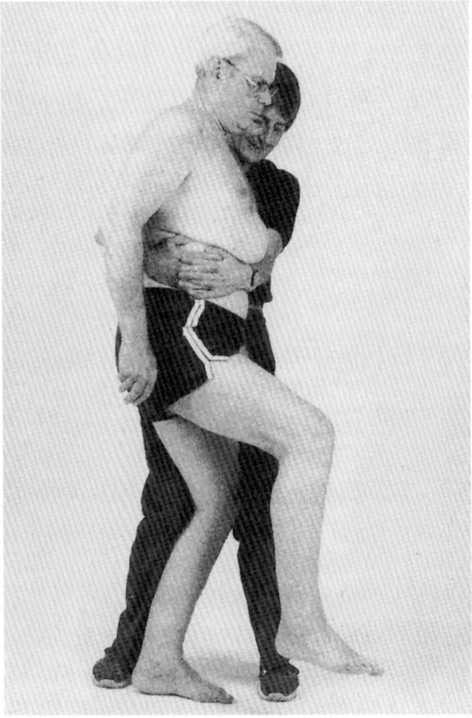

a

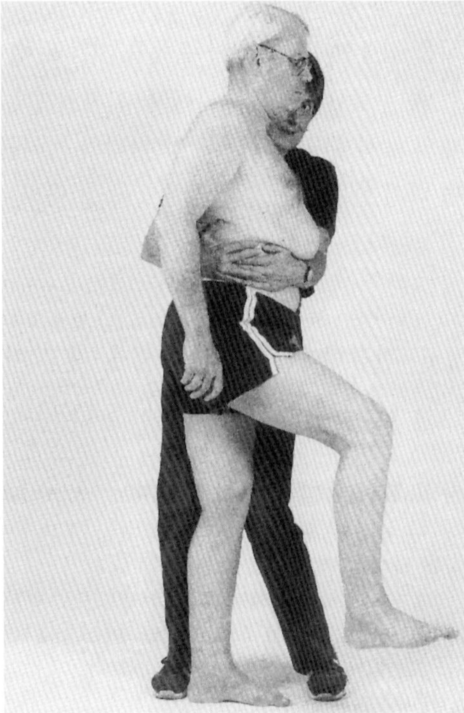

b

그림 8.21 a, b. 체중이 부하된 상태에서 마비 쪽 무릎관절 폄근의 활동을 촉진한다. 치료사는 환자의 체중을 자기 쪽으로 끌어당겨 자기의 양 다리를 각각 모음과 벌림을 시키고 환자의 무릎관절을 천천히 번갈아 굽힘과 폄을 시킨다(왼쪽 편마비).

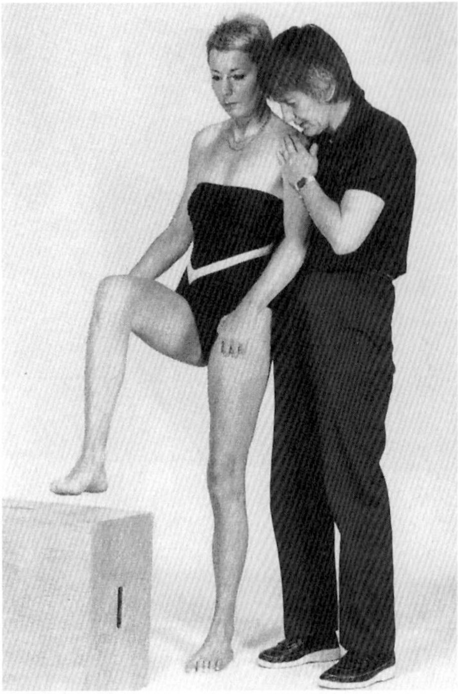

그림 8.22 a, b. 마비 쪽 다리에 체중을 싣고 받침대 끝에 올려놓는 건강한 쪽 발을 반대쪽의 끝으로 움직인다(왼쪽 편마비).

의식을 집중할 수 없어 이 운동을 지각할 수 없다. 운동을 바르게 시행하는 감각을 환자가 알게 되면 마비 쪽 무릎관절의 굽힘과 폄을 환자에게 능동적으로 시행시킨다. 이 때 치료사는 환자가 할 수 있는 최대의 능력을 끌어내도록 양 다리의 지지를 줄여간다. 치료사의 보조 없이 무릎관절을 펼 수 있게 되면 다시 한번 환자 앞에 발판을 놓고 마비 쪽 다리를 능동적으로 조절하면서 그 위에 건강한 쪽 발을 올려놓는다.

8.2.6 건강한 쪽 다리의 벌림을 하고 마비 쪽 다리에 체중을 싣다 (Weight Bearing on the Hemiplegic Leg with the Sound Leg Abducting)

환자의 정면에 발판을 놓고 환자는 건강한 쪽 발을 그것에 올려놓는다. 이 때 치료사는 환자의 곁에 서서 그 동작을 일부 보조한다. 환자는 다음으로 받침대에서부터 발을 들어올리고 그 받침대 가쪽의 모서리에 발을 내리고 다음으로 다시 그것을 안쪽으로 가져간다. 앞에서 언급한 동작과 마찬가지로 엄지발가락만을 받침대에 붙이는 것이 아니라 체중을 부하하지 않도록 주의하면서 발바닥을 평탄하게 붙인다(그림 8.22). 치료사는 마비 쪽 엉덩관절의 뒤쪽에 자기의 엉덩관절 앞면을 대고 엉덩관절이 충분히 앞쪽으로 나와 펴지도록 보조한다. 그리고 치료사는 한쪽 손으로 마비 쪽 어깨를 바른 위치로 한다.

다음으로 환자의 건강한 쪽에서 조금 가쪽으로 떨어져서 받침대를 놓는다. 환자가 건강한 쪽

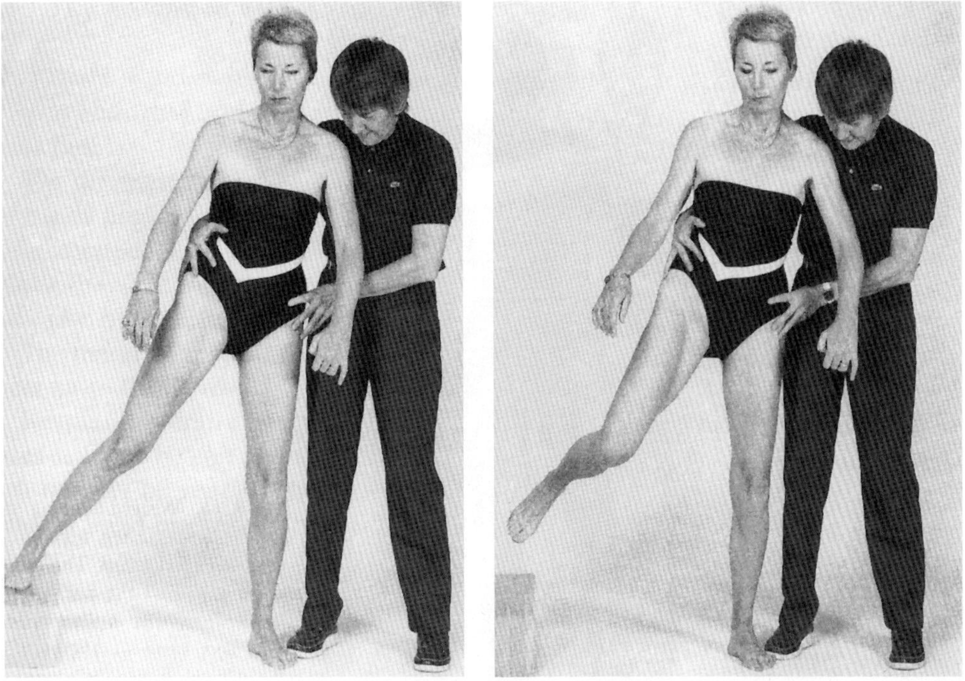

a b

그림 8.23 a, b. 마비 쪽 다리에 체중을 싣고 건강한 쪽 다리의 벌림을 시킨다(왼쪽 편마비). **a** 환자는 건강한 쪽에 놓인 받침대에 건강한 쪽의 발을 올려놓는다. 이 때 발가락은 앞쪽을 향한다. **b** 치료사는 엉덩관절의 폄을 보조한다.

다리를 옆쪽으로 들어올려 받침대에 올려놓을 때 한쪽 손으로 마비 쪽 엉덩관절의 폄을 보조한다. 치료사의 또 한쪽의 손에 환자의 건강한 쪽 허리를 대고 마비 쪽 다리에 체중이 충분히 실리는 위치에 환자를 유지한다(그림 8.23 a). 환자가 건강한 쪽 다리를 가쪽회전을 시키지 않고 발가락을 앞쪽으로 향해서 받침대에 올려놓음으로써 지지하는 다리의 엉덩관절 폄근의 선택적인 근육활동이 한층 더 요구된다.

다음으로 환자는 몸통과 마비 쪽 다리를 전혀 움직이지 않고 그 자세를 유지하면서 건강한 쪽 발을 들어올려 받침대 위의 공중에 일시 유지하고(그림 8.23b) 다시 받침대에 발을 내린다. 이 운동을 몇 번 반복한 다음에 그것을 바닥으로 되돌린다.

건강한 쪽 다리의 벌림을 하였을 때 보조 없이 마비 쪽 엉덩관절의 폄을 유지할 수 있게 되면 치료사는 마비 쪽 팔의 굽힘에서의 연합반응을 억제하면 좋다. 치료사는 자기의 가슴으로 환자의 편 팔을 벌림 위치로 지지한다. 치료사는 한쪽 손으로 환자의 손과 손가락을 등쪽폄(dorsal extension)으로 유지하고, 건강한 쪽 허리에 댄 또 한쪽의 손으로 환자의 체중이 환부 쪽 다리에 실리도록 한다(그림 8.24).

환자가 이 운동을 잘 조절할 수 있게 되면 치료사는 환자의 허리에 대고 있던 손을 마비 쪽 겨드랑이로 가져가고 팔을 벌림/가쪽회전 위치로 지지한다. 이 상태에서 환자는 발판 위 옆쪽으로 건강한 발을 올려놓고 다시 바닥으로 내리는 활동을 시행한다(그림 8.25).

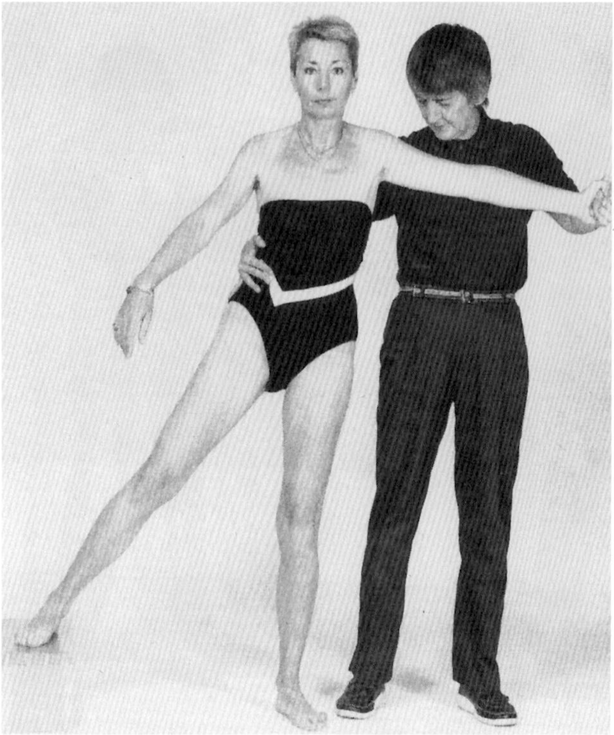

그림 8.24. 건강한 쪽 엉덩관절의 벌림을 하여 마비 쪽 다리에 체중을 싣는다. 치료사는 가슴으로 환자의 마비 쪽 팔을 편 위치로 지지하고 마비 쪽에 체중을 실은 상태를 유지한다(왼쪽 편마비).

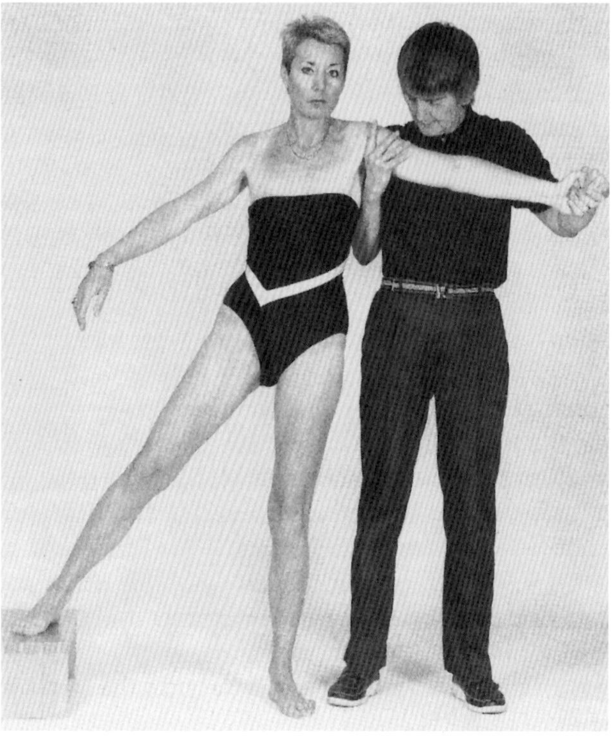

그림 8.25. 환자는 건강한 쪽에 놓은 받침대에 건강한 발을 올려놓고 체중이 부하된 마비 쪽 엉덩관절을 자기가 조절한다. 이 때 치료사는 마비 쪽 팔의 굽힘근에 나타나는 경직을 억제한다(왼쪽 편마비).

8.2.7 엉덩관절을 편 채로 벌림과 가쪽회전을 하다 (Hip Extension with Abduction and Outward Rotation)

환자는 등을 벽에 붙이고 서서 양 엉덩관절의 벌림과 가쪽회전을 하여 양 무릎관절을 굽힌다. 다음으로 양 무릎관절을 더 굽히고 등을 벽에 댄 채로 아래로 미끄러지게 한다.

치료사는 환자의 정면에 놓은 등받이 없는 의자에 앉고 자기의 양 무릎과 양 손을 사용해서 환자의 무릎을 가쪽으로 눌러서 넓혀 엉덩관절이 벌림과 가쪽회전을 하도록 한다. 이 때 등을 벽에 평탄하게 붙이는 것이 어려운 환자가 많다. 또한 엉덩관절의 폄근을 작용시킨 상태에서 엉덩관절의 벌림을 시행할 수 없으면 발이 엎침을 한다(그림 8.26).

환자에게는 배의 근육의 긴장을 높이도록 지시를 하고 양 무릎을 떼도록 치료사가 보조한다 (그림 8.27).

머리와 등 전체를 벽에 붙인 채로 환자는 가급적 양 무릎관절을 굽히고 다음으로 그것을 편다. 이 운동을 반복하면서 환자는 1회마다 등을 조금이라도 아래까지 미끄러져 떨어뜨리도록 노력한다 (그림 8.28 a, b). 치료사는 양 손으로 환자의 무릎이 발의 장축방향을 향하도록 확고하게 가쪽으로 눌러서 벌린다.

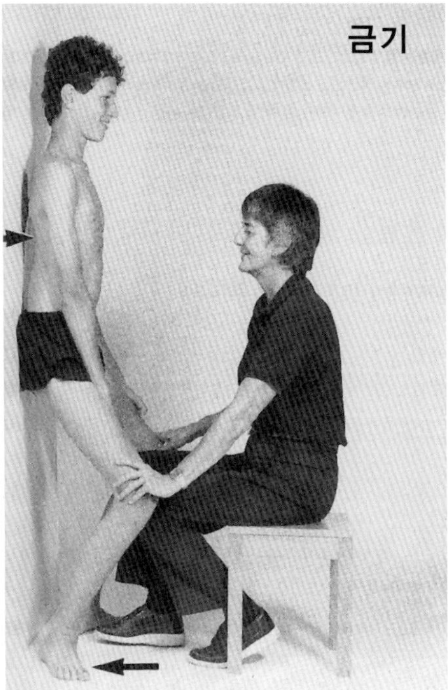

8.26

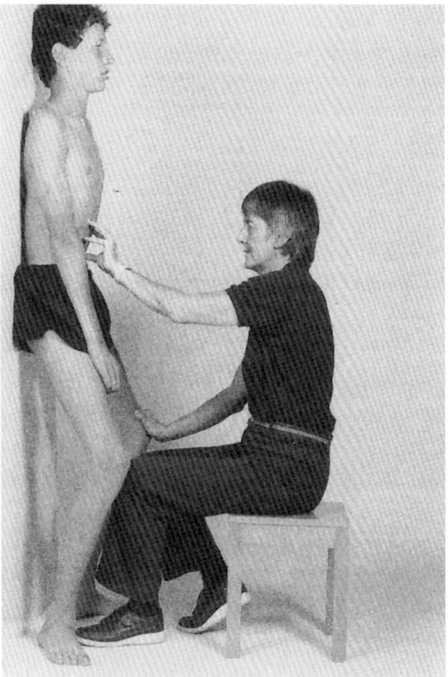

8.27

그림 8.26. 엉덩관절 벌림과 가쪽회전 위치에서 능동적으로 엉덩관절의 폄을 시행할 수 있도록 한다. 환자는 등을 벽에 딱 붙이고 양 무릎은 각각의 발과 같은 방향을 향하도록 한다(오른쪽 편마비). 등을 벽에서부터 떼어서 시행해서는 안 된다.

그림 8.27. 치료사는 운동시작 자세를 교정하면서 환자에게 배의 근육긴장을 높이도록 지시한다. 또한 양 무릎이 좌·우로 떨어지도록 확고하게 눌러서 벌린다(오른쪽 편마비).

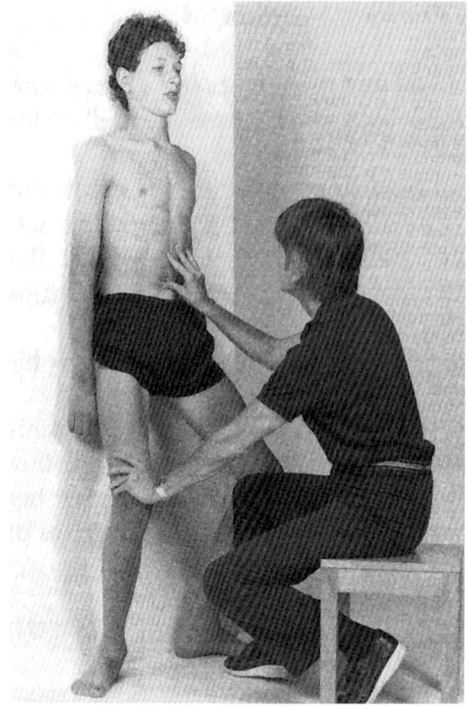

a

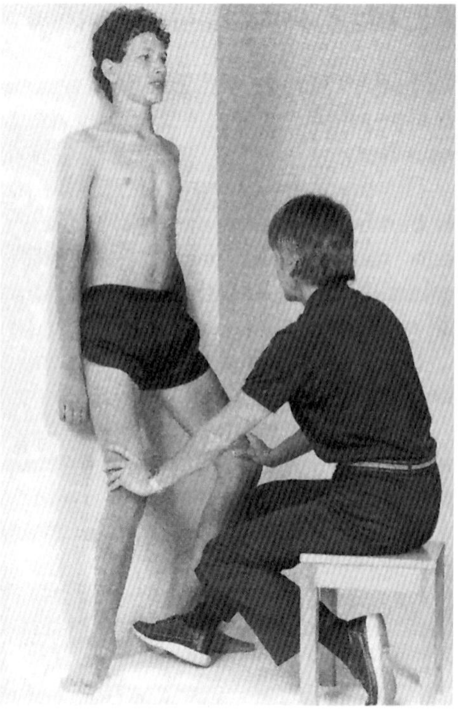

b

그림 8.28 a, b. 엉덩관절의 벌림과 가쪽회전을 하면서 등을 벽에 붙이고 아래쪽으로 미끄러지게 한다(오른쪽 편마비). a 환자는 양 무릎관절을 천천히 굽히고 펴게 하고 치료사는 환자의 배의 근육활동을 자극한다. b 치료사는 환자의 양 무릎을 눌러서 벌리고 발과 같은 방향을 향하도록 한다.

8.2.8 양 무릎관절을 굽히게 하여 양 발목관절을 능동적으로 바닥쪽 굽힘을 하다

(Active Plantar Flexion of the Ankles with Flexed Knees)

마비 쪽 발목관절의 바닥쪽굽힘은 처음에는 앉은 자세(그림 8.29) 와 선 자세(그림 8.30 a, b)에서 치료사가 운동을 바르게 유도하면서 연습한다. 다음으로 환자는 벽을 향하여 서서 건강한 쪽 손으로 몸을 가볍게 지지하면서 양 무릎관절을 굽힘과 동시에 양 발꿈치를 들어올려 바닥에서부터 뗀다. 양 발목관절을 바닥쪽굽힘을 해도 머리의 높이를 바꾸지 않도록 양 무릎관절을 굽힌다.

처음에는 양 무릎관절을 굽혔을 때 몸통을 펴게 하여두는 것이 어렵다. 또한 발목관절을 능동적으로 바닥쪽굽힘을 하였을 때 마비 쪽 발은 내번(inversion)을 하는 경향이 있다. 발가락은 펴지지 않고 굽혀진다(그림 8.31 a). 따라서 치료사는 환자의 곁에 무릎을 꿇고 등뼈에 댄 손으로 환자가 척주의 폄을 유지하는 것을 보조한다. 또한 동시에 배의 근육의 긴장을 높이도록 구두로 지시한다. 그리고 또 한쪽의 손으로 환자가 발가락을 펴는 것을 보조한다(그림 8.31 b).

다음으로 환자는 몸통을 스스로 안정화한다. 치료사는 마비 쪽 발의 바른 움직임 즉, 발가락을 펴도 발을 내반을 하지 않도록 조절하여 이 운동을 촉진한다(그림 8.32a). 바닥에서부터 뗀 발꿈치

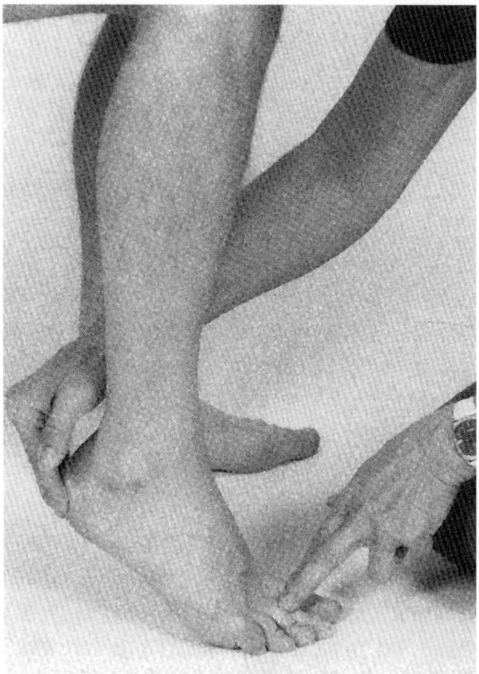

그림 8.29. 발가락을 굽히지 않고 마비 쪽 발목관절의 능동적인 바닥쪽굽힘의 운동을 촉진한다(오른쪽 편마비).

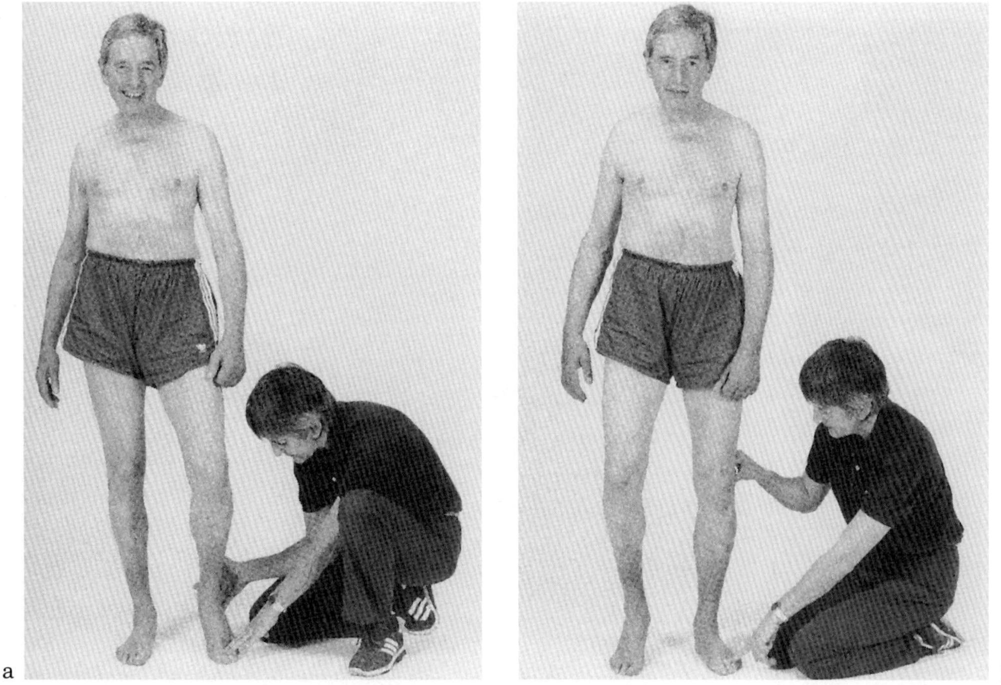

그림 8.30 a, b. 선택적인 발목관절 바닥쪽굽힘의 운동을 학습한다(왼쪽 편마비). a 치료사는 운동을 적절하게 촉진한다. b 환자는 건강한 쪽 발로도 이 운동을 반복한다.

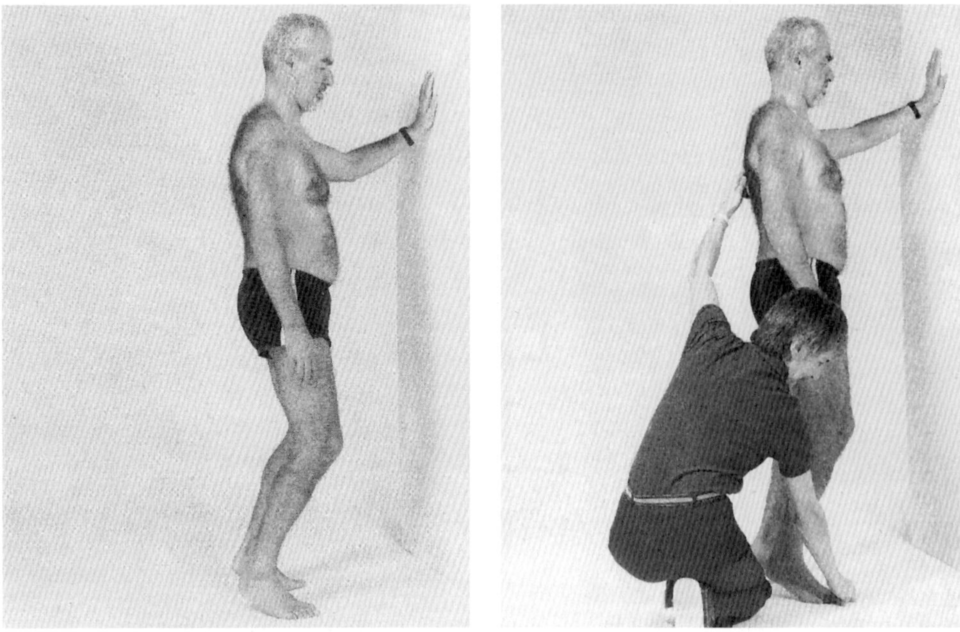

그림 8.31 a, b. 벽을 사용해서 몸통을 지지하면서 발끝서기가 된다(오른쪽 편마비). a 환자는 몸통을 펴지게 하는 것이나 마비 쪽 발의 내번과 발가락의 굽힘을 방지하는 것이 어렵다. b 치료사는 몸통과 발의 위치를 교정한다.

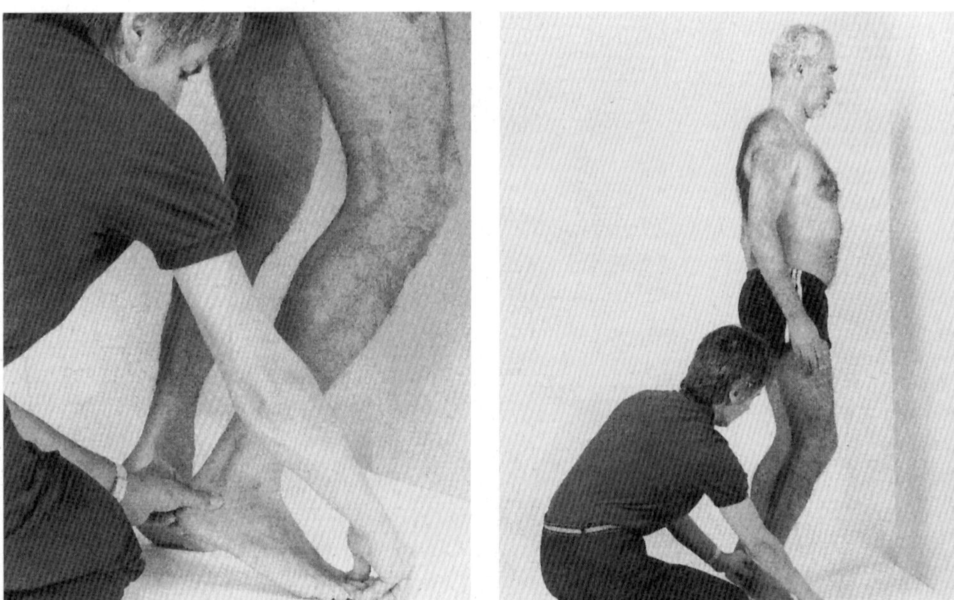

그림 8.32 a, b. 발에 체중이 부하된 상태에서 발목관절의 선택적인 바닥쪽굽힘의 운동을 촉진한다(오른쪽 편마비). a 치료사는 발가락의 굽힘을 억제하고 발목관절의 위치를 교정한다. b 환자는 벽에 의존하지 않고 자기 스스로가 올바른 자세를 유지한다.

는 서로가 떨어지지 않도록 유지하고 무릎은 안쪽을 향하는 것이 아니라 발과 같은 방향을 향하도록 한다.

치료사가 약간 지지하는 것만으로 환자가 이 운동을 정확히 시행할 수 있게 되면 벽에서부터 손을 떼서 발꿈치를 올리거나 내리거나 하여 자기 스스로가 균형을 유지하도록 한다(그림 8.32 b).

8.2.9 마비 쪽 다리를 중력에 저항하여 능동적으로 조절하다 (Controlling the Hemiplegic Leg Actively Against Gravity)

환자의 뒤쪽에 치료 테이블을 놓고 환자는 그 가까이에 선다. 치료사는 환자 앞에 무릎을 꿇고 앉아 마비 쪽 다리를 들어올려서 굽힌다. 다음으로 치료사는 환자의 다리를 펴면서 발을 바닥을 향해서 내리도록 유도한다. 이 때 환자는 치료 테이블에 몸을 지지하지 않도록 하고 다리를 능동적으로 조절한다. 결국 환자는 자기 발을 어떠한 다리의 무게도 바닥에 가하지 않고 닿아 있을 수 있어야 하며 발에 어떠한 원치 않은 활동이 일어나서도 안 된다. 환자가 이러한 방법으로 발을 조절할 수 있어야 비로소 보행할 때에 다리를 용이하게 앞쪽으로 흔들어 내밀 수 있다.

처음에는 균형을 잡기 쉽게 하기 위하여 환자는 뒤쪽의 치료 테이블에 기대고 치료사는 환자의 다리를 들어올려 엉덩관절과 무릎관절을 약 90°로 굽힌다. 치료사는 환자 앞에 있는 등받이 없는 의자에 앉아서 환자의 다리를 굽히고, 다음으로 그것을 천천히 펴서 발을 바닥에 붙이도록 한다. 이 때 환자는 수동적으로 다리가 지지되거나 전체적인 폄으로 발을 바닥에 뻗디디지 않고 다리의 무게를

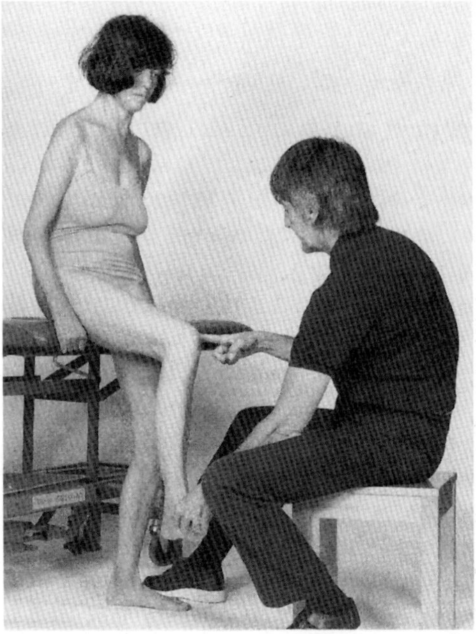
a

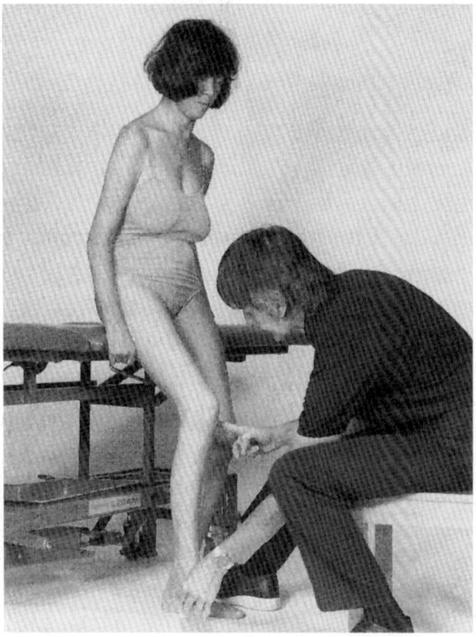
b

그림 8.33 a, b. 중력에 저항하여 마비 쪽 다리를 능동적으로 조절하는 것을 학습한다(오른쪽 편마비).
a 처음에는 환자는 치료 테이블에 기댄다. b 환자는 발을 천천히 내려서 바닥에 붙이도록 한다.

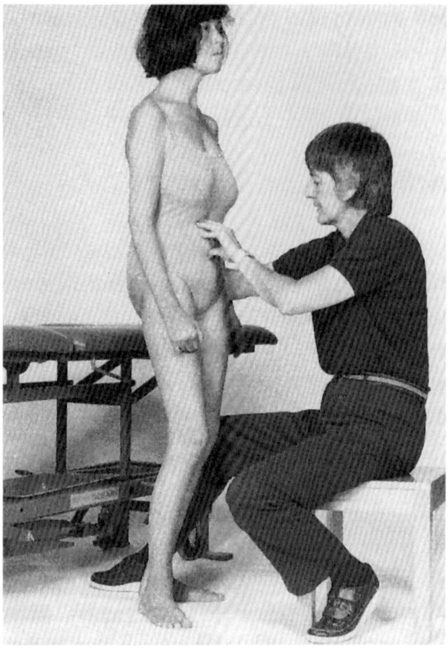
8.34

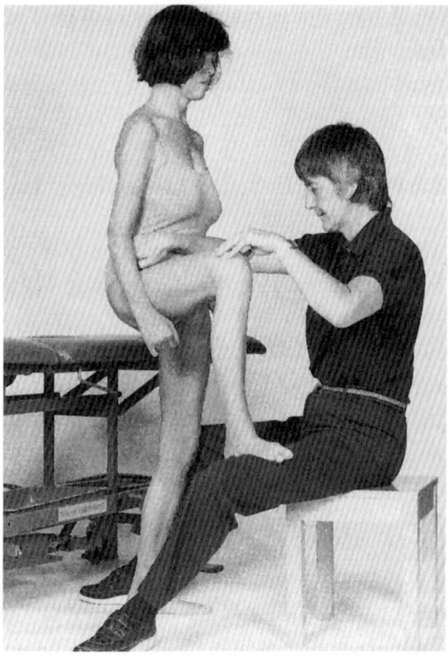
8.35

그림 8.34. 치료 테이블로 몸을 지지하지 않고 건강한 쪽 다리에 체중을 싣는다. 그리고 마비 쪽 다리의 힘을 빼고 이완시킨다(오른쪽 편마비).

그림 8.35. 마비 쪽 발을 치료사의 무릎에 올려놓고 건강한 쪽으로 한쪽다리 서기가 된다(오른쪽 편마비).

가급적 수동적으로 지지하여 천천히 편다(그림 8.33 a, b). 이 경우 대부분의 환자가 몸통을 폄 위치로 유지하여 건강한 쪽의 다리에 충분히 체중을 실을 수 없다.

환자가 치료 테이블로 엉덩이를 지지하여 전체 운동범위를 통해서 건강한 쪽 다리의 조절을 할 수 있게 되면 환자는 똑바로 서서 건강한 쪽 다리에 체중을 싣는다. 치료사는 처음에 등받이 없는 의자에 앉아 한쪽 다리를 환자의 건강한 쪽 다리 가쪽에 대어 지지함과 동시에 안심감을 준다. 치료사가 환자의 몸통의 자세를 교정하고 있을 때 환자는 치료사의 다리에 건강한 쪽 다리를 확고하게 붙인다(그림 8.34).

환자는 건강한 쪽 다리를 치료사의 다리에 댄 채로 치료사가 마비 쪽 다리를 들어올려 치료사의 넓적다리에 올려놓는 것에 협력한다. 몸통을 펴고 과도한 근육활동으로 다리를 밀거나 당기지 않고 조용히 치료사의 넓적다리 위에 올려놓을 수 있을 때까지 치료사는 환자의 자세를 교정한다. 특히, 마비 쪽 골반이 과도하게 올라가 있으면 그것을 교정한다(그리 8.35).

다음으로 치료사는 환자의 발가락을 폄 위치로 유지하고 다리를 바닥에 유도한다. 이 때 환자는 능동적으로 다리의 무게를 지지한다. 발이 바닥에 접근하였을 때, 환자는 다리를 펴서 발을 바닥에 밀어붙이지 않도록 한다. 굽힘근의 원심성 수축을 사용하여 환자가 다리를 조절하는 이 활동에서 마비 쪽 골반을 들어올리게 되면, 치료사는 마비 쪽 엉덩뼈능선(장골릉)에 비어있는 손을 대고 환자가 골반을 중간위치로 유지할 수 있도록 유도한다(그림 8.36 a, b). 다리의 조절이 개선되면 치료사는 환자의 앞쪽에 무릎을 꿇어앉아 발을 천천히 바닥에 붙이도록 유도한다(그림 8.37).

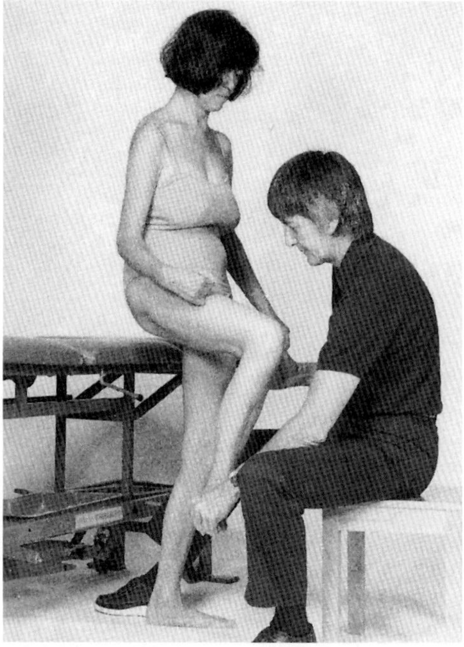
a

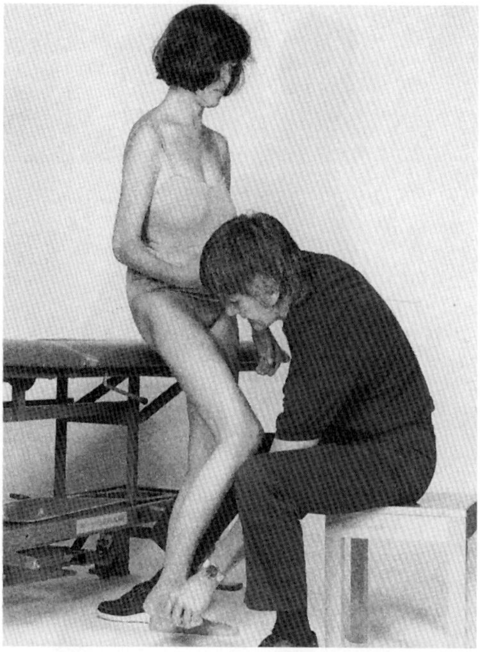
b

그림 8.36 a, b. 중력에 저항하여 마비 쪽 다리를 능동적으로 조절한다(오른쪽 편마비). a 치료사는 환자의 발가락을 폄 위치로 유지하고 환자에게 자기가 그 다리의 무게를 지지하도록 시킨다. b 마비 쪽 다리의 굽힘근을 원심성으로 작용시키지만, 같은 쪽의 골반을 당겨 올리지 않도록 한다.

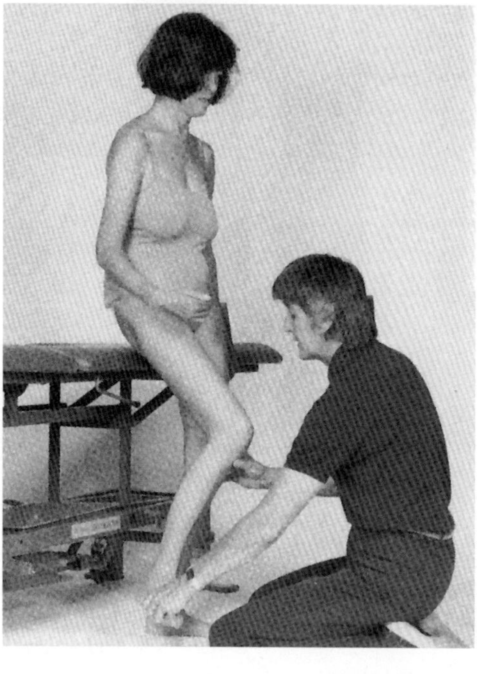

그림 8.37. 치료사가 극히 약간 보조하는 것만으로 환자는 다리를 능동적으로 조절하여 마비 쪽의 발을 바닥에 가볍게 짚는다(오른쪽 편마비).

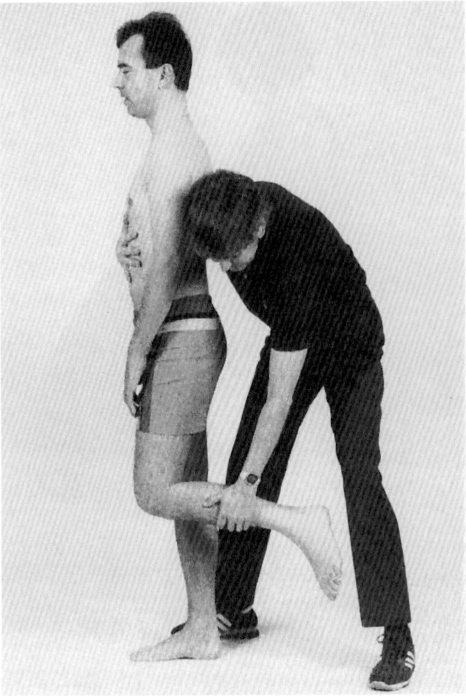

그림 8.38. 환자를 보조하여 마비 쪽 발을 바닥에서부터 들어올린다. 치료사는 또 한쪽의 손을 앞으로 돌려서 환자의 가슴에 댄다(왼쪽 편마비).

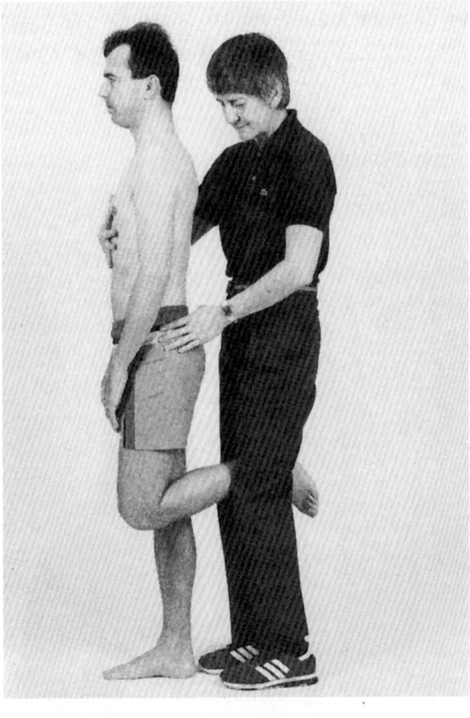

a

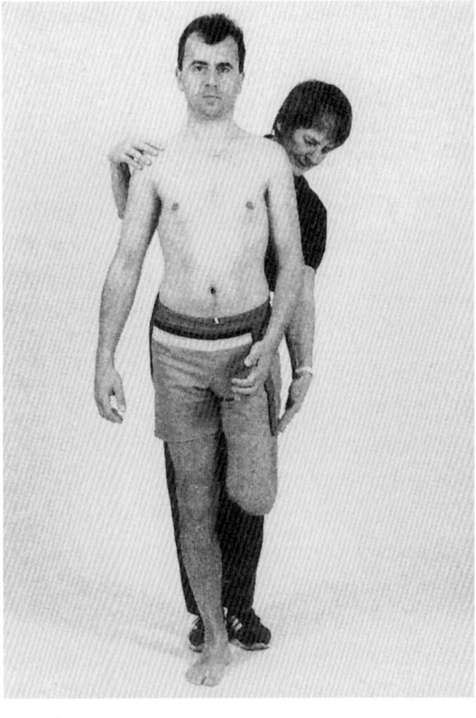

b

그림 8.39 a, b. 건강한 쪽으로 한쪽다리 서기를 한다. 이 때 골반을 수평으로 유지한다(왼쪽 편마비). a 치료사는 자기의 양 무릎 사이에 환자의 마비 쪽 다리를 끼운다. b 환자는 마비 쪽 다리의 힘을 빼어 엉덩관절이 벌림을 하지 않도록 한다.

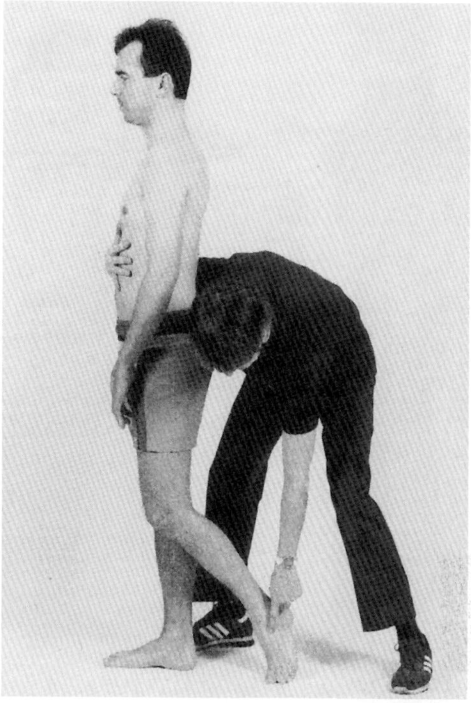

그림 8.40. 마비 쪽 발을 천천히 내리고 뒤쪽의 바닥에 붙인다(왼쪽 편마비).

8.2.10 마비 쪽 엉덩관절을 펴서 다리를 능동적으로 조절하다 (Active Control of the Hemiplegic Leg when the Hip Is Extended)

보행할 때 엉덩관절이 펴지고 다리가 뒤쪽에 있는 상태 즉, 유각기(swing phase)의 시작 때에도 마비 쪽 다리를 조절할 수 있어야 한다. 또한 뒤쪽으로 걷는 경우는 엉덩관절을 능동적으로 편 상태에서 무릎관절을 굽히는 능력이 요구된다.

치료사는 환자의 뒤쪽에 서서 마비 쪽 다리를 보조하여 바닥에서부터 들어올린다. 환자가 안심하고 균형을 유지하기 위해 치료사의 또 한쪽의 손을 건강한 쪽으로 돌려 몸통을 앞쪽에서부터 지지한다(그림 8.38).

치료사는 양 다리로 한자의 종아리를 사이에 끼워 고정하고 골반의 높이를 조정한다(그림 8.39a). 치료사는 보조를 줄여서 환자의 어깨 또는 골반만을 가볍게 유지한다(그림 8.39b).

일단 환자가 그 위치에서 균형을 잡을 수 있게 되면 치료사는 손으로 마비 쪽의 발을 잡고 천천히 바닥으로 내린다. 이 때 치료사의 움직임에 맞춰 환자도 자기가 이 운동을 조절한다. 치료사는 환자의 발을 뒤쪽으로 내리고 환자는 힘을 뺀 채로 바닥에 붙인다. 환자는 발을 앞쪽으로 움직이지 않고 그곳에 그대로 두고 균형을 유지한다(그림 8.40).

위에서부터 골반을 매달아 올려 높이를 유지하려면 몸통의 옆쪽굽힘근이 상당히 작용하지 않으면 안 된다. 이 작용이 적으면 다리로 바닥을 밀어서 골반을 아래에서부터 지지해야 한다.

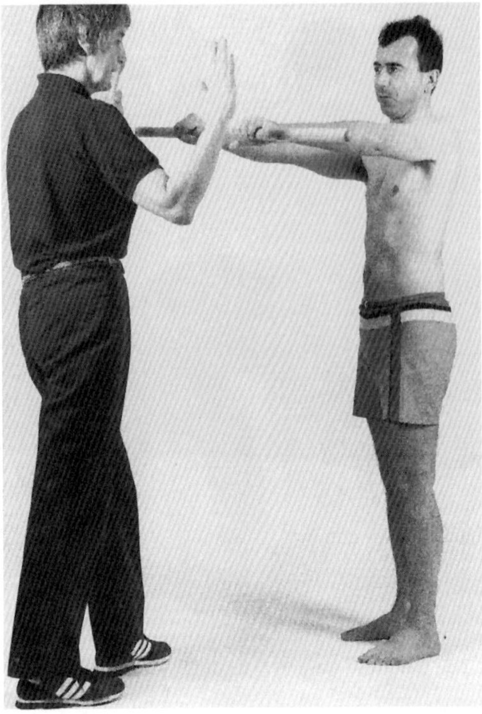

그림 8.41. 막대를 두드려서 신속한 압축 태핑을 줌으로써 배의 근육활동을 자극한다(왼쪽 편마비).

8.2.11 선 자세에서 양쪽 팔을 능동적으로 움직이다 (Moving the Arms Actively While Standing)

선 자세에서 양쪽 팔을 움직이는 동작에서는 몸통의 활동이 자극되고 또한 환자가 몸통을 똑바로 일으킨 자세를 취하는 것을 두려워하지 않고 그것에 익숙해지는 도움으로도 된다. 그리고 환자는 활동하는 것 자체를 즐길 수 있다.

8.2.11.1 양 손으로 막대를 유지하다 (Holding a Pole in Both Hands)

환자는 양 손으로 막대를 쥐고 팔을 펴서 몸의 정면에 그것을 유지한다. 치료사는 막대에 신속한 압축 태핑(quick approximating tap)을 주고 이 때 환자가 균형을 유지하도록 지시를 한다(그림 8.41) 치료사가 손으로 막대를 탕탕 두드림으로써 환자 배의 근육활동이 활성화된다. 치료사는 자기가 선 위치를 옆쪽으로 여러 가지로 바꾸고 목적으로 하고 있는 근육활동을 활성화하면 좋다.

8.2.11.2 막대로 공을 치다 (Hitting a Ball with a Pole)

환자는 양 무릎관절을 약간 굽혀서 서고 양 손으로 쥔 막대를 수평으로 유지한다. 다음으로 거기에 던져진 딱딱한 공을 수평으로 유지한 막대로 되받아친다. 치료사는 환자의 마비 쪽에 서서 양 다리에

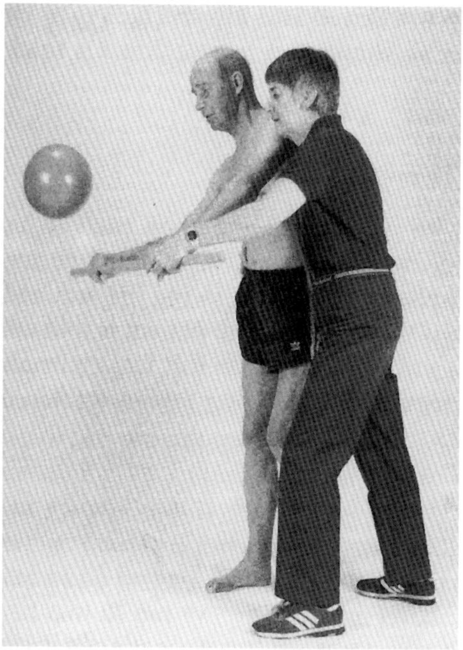
8.42

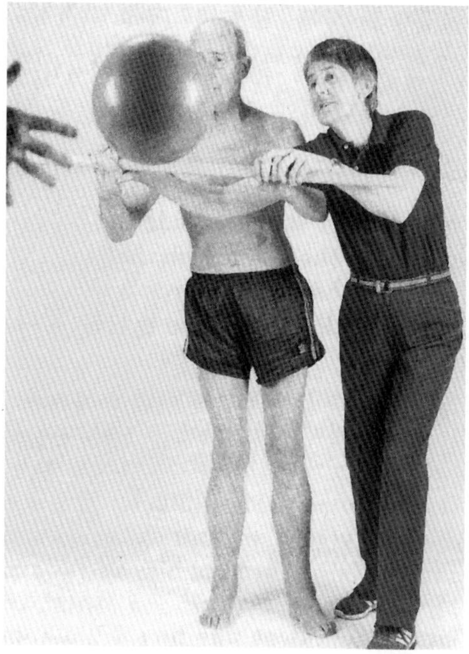
8.43

그림 8.42. 양 손으로 막대를 수평으로 잡고 던져진 공을 되받아친다(왼쪽 편마비).

그림 8.43. 양 팔꿉관절을 굽혀서 막대를 잡고 팔을 펴면서 던져진 공을 되받아친다(왼쪽 편마비).

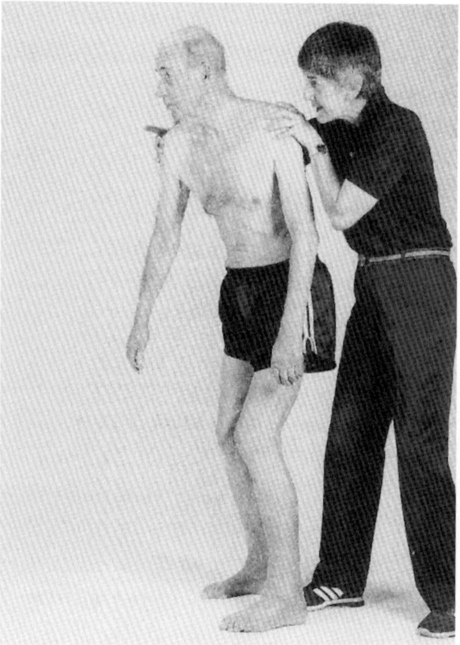
a

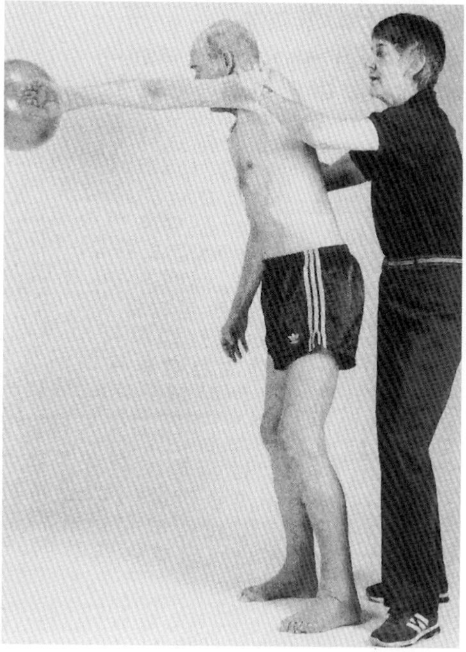
b

그림 8.44 a, b. 마비 쪽 손으로 풍선을 쳐낸다(왼쪽 편마비). a 치료사는 마비 쪽을 뒤쪽으로 충분히 회전한다. b 환자는 손을 어깨 쪽으로 당겨 올리지 않고 팔을 앞으로 흔들어서 풍선을 친다.

체중이 동등하게 실린 상태를 만들고 마비 쪽 손이 막대를 확고하게 유지하는 것을 돕는다.

우선 환자는 양 팔을 펴고 공을 던진 사람에게 가볍게 되받아친다(그림 8.42). 편 팔을 올려서 치기 때문에 환자는 이 때 몸통을 펴는 활동을 한다.

다음으로 환자는 양 팔꿉관절을 굽혀서 막대를 유지하고 그것을 펴면서 공을 되받아친다. 이 경우는 몸통을 안정화하기 위해 배의 근육활동이 자극된다(그림 8.43).

8.2.11.3 마비 쪽 손으로 풍선을 치다 (Hitting a Balloon Away with the Hemiplegic Hand)

치료사는 환자의 곁에 서서 양쪽의 어깨에 손을 대고 마비 쪽 뒤쪽으로 충분히 회전한다. 환자를 향해서 던져진 풍선을 몸통을 회전하여 마비 쪽 팔을 앞으로 흔들고 손으로 치는 것을 치료사가 보조한다. 어깨에서부터 매달린 테니스 라켓을 흔드는 것 같은 기분으로 몸통의 회전으로 팔을 앞쪽으로 흔들게 하고 손을 능동적으로 어깨 쪽으로 당겨 올리지 않도록 시킨다. 그렇게 함으로써 팔은 앞쪽으로 흔들 수 있고 전체적인 굽힘 공동운동으로는 되지 않는다(그림 8.44 a, b).

8.3 맺는 말 (Conclusion)

환자가 바른 선 자세를 안심하고 취할 수 있게 되면 자연히 보다 정상에 가까운 보행을 하게 된다. 환자는 대부분의 경우, 마비 쪽과 건강한 쪽의 어느 쪽에도 체중을 이동하는 것이 곤란하다. 한쪽 발로 서기에서는 다리를 바닥에서부터 들어올린 쪽의 골반은 위쪽에서부터 끌어올려지기 때문에 상당한 몸통의 활동이 요구된다. 단순히 걷는 연습만이 아니라 보행의 각각의 요소를 주의 깊게 연습하는 것이 보행 패턴의 개선에 보다 중요하다.

제 9 장 공을 사용한 활동 (Ball Activities)

치료 프로그램에 공을 사용하는 활동을 주의 깊게 선택하여 도입하면 도움이 된다. 공은 그것이 갖고 있는 형태와 운동의 특성 때문에 우리들 누구나가 친숙함을 갖고 있다. 어린 시절부터 공을 사용해서 논 경험이 있다. 성인의 운동 패턴을 획득하여가는 과정에서 대부분의 사람이 공에 걸터앉거나 그 위에 눕거나 그리고 공을 던지거나 잡거나, 튀기거나 걷어차거나 하여 공에 접촉하여왔다. 따라서 이러한 경험이 우리들의 운동학습을 통합하는 역할을 수행하고 있다고 할 수 있다. 또한 우리들이 사용하는 것 같은 공이 사용되고 있지 않은 지역에서도 통나무, 둥근 돌 또는 가죽으로 만든 튀는 공과 같은 둥근 것으로 마찬가지의 놀이를 경험하고 있다. 이러한 몇 가지의 이유에서부터 치료에 도움이 된다.

또한 어떠한 연령의 환자에서도 공을 사용한 동작이라면 그것을 즐길 수 있다. 공을 사용함으로써 어쩐지 지루하고 일과처럼 되는 프로그램을 변화가 있는 재미가 있는 것으로 할 수 있다. 선 자세를 취할 수 있기 위해, 걸을 수 있게 되기 위해 또는 팔을 조절할 수 있게 되기 위해 환자는 매일 1회 가능하면 2회, 공을 사용한 운동을 연습하면 좋다. 재활은 장기간에 걸쳐 수많은 동작을 반복해서 연습하지만 공을 사용함으로써 환자와 치료사는 프로그램의 변화를 즐길 수 있다.

공을 사용한 활동에서는 환자는 공의 움직임에 반응하기 쉽기 때문에 공 그 자체가 운동을 정확히 시행하는 것을 돕는다.

- 환자는 시행한 동작을 자기가 확인할 수 있기 때문에 치료사가 그 운동을 "잘 할 수 있게 되었다" 등이라 알리지 않아도 동작을 잘 진행할 수 있다. 성공체험은 환자로서 플러스가 되는 경험이다.
- 공을 움직이는 방법으로 치료사는 환자가 시행한 보상적 활동을 간파할 수 있다.
- 공이 체중의 일부를 지지하기 때문에 환자가 혼자서 그 동작을 할 수 없을 때에도 과도하게 노력을 하지 않고 목적으로 하는 근육활동을 활성화할 수 있다.
- 매우 높은 수준의 기능적 동작이 가능한 환자에 대해서는 교묘하고 고도로 협동된 근육활동을 자극할 수 있다.

이제까지 다양한 치료개념에 기초하여 공을 사용한 다양한 활동이 제창되어왔다. 이 단원에서 소개하는 활동은 특히 편마비에 도움이 된다는 것이 입증되었다. 근육활동을 자극하는 데에는 세 종류의 다른 방법이 있다. 그것은,

1. 환자가 특정 방향으로 공을 움직이다.
2. 환자는 어떤 자세를 유지하여 공이 움직이는 것을 방지한다.

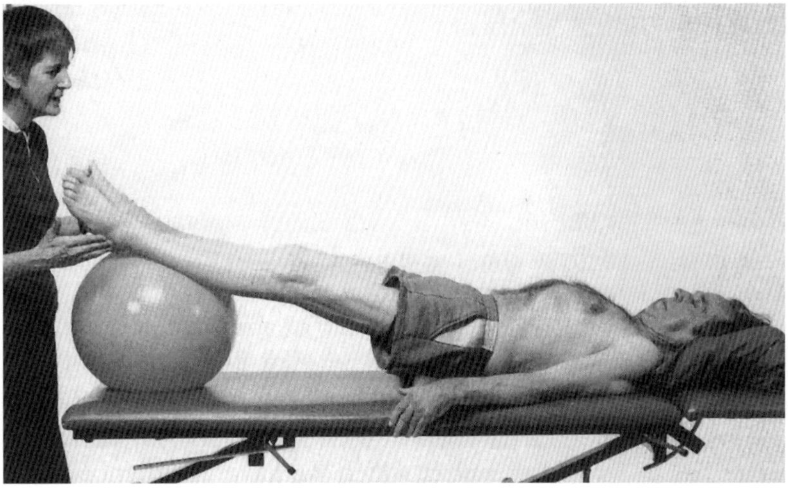

그림 9.1. 양 무릎관절을 편 채로 엉덩이를 치료 테이블에서부터 들어올린다(왼쪽 편마비).

3. 공을 움직이거나 움직여질 때 환자는 그 움직임에 반응한다.

이것에 의해서 야기되는 근육활동은 제2장에서 언급한 촉수(tentacle)와 브리지(bridge)의 원리가 적용된다. 촉수는 신체의 일부가 공에 의해서 지지되고 그것을 받침점으로 신체의 다른 부분이 공간에서 움직이는 것이다. 브리지는 공과 바닥에 의해서 신체의 일부가 지지되고 그 사이에서 아치를 만드는 것이다(Klein-Vogelbach 1990). 전체 체중을 공에 싣고 거기에 앉거나 그 위에 눕거나 하기 때문에 공의 크기는 매우 중요하다. 공에 앉았을 때에 환자의 엉덩관절과 바닥까지의 거리(공의 크기)는 무릎관절과 바닥까지의 거리와 완전히 같거나 달라도 엉덩관절 쪽이 극히 약간 높은 정도로 해야 한다. 공은 공기를 충분히 넣어 부풀게 하여 환자가 그것에 앉아도 별로 찌부러지지 않고 바닥과의 접지면적이 커지지 않아 어느 쪽으로도 구를 수 있도록 한다.

9.1 바로 누운 자세에서 공을 사용한 활동 (Ball Activities in Supine Lying)

환자는 공에 양 발을 올려놓은 바로 누운 자세가 되고 공을 전혀 움직이지 않고 지지하는 면에서부터 엉덩이를 들어올린다.

환자가 매트로 내려갈 수 없을 때는 치료 테이블에 누워서 이 활동을 시행한다. 치료사는 환자가 양 다리를 공의 위에 올려놓는 것을 보조한다. 양 다리는 신체 장축과 일치하여 일직선이 되도록 한다. 처음에 공을 환자의 무릎 가까이에 놓으면 이 활동은 용이하다.

환자는 양 팔을 몸통의 곁에 놓고 공을 몸으로부터 멀리할 작정으로 아래로 밀어서 무릎관절을 똑바로 펴면서 엉덩이를 들어올린다. 환자는 양 무릎관절을 펴고 공을 완전히 움직이지 않도록 고정

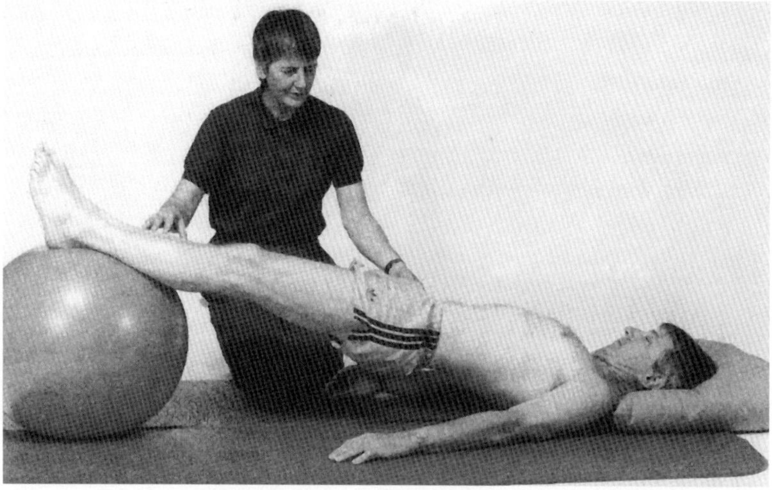

그림 9.2. 엉덩이를 매트에서부터 들어올렸을 때 공을 같은 위치에 유지한다(오른쪽 편마비).

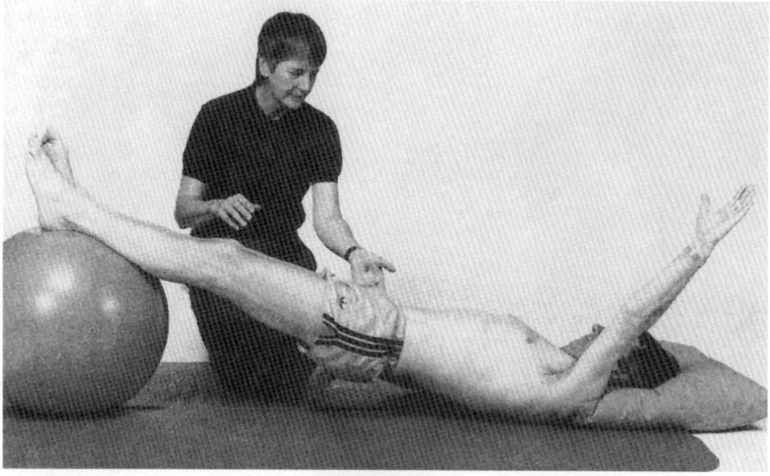

a

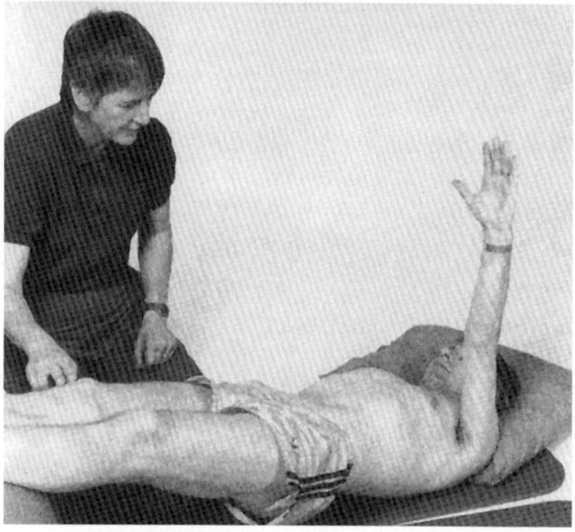

b

그림 9.3 a, b. 건강한 쪽의 팔을 올려도 공이 움직이지 않도록 몸통을 작용시킨다. 골반은 수평으로 유지한다(오른쪽 편마비).

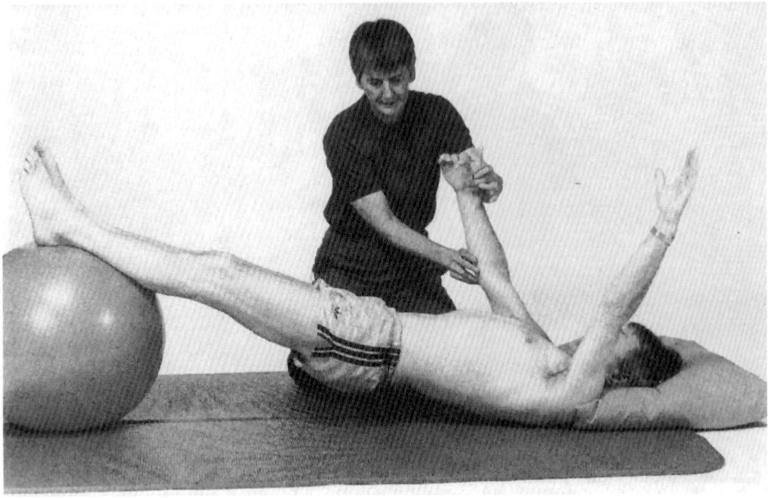

그림 9.4. 마비 쪽 팔이 수동적으로 움직여져도 공이 움직이지 않도록 한다. 팔의 수동적인 운동에 환자는 저항하지 않도록 한다(오른쪽 편마비).

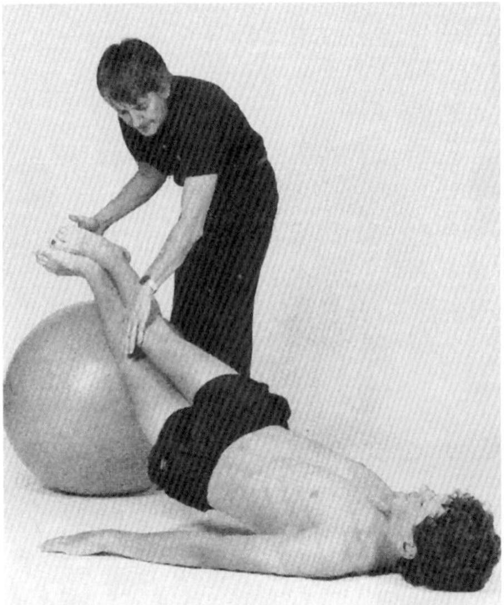

9.5

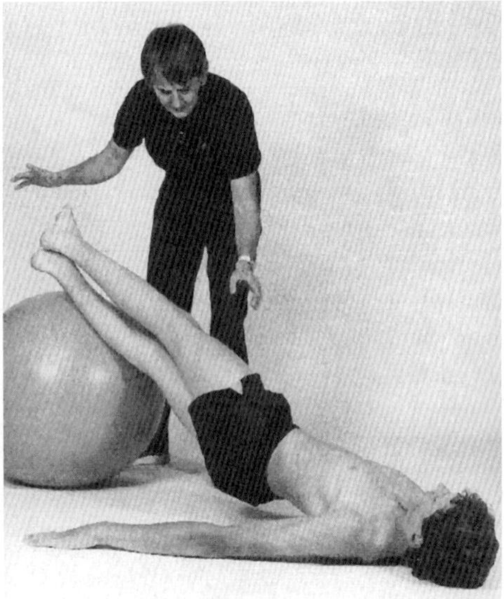

9.6

그림 9.5. 바닥에서부터 엉덩이를 들어올린 채로 양 다리를 건강한 쪽으로 회전한다(오른쪽 편마비).

그림 9.6. 양 다리를 마비 쪽으로 회전해도 공을 움직이지 않도록 확고하게 고정한다(오른쪽 편마비).

한다(그림 9.1). 공이 움직인다면 치료사가 환자의 양 다리를 적당히 유도하여 보조한다. 이와 같이 유도되면 환자는 운동을 어떻게 수정하면 될지 느낄 수 있다. 치료사가 공을 지지하여 움직임을 멈추게 하면 환자는 보조를 받고 있다는 것을 알아차리지 못한다. 바닥에 딱딱한 스펀지 매트를 깔고 그 위에서 같은 동작을 시행할 수도 있다(그림 9.2). 환자가 잘 조절할 수 있게 되면 공을 조금씩 몸의 중심에서부터 떼고 마지막에는 발꿈치 아래에 오도록 한다. 이렇게 하면 공이 옆쪽으로 움직이지 않게 하기 위해 보다 큰 몸통의 옆쪽굽힘근의 활동을 능동적으로 끌어낼 수 있다.

다음으로 건강한 쪽 팔을 어깨관절 약 90° 굽힘 위치로 올린다. 공을 고정하기 위해 팔로 바닥을 밀 수 없기 때문에 몸통의 근육활동은 커진다(그림 9.3 a, b).

마비 쪽 팔을 능동적으로 충분히 움직일 수 있는 경우는 건강한 쪽 팔과 마찬가지로 그것도 올려 서로를 평행으로 유지한다. 팔에 수의성이 결여되는 경우에는 치료사가 그것을 편 상태로 유지하여 올리고 또한 원래의 위치로 되돌린다. 환자는 팔이 어느 방향으로 움직여져도 치료사의 움직임에 저항하지 않도록 한다(그림 9.4).

환자가 몸통을 충분히 조절할 수 있으면 즉, 양 팔을 사용하지 않고 공을 정지시켜둘 수 있으면, 환자에게 양 다리를 한쪽으로 회전시켜 아래로 된 다리의 가쪽이 공과 접촉할 때까지 충분히 회전시킨다. 아래로 된 다리로 위로 된 다리를 지지하고 골반이 바닥 쪽으로 늘어지지 않도록 확실하게 들어올리게 한다(그림 9.5).

양 쪽에 이 활동을 학습시키고 몸이 일직선이 되도록 골반의 위치를 유지시킨다. 치료사가 양 손을 놓아도 환자는 공을 움직이지 않고 안정하여 이 상태를 유지할 수 있도록 한다. 환자의 양 팔은 몸통 곁의 바닥에 평탄하게 올려놓는다(그림 9.6).

9.1.1 공을 양 다리로 침대에서부터 들어올리다 (Lifting the Ball off the Bed with Both Legs)

환자는 바로 누운 자세가 되고 양 다리를 공의 가장 높은 곳에 올려놓는다. 다음으로 양 엉덩관절과 무릎관절을 능동적으로 굽혀서 공을 몸의 중심으로 끌어당기고 발꿈치를 공에 밀어붙여 그것을 들어 올린다. 엉덩이를 침대에서부터 떨어지게 하여 척주를 침대에 평탄하게 붙이도록 한다.

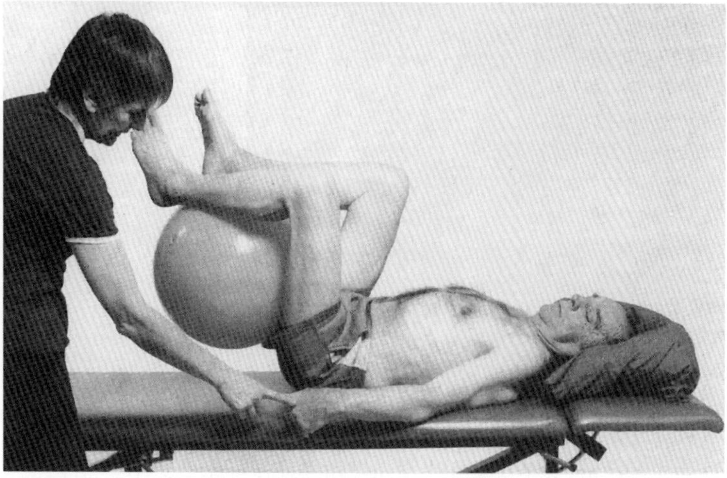

그림 9.7. 마비 쪽 팔을 굽히지 않고 양 다리로 공을 치료 테이블에서부터 들어올린다(왼쪽 편마비).

이 활동은 처음에 치료 테이블 위에서 시행하면 좋다. 치료사는 환자가 공을 적절한 위치에 유지하고 마비 쪽 팔을 몸통 곁의 치료 테이블에 붙인 상태를 유지할 수 있도록 보조한다(그림 9.7).

환자는 하복부 근육의 긴장을 높이는 것에 의해서 양 엉덩이를 바닥에서 떨어지게 하였을 때 양 무릎이 붙지 않고 게다고 같은 높이로 유지할 수 있도록 하는 것을 학습한다(그림 9.8).
몸통 하부를 굽혀도 등과 양 어깨는 바닥에 평탄하게 붙여두도록 한다.

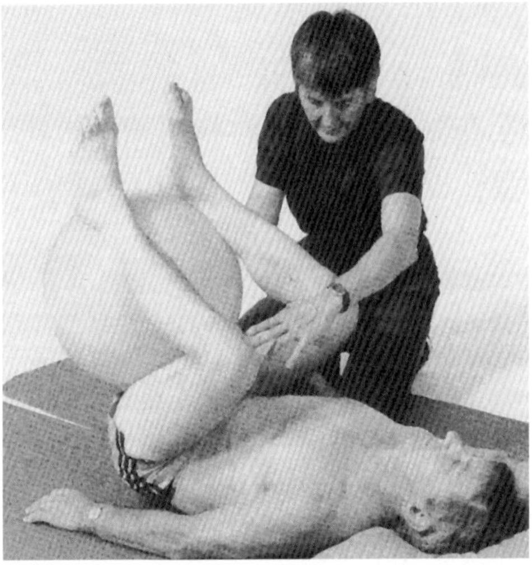

그림 9.8. 공을 들어올렸을 때 양 무릎을 떼어 같은 높이로 유지한다(왼쪽 편마비).

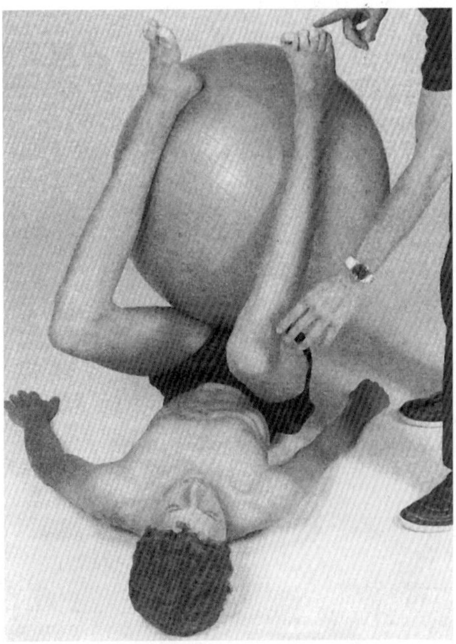

a

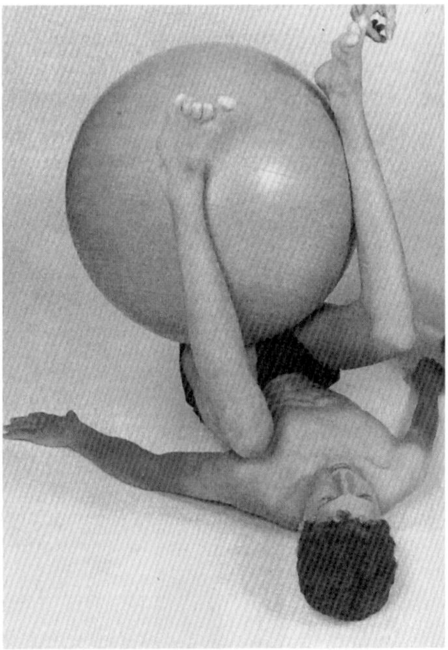

b

그림 9.9 a, b. 공을 공중에 뜨게 하여 유지하고 다음으로 허리뼈만을 선택적으로 옆쪽굽힘을 시켜 공을 한쪽에서부터 다른 쪽으로 움직인다(오른쪽 편마비). a 마비 쪽으로, b 건강한 쪽으로.

공을 정확히 들어올릴 수 있게 되면 환자는 그것을 한쪽에서부터 다른 쪽으로 옆쪽으로 움직인다. 이 때에도 등이 바닥에 평탄하게 붙어있도록 한다. 환자는 이 활동에서 공을 움직이기 위해 몸통의 옆쪽굽힘근을 선택적으로 사용한다. 이 운동을 시행하고 있는 동안 엉덩관절과 무릎관절은 좌 · 우 대칭이 되도록 한다(그림 9.9 a, b).

공을 양 다리로 들어올리려면 굽힘근의 근육활동이 필요하다. 브리지와 같이 치료 테이블에서부터

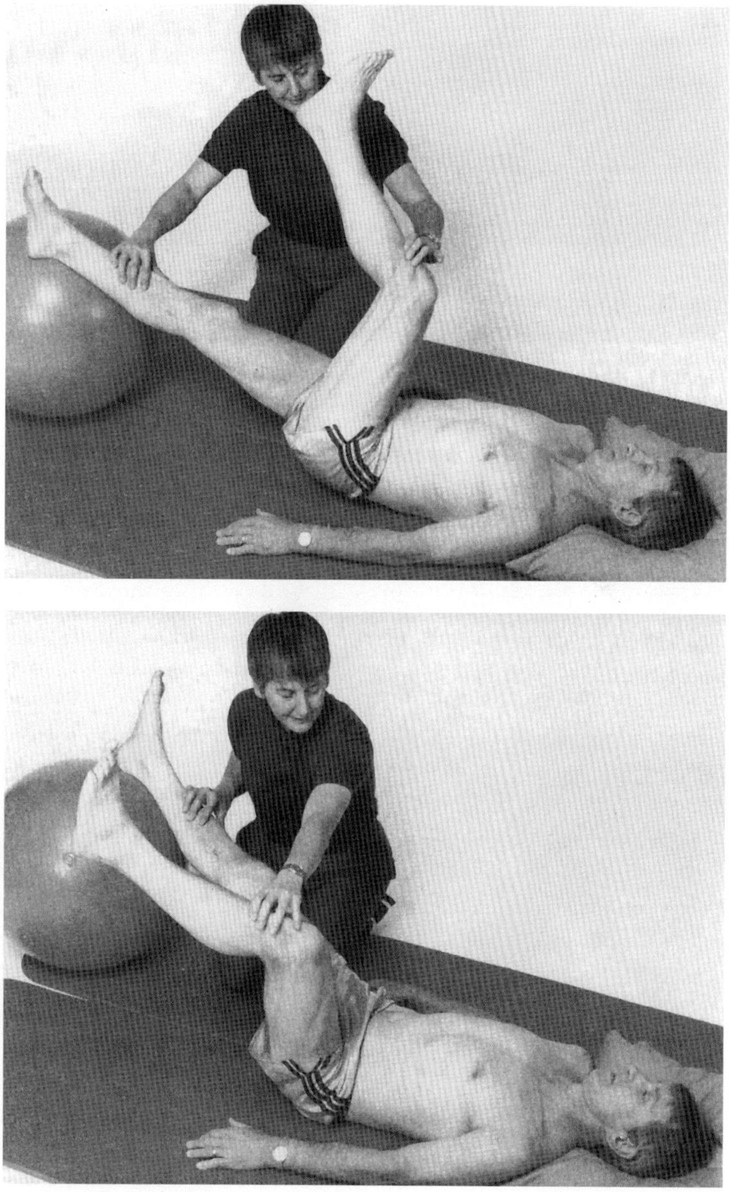

a

b

그림 9.10 a, b. 공에 마비 쪽 다리를 올려놓고 건강한 쪽 다리를 율동적으로 모음과 벌림을 한다(오른쪽 편마비).

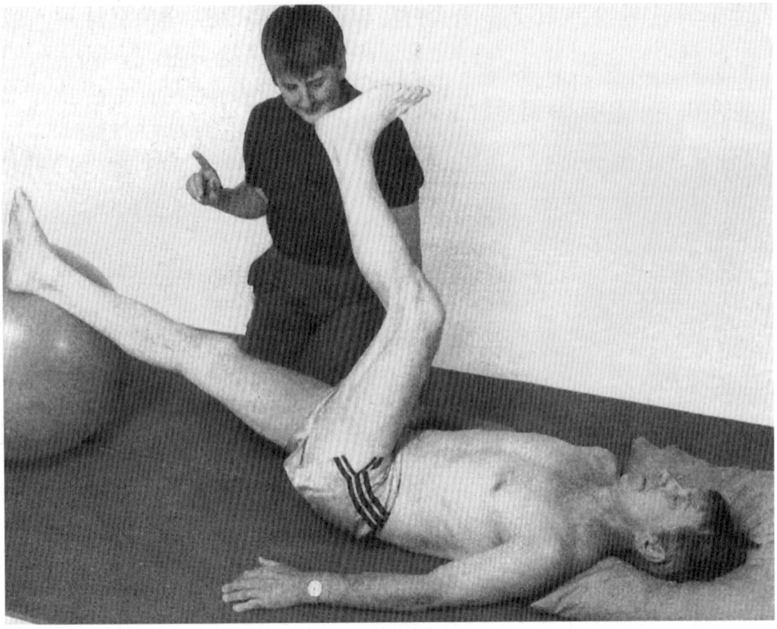

그림 9.11. 엉덩관절을 90° 굽힌 채로 건강한 쪽의 다리를 모음과 벌림을 한다. 마비 쪽 다리는 그 움직임에 반응하여 그것과는 좌 · 우 반대방향으로 움직인다(오른쪽 편마비).

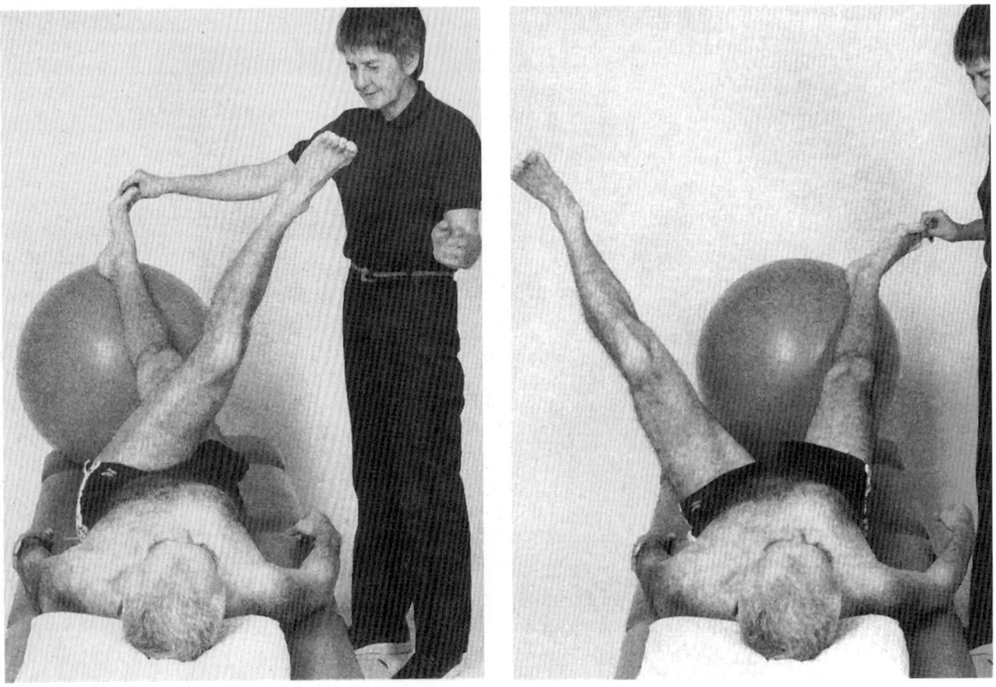

a b

그림 9.12 a, b. 치료 테이블에 눕고 몸통 상부를 고정하여 건강한 쪽 다리의 모음과 벌림을 한다(오른쪽 편마비).

엉덩이를 들어올리는 브리지 활동은 폄근의 근육활동이 필요하다. 공을 들어올리는 활동과 브리지로 엉덩이를 들어올리는 활동을 번갈아 시행하는 것도 좋다(그림 9.3).

9.1.2 한쪽 다리만을 공에 올려놓고 또 한쪽의 다리를 모음과 벌림을 하다 (Abducting and Adducting One Leg with the Other Leg Supported on the Ball)

환자는 바로 누운 자세가 되고 공에 한쪽 다리를 올려놓는다. 또 한쪽의 다리는 엉덩관절이 적어도 90° 굽힘 위치가 되도록 들어올린다. 다음으로 좌 · 우로 율동적으로 다리를 움직여서 엉덩관절의 모음과 벌림을 시킨다. 공에 올라탄 다리는 이 운동에 반응하여 공중에 뜨게 한 다리와 같은 방향으로 공을 굴린다.

환자의 몸통과 머리는 지지하는 면에 지지되어 있다. 양 팔은 벌림 위치에 있고 손바닥을 아래로 향해서 바닥에 붙여있다. 환자는 마비 쪽 다리를 이완시킨 상태로 공에 올려놓는다. 치료사는 이것을 보조한다. 다음으로 이 자세에서부터 건강한 쪽 발을 공중으로 들어올린다. 환자는 건강한 쪽 다리를 엉덩관절을 90° 이상 굽힘 위치로 유지하면서 모음을 한다. 마비 쪽 다리가 그것과 같은 방향 즉, 모음 방향으로 공을 함께 이동하는 것을 방해하지 않도록 한다(그림 9.10a).

다음으로 환자가 건강한 쪽 다리를 벌림을 시키고 동시에 마비 쪽 다리도 벌림 방향으로 이동할 때 치료사는 환자의 각각의 다리에 손을 대고 보조한다(그림 9.10 b).

환자는 이 운동을 벌림에서부터 모음으로 율동적으로 원활하게 시행할 수 있도록 반복한다. 치료사는 보조하는 양을 조금씩 줄여서 환자가 혼자서 시행할 수 있도록 한다(그림 9.11).

이 활동은 치료 테이블에서도 시행할 수 있다(그림 9.12 a, b).

이 운동을 편안하게 시행할 수 있게 되면 환자는 건강한 쪽 팔을 어깨관절의 90° 굽힘 위치로 올린다. 마비 쪽 팔로 얼마간이라도 수의운동이 가능하다면 환자는 양 손으로 막대를 수평으로 유지하면 좋다(그림 9.13). 몸통을 안정화하기 위해 건강한 쪽 팔로 바닥을 누르는 보조 없이 몸통의 근육활동이 더 한층 활성화된다. 마비 쪽 팔을 더 능동적으로 조절할 수 있는 환자라면 양 다리를 움직일 때 건강한 쪽 팔과 평행으로 마비 쪽 팔도 수직 위치로 유지한다. 처음에 환자는 팔을 이 위치로 유지하는 것이 어렵다(그림 9.14a). 치료사는 팔을 바른 위치로 유지하는 것을 돕고 보조하는 양을 조금씩 줄여간다(그림 9.14b).

다음으로 완전히 같은 활동을 건강한 쪽과 환부 쪽 다리를 바꿔서 시행한다. 이번에는 건강한 쪽 다리를 공에 올려놓고 마비 쪽다리를 모음과 벌림을 한다. 그러나 환자로서는 이 동작은 조절이 상당히 어려운 활동이다(그림 9.15).

이 경우에는 환자는 운동의 속도를 감속하고 건강한 쪽 팔은 몸통 곁의 바닥에 붙인 채로 시행하는 편이 좋다. 치료사는 필요에 따라서 양 다리의 움직임을 보조한다(그림 9.16 a, b).

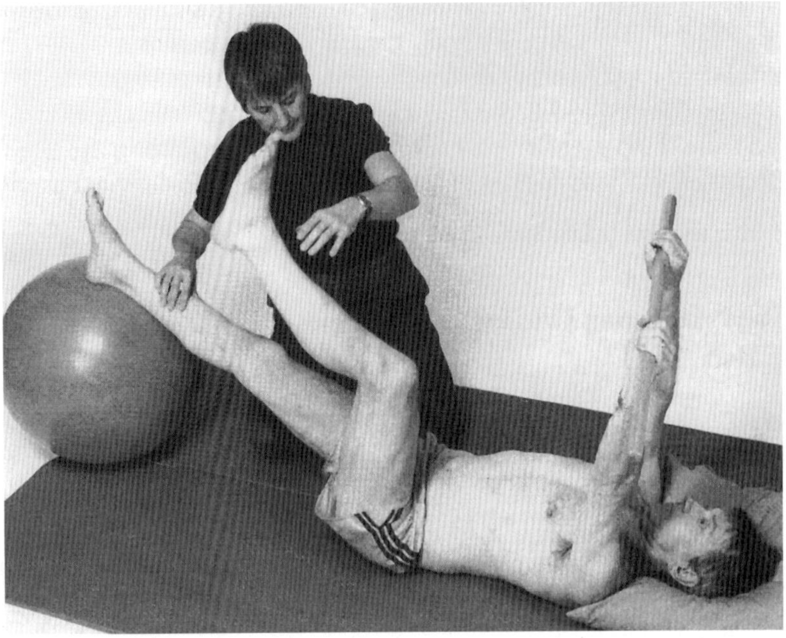

그림 9.13. 건강한 쪽 다리를 움직이고 있는 동안 양 손으로 막대를 수평으로 유지한다(오른쪽 편마비).

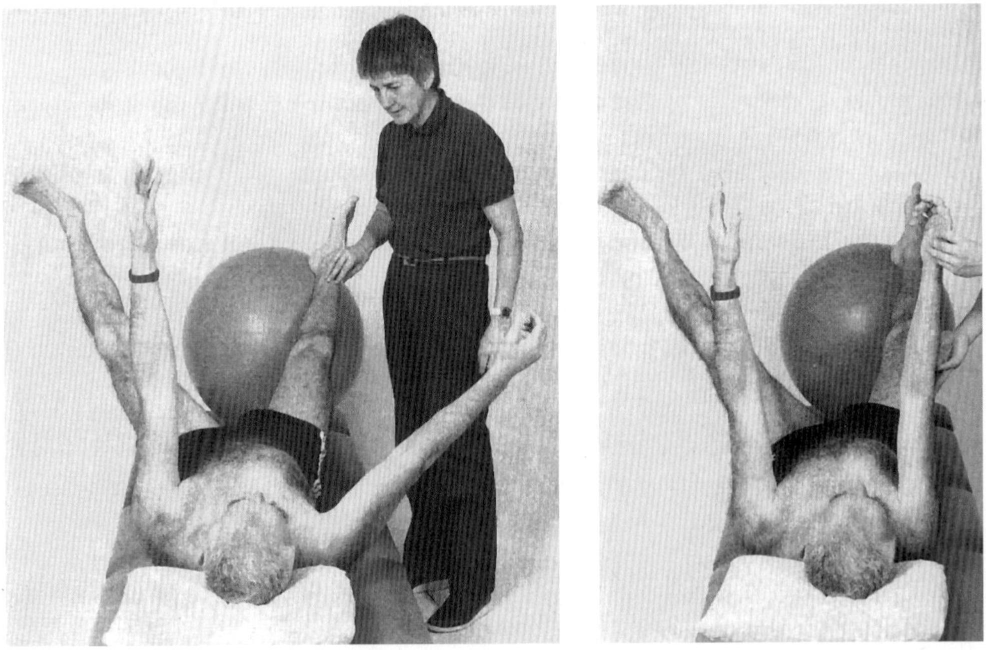

a b

그림 9.14 a, b. 양 다리가 각각 모음과 벌림을 할 때 양 팔을 서로가 평행이 되도록 수직으로 유지한다(오른쪽 편마비). a 환자는 마비 쪽 팔을 적절한 위치로 유지하는 것이 어렵다. b 치료사는 이 팔의 위치를 교정한다.

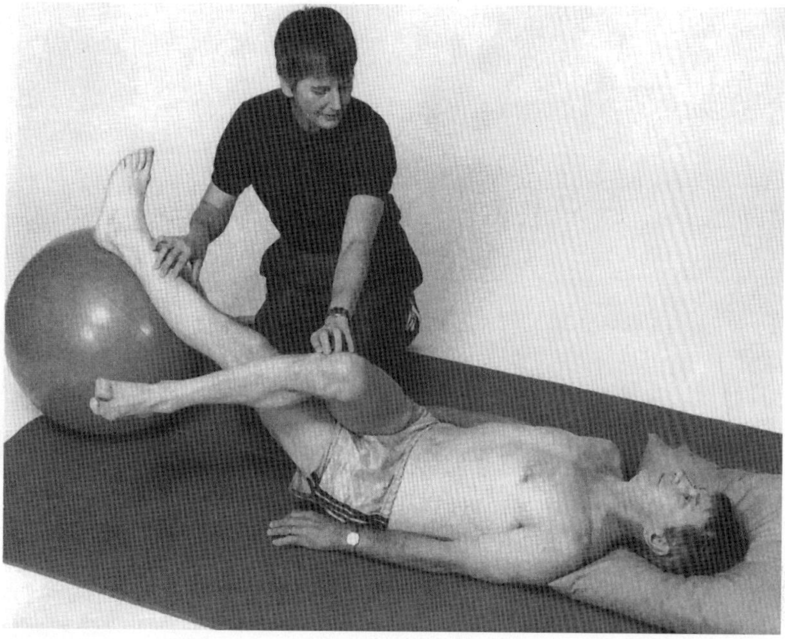

그림 9.15. 건강한 쪽 다리를 공에 올려놓고 마비 쪽 다리의 모음과 벌림을 한다. 치료사는 이 운동이 율동적으로 시행될 수 있도록 한다(오른쪽 편마비).

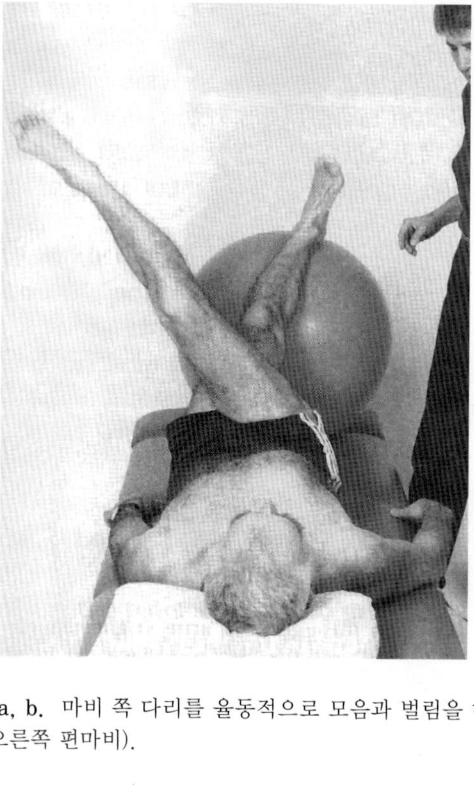

a

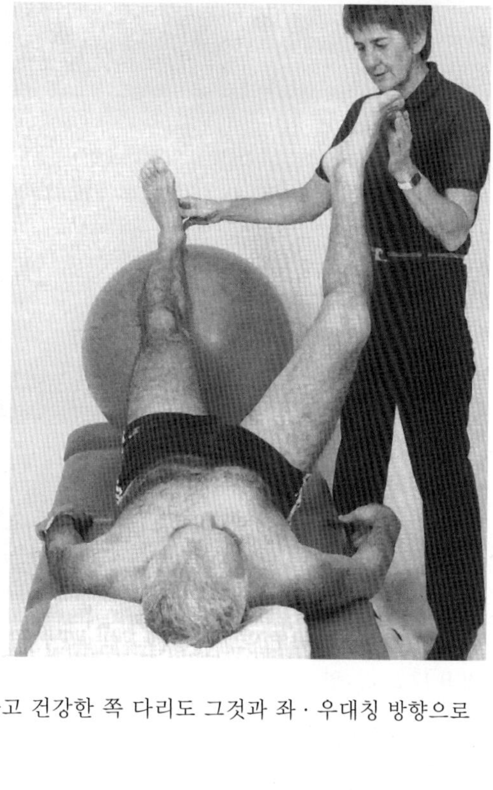

b

그림 9.16 a, b. 마비 쪽 다리를 율동적으로 모음과 벌림을 하고 건강한 쪽 다리도 그것과 좌 · 우대칭 방향으로 움직인다(오른쪽 편마비).

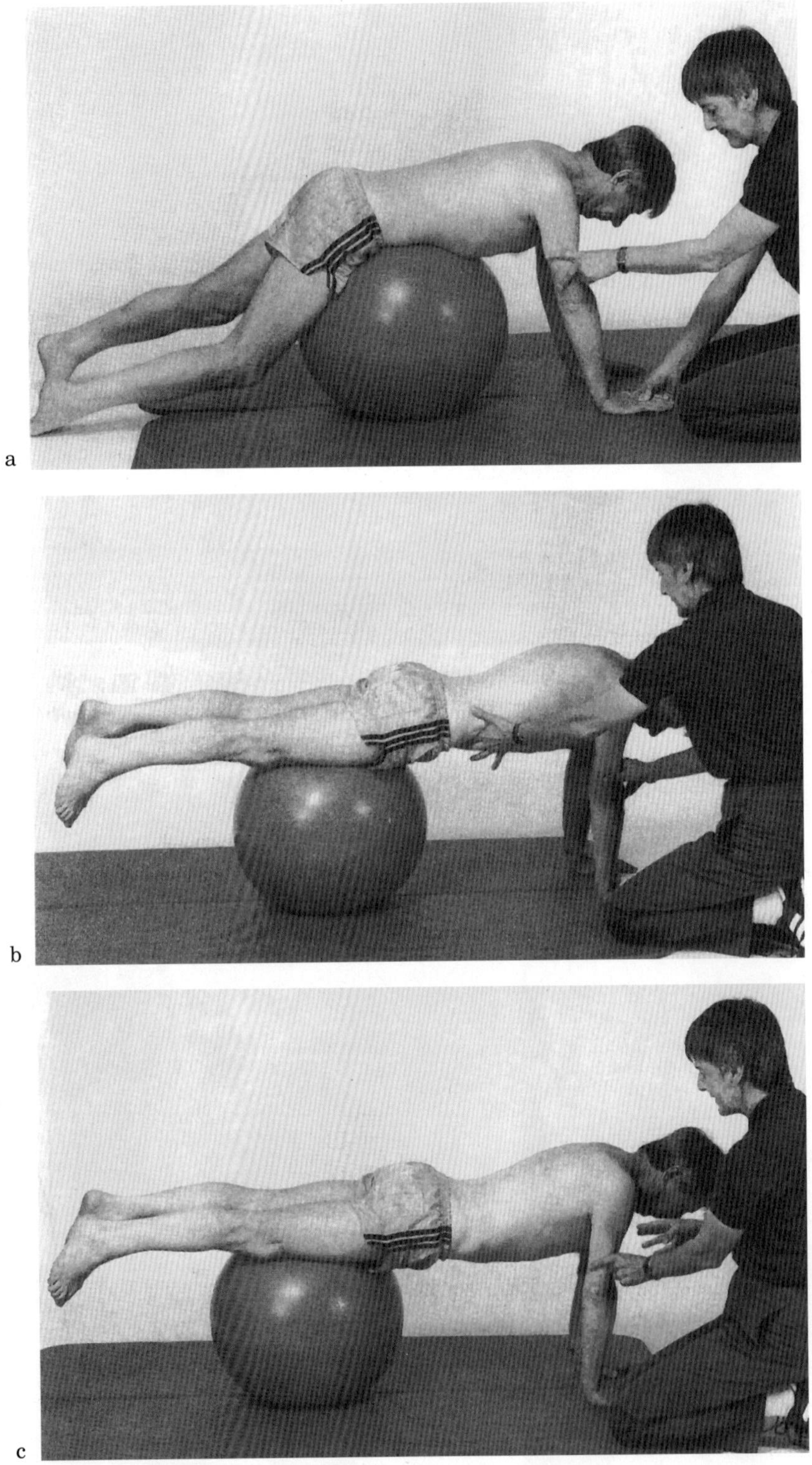

그림 9.17 a–c. 양 팔에 체중을 부하하고 공의 위에서 엎드려 누운 자세가 된다(오른쪽 편마비). **a** 환자는 무릎 서기 자세에서부터 공의 위에 엎드려 눕는다. 치료사는 마비 쪽 손을 평탄하게 바닥에 붙인다. **b** 환자는 체중을 앞쪽으로 이동하고 몸통을 일직선으로 한다. **c** 환자는 양 다리를 폄과 모음을 하여 공을 안정된 상태로 유지한다.

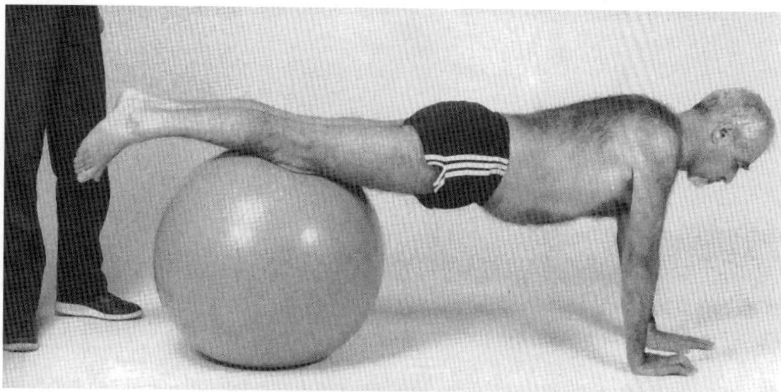

그림 9.18. 양 손과 공의 거리를 멀리 하면 할수록 배의 근육활동이 요구된다(오른쪽 편마비).

9.2 엎드려 누운 자세에서 공을 사용한 활동 (Ball Activities in Prone Lying)

9.2.1 공 위에서 엎드려 누운 자세가 되고 양 팔을 펴서 체중을 지지하다 (Lying Prone on the Ball with Weight Supported Through Both Arms)

환자는 바닥 위에서 무릎서기 자세를 취하고 그 자세에서부터 자기 앞에 놓인 공의 위에 배를 대고 올라탄다. 치료사는 보조하여 마비 쪽 팔꿉관절을 펴서 바닥에 그 손이 평탄하게 닿도록 하여 체중을 앞쪽으로 이동한다(그림 9.17 a).

환자는 팔을 번갈아 앞으로 내밀어 팔로 걷도록 하여 체중을 더 앞쪽으로 이동하고 양 발을 바닥에서부터 뗀다. 환자는 양 다리를 폄과 모음 위치로 유지하고 배가 아래로 늘어지지 않도록 들어올려서 몸통이 똑바로 일직선이 되도록 한다(그림 9.17b).

환자의 양 손을 더 앞쪽으로 이동하여 체중을 지지하는 공의 위치를 보다 먼쪽부분(원위부)의 무릎 아래로 하면 배의 근육은 보다 한층 수동적인 조절이 요구된다(그림 9.17c). 이 자세에서는 배의 근육에 상당한 근육활동이 필요하다. 전체적으로 굽히지 않고 환자는 등뼈를 편 상태로 유지하도록 한다.

다음으로 환자는 팔로 뒤쪽으로 걷도록 하여 무릎서기 자세로 되돌아간다. 이 때 치료사는 마비 쪽의 손을 유도한다.

환자가 이것을 잘 시행할 수 있게 되면 치료사는 보조를 조금씩 줄여서 이 동작을 연습한다. 마지막으로 환자가 혼자서 앞쪽으로 이동하여 팔과 공에 접촉하고 있는 무릎만으로 체중을 지지한 브리지를 유지하도록 한다(그림 9.18).

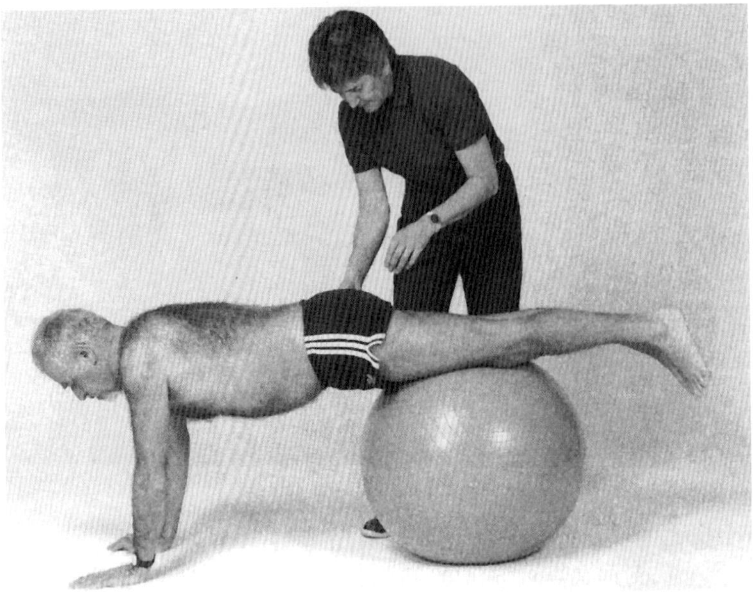

a

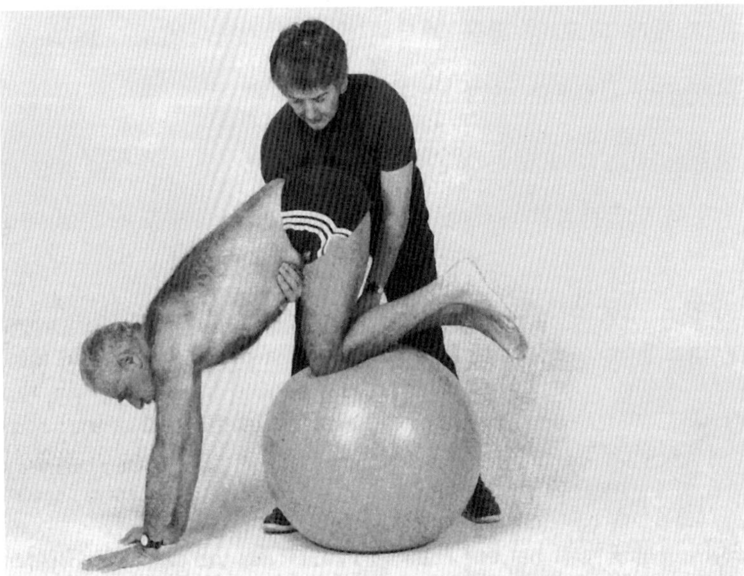

b

그림 9.19 a, b. 양 무릎을 공의 위에 올려놓은 채로 몸통 하부를 굽힌다. 치료사는 허리뼈의 굽힘을 촉진하고 환자가 마비 쪽의 다리를 굽히는 것을 보조한다(오른쪽 편마비).

9.2.2 양 무릎을 공에 올려놓고 몸통 하부와 엉덩관절을 굽히다 (Lower Trunk and Hip Flexion with Both Knees Supported on the Ball)

환자가 공의 위에서 엎드려 누운 자세를 유지할 수 있고 치료사가 팔꿉관절의 폄을 보조 하지 않아도 양 팔로 자신감을 갖고 체중을 지지할 수 있게 되면 양 다리를 굽히고 무릎으로 공을 팔 쪽으로 끌어 당길 수 있다.

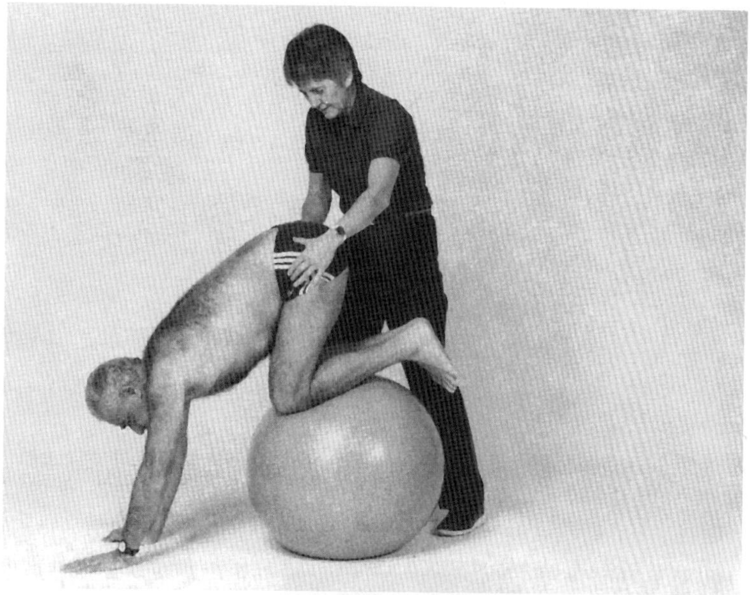

a

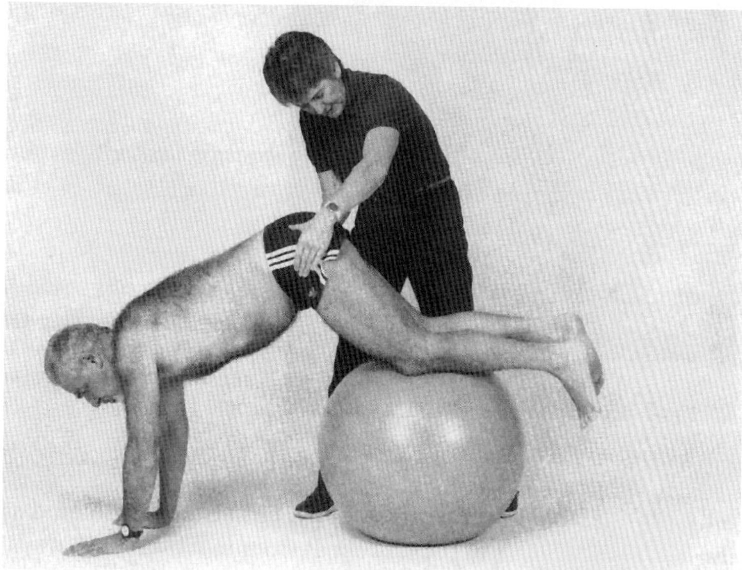

b

그림 9.20 a, b. 보조하는 양을 줄여서 환자에게 균형을 취하도록 한다. 다음으로 공을 천천히 뒤쪽으로 움직여서 원래의 운동시작 자세로 되돌아간다(오른쪽 편마비).

치료사는 한쪽 손을 환자의 하복부에 대어 허리뼈의 굽힘을 보조하고 또 한쪽의 손으로 환자가 마비 쪽 다리를 굽히는 것을 보조한다. 이 때 치료사는 환자의 옆쪽에 서서 환자가 균형을 유지할 수 있도록 보조한다(그림 9.19. a, b).

일단 양 엉덩관절과 무릎관절이 굽혀지면 치료사는 환자의 골반 양쪽에 각각의 손을 댄다.
보조하는 양을 줄여서 환자에게 균형을 유지시킨다(그림 20 a).

다음으로 환자는 공을 뒤쪽으로 굴려서 팔에서부터 떼어서 멀리 하고 그리고 원래의 운동시작

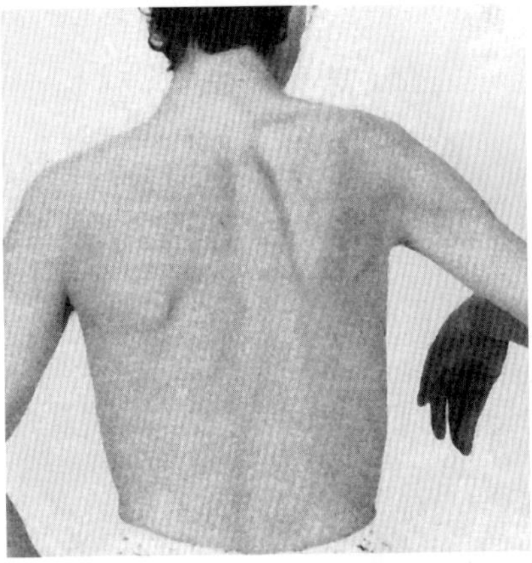
a

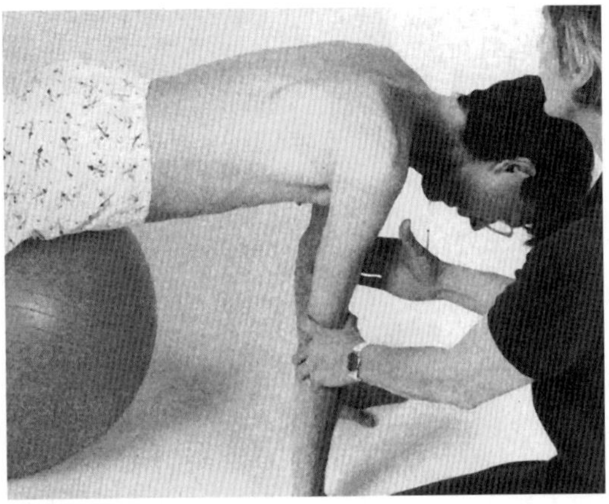
b

그림 9.21 a, b. 공을 좌 · 우로 움직이지 않도록 고정하려면 몸통의 옆쪽굽힘근과 어깨관절의 주위근육이 협동하여 작용해야 한다(오른쪽 편마비).

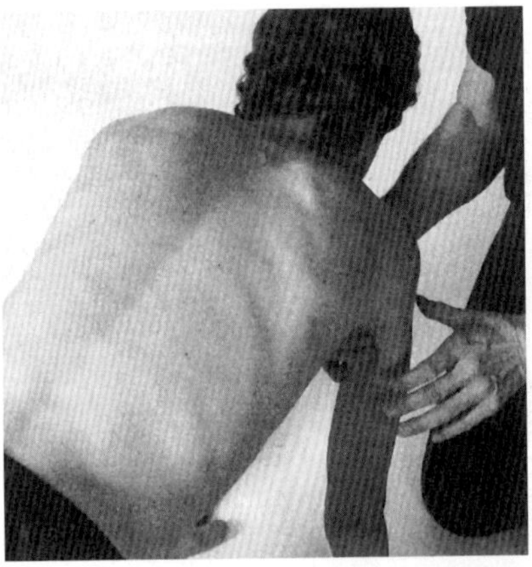

그림 9.22. 양 어깨뼈를 가슴벽 위에 안정화하는 근육의 활동을 자극한다(그림 9.30 a, b와 비교할 것 : 오른쪽 편마비).

자세로 되돌아간다. 공을 천천히 움직이면 그만큼 배의 근육활동은 커진다(그림 9.20 b). 환자는 공을 움직여가는 도중에 동작을 멈추고 그 위치로 유지할 수도 있다. 이 일련의 운동은 몸통 하부의 상당히 강력한 근육활동이 요구될 뿐만 아니라 공이 옆쪽으로 굴러가는 것을 방지하여 균형을 유지하기 위해 몸통 옆쪽굽힘근도 협동하여 상당히 강력하게 작용하여 몸통을 안정화한다.

그리고 이 활동으로 어깨에 작용하는 모든 근육과 팔이음뼈(견갑대)를 안정화하는 근육에 자극이 주어진다(그림 9.21 a, b, 그림 9.22).

9.2.3 공의 위에서 한 쪽의 큰돌기만이 공으로 지지되도록 몸통을 회전하다 (Rotating the Trunk Until Only One Trochanter Is Supported on the Ball)

환자가 동작에 숙달되면 엎드려 누운 자세에서부터 몸통을 회전하여 한쪽의 엉덩관절만으로 지지되도록 한다.

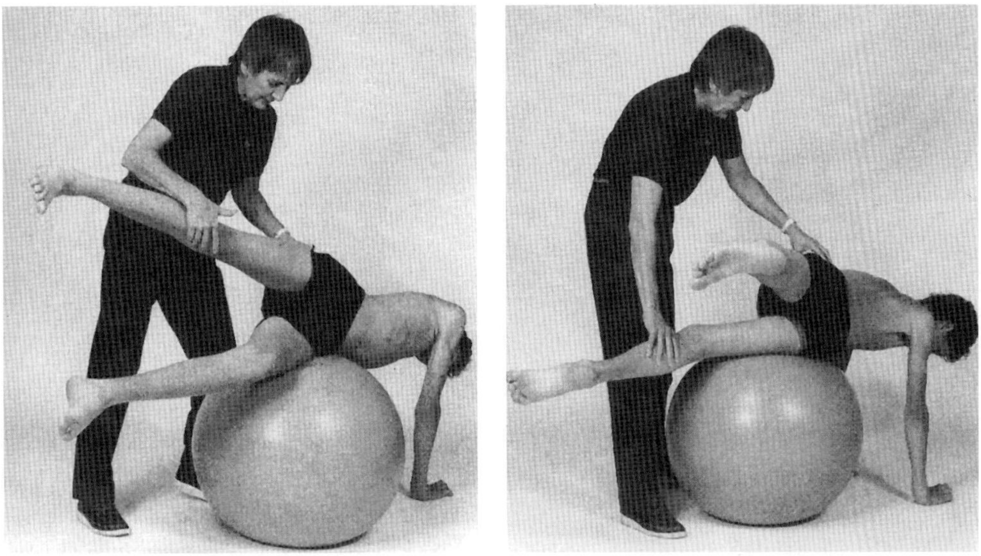

a b

그림 9.23 a, b. 한쪽의 큰돌기(대전자)만이 공 위에 지지될 때까지 몸통을 회전시킨다. 치료사는 위로 된 다리를 환자가 펴고 벌림을 하는 것을 보조한다(오른쪽 편마비).

환자는 공을 한쪽으로 굴리면서 몸통을 회전한다. 아래로 된 다리는 공에 올라탄 채로 앞쪽으로 움직이고, 위로 된 다리는 벌림과 폄으로 공중에 뜬다(그림 9.23 a). 이 운동은 공을 환자의 넓적다리 또는 엉덩관절의 아래에 놓은 곳에서부터 시작한다.

치료사는 환자의 위로 된 다리의 벌림과 폄을 보조하고 공의 움직임도 조절한다.

이 동작은 양쪽에 시행한다. 치료사는 보조하는 양을 조금씩 줄여가고 마지막으로 환자가 혼자서 적절한 위치에 공을 유지할 수 있도록 한다(그림 9.23 b).

9.3 앉은 자세에서 공을 사용한 활동 (Ball Activities in Sitting)

공을 움직이기 전에 바른 운동시작 자세를 취하는 것이 중요하다. 환자는 언제라도 신속하고 용이하게 원래의 바른 자세로 되돌아갈 수 있도록 한다. 공의 위에 혼자서 바른 자세로 정지하여 앉아 있는 것만으로도 몸통의 근육은 끊임없이 협동하여 작용해야 한다.

환자가 공에 앉았을 때 공의 중심은 엉덩이의 바로 아래에 오도록 한다. 몸통은 똑바로 펴고 공의 수직 축과 일직선이 되도록 한다. 양 다리는 약간 벌림을 하여 양 발의 위에 무릎이 오도록 한다. 즉 발의 장축의 선 위에 넓적다리가 오도록 하여 엉덩관절과 무릎관절을 직각으로 한다.

치료사는 환자의 뒤쪽에 서서 환자의 자세를 조정하여 충분한 지지를 주고 필요하다면 치료사의 양 다리로 공을 조절한다(그림 9.24).

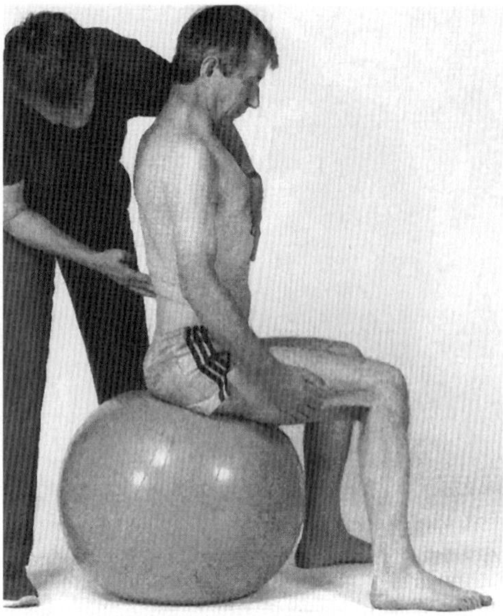

그림 9.24. 허리뼈를 펴고 공의 위에 몸통을 똑바로 하여 앉는다(오른쪽 편마비).

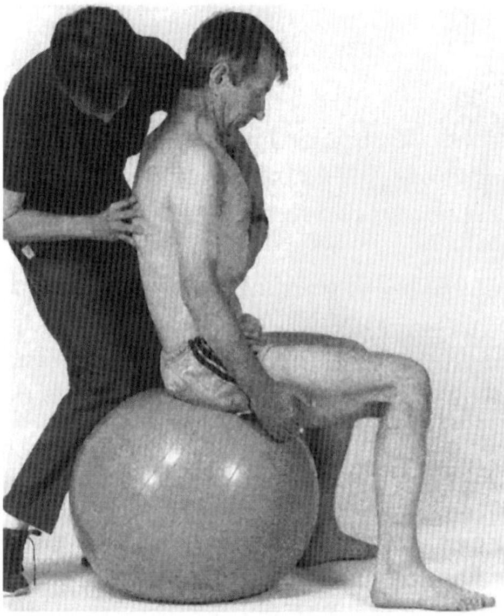

a

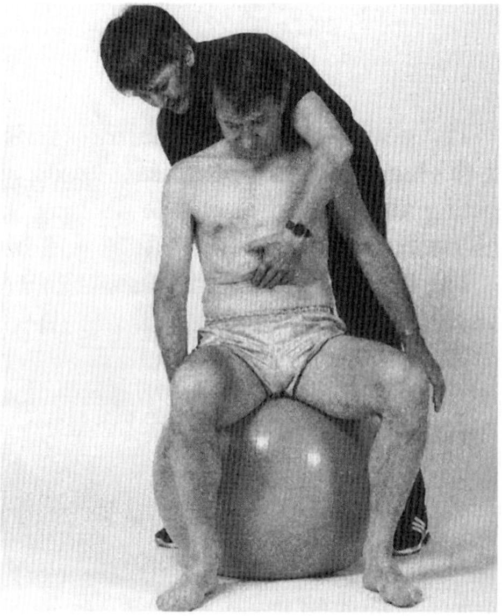

b

그림 9.25 a, b. 허리뼈를 굽힌다(오른쪽 편마비). a 치료사는 보조하여 환자의 등뼈를 안정화하고 무릎으로 공을 앞쪽으로 움직인다. b 환자는 자기가 공을 앞쪽으로 똑바로 굴린다.

9.3.1 허리뼈를 굽히고 펴다 (Flexing and Extending the Lumbar Spine)

환자는 등뼈를 편 채로 공을 앞쪽, 양 다리의 사이에 굴린다.

치료사는 한쪽 팔로 환자의 가슴을 앞쪽에서부터 지지하고 또 한쪽의 손으로 뒤쪽에서부터 폄을

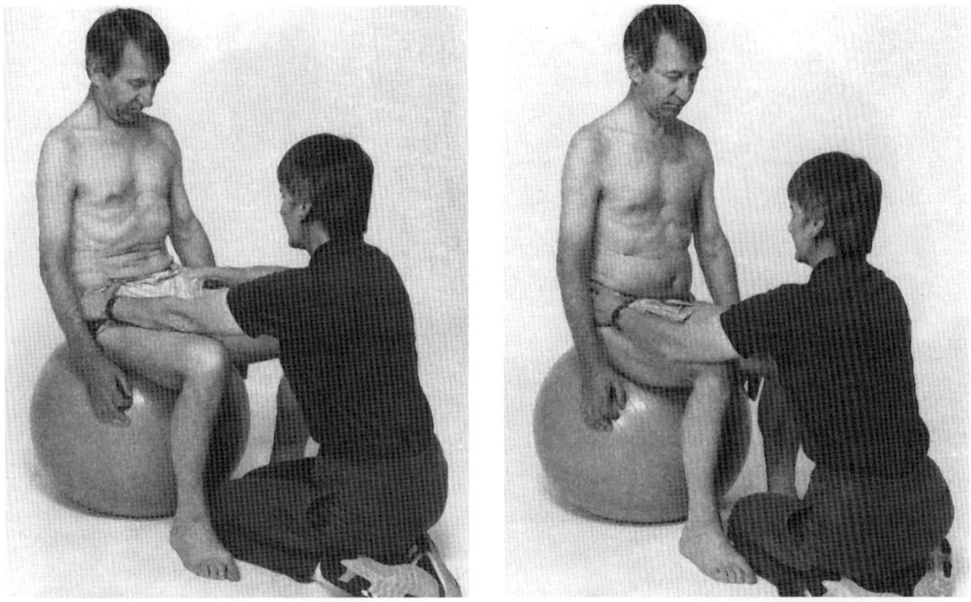

a b

그림 9.26 a, b. 허리뼈를 굽히고 편다. 치료사는 환자의 골반 운동을 촉진한다(오른쪽 편마비).

보조하여 흉곽을 안정화한다. 또한 한쪽의 다리로 공을 이 과제가 요구하는 방향, 앞쪽으로 움직인다(그림 9.25 a).

환자는 양 엉덩관절을 처음에 벌림을 한 위치 그대로 바꾸지 않고 공을 똑바로 앞쪽으로 굴려서 허리뼈를 굽힌다(그림 9.25b).

환자가 필요로 하는 보조의 양이 조금이라고 줄었으면 치료사는 환자의 정면에 무릎을 꿇어앉아 양 손을 환자 골반의 양 가쪽에 대고 이 운동을 촉진한다. 환자의 넓적다리 안쪽에 치료사의 팔꿉관절을 대고 엉덩관절의 벌림을 보조할 수도 있다(그림 9. 26 a). 환자는 공을 앞쪽으로 움직였으면 다음으로 그것을 자기가 할 수 있는 범위에서 뒤쪽으로 움직인다. 공이 움직이는 방향을 전환함으로써 허리뼈를 선택적으로 편다(그림 9.26 b).

9.3.2 허리뼈의 옆쪽굽힘을 하다 (Lateral Flexion of the Spine)

허리뼈만을 다른 부분과 분리하여 옆쪽굽힘을 하는 것은 환자로서는 굽히고 펴는 것보다 한층 더 어려운 활동이다.

치료사는 환자의 곁에 서서 양 팔로 환자의 흉곽을 안정화하고 약간 위쪽으로 당겨 올려서 몸통의 무게를 어느 정도 지지하도록 한다. 치료사는 한쪽 무릎으로 공을 자기 앞쪽으로 굴린다. 다음으로 환자는 그것을 자기가 반대방향으로 되돌린다(그림 9.27).

그리고 치료사는 서는 위치를 환자의 반대쪽으로 바꾸고 앞에서의 것과 반대방향으로 이 운동을

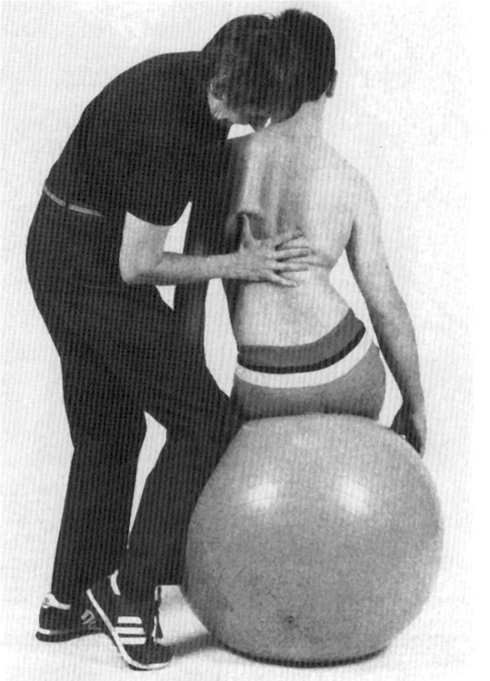
9.27

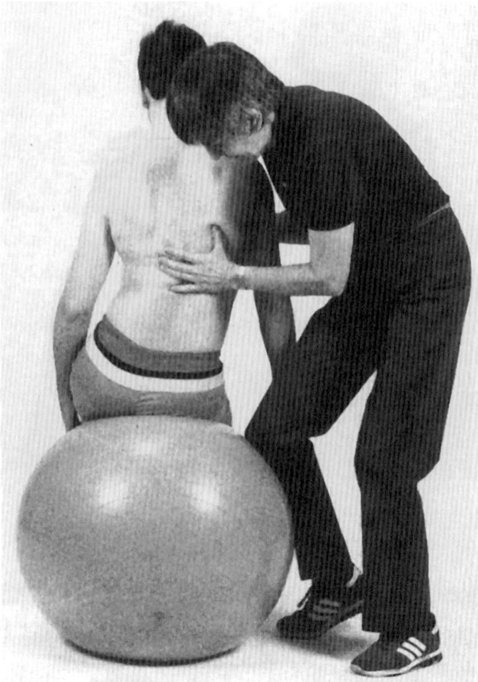
9.28

그림 9.27. 허리뼈만을 선택적으로 옆쪽굽힘을 한다. 치료사는 보조하여 등뼈를 안정화하고 공을 무릎으로 건강한 쪽으로 움직인다(왼쪽 편마비).

그림 9.28. 등뼈를 안정화하고 공을 마비 쪽으로 움직인다(왼쪽 편마비).

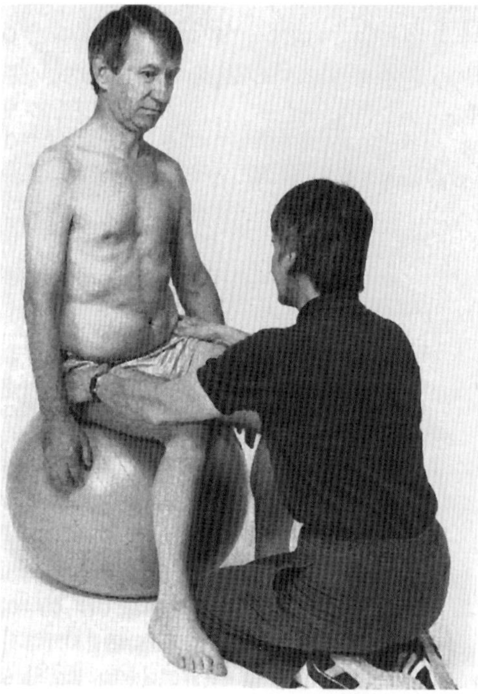

그림 9.29. 골반을 조작하여 몸통의 선택적인 옆쪽굽힘을 촉진한다(오른쪽 편마비).

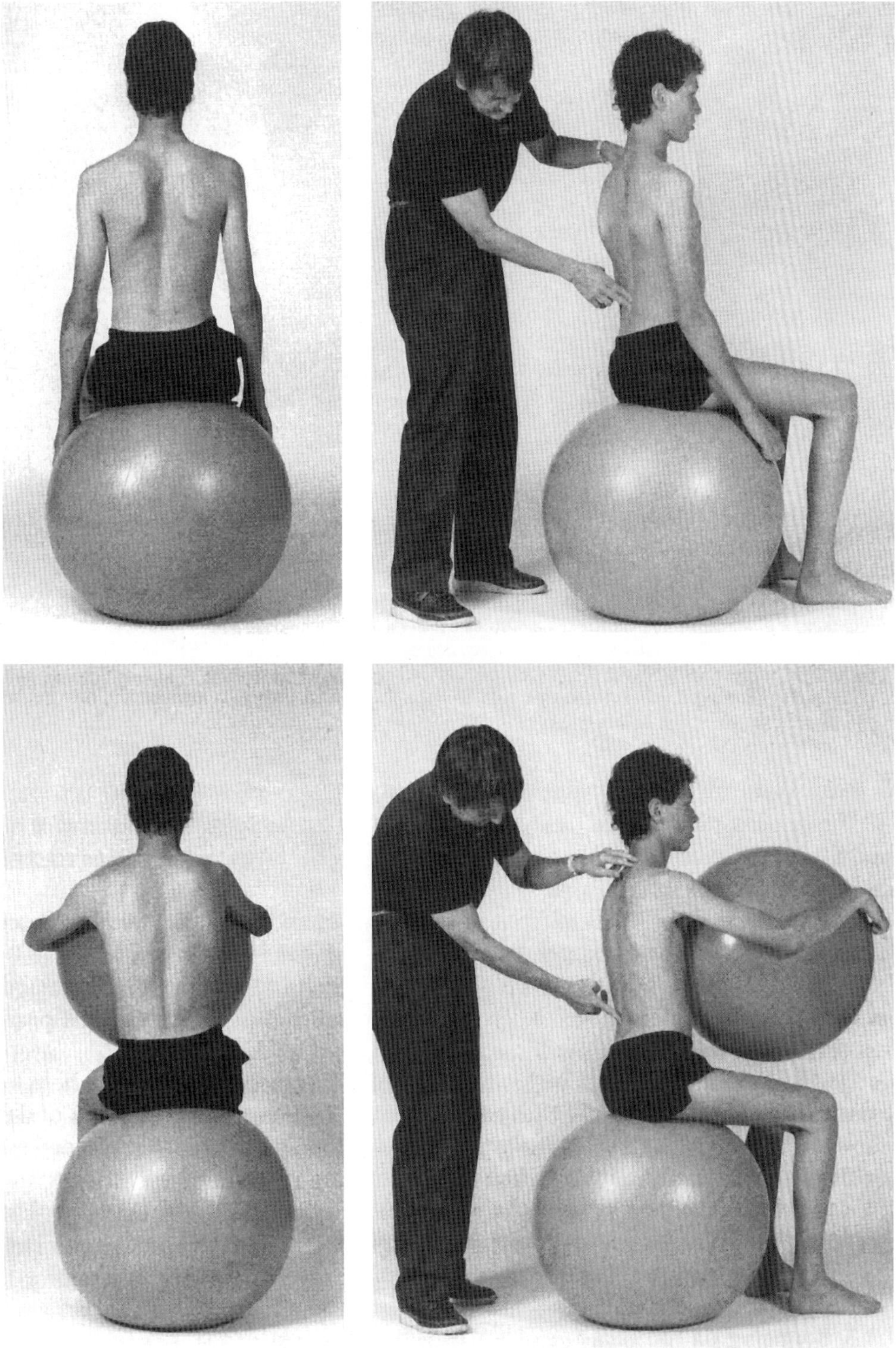

a b

c d

그림 9.30 a–d. 공을 양 팔로 껴안고 등뼈와 어깨뼈의 위치를 교정한다(오른쪽 편마비). a 양쪽의 날개어깨뼈. b 등뼈의 과도한 폄. c 바른 위치가 된 양 어깨뼈. d 등뼈의 정상적인 후만.

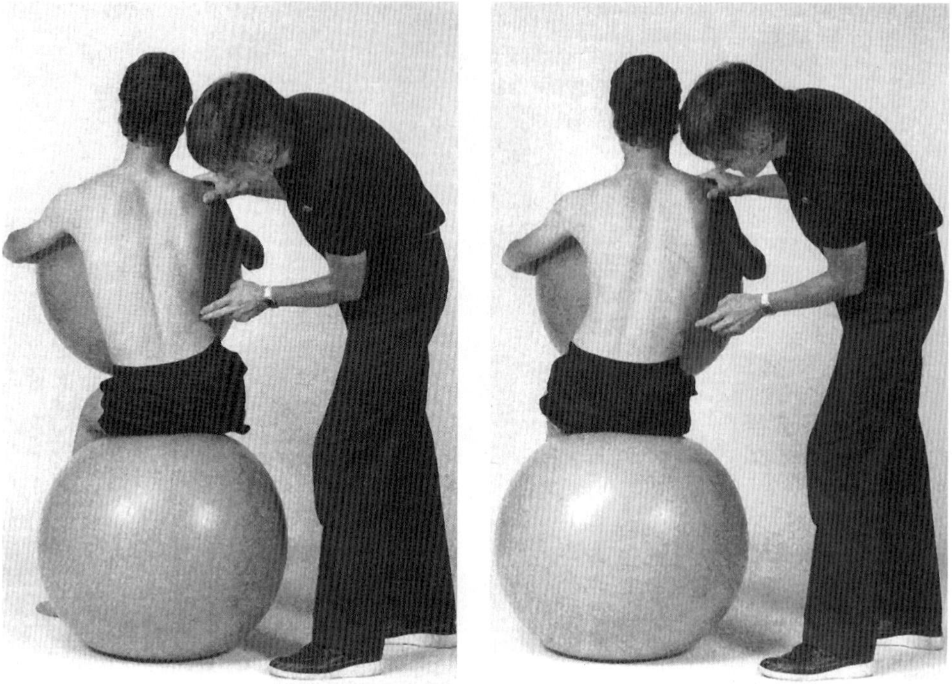

a b

그림 9.31 a, b. 공을 한쪽에서부터 다른 한쪽으로 움직이고 몸통에 일어나는 운동이 허리뼈에 국한되도록 한다(오른쪽 편마비).

반복한다. 치료사의 위치에서부터 환자의 척주를 잘 관찰할 수 있어 허리에 운동이 일어나고 있는지 아닌지 바로 알 수 있다(그림 9.28).

환자는 공을 움직이는 것을 느끼게 되면 자기도 함께 공을 굴리도록 하여 차츰 자기가 시행하는 몫을 증가시킨다. 환자가 자기 스스로 이 운동을 시행할 수 있게 되면 치료사는 보조를 줄여서 필요할 때만 양 손을 사용하도록 한다.

마지막으로 치료사는 환자의 정면에 무릎을 꿇어앉아 골반의 양쪽에 손을 대고 그 움직임을 촉진한다(그림 9.29).

환자는 등뼈를 과도하게 펴는 일이 많고 양 어깨뼈는 가슴벽으로부터 떨어져 떠오르고 날개어깨뼈처럼 된다(그림 9.30 a, b).

환자가 또 다른 공을 팔로 가슴에 껴안고 유지하면 등뼈의 후만이 정상으로 되돌아오고 양쪽 어깨뼈의 위치를 교정할 수 있다(그림 9.30 c, d). 공을 팔로 편안하게 유지할 수 있게 되면 환자는 앉아있는 공을 한쪽에서부터 다른 한쪽으로 움직이고 치료사의 도움을 받아 움직임을 허리뼈에 국한시킨다. 이 때 환자는 양 어깨를 수평으로 유지한다(그림 9.31 a, b).

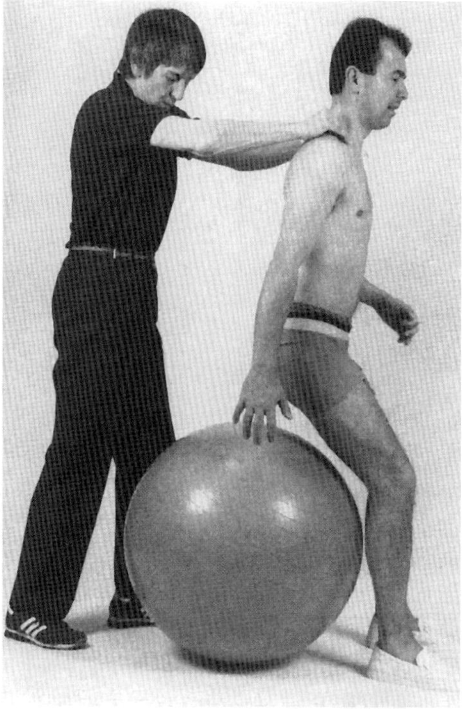

그림 9.32. 양 발을 바닥에 평단하게 짚고 허리뼈를 펴서 공의 위에서 몸을 튕기게 한다(왼쪽 편마비).

9.3.3 공의 위에서 몸을 튕기게 하다 (Bouncing on the Ball)

환자는 공의 위에서 몸통을 똑바로 편 앉은 자세를 취하고 몸통을 안정화한다. 그 자세로부터 양 무릎만을 선택적으로 펴게 하고 이어서 그 힘을 빼어 공의 위에서 몸을 튕기게 한다. 양 발은 마루에 평탄하게 붙인 채로 둔다. 무릎은 발과 같은 방향을 향하고 서로 떨어지거나 접근하거나 하지 않도록 한다. 환자의 균형능력이 향상되면 3회 튕길 때마다 엉덩이를 공에서부터 떼어서 약간 유지하고 또한 되돌려서 엉덩이를 공에 붙여 앉은 자세가 되는 동작을 반복한다(그림 9.32).

9.3.4 양 발을 걷는 것처럼 앞쪽으로 내밀고 양 어깨만을 공에 올려놓다 (Walking Both Feet Forwards Until Only the Shoulders Are Supported on the Ball)

공에 앉아 양 발을 한 걸음 한 걸음 율동적으로 걷는 것처럼 앞으로 내밀어간다. 공이 대략 어깨뼈의 아래로 오고 발이 양 무릎 아래에 올 때까지 진행한다. 엉덩이가 아래로 늘어지지 않도록 들어올려서 몸통과 양 넓적다리가 수평이 되도록 한다(그림 9.33 a-c).

치료사는 환자의 발을 발바닥걷기 자세(plantigrade position)로 유지하여 발가락이 굽거나 발이 뒤침을 하는 것을 방지한다. 치료사의 또 한쪽의 손은 환자의 무릎에 대고 이 운동을 촉진한다. 좌 · 우의 발이 접근하면 할수록 공이 옆쪽으로 구르는 움직임을 방지하는 것이 어려워진다. 양 엉덩이는 벌

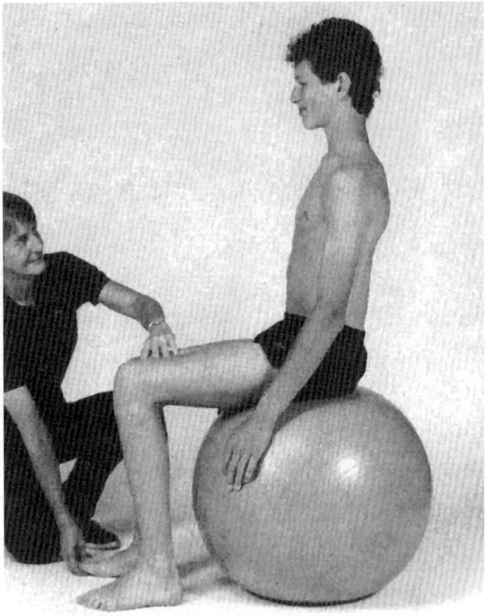

a

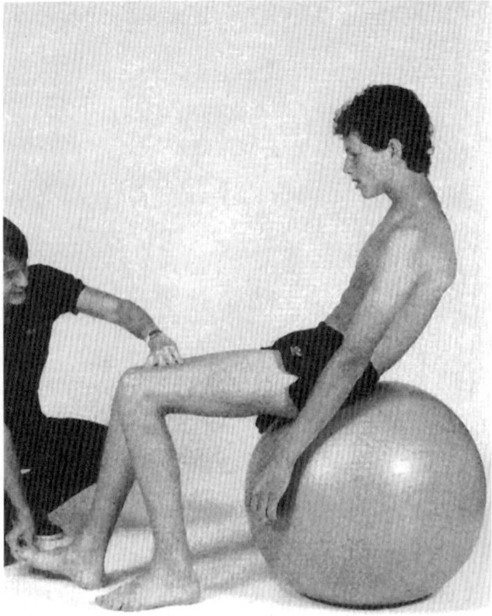

b

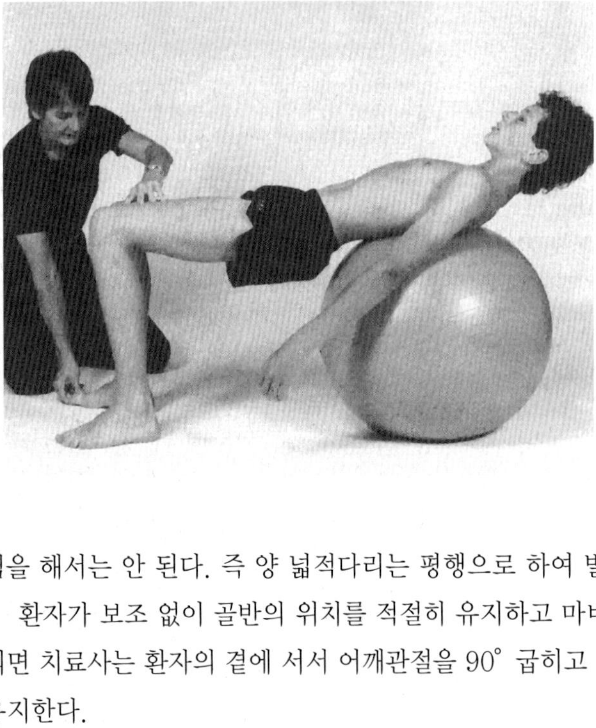

c

그림 9.33 a–c. 발을 걷는 것처럼 앞으로 내밀고 어깨만이 공에 올라타도록 한다(오른쪽 편마비). **a** 치료사는 발의 뒤침과 발가락의 굽힘을 억제한다. **b** 환자는 한 걸음 한 걸음 발을 앞쪽으로 내밀어간다. **c** 환자는 몸통과 양 넓적다리를 수평으로 유지한다.

림을 해서는 안 된다. 즉 양 넓적다리는 평행으로 하여 발과 같은 방향으로 향하게 한다.

환자가 보조 없이 골반의 위치를 적절히 유지하고 마비 쪽의 발을 바닥에 평탄하게 붙여둘 수 있게 되면 치료사는 환자의 곁에 서서 어깨관절을 90° 굽히고 팔꿉관절을 펴서 양 팔이 서로 평행이 되도록 유지한다.

다음으로 환자는 그 자세에서부터 공을 약간 굴려서 몸통을 한쪽으로 회전하고 위쪽의 팔을 앞쪽으로 들어올려 손을 천장 쪽에 접근시킨다.

이 경우 치료사는 환자가 위쪽의 팔을 들어올리는 것을 보조하고 반대쪽의 팔을 가볍게 아래로 밀어 이 운동을 촉진한다(그림 9.34 a, b). 이 운동을 율동적으로 좌 · 우로 반복한다. 이것은 몸통과 다리의 선택적인 조절이 필요하고 어려운 활동이며 충분한 프로그램이 진행된 환자만이 시행할 수 있다.

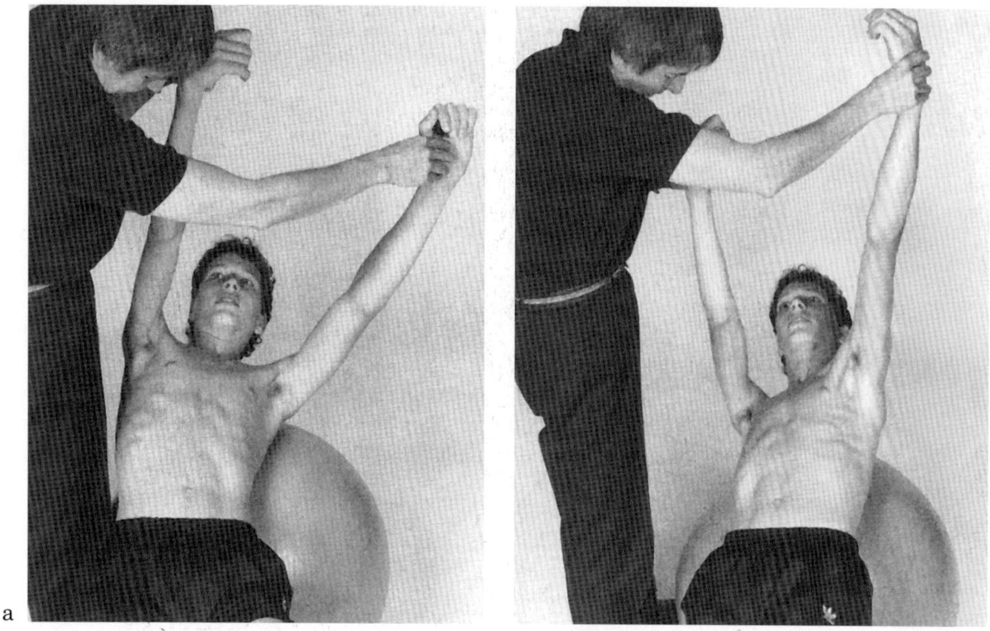

그림 9.34 a, b. 몸통을 회전하고 공을 한쪽에서부터 또 다른 한쪽으로 움직인다. 치료사는 양쪽 팔을 편 위치로 유지하고 이 운동을 촉진한다(오른쪽 편마비).

9. 4 선 자세에서 공을 사용한 활동 (Ball Activities in Standing)

9.4.1 한쪽다리 서기가 되고 반대쪽 발을 공에 올려놓다 (Standing on One Leg with the Other Foot on a Moving Ball)

환자는 몸의 정면에서 양 손으로 막대를 수평으로 유지한다. 이 때 양 손은 어깨 폭으로 벌린다. 치료사는 마비 쪽 손에 자기의 손을 포개고 손목관절을 등쪽굽힘 위치로 유지한다. 그리고 막대를 쥐고 있는 건강한 쪽의 손도 치료사의 또 한쪽의 손으로 가볍게 유지한다.

환자는 마비 쪽 다리로 한쪽 다리서기가 되고 건강한 쪽 발을 자기 앞에 놓인 큰 공에 올려놓는다. 이 때 마비 쪽 무릎관절을 젖히지 않도록 하여 이 활동을 시행하여야 한다.

치료사는 환자와 서로 마주보고 서서 두 사람 사이에 놓인 공에 치료사도 한쪽 발을 올려놓는다. 치료사는 공을 앞뒤 좌 · 우로 움직인다. 환자는 공에 올려놓은 발을 이 움직임에 거스르지 않고 움직일 수 있도록 한다(그림 9.35). 환자는 몸통을 수직으로 유지하고 지지하는 쪽 다리의 엉덩관절을 정지하고 건강한 쪽 다리는 공의 움직임을 방해하지 않도록 그것에 맞춰서 움직이도록 한다.

다음으로 환자는 건강한 쪽 다리로 서고 마비 쪽 발을 공에 올려놓는다. 환자가 발가락을 굽히지 않고 발을 이완할 수 있도록 필요에 따라서 치료사는 보조한다.

치료사는 공을 여러 방향으로 움직이고 환자는 마비 쪽 다리로 그 움직임을 따라간다. 환자는 발의

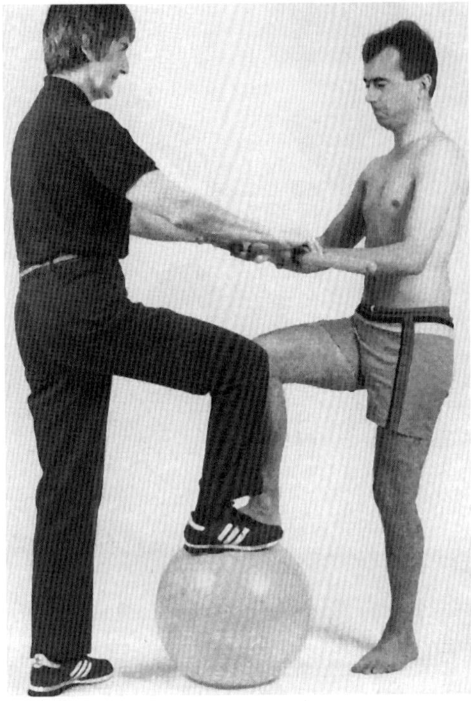

그림 9.35. 건강한 쪽 발을 공에 올려놓고 마비 쪽으로 한쪽다리 서기를 한다(왼쪽 편마비).

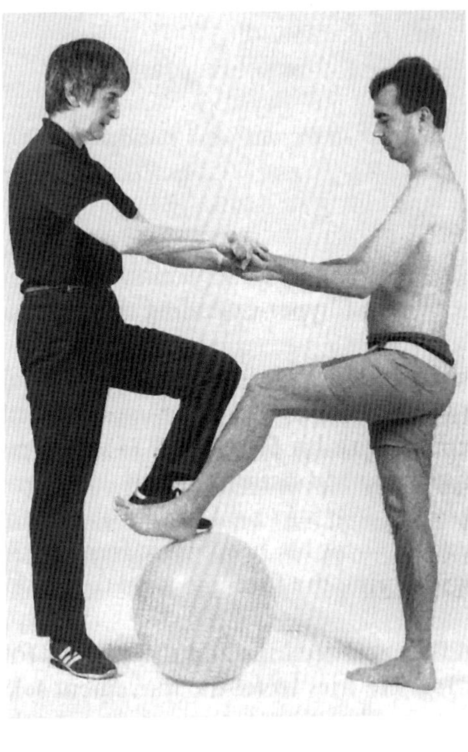

a

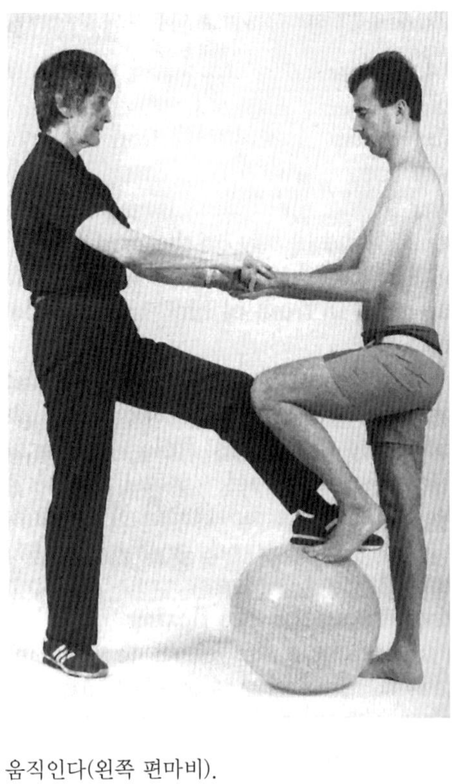

b

그림 9.36 a, b. 공의 움직임에 맞춰서 마비 쪽 다리를 움직인다(왼쪽 편마비).

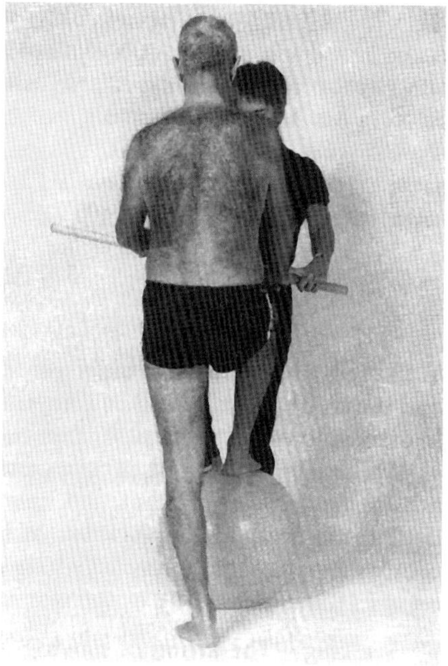

그림 9.37. 건강한 쪽 엉덩관절의 모음을 하고 골반을 가쪽으로 전위시켜서 보상운동을 하고 있다(오른쪽 편마비).

힘을 빼고 공의 표면의 윤곽을 따라가도록 하여 저항 없이 이 운동을 시행할 수 있도록 한다(그림 9.36 a, b). 이 때 환자가 건강한 쪽 엉덩관절의 모음을 하고 골반을 건강한 쪽 방향으로 가쪽 전위를 하는 보상운동을 시행하지 않도록 주의를 기울여야 한다(그림 9.37).

환자가 공에 어느 쪽 발을 올려놓아도 치료사는 막대를 쥔 마비 쪽 손을 유지한다. 또한 환자가 균형을 상실해도 언제라도 환자를 도울 수 있도록 하기 위해 치료사의 또 한쪽의 손으로 언제라도 막대를 쥘 수 있도록 해둔다. 이 막대를 쥐는 상태가 불안정해지면 치료사는 바로 발을 바닥에 내리고 다시 막대를 확고하게 고정한다. 이렇게 하면 환자는 막대를 사용해서 몸을 지지하고 한쪽 발로 서기를 유지하여 한쪽 발을 공에 올려놓은 활동을 시행할 수 있다.

9.5 맺는 말 (Conclusion)

지나치게 어려운 활동이 아니라면 환자는 공을 사용해서 시행하는 운동을 즐길 수 있다. 또한 공의 움직임에 의해서 운동조절의 피드백이 얻어지고 환자는 자기가 운동을 정확히 시행되고 있는지 아닌지 알 수 있기 때문에 여기에 열거한 활동의 몇 가지는 환자의 가정 프로그램으로서도 사용할 수 있다. 장애 정도가 중증인 환자가 가정에서 시행하는 훈련을 도와주는 가족이나 친구로서는 공의 움직임을 관찰하는 것이나, 그것이 어떻게 움직이면 좋을지를 이해함으로써 운동이 바르게 시행되고 있는지 용이하게 알 수 있다. 공에 앉아 몸통을 바르게 펴서 그것을 정지된 상태로 유지하는 간단한 동작일지라도 몸통 근육의 협동된 작용이 자극된다. 환자가 좋아하는 TV 프로그램을 보고 있을 때나 손자와 이야기를 나누는 동안에 매일 일정시간 공에 앉아서 지낼 것을 권장한다.

제 10 장 보행 (Walking)

보행은 인간의 활동 중에서도 특히 모든 것에 영향을 주는 동작이다(Murray et al., 1964). “걷는다”는 말은 시(poetry) 안에서 사용되는 것을 비롯하여 우리들 생활의 다양한 면에서, 즉 기능적인 면과 문화적인 면과를 결부시켜 여러 가지 형태로 사용되고 있다. 걸을 수 있음으로써 우리들의 매일의 생활은 풍요롭고 질이 높을 것이 되며 보다 한층 즐기거나 무언가를 실현할 수 있게 되고 결국은 일하는 것의 부하를 가볍게 해준다. 교과서 안에서 이동으로서 설명되는 내용은 “에너지 소비가 가장 적어도 되는 경로를 지나서 중력중심이 공간을 이동하는 것”(Basmajian 1979)이다. 그러나 보행은 단순한 이동 동작으로서 교과서 안에서 설명되고 있는 것보다 우리들로서는 큰 의미를 갖고 있다. 표준적인 사전에서의 보행의 정의는 다음과 같다.

- 보행이란 “달리거나 빠른 걸음으로 되지 않는 정도의 속도로 양 발을 사용해서 움직이는 행위”.
- 걷는다는 것은 “인간이나 두발짐승에 사용하는 경우, 양 다리를 번갈아 움직여서 진행하고 한쪽 발은 항상 지지 면에 붙어있다”.

이에 더해서 Shorter Oxford Dictionary(1985)는 다음과 같은 많은 사례를 설명하고 있다.

- 여기저기를 가다, 여행을 하다, 방황하다,
- 사람이 많은 곳을 돌아다니다, 생활하다, (어떤 장소나 지역 내에서) 움직이다.
- 운동이나 재미로 하는 일이나 소일걸이를 위해 걸어서 여기저기 외출을 하거나 돌아다니다.
- 친하게 지내다. 이것은 결혼을 전제로 교제하고 있는 젊은 남녀의 경우에 사용한다.
- 처신을 하다. 성서의 말씀을 따라서(정의, 죄 등) 생활하다. 신과 함께 걷는다. 이 경우는 신과 깊은 교류를 갖는다. “두터운 신앙에 찬 나날을 보내는” 것 등을 의미한다.

“walk of life”와 같은 다른 말과 결부시켜 사용하는 경우는 이 말은 사회적 지위, 신분, 상업, 직업, 일과 관계가 있다.

또한 이 말은 어떤 사람의 특징이 있는 보행방법을 의미한다. “사랑의 여신은 우아한 걸음걸이를 한다”(Dryden, Shorter Oxford Dictionary 1985에서 인용).

인간으로서 보행은 다양한 것과 연관성이 있기 때문에 명백하게 특별히 중요한 의미를 갖고 있다. 따라서 그 동작을 재교육하는 것이 재활에서는 가장 중요하다. 어느 편마비 환자도 우선 틀림없이 다시 한번 걸을 수 있게 되기를 원하고 그것만 할 수 있다면 하고 생각하고 있다. 보행의 학습은 환자가 이해하고 마음에 그릴 수 있는 노력의 목표이며 환자로서 의미 있는 목적이 된다.

지팡이를 사용하지 않고 걸으면 많은 이점이 있다. 몸을 지지하기 위해 지팡이에 매달려 있으면 건강한 쪽 손이 막혀 과제를 수행하기 위해 그것을 사용할 수 없다. 환자의 보행이 기능적이고 그것이 즐거움이기 위해서는 안전하고 자동화되어 있으며 동시에 에너지 소비가 적어져야 한다. 그러나 환자가 이와 같이 걷는 것은 어렵다. 그렇게 되려면 이제까지의 단원이나 "Steps To Follow"(Davies 1985)에서 언급한 다양한 활동을 시행함으로써 다리와 몸통을 충분히 조절할 수 있게 되어야 한다.

10.1 보행을 관찰하고 분석하고 그리고 그 운동을 촉진하다 - 이론적 고찰

실로 많은 사람이 다양한 관점에서부터 정상보행이나 이동에 대해서 설명하고 있다. 또한 편마비환자가 경험하는 보행상의 문제를 분석하고 있는 사람도 있다. 이들의 문헌을 읽음으로써 치료사는 문제점을 이해하고 환자를 보다 효과적으로 치료할 수 있다(Basmajian 1979, Brooks 1986, Davies 1985, Klein-Vogelbach 1986, Knuttson 1981, Montgomery 1987, Murraay et al. 1964, Perry 1969, Saunders et al. 1953). 보행을 관찰하거나 촉진할 때 보행의 기본적 요소와 그것과 연관성이 있는 신체 각 부분의 움직임을 충분히 검토해야 한다.

10.1.1 리듬과 분당보폭수 (Rhythm and Cadence)

정상적인 보행은 율동적이고 약간의 노력밖에 필요로 하지 않는다. 보행속도는 대부분의 사람이 0.19m/초에서부터 1.52m/초 사이이고 112보/분에서부터 120보/분 사이의 분당보폭수(cadence)로 걷는다. 보행의 각 주기 즉 한쪽의 발꿈치가 접지하고 나서 같은 쪽의 발이 다음으로 발꿈치 접지를 할 때까지의 시간은 약 1초이다. 이 보행속도이면 "에너지 소비"가 가장 적어지고 게다가 적당한 전진속도를 얻을 수 있다. Basmajian(1979)은 "보행속도를 미리 정하고 페이스(pace)는 자유롭게 걷게 하면 피험자는 근육활동이 가장 적어도 되는 페이스로 걷는다"라고 기술하고 있다.

보행이 율동적인지 아닌지는 양 발이 같은 힘으로 바닥에 닿으면 그 때 같은 발소리가 나기 때문에 그것이라 인식할 수 있다. 걸으면서 뒤돌아보아도 정상에서는 번갈아 발이 나가기 때문에 리듬에 변화가 없다.

10.1.2 보폭 길이 (Step Length)

좌·우의 보폭 길이(step length)는 같고 평균 약 78㎝이다. 연령과 더불어 보폭 길이가 감소하는 경향에 있으며 키가 큰 사람은 키가 작은 사람보다 보폭이 크다. 좌·우 다리의 입각기(stance phase)는 완전히 같고 보행주기의 약 60%를 차지한다. 다리를 흔들어 앞으로 내밀기(swinging)는 좌·우 다리 모두 같은 속도이고 유각기(swing phase)는 보행주기의 약 40%를 차지한다. 짧은 시간, 대략 1/10초 동안, 양 발은 모두 바닥에 접지하고 있다. 즉, 유각 지지기(double-limb support phase)이다.

10.1.3 바닥에 접한 발의 위치 (Position of the Feet on the Floor)

앞쪽으로 발을 흔들어 내밀고 1보 내디딜 때 처음에 앞쪽의 바닥에 발꿈치가 닿고 발목관절은 등쪽 굽힘을 하고 있다. 그리고 입각기의 마지막에 엄지발가락이 바닥에서부터 떨어져 유각기가 시작된다.

앞쪽의 바닥에 발이 닿았을 때 양 발 모두 진행방향에 대해서 비슷한 방향을 취한다. 발의 장축과 진행방향이 이루는 각도는 대체로 좌 · 우 모두가 같아진다. 이것은 엉덩관절과 골반의 회전이 좌 · 우 모두가 거의 같기 때문이다.

발과 발의 거리 즉, 보행 너비(stride width)는 양 엉덩관절 사이의 거리보다 짧다. Murray 등(1964)의 연구에 따르면, 평균 보행 너비는 0.8㎝이다. Klein-Vogelbach(1987)의 가설에 따르면, 1보 내디딜 때 반대쪽의 다리에 접촉하여 발을 흔들어 앞으로 내미는 것이 방해되지 않도록 하기 위해 흔들어 앞으로 내밀기는 그것에 걸맞을 만큼의 좌 · 우의 폭을 취한다. 그러나 양 다리가 평행이고 보행 너비가 엉덩관절 사이 거리와 같으면 지지하는 다리에 체중을 이동하기 위해 중력중심을 과도하게 비경제적으로 가쪽으로 전위해야 한다. 이러한 의미에서는 기저 면이 좁은 것이 중요하다(Sauners et al., 1953).

10.1.4 무릎관절 (The Knee)

입각기를 통해서 무릎관절이 완전히 펴지는 일은 없다. 또한 과도하게 굽힘 위치로 유지되는 일도 없다. 지지하는 다리 위를 몸이 앞쪽으로 이동할 때 무릎관절은 펴지지만 선 자세에서의 무릎관절을 편 각도에서부터 보면 그 각도는 약 5°-10° 작다. 전체 보행주기를 통해서 보면 무릎관절이 가장 신장되는 것은 필요한 보폭 길이를 얻기 위해 다리를 펴는 유각 종기, 발꿈치 접지의 직전이다.

입각 종기에 유각기가 시작되기 때문에 엉덩관절의 굽힘에 앞서서 무릎관절은 급속하게 굽혀진다. 그리고 유각 중기에서 다리를 짧게 하기 위해 무릎관절은 더 한층 굽혀진다. 클리어런스(clearance)를 충분히 확보하여 다리를 앞으로 흔들어 내밀 때 무릎관절 굽힘에 의해서 흔들이(pendulum)가 짧아지기 때문에 에너지가 보존된다.

10.1.5 엉덩관절 (The Hip)

보행주기를 통해서 엉덩관절은 끊임없이 앞쪽으로 움직이며 뒤로 움직이는 일은 결코 없다. 근육활동은 필요하지만 두드러진 모음과 벌림은 일어나지 않는다. 유각기에 엉덩관절은 약 30° 굽혀질 뿐이다. 또한 그 명칭이 보여주는 것처럼 이 운동은 다리를 능동적으로 들어올리기보다 몸의 앞쪽 이동의 기세로부터 일어나는 반응의 요소가 많다. 엉덩관절의 굽힘이 끝나는 것은 보행주기의 약 85% 시점이지만 엉덩관절은 그 주기가 끝나는 발꿈치 접지까지 그 바닥쪽굽힘 위치를 유지한다. 입각기의 종기에 선 자세에서의 폄보다 약 10° 크게 엉덩관절은 펴진다.

10.1.6 골반 (The Pelvis)

보행 때에 골반은 비교적 수평이고 보행주기를 통해서 앞뒤로 약 3° 기울 뿐이다. 또한 옆쪽으로도 기울지만 지지하는 다리보다 유각 다리가 2-3° 내려간다. 골반의 회전은 다리의 위치와 밀접한 연관성이 있어, 앞쪽으로 흔들어 내밀고 있는 다리 쪽의 골반이 앞으로 나온다. 흥미 있게도 Murray 등(1964)은 다음과 같이 적고 있다. "우리들처럼 건강한 피험자에서도 골반의 회전이 없는 경우가 있고 정상보행에 있어서 그것은 반드시 필요한 것은 아니다. 오히려 형편에 맞춰서 사용될 정도의 것이며 보행할 때나 감정을 나타내는 자세 또는 태세에서도 그것을 필요로 할 때에 바로 이용할 수 있다".

10.1.7 몸통 (The Trunk)

몸통은 똑바로 서 있고 "다리가 규칙적으로 연속하여 움직이기 때문에 그것에 의해서 앞쪽으로 운반된다" (Murray et al. 1964). 몸통의 진행방향인 앞쪽으로 진행하는 움직임은 거의 일정하지만 그 전위는 약간의 증감의 파동이 있다. 그러나 보통 관찰자는 이를 지각하지 못한다. 흉곽은 똑바로 일어난 위치에 있고 몸통의 옆쪽굽힘은 거의 일어나지 않기 때문에 양 어깨는 모두 수평인 채로이다.

골반의 회전보다 흉곽의 회전은 적고 양자는 반대방향으로 회전한다. 즉 흉곽의 오른쪽과 골반의 왼쪽은 함께 앞쪽으로 회전하고 그 반대도 마찬가지로 움직인다. 회전은 주로 하부의 등뼈와 허리뼈에서 일어난다.

1분간에 70보 이하의 보행속도에서는 몸통의 회전은 일어나지 않는다(Klein-Vogelbach 1987).

10.1.8 팔 (The Arms)

정상적인 보행속도에서는 몸통의 회전과 연관해서 양 팔을 번갈아 앞뒤로 흔들린다. 오른쪽 팔을 흔들었을 때 왼쪽 다리도 앞쪽으로 흔들어 내밀어진다. 반대쪽도 마찬가지이다. 보행속도가 매우 느리면 팔의 흔들림은 멈추고 가슴도 회전하지 않게 된다.

양 팔의 흔들림이 없어도 보행은 가능하다. 기능적인 동작을 시행할 때, 예컨대, 쟁반이나 어떠한 것을 확고하게 고정하여 운반할 때는 팔의 움직임은 수의적으로 억제된다.

10.1.9 머리 (The Head)

보행할 때에 머리는 한 곳에 고정되어 있어야 하는 것은 아니며 보행 패턴을 바꾸지 않고 머리를 돌리거나 기울이거나 할 수 있다. 따라서 자유로이 주위를 볼 수 있다. 바닥을 보거나 하늘을 보거나, 양 곁을 볼 수 있다. 걷는 방향을 바꿀 때 머리는 보통 자동적으로 그 방향으로 회전하고 그것은 마치

운동을 선도하고 있는 것 같다.

10.1.10 균형을 잡다 (Maintaining Balance)

앞쪽에 있는 사람이나 물건을 피하려고 하거나 곱드러지거나 비틀거리거나 한 경우, 어느 방향으로도 신속하게 자동적으로 몇 걸음 내딛는 능력이 있기 때문에 균형을 회복할 수 있다. 발밑의 바닥이 움직이는 것 같은 경우도, 예컨대, 비행기나 열차 안에서 우리들은 마찬가지로 균형을 잡는다. 고르지 못한 지면을 걸을 때에도 발을 적절한 방향으로 내디딤으로써 균형을 상실하지 않도록 하고 있다. 자유로이 걷게 하였을 때 신속하게 전신의 자세조절을 함으로써 균형을 상실하지 않고 몸의 중력중심을 다양한 방향으로 움직일 수 있다.

10.2 보행을 촉진하다 – 임상상의 고려할 점 (Facilitating Walking – Practical Considerations)

환자의 보행을 촉진하는 사전준비로서 환자가 환부 쪽 다리를 능동적으로 충분히 펼 수 있도록 하여 두는 것이 중요하다. 다리에 체중을 부하할 수 있게 되기 전에 환자를 걷게 하려고 하면, 보조를 한다 해도 환자에게 보상운동을 강요하게 된다. 환자는 무릎관절을 펴기 위해 역학적으로 엉덩관절을 뒤쪽으로 되밀거나 발목관절을 강력하게 바닥쪽굽힘을 하거나 한다. 이 2개의 운동패턴에 의해서 무릎관절의 젖힘(과신전)이 일어나고 무릎관절의 폄근 활동이 부족한 상태가 된다. 스스로 이러한 상황을 강화함으로써 환자는 무릎을 잠그는 것을 학습하고 나아가서는 폄근에 경직이 특히 발목관절의 바닥쪽굽힘근에 증가한다. "환자의 부적절한 운동조절을 그대로 두면 그것을 강화하는 프로그램이 되어버린다"(Bach-y-Rita & Balliet 1987). 그리고 환자가 후에 그 운동패턴을 바꾸는 것이 어려워진다. 입각기를 미리 준비해두는 것은 보행의 전제조건이다. 따라서 누운 자세, 앉은 자세 그리고 선 자세에서도 그 활동을 주의 깊게 연습해야 한다.

10.2.1 신발 (Footwear)

보행의 각각의 요소의 연습을 맨발로 시행하면 발의 근육의 활동이 직접 자극되고 게다가 치료사는 발의 상태를 관찰할 수 있다. 그러나 환자가 발목관절을 선택적으로 등쪽굽힘을 할 수 없는 경우에는 보행의 촉진은 신발을 신고 시행하는 편이 좋다. 유각기에 발가락이 굽혀지는 경우에는 신발바닥에 의해서 발가락이 바닥에 부딪치는 것을 방지한다. 이것에 의해서 환자는 보다 자유로이 걸을 수 있다. 신발이 없으면 환자는 한걸음 내디딜 때 마비 쪽의 다리를 과도하게 들어올려 주의를 기울이면서 앞쪽으로 다리를 가져간다. 다리를 의식해서 굽히고 그것을 공간에 유지하는 것은 보행이 가지는 율동적이고 자동적인 성질의 실현을 불가능하게 한다.

그림 10.16과 그림 10.34에 나타낸 것 같은 신발은 보행할 때에 발을 조절하는 것이 어려운 환자

에게 적합하다. 환자에게 적합한 신발은,

- 신발의 갑피가 신발 끈, 버클 또는 벨크로 접착포(velcro fastener)로 꽉 조이고 발을 충분히 지지할 수 있는 것.
- 가죽의 신발창은 바닥에 발끝이 걸리지 않고 발을 앞쪽으로 흔들어 내밀 수 있다.
- 신발의 뒤축은 환자의 체중을 앞쪽으로 가져가고 박차고 나가기(push off)의 부족을 보완해주는 적합한 높이의 것.
- 신발 뒤축의 표면이 미끄러지기 어려운 소재로 만들어진 것.
- 안정된 지지 면이 얻어지도록 뒤축과 신발창이 비교적 넓은 것.

10.2.2 엉덩관절의 폄을 보조하다 (Assisting Hip Extension)

무릎관절을 젖히지 않고 마비 쪽 다리에 체중이 실리게 될 때까지 치료사는 양 손을 환자의 골반에 대고 엉덩관절이 뒤쪽으로 움직이지 않도록 그 손으로 엉덩관절 폄근의 작용을 보완한다. 치료사는 엄지손가락을 넙다리뼈 뼈머리에 대고 뼈머리를 앞쪽으로 유도하여 환자의 발 위로 가져간다(그림 10.1 a, b). 치료사의 또 한쪽의 손은 환자의 반대쪽 골반에 댄다. 환자의 흉곽에 치료사의 팔을 대는

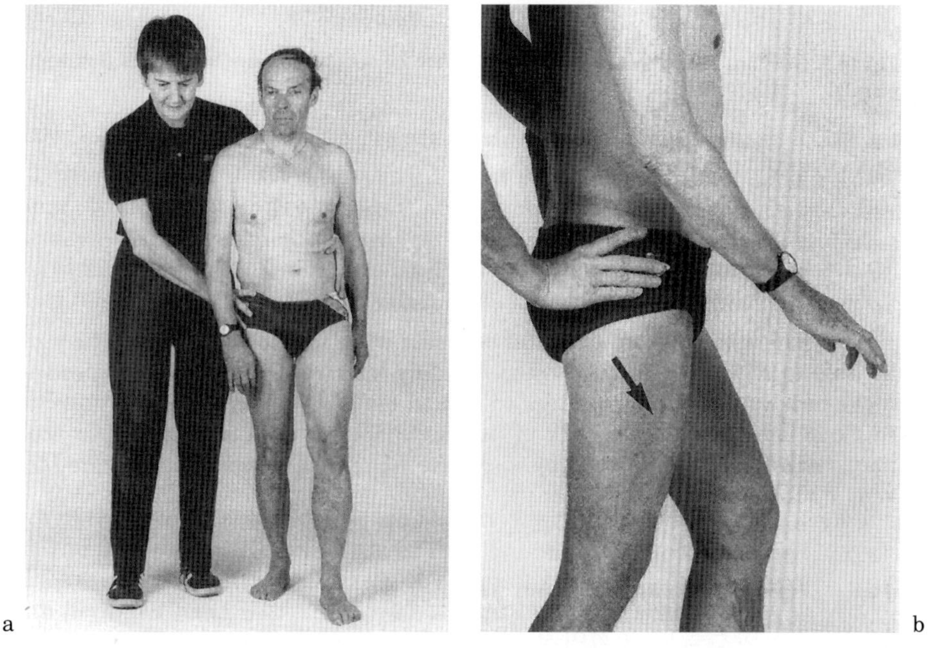

그림 10.1 a, b. 보행할 때에는 입각기, 유각기에 관계없이 언제나 엉덩관절을 앞쪽으로 유지한다(오른쪽 편마비). a 치료사는 환자의 곁을 걷는다. 한쪽 손으로 엉덩관절이 뒤쪽으로 이동하지 않도록 한다. 그리고 또 한쪽의 손으로 체중이동을 보조한다. b 치료사의 엄지손가락은 넙다리뼈머리에 대고 엉덩관절의 폄을 도와 무릎관절이 젖혀지지 않도록 한다.

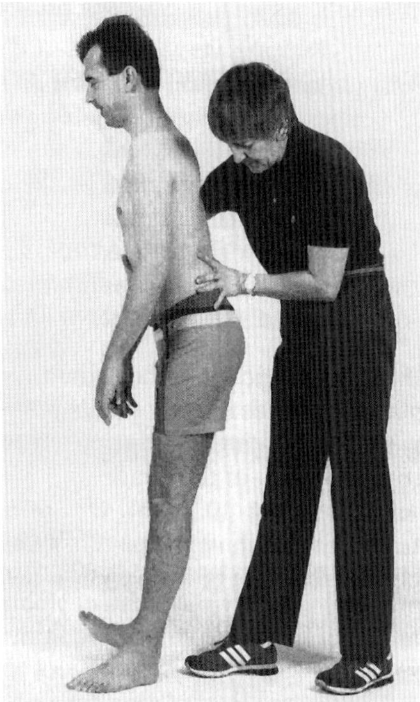

10.2

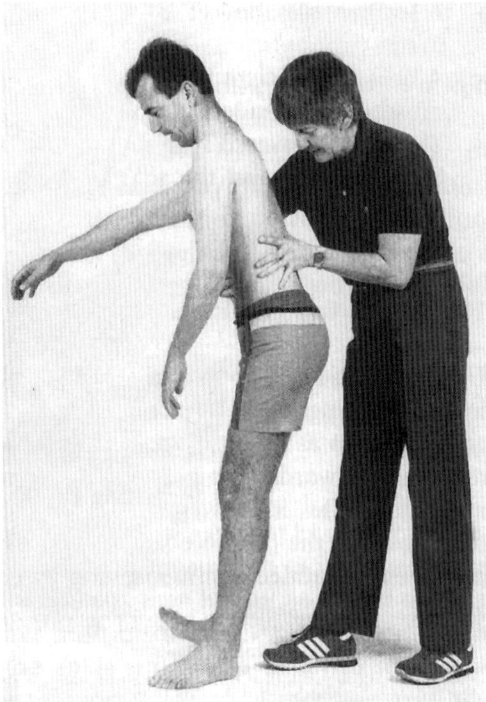

10.3

그림 10.2. 몸의 중력중심이 뒤쪽으로 당겨졌을 때 어떻게 반응하면 좋은지 환자에게 가르친다(왼쪽 편마비).

그림 10.3. 몸의 중력중심을 갑자기 뒤쪽으로 움직였을 때의 균형반응을 촉진한다(왼쪽 편마비).

것은 환자에게 한층 더 안심감을 주고 필요에 따라서 약간 당겨 올려 환자 체중의 일부를 지지할 수 있다.

10.3 뒤로 걷기를 촉진하다 (Facilitating Walking Backwards)

환자가 선 자세 동작이나 보행을 자신감을 갖고 안전하게 시행할 수 있게 되려면 뒤쪽으로 넘어질 것 같이 되었을 때 균형을 회복할 수 있도록 되어있어야 한다. 그리고 사람이나 물건을 피하거나 앉기 전에 몸의 위치를 바로잡기 위해 자기가 뒤쪽으로 움직일 수 있을 필요도 있다. 또한 뒤쪽을 걷는 것을 정확히 학습할 수 있으면, 앞쪽으로 걷는 데 필요한 운동요소도 개선된다.

10.3.1 발을 한걸음도 움직이지 않고 엉덩이를 뒤쪽으로 당기다 (Tipped Backwards Without Taking a Step)

치료사는 환자의 뒤쪽에 서서 양 손을 각각 배와 허리뼈에 댄다. 환자의 체중을 뒤쪽으로 끌어당기고

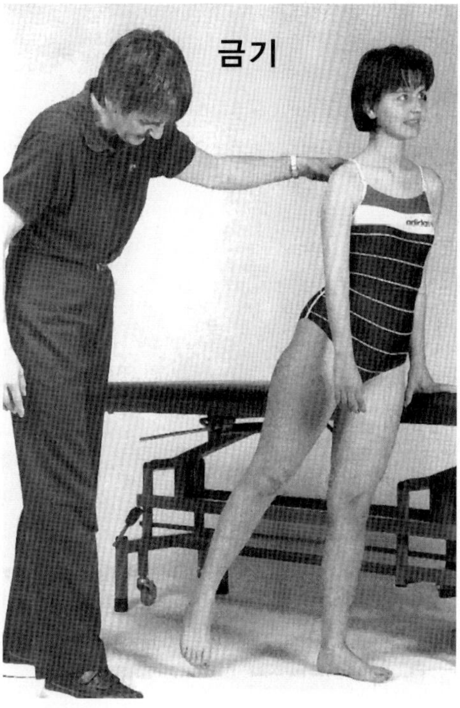

그림 10.4. 뒤쪽으로 한걸음 내디뎠을 때 경직에 의한 전체적인 폄의 패턴을 사용한다(오른쪽 편마비). 이러한 뒤쪽으로의 내딛기는 시행하지 않는다.

몸통은 양 손으로 앞쪽으로 움직여서 정상적인 반응 패턴을 끌어낸다(그림 10.2). 이렇게 하지 않으면 환자는 몸을 완전히 펴서 유지하려고 하는 일이 많고 뒤로 넘어져버린다.

체중이동은 처음에 천천히 적은 범위로 하고 환자는 올바르게 운동하도록 의식한다. 치료사는 환자의 체중을 조금씩 크게 뒤쪽으로 이동한다. 또한 이동의 속도도 빠르게 한다(그림 10.3). 마지막으로는 경고 없이 갑자기 환자의 균형이 무너지는 곳까지 체중을 이동시켜 자동적으로 반응이 일어나도록 한다.

10.3.2 뒤쪽으로 몇 걸음 내딛다 (Taking Steps Backwards)

환자에게 발을 뒤쪽으로 내딛게 하면 치료를 받지 않은 환자는 한쪽의 골반을 올리고 등의 폄근을 사용해서 전체적인 폄의 패턴으로 다리를 뒤쪽으로 움직인다(그림 10.4).

치료사는 환자의 곁에 무릎을 꿇어앉고 환자의 다리를 바른 패턴으로 움직인다. 치료사의 한쪽 손은 환자의 발가락을 등쪽굽힘 위치로 유지하고 또 한쪽의 손을 환자의 엉덩이에 대고 다리가 움직일 때, 환자가 골반을 위·뒤쪽으로 들어올리지 않도록 보조한다(그림 10.5a). 처음에 건강한 쪽으로 치료 테이블을 놓고 선 자세를 취하게 하고 필요에 따라서 그것을 사용하여 자기의 손으로 몸을 지지하도록 시킨다. 치료사는 환자에게 지시하여 치료사가 움직이는 다리의 움직임에 저항하지 않도록 하고 그것이 어떻게 움직이고 있는지를 감지하게 한다. 환자가 자기 스스로 다리를 움직이려고

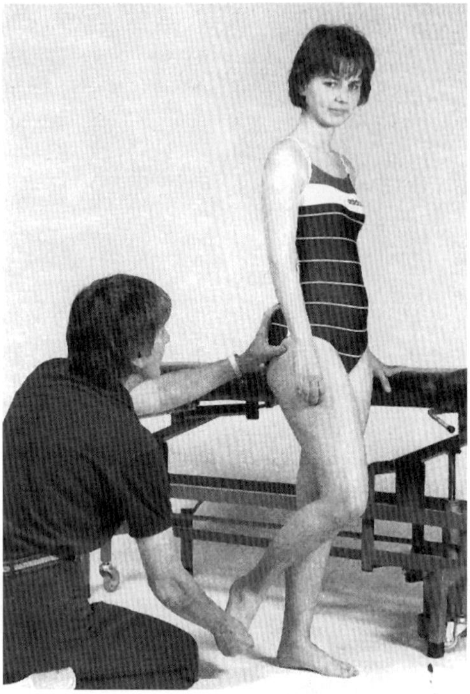

a

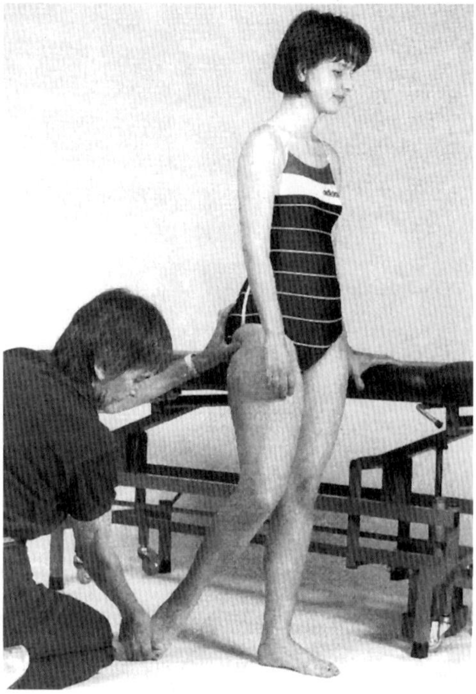

b

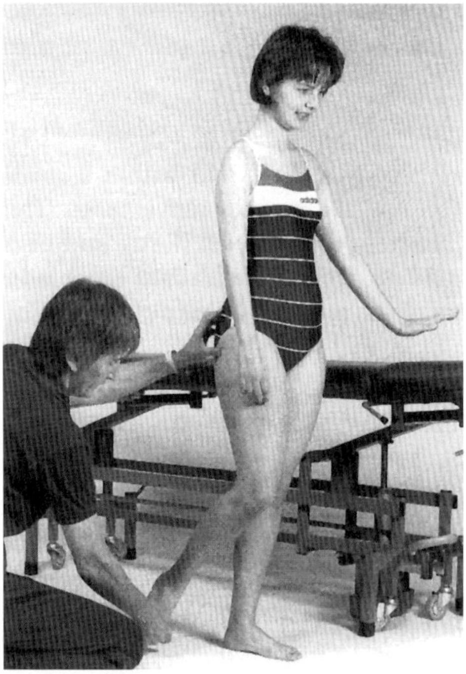

c

그림 10.5 a–c. 뒤쪽으로 내딛는 것을 학습한다 (오른쪽 편마비). a 치료사가 다리를 움직일 때 환자는 바른 운동을 감지한다. b 발로 바닥을 누르지 않고 힘을 뺀 채로 놓아둔다. c 건강한 쪽의 손으로 지지하지 않고 뒤쪽으로 보통의 보폭 길이로 한걸음 내디딘다.

하면 엉덩관절을 펴려고 하여 무릎관절과 발목관절도 펴는 경우가 있다. 작은 보폭 길이로 무릎관절을 굽히게 하여 발을 뒤쪽으로 움직임으로써 전체적인 폄이 급격하게 일어나지 않도록 한다. 다리를 뒤쪽으로 움직일 때 저항감이 없고 같은 쪽의 골반이 동시에 움직이고 있지 않다고 느껴지면 환자에게

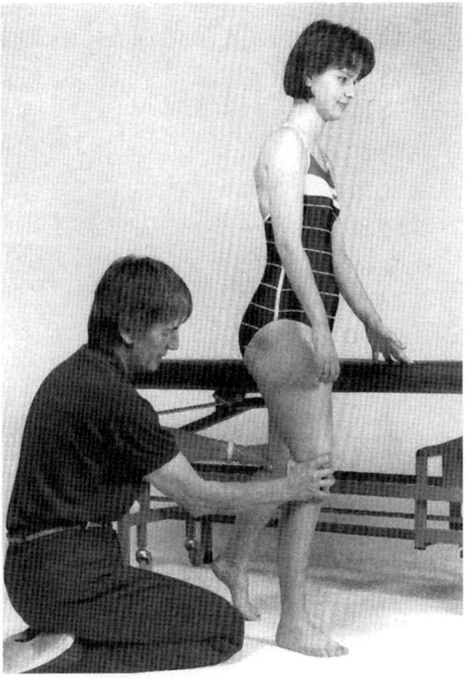

그림 10.6. 건강한 쪽 다리의 힘을 빼게 한다. 마비 쪽 다리에 전체 체중을 부하하고 건강한 쪽의 무릎관절을 율동적으로 굽힘과 폄을 한다(오른쪽 편마비).

치료사의 유도에 맞춰서 뒤쪽으로 한걸음 작게 발을 내밀게 한다. 즉, 환자가 치료사의 움직임을 돕도록 한다. 치료사는 환자에 대한 보조의 양을 조금씩 줄여간다.

다음으로 발을 뒤쪽으로 가져갔을 때 환자는 그것을 바닥에 밀어붙이지 않고 그곳에 조용히 올려놓도록 한다. 경직에 의한 폄의 패턴의 요소인 내반을 피하기 위해 치료사는 발꿈치를 반대쪽의 다리 쪽 즉, 안쪽으로 넘어뜨리도록 지시를 한다(그림 10.5b).

이 운동을 학습하였으면 다음으로 치료 테이블에 놓은 건강한 쪽 손으로 몸을 지지하지 않고 이것을 반복해서 시행하여본다(그림 10.5c).

건강한 쪽 다리로 서는 이 운동에 환자가 피로하게 되면 치료사는 마비 쪽 다리에 체중을 싣고 다리를 교대하여 마찬가지로 이동을 시행시키면 좋다. 체중을 지지하는 마비 쪽의 다리를 움직이지 않도록 하여 건강한 쪽 다리를 뒤쪽으로 움직여서 발을 바닥에 붙이고 무릎관절을 굽히고 편다(그림 10.6).

마비 쪽 발을 뒤쪽으로 한걸음 내디딜 수 있게 되면 건강한 쪽 다리를 뒤쪽으로 한걸음 내디디었을 때와 마찬가지로 마비 쪽 발꿈치를 내려서 바닥에 붙이는 것을 치료사가 보조한다. 치료사는 또 한쪽의 손으로 환자가 무릎관절을 젖히지 않고 앞쪽으로 유지하는 것을 보조한다(그림 10.7 a, b).

이 운동요소의 연습이 끝나고 약간 돕는 것만으로 환자가 스스로 이 동작을 시행할 수 있게 되면 치료사는 환자의 뒤쪽에 서서 걸음을 촉진한다.

치료사는 배에 댄 손으로 몸통의 앞쪽 경사를 보조하고 마비 쪽 골반의 뒷면에 댄 손으로 그것을 수평으로 유지하며 환자의 체중을 뒤쪽으로 당겨서 몇 걸음 환자에게 걷게 한다(그림 10.8 a, b).

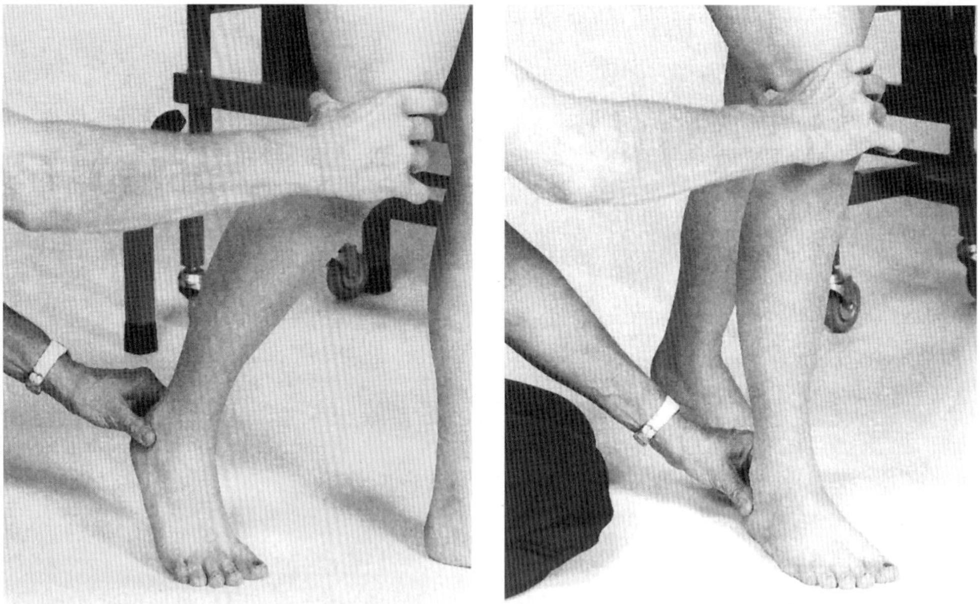

a b

그림 10.7 a, b. 뒤쪽으로 한걸음 내딛는다(오른쪽 편마비). a 마비 쪽 발이 뒤쪽에 있을 때 치료사는 환자가 그 무릎관절을 펴지 않고 발꿈치를 바닥에 내리는 것을 보조한다. b 환자는 건강한 쪽 다리를 한걸음 뒤쪽으로 내딛고 마비 쪽 발과 평행으로 바닥에 놓는다.

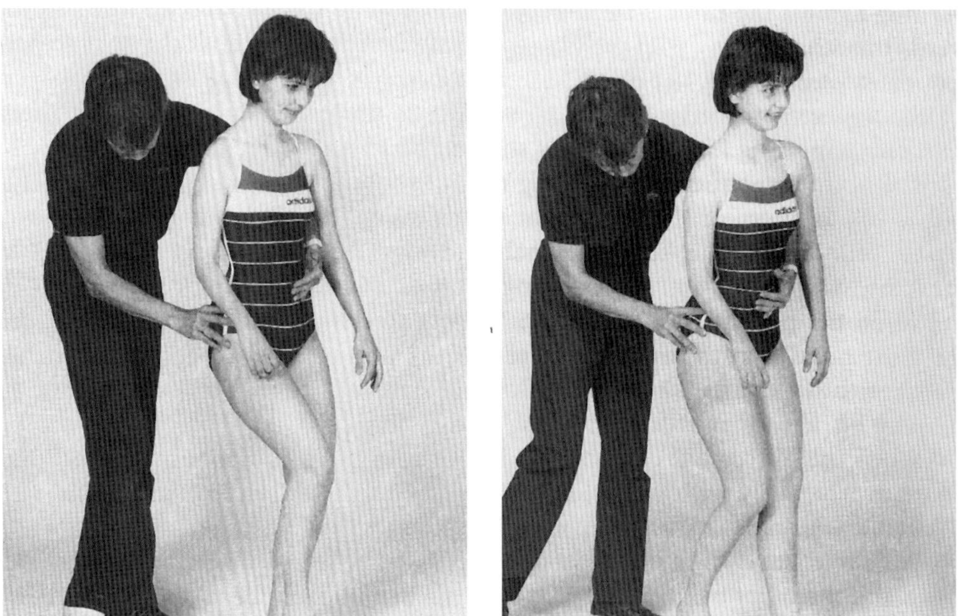

a b

그림 10.8 a, b. 뒤로 걷기를 촉진한다(오른쪽 편마비). a 치료사는 골반이 뒤쪽으로 움직이지 않도록 한다. b 환자의 발꿈치가 바닥으로 내려갈 때 환자의 몸통을 앞쪽으로 기울게 하여둔다.

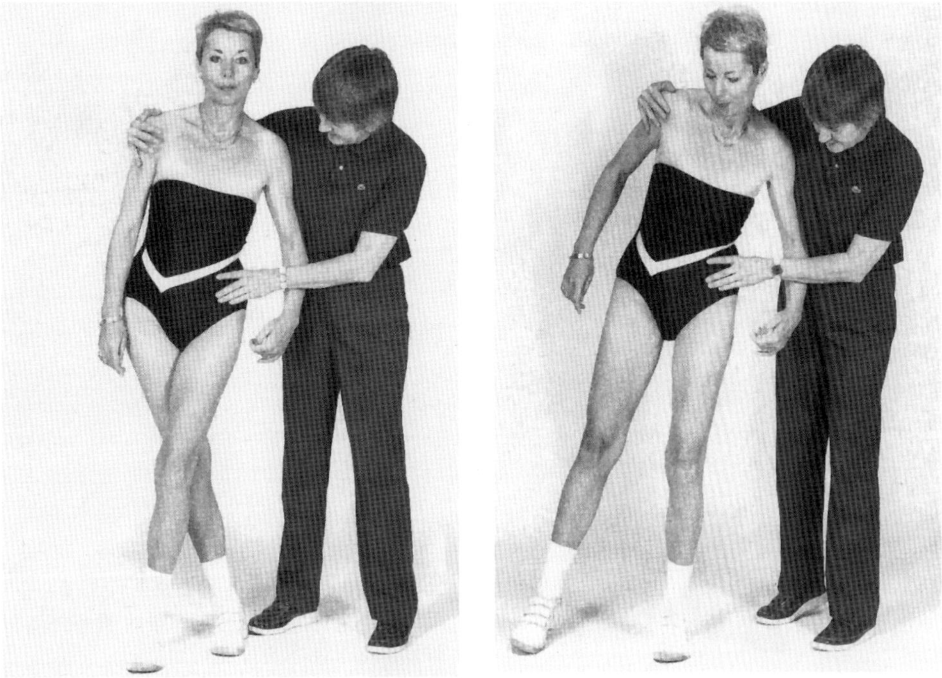

a b

그림 10.9 a, b. 건강한 쪽 방향으로의 옆걸음을 학습한다(왼쪽 편마비). **a** 치료사는 환자가 마비 쪽 발을 바닥에 평탄하게 붙이는 것을 보조한다. **b** 건강한 쪽 다리가 바닥을 떠날 때 치료사는 환자를 지지한다.

뒤로 걷기의 속도를 조금씩 빠르게 하고 마지막으로 치료사가 환자를 갑자기 뒤쪽으로 움직여도 동시에 그리고 신속하게 걸음걸이가 일어나도록 한다.

10.4 옆걸음을 촉진하다 (Facilitating Walking Sideways)

균형을 상실하지 않고 안전하게 걷기 위해서는 신속한 발걸음을 2-3회 반복하여 어느 방향으로도 내디딜 수 있어야 한다. 이것에는 한쪽의 발이 다른 쪽 발의 앞을 가로지르게 된다. 또한 자기 쪽으로 걸어오는 사람이나 길에 있는 것을 피하거나 하는 데에 옆으로 발걸음을 취할 필요도 있다. 옆걸음에 요구되는 근육활동은 보행패턴의 개선에도 도움이 된다.

10.4.1 건강한 쪽 방향으로 (Towards the Sound Side)

치료사는 환자의 곁에 서서 마비 쪽의 골반에 한쪽 손을 대고 또 한쪽의 손을 건강한 쪽 어깨에 댄다. 환자는 건강한 쪽 다리의 앞을 가로질러 마비 쪽 다리를 건강한 쪽 방향으로 한걸음 내딛는다. 내디딘 발은 건강한 쪽 발과 평행으로 같은 방향을 향하도록 한다. 다음으로 건강한 쪽 다리를 건강한 쪽 방향으로 내딛고 이와 같이 하여 옆걸음을 계속한다(그림 10.9 a, b).

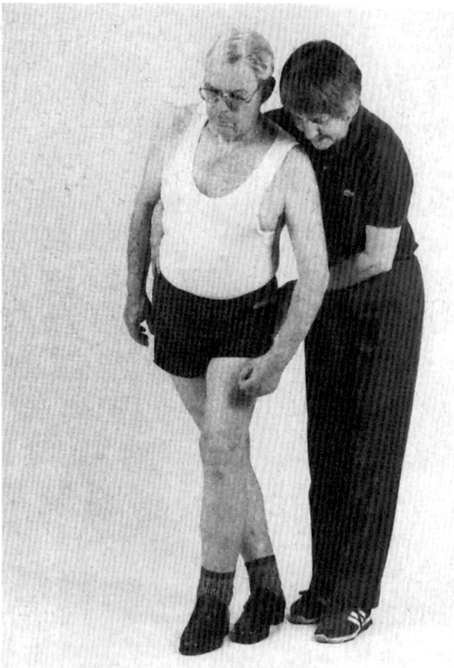

그림 10.10. 건강한 쪽 방향으로의 옆걸음을 촉진한다. 치료사는 팔을 사용해서 과도하게 작용하고 있는 건강한 쪽 몸통을 신장한다(왼쪽 편마비).

환자가 마비 쪽 다리를 건강한 쪽 다리 앞으로 움직였을 때 건강한 쪽 어깨에 손을 대는 대신에 치료사의 손은 위치를 바꿔 건강한 쪽 골반에 대고 그 팔을 흉곽에 대어 과도하게 작용하고 있는 건강한 쪽 몸통을 펴는 것도 좋다(그림 10.10).

10.4.2 마비 쪽 방향으로 (Towards the Hemiplegic Side)

치료사는 환자의 환부 쪽에 나란히 선다. 환자의 겨드랑이에 손을 넣고 마비 쪽의 몸통을 편다. 또 한쪽의 손을 건강한 쪽 골반에 대고 환자의 체중을 가쪽으로 이동시켜 마비 쪽의 다리에 올려놓는다. 환자는 건강한 쪽 다리를 마비 쪽 다리 앞을 가로질러 옆쪽으로 가져간다. 옆걸음을 계속하면서 환자의 양 발이 서로 평행으로 같은 방향을 향하도록 한다(그림 10.11 a–c). 이 때 환자는 골반을 마비 쪽 다리의 위로 충분히 이동하여 무릎관절이 젖혀지지 않도록 한다.

마비 쪽 다리를 건강한 쪽 다리의 뒤쪽을 지나서 가쪽 반향으로 내딛는 것이 어려운 환자가 많다. 이것은 상당히 선택적인 운동, 즉 엉덩관절의 폄 위치에서의 무릎관절의 굽힘이다. 치료사는 처음에 마비 쪽 몸통과 골반을 뒤쪽으로 회전시켜 이 운동을 촉진하지만 조절이 개선되면, 이것은 차츰 줄여 가도록 한다.

환자가 골반과 다리의 운동을 조절할 수 있게 되면 치료사는 환자의 양 어깨에 손을 대고 발을 내디딜 때 환자의 옆쪽으로 움직인다. 환자는 발걸음을 반복하면서 처음에는 한쪽으로, 다음에는 반대쪽으로 이동한다(그림 10.12 a, b). 이 활동은 처음에는 천천히 주의 깊게 시행한다.

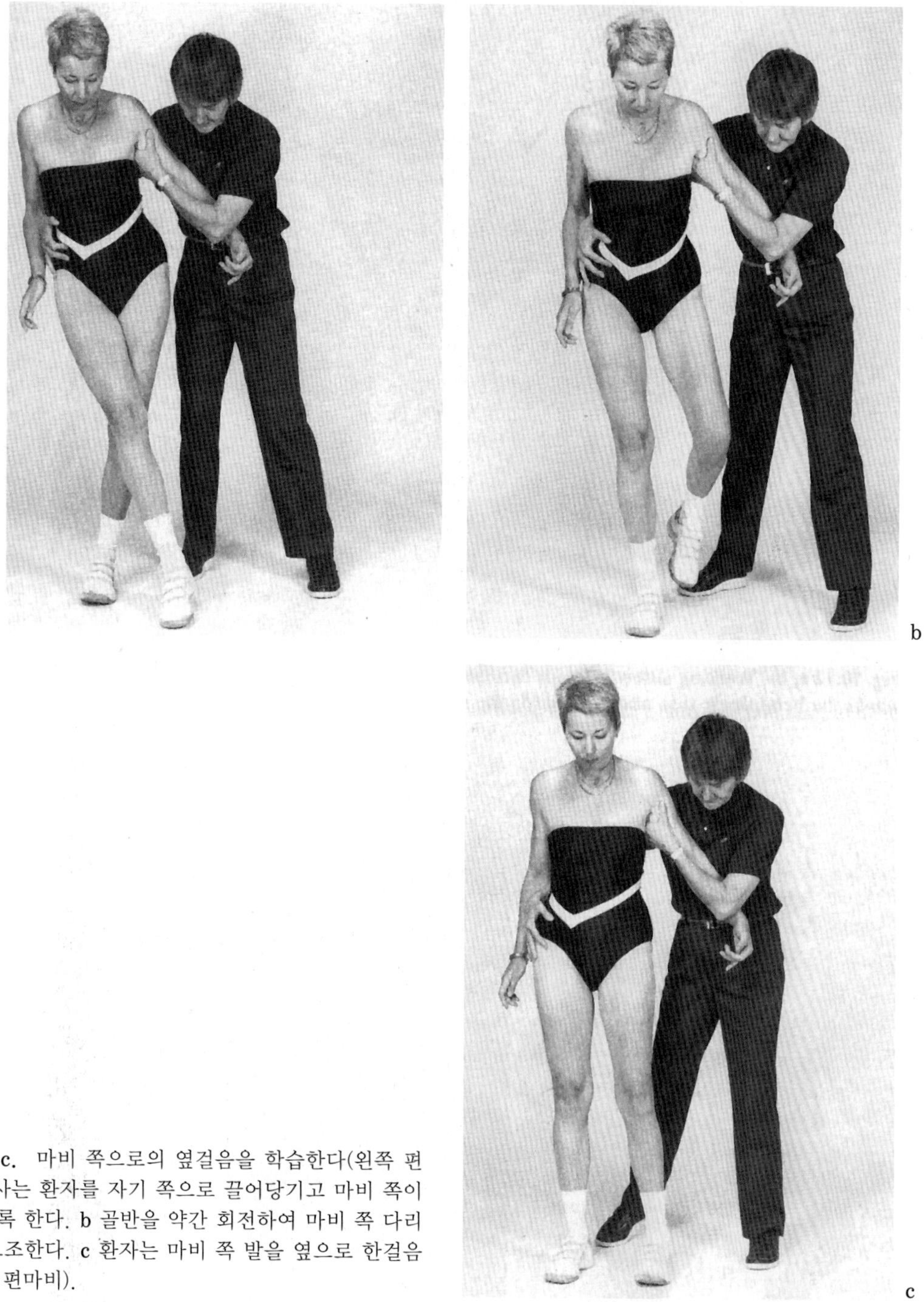

그림 10.11 a–c. 마비 쪽으로의 옆걸음을 학습한다(왼쪽 편마비). a 치료사는 환자를 자기 쪽으로 끌어당기고 마비 쪽이 단축하지 않도록 한다. b 골반을 약간 회전하여 마비 쪽 다리의 내딛기를 보조한다. c 환자는 마비 쪽 발을 옆으로 한걸음 내딛는다(왼쪽 편마비).

환자가 잘 할 수 있게 되어 자신감이 붙으면 치료사는 보조하는 양을 줄이고 옆쪽으로의 이 운동을 빠르게 한다. 이 때 치료사는 마비 쪽 팔을 가볍게 유지하고 환자는 갑자기 예상 밖의 방향으로 운동이 전환되어도 망설이지 않고 그것을 따라간다(그림 10.13 a, b).

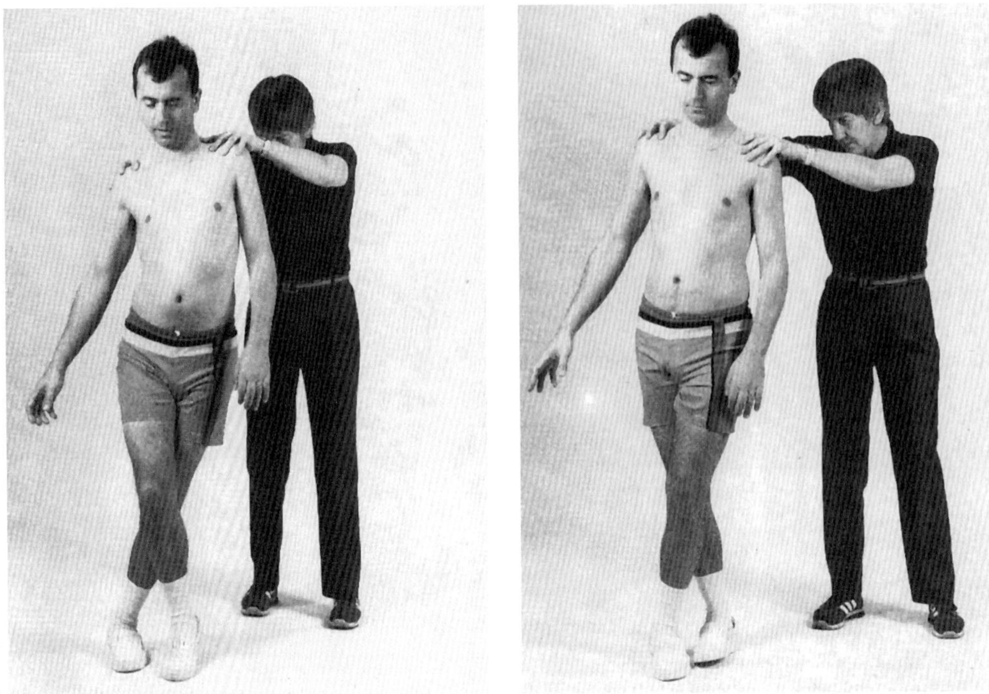

a b

그림 10.12 a, b. 양 어깨를 조작하여 옆걸음을 촉진한다(왼쪽 편마비). a 마비 쪽으로 걷고 다음으로, b 건강한 쪽으로 걷는다.

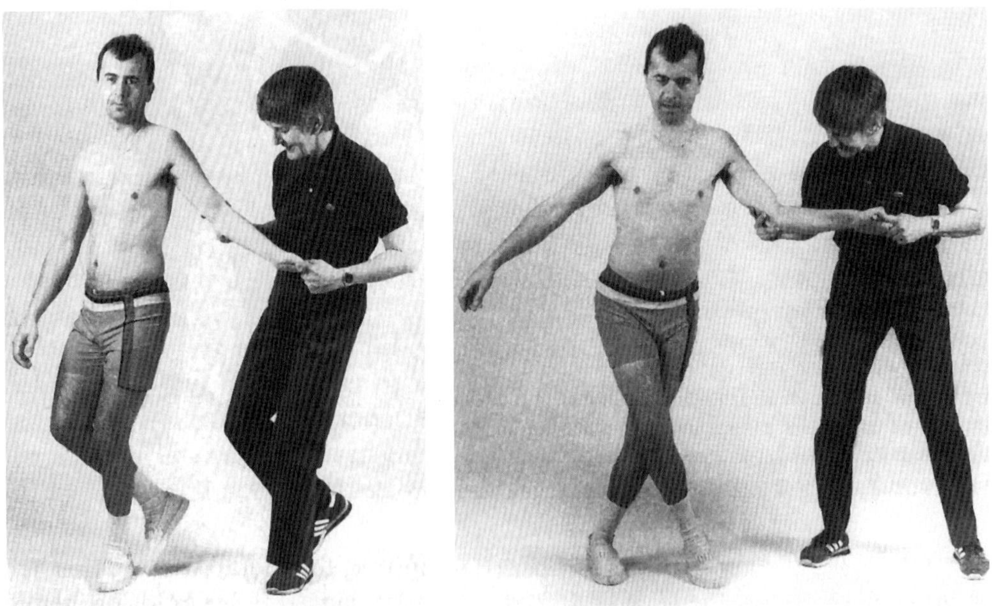

a b

그림 10.13 a, b. 갑자기 운동의 방향을 바꾸고 그것에 맞춰서 신속하게 발을 내딛게 한다(왼쪽 편마비). a 건강한 쪽으로, 다음으로 b 마비 쪽으로.

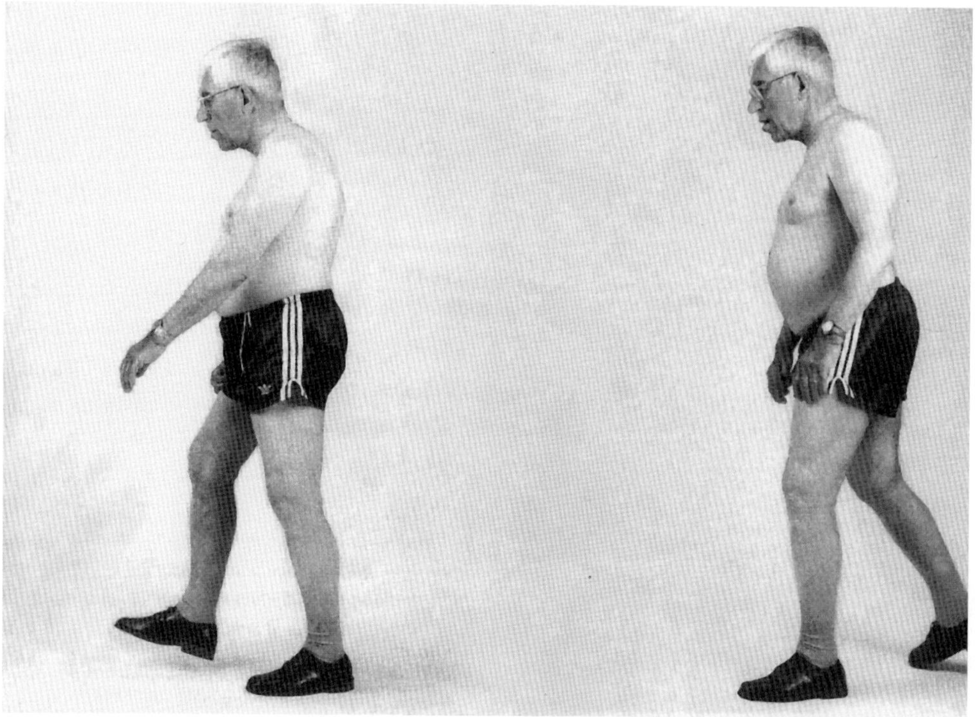

그림 10.14. 중력중심이 상당히 뒤쪽으로 가있는 경우, 유각기가 반응으로서 일어나지 않고 능동적인 것이 된다 (오른쪽 편마비).

10. 5 앞으로 걷기를 촉진하다 (Facilitating Walking Forwards)

10.5.1 흉곽을 안정화하여 몸통을 앞쪽으로 이동하다 (Stabilising the Thorax and Moving the Trunk Forwards)

보행할 때에 등뼈의 폄을 유지할 수 없거나 또는 몸통의 옆굽힘을 하는 환자는 많다. 또한 환자는 중력중심을 상당히 뒤쪽으로 유지하기 때문에 정상적인 반응성의 유각기가 일어나지 않는다. 이 때문에 다리를 능동적으로 들어올려서 걸으려고 한다(그림 10.14).

치료사는 환자의 곁에 서서 함께 걷고 환자의 흉곽을 폄 위치로 안정화한다. 치료사의 한쪽 손은 흉곽의 앞면에 대고 그 높이는 대략 복장뼈의 아래 끝으로 한다. 또 한쪽의 손은 그 뒷면의 거의 같은 높이에 대고 치료사의 양 손의 엄지손가락이 모두 가장 위에 오도록 한다(그림 10.15). 양 손으로 흉곽을 확고하게 사이에 끼고 바른 위치로 유지하여 걷는 방향으로 맞춰서 흉곽을 앞쪽으로 이동한다. 환자는 그것에 맞춰서 양 다리를 움직인다. 걸을 때 치료사는 양 손으로 가볍게 흉곽을 당겨 올려 몸통의 무게를 얼마간 지지해도 된다(그림 10.16).

몸통의 회전을 필요로 하는 보행속도라면 치료사는 양 손으로 그 운동을 도입할 수 있다.

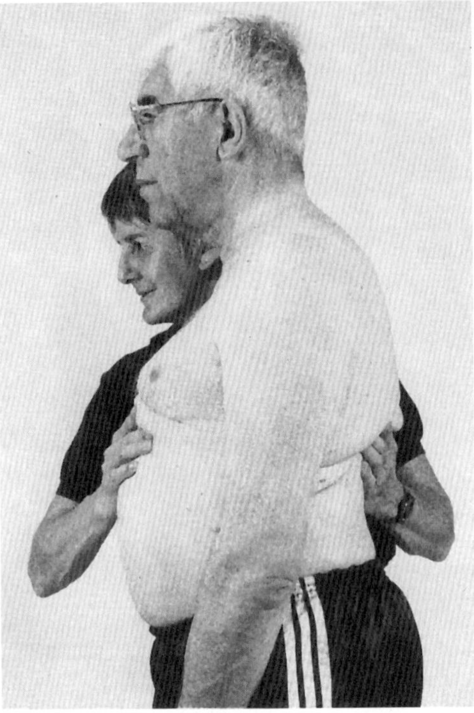

그림 10.15. 등뼈를 안정화하여 가볍게 당겨 올리고 환자의 체중을 일부 지지한다(오른쪽 편마비).

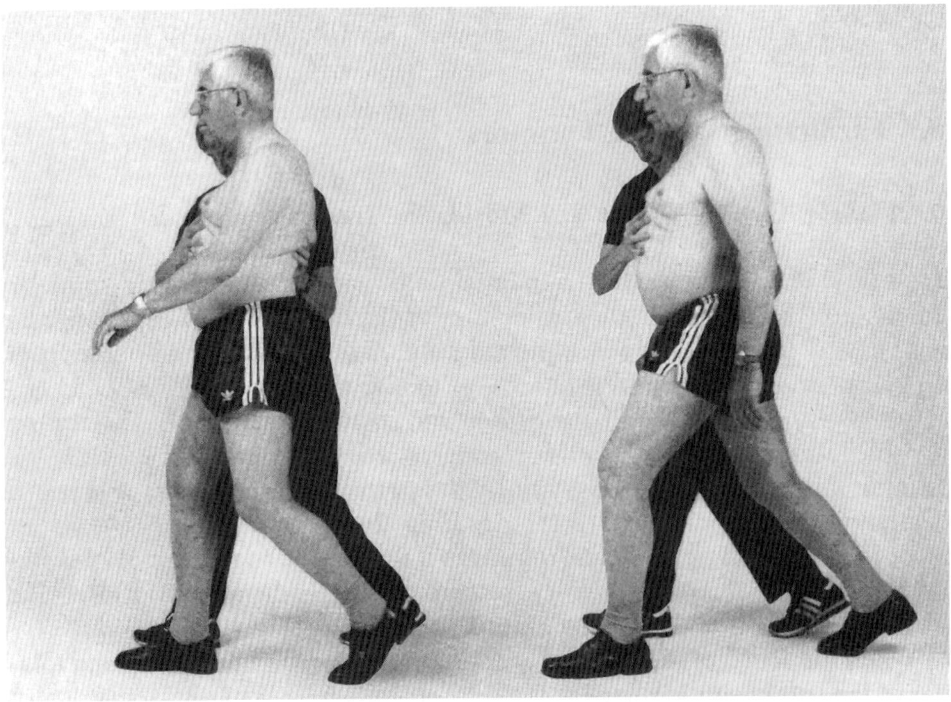

그림 10.16. 폭 길이가 크고 유각기가 반응으로서 일어나는 것 같은 보행을 촉진한다 (그림 10.14와 비교할 것 : 오른쪽 편마비).

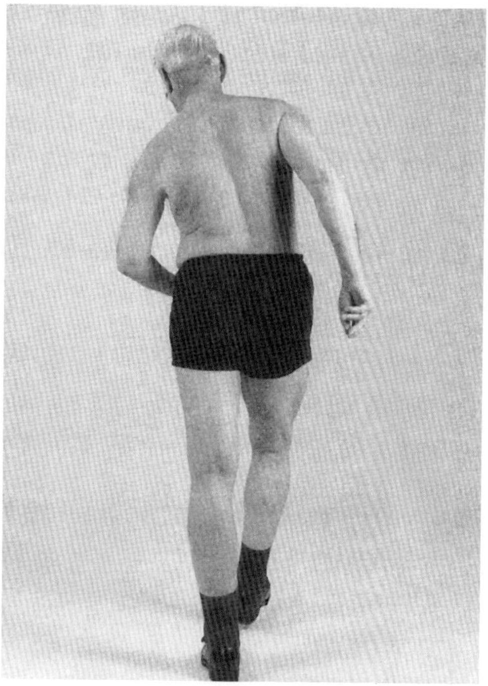

그림 10.17. 어깨를 수평으로 유지하는 것이 어렵다. 팔은 연합반응으로 굽혀지고 있다(왼쪽 편마비).

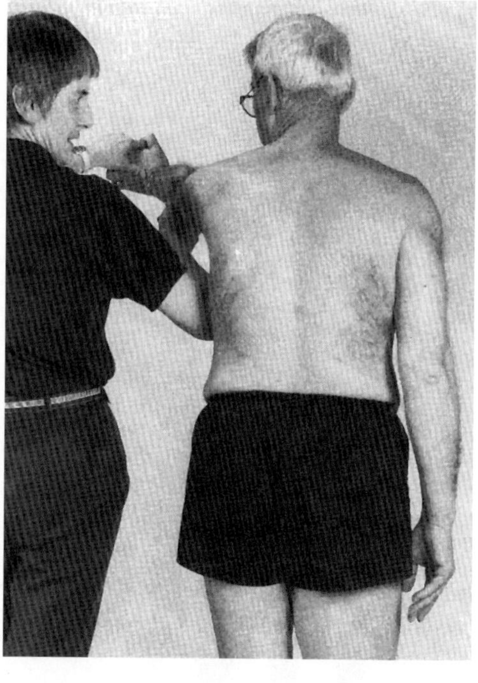

a

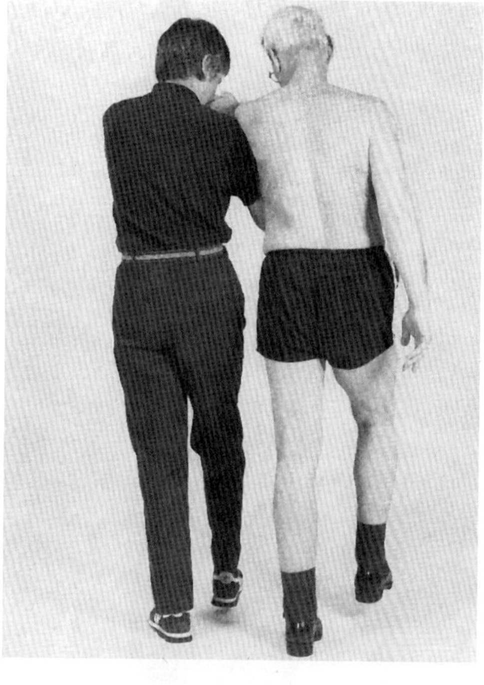

b

그림 10.18 a, b. 팔을 앞쪽으로 편 상태에서 보행을 촉진한다(뒤에서부터 본 그림 : 왼쪽 편마비). a 치료사는 팔이음뼈의 내림 및 팔과 손의 경직에 의한 굽힘을 억제한다. b 치료사는 환자의 중력중심을 앞쪽으로 가져가고 위팔로 갈비뼈를 아래쪽으로 유지한다.

10.5.2 몸통의 옆쪽굽힘과 팔의 연합반응이 일어나지 않도록 하여 보행을 촉진하다
(Facilitation to Prevent Side Flexion of the Trunk and Associated Reactions in the Arm)

보행할 때 양 어깨를 수평으로 유지하는 것이 어려운 경우가 있다. 아마도 경직된 근육이 결합되어 전체가 굽힘 패턴으로 강제되는 팔의 연합반응과 마비 쪽 어깨의 내림(depression)은 일체가 된 것으로서 양자는 독립된 별개의 것은 아니다(그림 10.17). 반대로 팔의 근육긴장이 낮아도 마찬가지로 마비 쪽이 어깨는 내려간다.

10.5.2.1 마비 쪽 팔을 지지하다 (Supporting the Hemiplegic Arm)

치료사는 마비 쪽 어깨를 약 90° 굽히고 팔을 앞쪽으로 편 상태로 유지하여 환자와 나란히 걷는다. 치료사는 환자에 가까운 쪽 손으로 팔꿉관절을 폄 위치로 지지하고 어깨를 바른 높이로 들어올린다. 치료사의 손은 위팔뼈관절융기(상완골과)의 바로 몸쪽부위에 대고 위팔은 환자의 갈비뼈에 대어 흉곽의 위치를 교정하기 위해 대항압박을 가한다. 즉, 치료사는 팔을 벌림을 하고 위팔로 환자의 갈비뼈를 아래쪽 및 안쪽 방향으로 움직인다. 치료사는 또 한쪽의 손으로 환자의 손목관절과 손가락을 펴고 집게손가락으로 환자의 엄지손가락을 벌림과 폄의 위치로 유지한다(그림 10.18 a, b).

환자의 손등에 댄 치료사의 엄지손가락과 위팔뼈관절융기에 댄 손으로 환자의 체중을 앞쪽으로 유도하면서 함께 율동적으로 걷는다(그림 10.19 a, b).

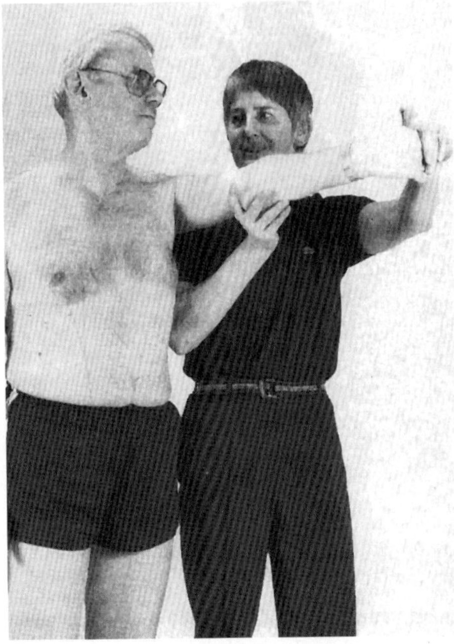

a

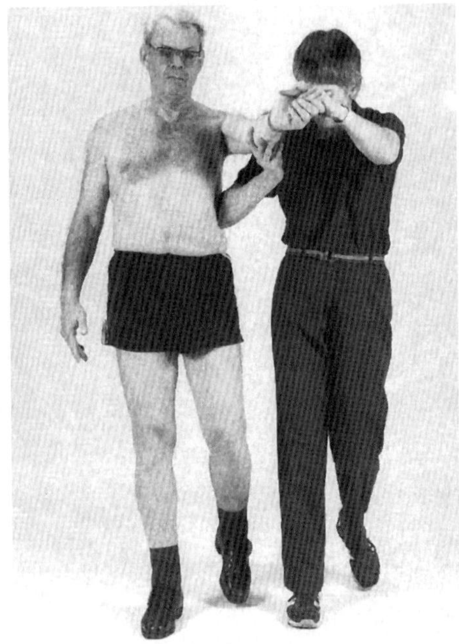

b

그림 10.19 a, b. 팔을 앞쪽으로 펴서 걷는다(정면도 : 왼쪽 편마비). a 운동시작 자세, b 보행

10.5.2.2 공을 들고 걷다 (Holding a Ball)

양 팔로 큰 공을 껴안음으로써 환자는 중력중심의 앞쪽 이동이 보조되고 보폭 길이를 크게 하고 팔의 연합반응을 방지하여 보행을 하기 쉽게 한다. 치료사는 환자의 정면에서 서로 마주보고 서서 환자가 양 팔로 큰 공을 껴안는 것을 보조한다. 양 손의 손가락을 펴서 손바닥 전체를 공에 붙이고 양 어깨는 수평이 되도록 한다. 치료사는 율동적으로 뒤쪽으로 걸으면서 환자를 조용히 앞쪽으로 유도한다(그림 10.20 a–c). 속도가 빨라져 몸통의 회전을 필요로 하는 보행속도가 되면 치료사는 공을 한쪽에서부터

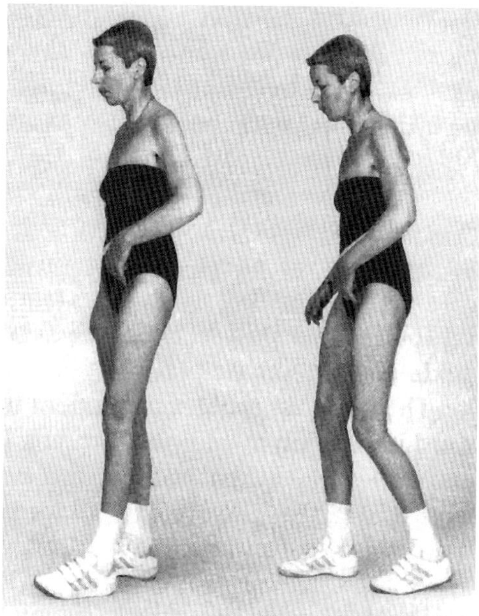

a

그림 10.20 a–c. 양 팔로 큰 공을 껴안고 보행을 촉진한다(왼쪽 편마비). a 등뼈를 안정화하는 것이 곤란하여 보폭 길이도 작고 신중하게 내밀고 있다. 팔은 굽힘근에 경직이 증가하여 있다. b 치료사는 환자의 손을 공에 올려놓고 그것을 가볍게 유지하여 환자의 체중을 앞쪽으로 끌어당긴다. c 발의 운반에 지체가 없고 보폭 길이도 정상으로 되어 있다.

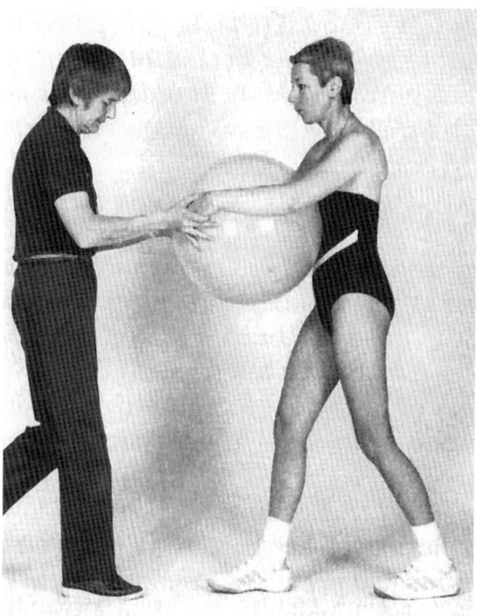

a

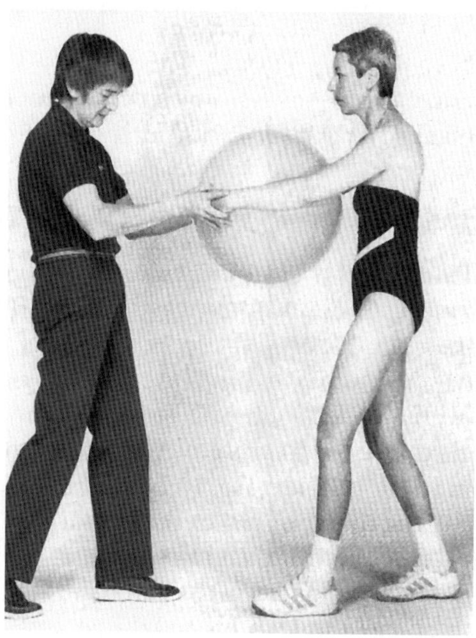

b

다른 한쪽으로 약간 움직여 회전을 촉진한다.

10.5.2.3 양 손으로 막대를 들고 걷다 (Holding a Pole in Both Hands)

마비 쪽 발을 앞쪽으로 운반하기 위해 건강한 쪽 엉덩관절을 펴고 몸통을 뒤쪽으로 기울이는 환자에서는 보폭 길이는 매우 작아지고 팔은 굽힘 위치를 취하기 쉽다(그림 10.21). 치료사는 환자의 마비 쪽 손에 나무로 만든 막대체조에서 사용하는 것 같은 약간 굵은 둥근 막대를 들게 하여 손목관절을 확실하게 등쪽굽힘을 시키고 그것을 치료사의 가슴에 댄다(그림 10.22a). 막대를 치료사의 몸에 붙여둠으로써 환자의 손가락을 쥐는 위치(grasping position)로 유지한다. 마비 쪽 팔의 아래쪽에 댄 치료사의 손으로 치료사의 몸에서부터 막대가 떨어지지 않도록 팔꿉관절을 폄 위치로 유지함과 동시에 마비 쪽 어깨가 내려가지 않도록 지지한다. 다음으로 환자는 건강한 쪽의 손으로 막대를 쥐고 양 팔을 평행으로 하여 손을 어깨 폭으로 벌린다. 치료사는 또 한쪽의 손으로 건강한 쪽 팔을 아래쪽에서부터 지지하여 양 어깨가 수평이 되도록 한다(그림 10.22 b). 환자를 치료사의 가슴에 댄 막대에 기대도록 앞으로 기울게 한다. 이 때 환자가 허리뼈를 펴고 배꼽을 치료사 쪽으로 쑥 내밀지 않도록 주의한다(그림 10.22c). 앞쪽경사의 운동 축은 발목관절뿐이다.

치료사가 느끼는 압력의 세기가 어느 정도인지를 환자에게 전달함으로서 환자는 적절한 각도만큼 정확하게 앞으로 기울일 수 있다. 예컨대, 환자가 너무 세게 민다면 “2kg”의 기대는 세기를 줄이도록 지시한다(그림 10.23a). 일단 보행시작의 자세가 조정되면 환자는 치료사의 가슴에 댄 막대를 항상 일정한 압력으로 밀면서 앞쪽으로 걸어간다(그림 10.23b, c). 이 압력이 변화하지 않으면 보행주기의 어느 시점에서도 엉덩관절이 뒤쪽으로 움직이는 일은 없다. 유각기와 압각기 모두 자동적으로 개선되고 보폭 길이는 보다 정상에 가까워진다. 환자의 중력중심이 뒤쪽으로 전위하는 일은 없어지고 마비 쪽 다리를 앞쪽으로 들어올리기 위한 몸통의 뒤쪽경사도 없어진다.

10.5.2.4 환자의 가슴에 압력을 가하면서 걷다 (Applying Pressure to the Patien's Chrst)

유각기에 마비 쪽의 다리를 앞쪽으로 가져가는 것이 어려운 환자는 걷기 위해 다양한 보상운동을 한다. 마비 쪽 다리를 앞쪽으로 가져가기 위해 건강한 쪽 엉덩관절을 펴고 몸통을 뒤쪽으로 흔드는 환자나 마비 쪽 골반을 당겨 올리는 환자가 많다. 발목관절의 등쪽굽힘을 돕는 장구나 단하지 장구를 사용해도 마비 쪽 발끝이 바닥에 부딪히지 않도록 건강한 쪽의 발가락으로 발돋움을 하는 환자도 있다(그림 10.24).

치료사는 손허리손가락관절(중수지절관절)을 굽히고 손가락을 이완하여 손가락의 등 쪽을 환자의 복장뼈 아래 1/3에 댄다. 손목관절을 중간위치로 유지하고 팔꿉관절을 펴서 환자에게 체중을 치료사의 손에 실어 기대게 한다. 환자는 몸통을 똑바로 하여 장축을 직선으로 유지한다. 앞쪽으로 기대는 운동의 회전 중심은 발목관절 뿐이며 다른 부분에 움직임은 일어나지 않는다(그림 10.25a).

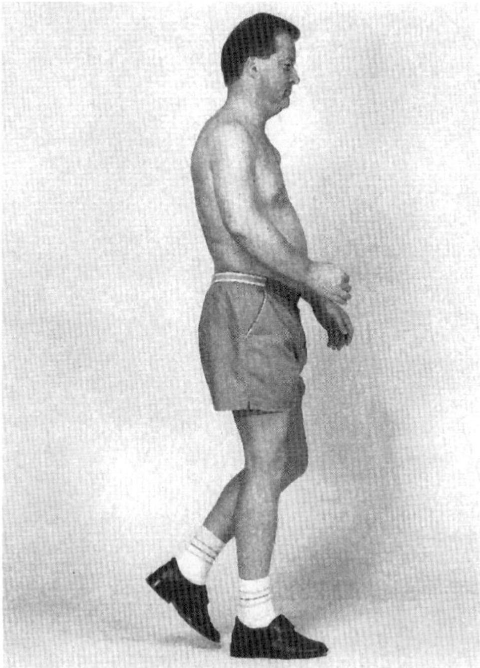

그림 10.21. 입각기, 유각기 모두 몸통이 뒤쪽으로 기울어 있다. 보폭 길이는 작고 팔은 굽혀져 있다(오른쪽 편마비).

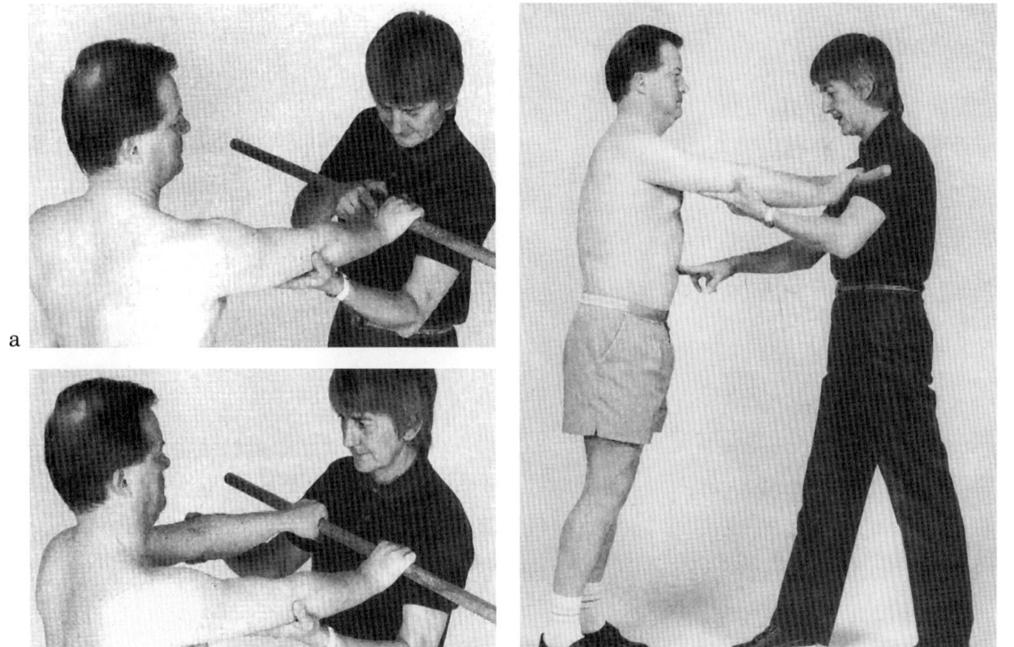

그림 10.22 a–c. 양 손으로 막대를 들게 하고 보행을 촉진할 때의 운동시작 자세를 조정한다(오른쪽 편마비). **a** 마비 쪽 손을 적절한 위치로 가져가고 손목관절을 등쪽굽힘을 한다. **b** 막대를 쥔 양 손을 어깨의 높이로 하고 팔꿉관절은 똑바로 편다. **c** 양 발목관절을 축으로 하여 몸을 앞쪽으로 기울인다.

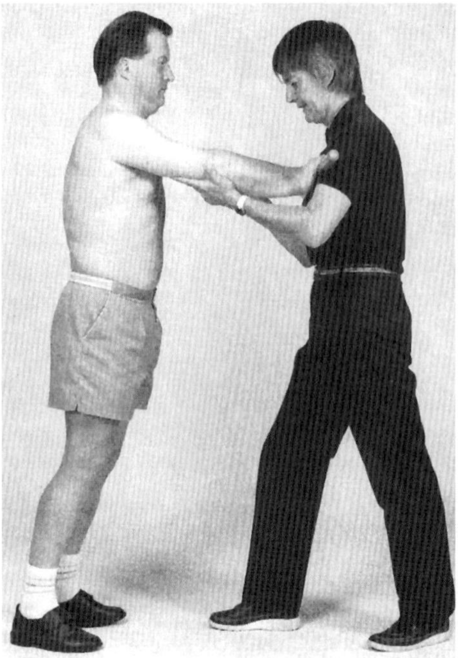

a

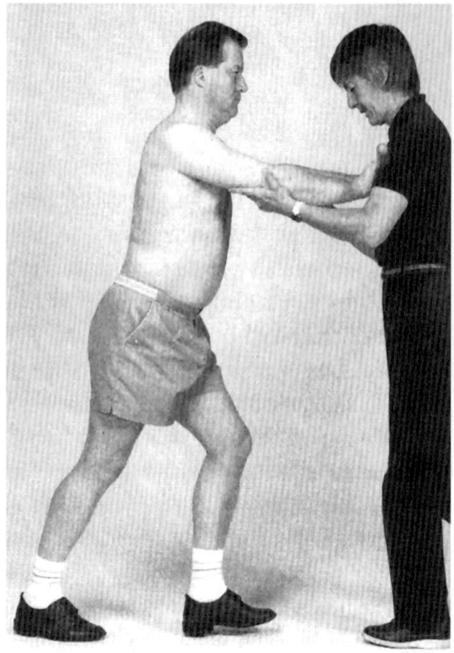

b

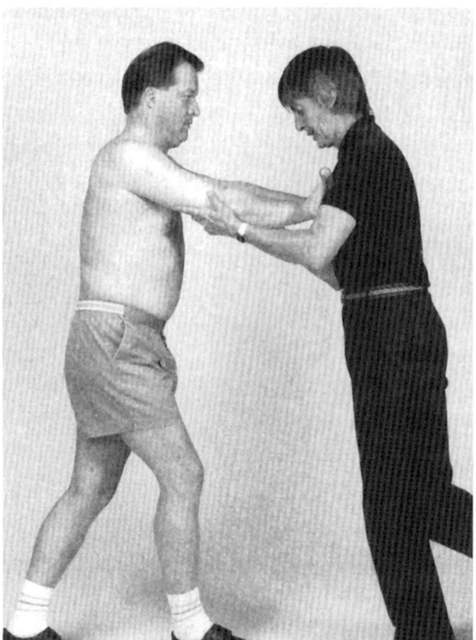

c

그림 10.23 a–c. 막대를 사용한 보행의 촉진(오른쪽 편마비). a 정확히 적절한 각도만큼 몸을 앞으로 기울인다. b 치료사에 대항해서 막대로 미는 압력은 항상 일정하게 유지한다. c 마비 쪽의 다리를 앞쪽으로 흔들어 내민다.

체중이 앞쪽으로 가고 배의 근육이 활성화되기 때문에 대부분의 경우, 마비 쪽 다리는 극히 약간의 노력으로 혼자서 앞쪽으로 흔들어 내밀 수 있다. 따라서 몸통을 뒤쪽으로 기울이거나 골반을 들어올리거나, 건강한 쪽의 발가락으로 발돋움을 할 필요가 없어진다(그림 10.25b).

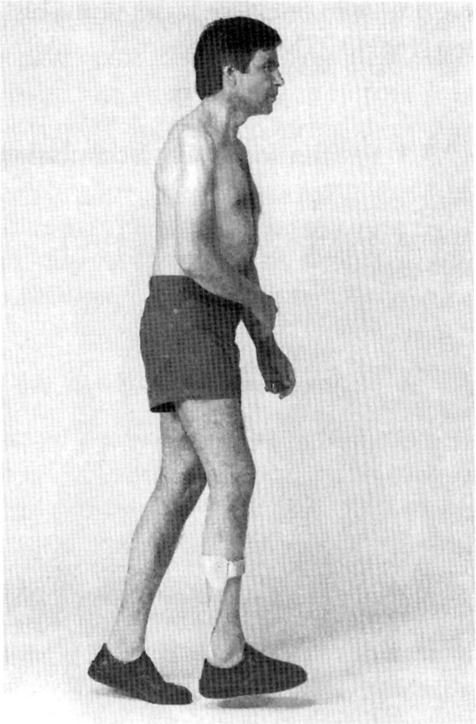

그림 10.24. 발에 장구를 장착하고 있어도 마비 쪽을 앞쪽으로 내밀기 위해 건강한 쪽 발가락으로 발끝서기를 하고 있다(오른쪽 편마비).

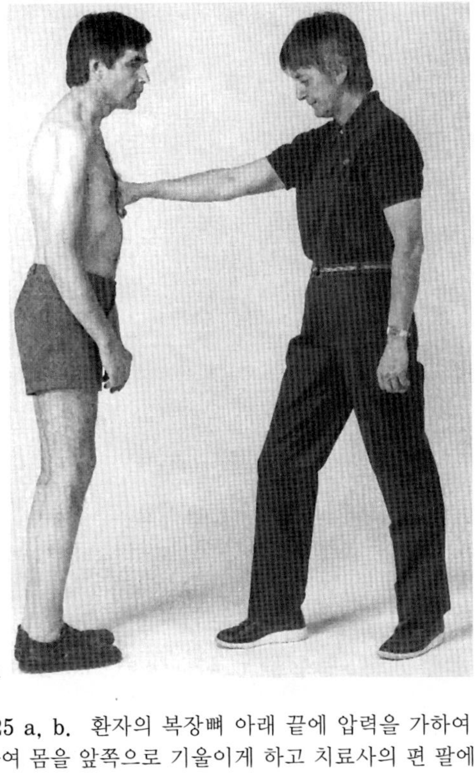

a

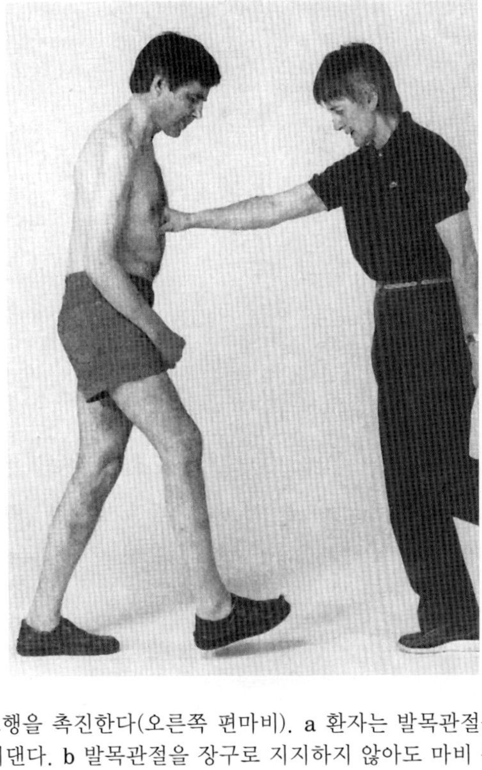

b

그림 10.25 a, b. 환자의 복장뼈 아래 끝에 압력을 가하여 보행을 촉진한다(오른쪽 편마비). a 환자는 발목관절을 축으로 하여 몸을 앞쪽으로 기울이게 하고 치료사의 편 팔에 기댄다. b 발목관절을 장구로 지지하지 않아도 마비 쪽의 발은 편안하게 바닥을 빠져나간다.

10.5.3 근육활동을 자극하는 두드림과 억제하는 두드림을 사용해서 보행을 촉진하다(Facilitation Using Stimulating and Inhibitory Tapping)

보행을 촉진하기 위해 어떤 근육군의 근육활동을 증가시키는 "압력 두드림(pressure tapping)"과 비정상적인 운동패턴을 억제하는 "억제 두드림(inhibitory tapping)"의 양쪽을 이용할 수 있다.
태핑에서 중요한 것은 정확한 타이밍이다.

10.5.3.1 엉덩관절의 폄근을 두드림에 의해서 자극하다 (Stimulating Tapping over the Hip Extensors)

입각기가 막 시작되려고 할 때 엉덩관절 폄근군을 확고하게 두드림으로써 엉덩관절 폄의 움직임을 자극한다. 두드리는 타이밍은 발끔치 접지의 순간 또는 환자의 발바닥이 바닥에 닿고 다리에 체중이 실려 있을 때이다. 두드림을 주지 않으면 엉덩관절이 뒤쪽으로 움직이는 환자에게 사용한다 (그림 10.26 a).

치료사는 환자의 마비 쪽에서 약간 앞쪽에 위치하여 환자와 함께 걸으면서 환자로부터 먼 쪽

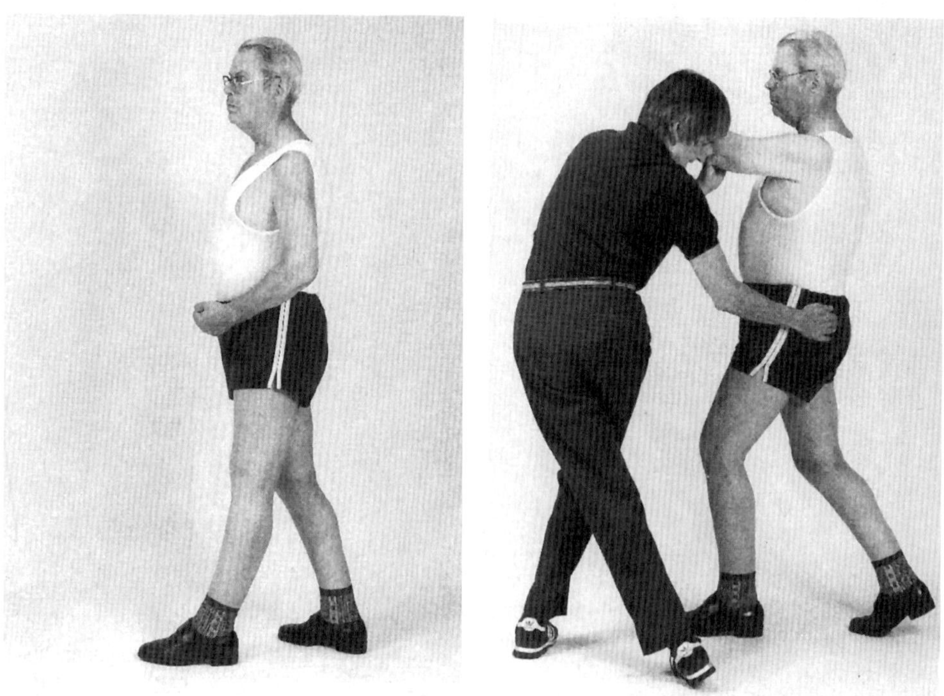

a　　b

그림 10.26 a, b. 입각기의 교정을 위해 두드림으로 근육활동을 자극한다(왼쪽 편마비). a 입각기 시작 때에 환자의 무릎관절이 젖혀져 있다. b 발꿈치 접지 때에 치료사는 손을 컵 모양으로 하여 엉덩관절 폄근의 위를 앞 아래쪽으로 확고하게 두드린다.

손으로 마비 쪽 팔의 팔꿉관절을 아래에서부터 앞 위쪽으로 지지하고 몸통에 대해서 직각이 되도록 유지한다. 또한 이 팔로 환자의 체중을 앞쪽으로 유도한다.

환자가 걷는 것에 맞춰서 치료사는 한쪽 손의 손바닥을 컵 모양으로 하여 앞쪽으로 내민 발이 정확히 바닥에 닿을 때 마비 쪽의 엉덩이를 확고하게 앞 아래쪽으로 두드린다(그림 10.26 b).

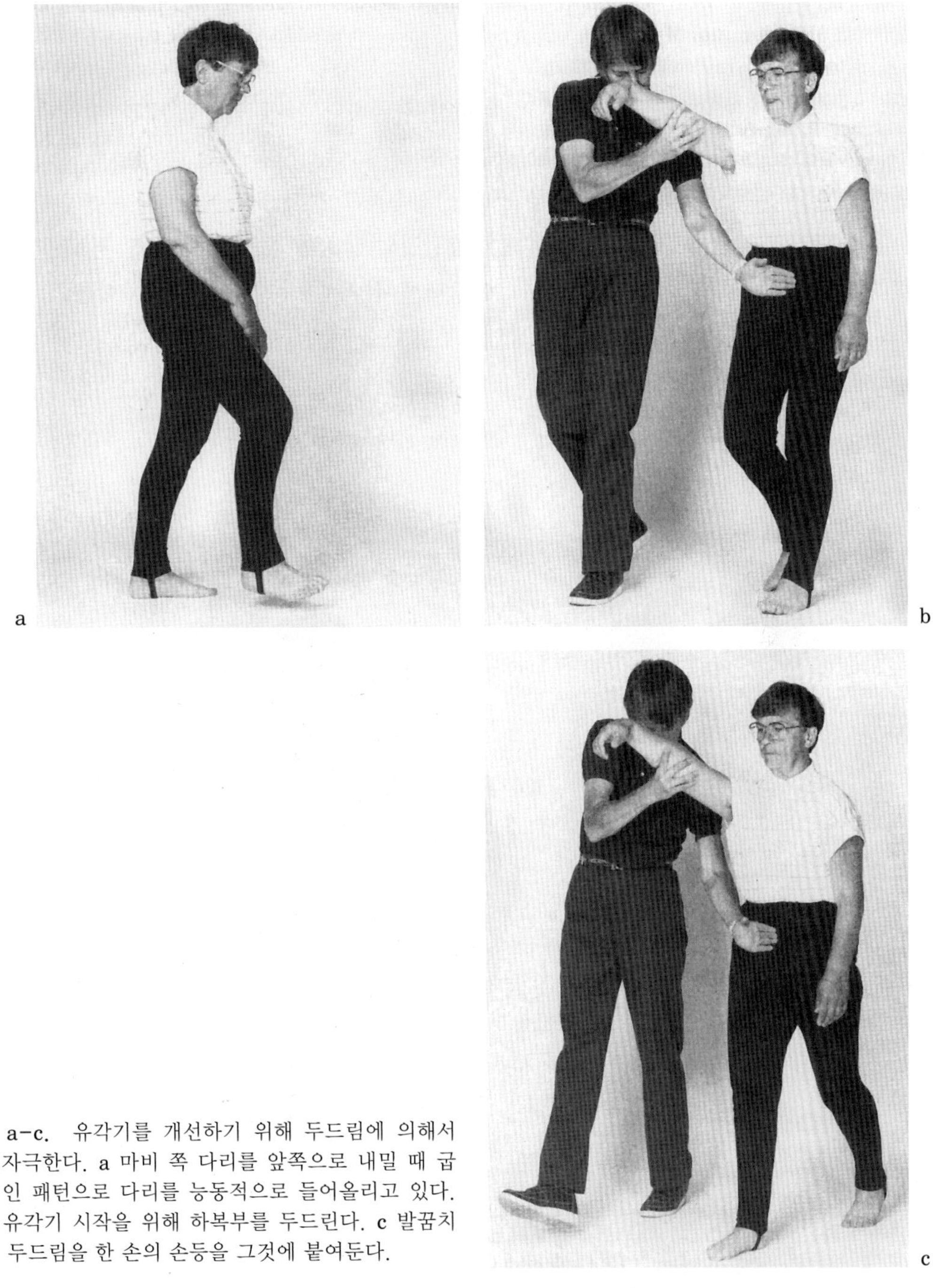

그림 10.27 a–c. 유각기를 개선하기 위해 두드림에 의해서 근육활동을 자극한다. a 마비 쪽 다리를 앞쪽으로 내밀 때 굽힘의 전체적인 패턴으로 다리를 능동적으로 들어올리고 있다. b 치료사는 유각기 시작을 위해 하복부를 두드린다. c 발꿈치 접지 때까지 두드림을 한 손의 손등을 그것에 붙여둔다.

두드린 손은 마비 쪽 다리가 엉덩관절을 펴는 방향으로의 움직임에서 앞쪽으로 이동하기 시작할 때까지 확고하게 엉덩이에 붙여둔다. 마비 쪽 다리가 유각기인 동안에 치료사는 손을 충분히 뒤쪽으로 되돌리고 다음의 입각기 시작 직전에 위에서부터 내리치는 것처럼 하여 엉덩관절의 폄근을 확고하게 두드릴 수 있도록 한다.

10.5.3.2 하복부의 근육을 두드림에 의해서 자극하다 (Stimulating Tapping for the Lower Abdominal Muscles)

앞의 항 "엉덩관절의 폄근을 두드림에 의해서 자극하다"에서 언급한 것과 마찬가지로 치료사가 환자의 팔을 앞 위쪽으로 펴서 유지함으로써 유각기를 촉진하기 위한 준비를 할 수 있다. 치료사는 또 한쪽 손의 손등으로 환자의 하복부 근육을 신속하고 정확한 타이밍으로 두드린다. 이 타이밍은 마비 쪽 다리가 유각기로 옮겨가기 위해 무릎관절의 굽힘이 시작될 때이다. 치료사가 두드린 손은 이 다리에 다시 체중이 실릴 때까지 배에 그대로 접촉시켜둔다. 입각기는 다음의 흔들어 내밀기 때에 다시 두드리는 준비를 하기 위해 배에서부터 손을 뗀다(그림 10.27 a-c).

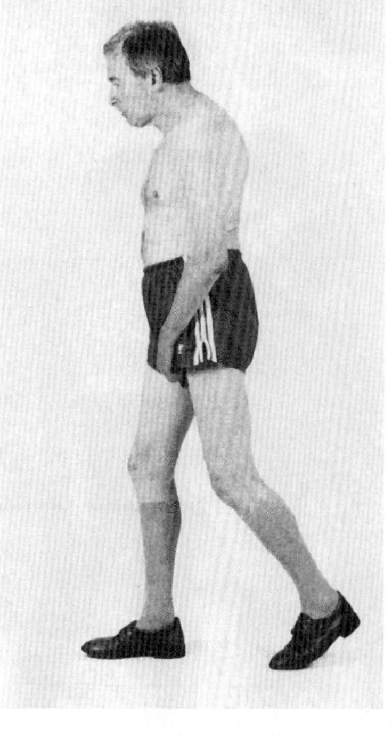
a

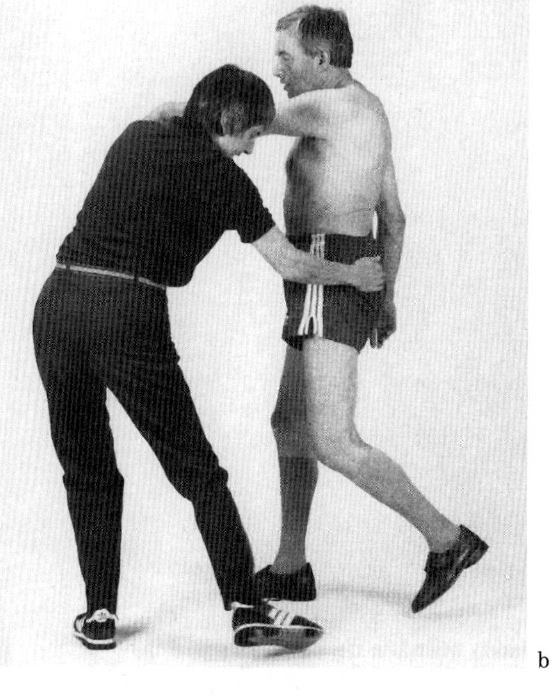
b

그림 10.28 a, b. 유각기의 시작을 교정하는 억제 두드림(왼쪽 편마비). a 한걸음 내디디려고 하여 골반을 뒤 위쪽으로 들어올리고 있다. b 치료사는 손을 컵 모양으로 하여 환자의 엉덩이를 앞 아래쪽으로 확고하게 두드린다.

10.5.3.3 억제 두드림을 사용하다 (Inhibitory Tapping)

환자가 유각기의 시작 때에 골반을 뒤 위쪽으로 당겨 올리는 경우(그림 10.28a), 치료사는 억제 두드림을 사용해서 이 비정상 패턴의 출현을 억제하는 경우가 있다.

치료사는 마비 쪽 팔의 팔꿉관절을 펴서 앞쪽으로 올려 지지하고 환자가 걸을 때 체중의 앞쪽 이동을 보조한다.

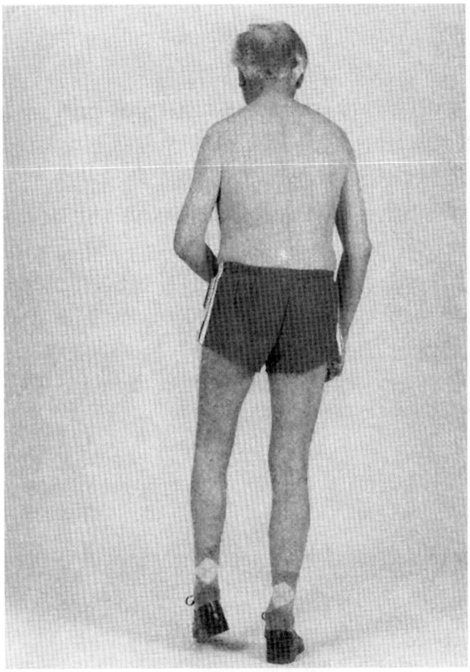
a

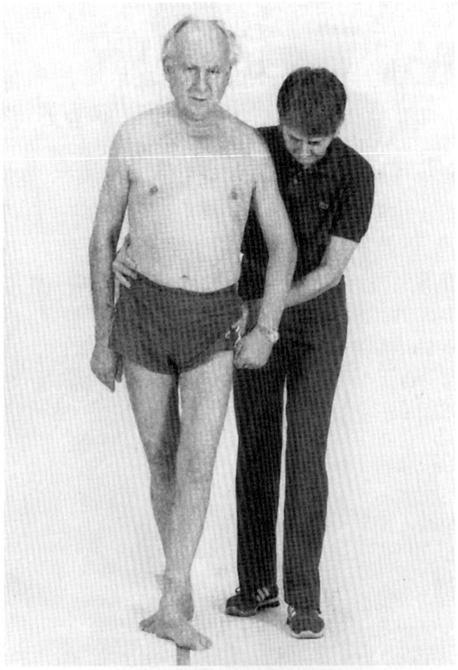
b

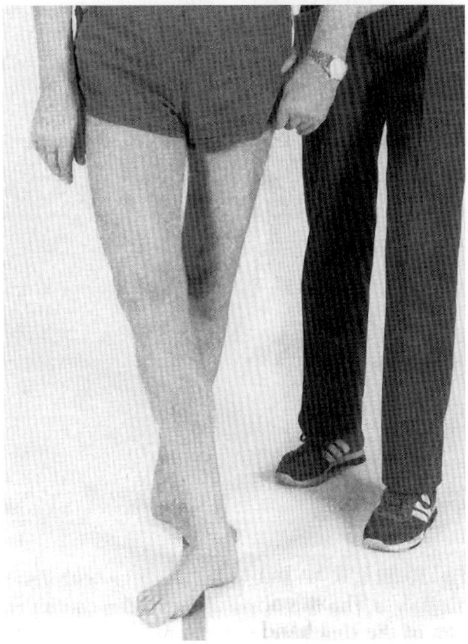
c

그림 10.29 a–c. 보행 너비를 좁히기 위해 선을 따라서 걷게 한다(왼쪽 편마비). **a** 마비 쪽 다리를 휘돌림(circumduction)을 하여 보행 너비가 상당히 넓어져 있다. **b** 치료사는 환자가 발끝을 밖으로 향하여 선을 따라서 걷는 것을 보조한다. **c** 건강한 쪽 발도 선과 교차시키고 마비 쪽과 같은 각도만큼 밖으로 향하게 한다.

치료사는 또 한쪽 손의 손바닥으로 환자의 엉덩이를 앞 아래쪽으로 확고하게 두드려서 골반의 뒤위쪽으로의 움직임을 억제한다. 두드림의 타이밍은 유각기로 막 옮겨가려고 할 때이다(그림 10.28b). 치료사의 두드린 손은 체중이 마비 쪽의 다리에 실릴 때까지 엉덩이 영역에 붙인 채로 둔다. 그 후 치료사는 손을 떼고 다음의 흔들어 앞으로 내밀기에 대비하여 준비한다.

10.5.4 보행 너비를 좁힌 보행을 촉진하다 (Facilitation to Narrow the Stride Width)

몸통의 조절이 불충분한 것을 보완하거나 균형을 유지하기 위해 대부분의 환자는 정상보다 크게 양발을 옆쪽으로 벌려서 걷는다. 보행 너비(stride width)가 넓어지면 입각기에 체중을 지지하기 위해 골반을 크게 가쪽으로 전위시킬 필요가 있다(Saunders et al., 1953). 이것은 에너지를 많이 소비하고 게다가 몸통근육을 비정상적으로 사용하게 된다(그림 10.29a).

10.5.4.1 1개의 선을 따라서 걷다 (Walking Along a Line)

백묵, 페인트, 접착테이프 등으로 바닥에 선을 긋는다. 환자는 양 엉덩관절을 가쪽회전을 시켜서 양 발의 아치 아래를 선이 지나도록 하여 선 위를 걷는 연습을 한다.

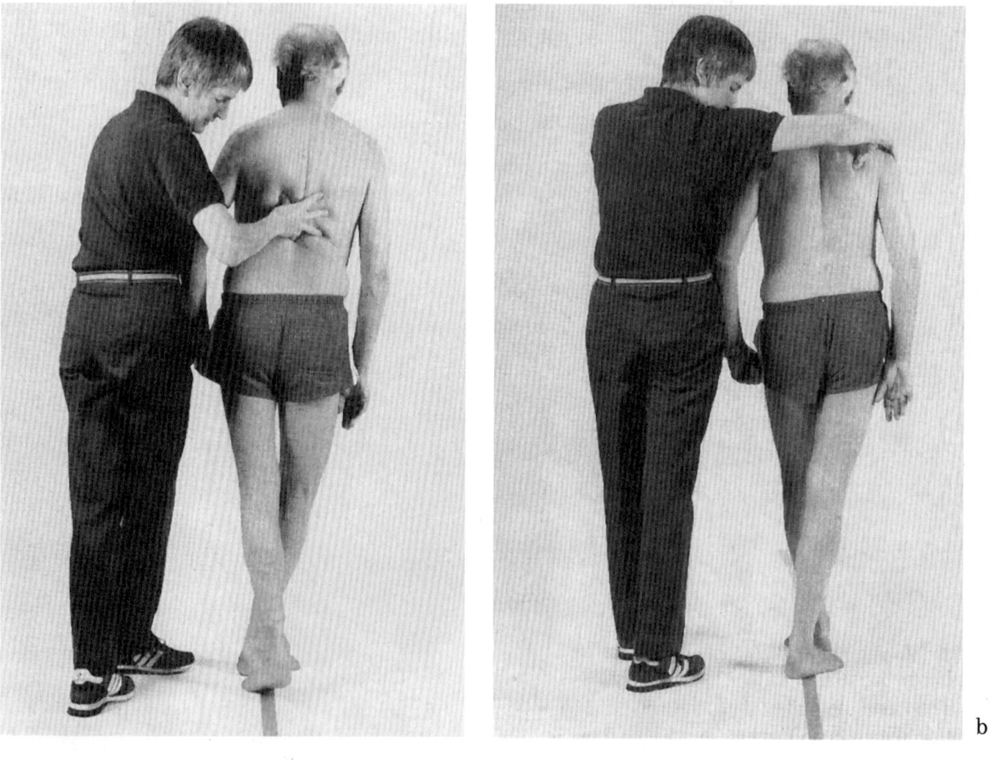

a b

그림 10.30 a, b. 등뼈의 안정화를 높이면서 선을 따라서 걷게 한다(왼쪽 편마비). a. 치료사는 환자의 흉곽을 앞뒤에서부터 지지한다. b. 양 어깨의 위치를 교정한다.

치료사는 환자의 곁을 걷고 양 엉덩관절의 운동을 촉진한다. 치료사의 엄지손가락을 마비 쪽 넙다리뼈머리의 뒷면에 대고 엉덩관절의 가쪽회전과 폄을 보조한다. 치료사의 또 한쪽 손을 반대쪽 골반에 대어 환자를 확고하게 지지하고 환자가 건강한 쪽 다리를 앞쪽의 선 위에 바르게 내밀 수 있도록 보조한다(그림 10.29 b, c).

걸을 때 발을 선 위에 바르게 붙일 수 있게 되면 한쪽 손을 등뼈의 뒷면에 대고, 또 한쪽의 손을

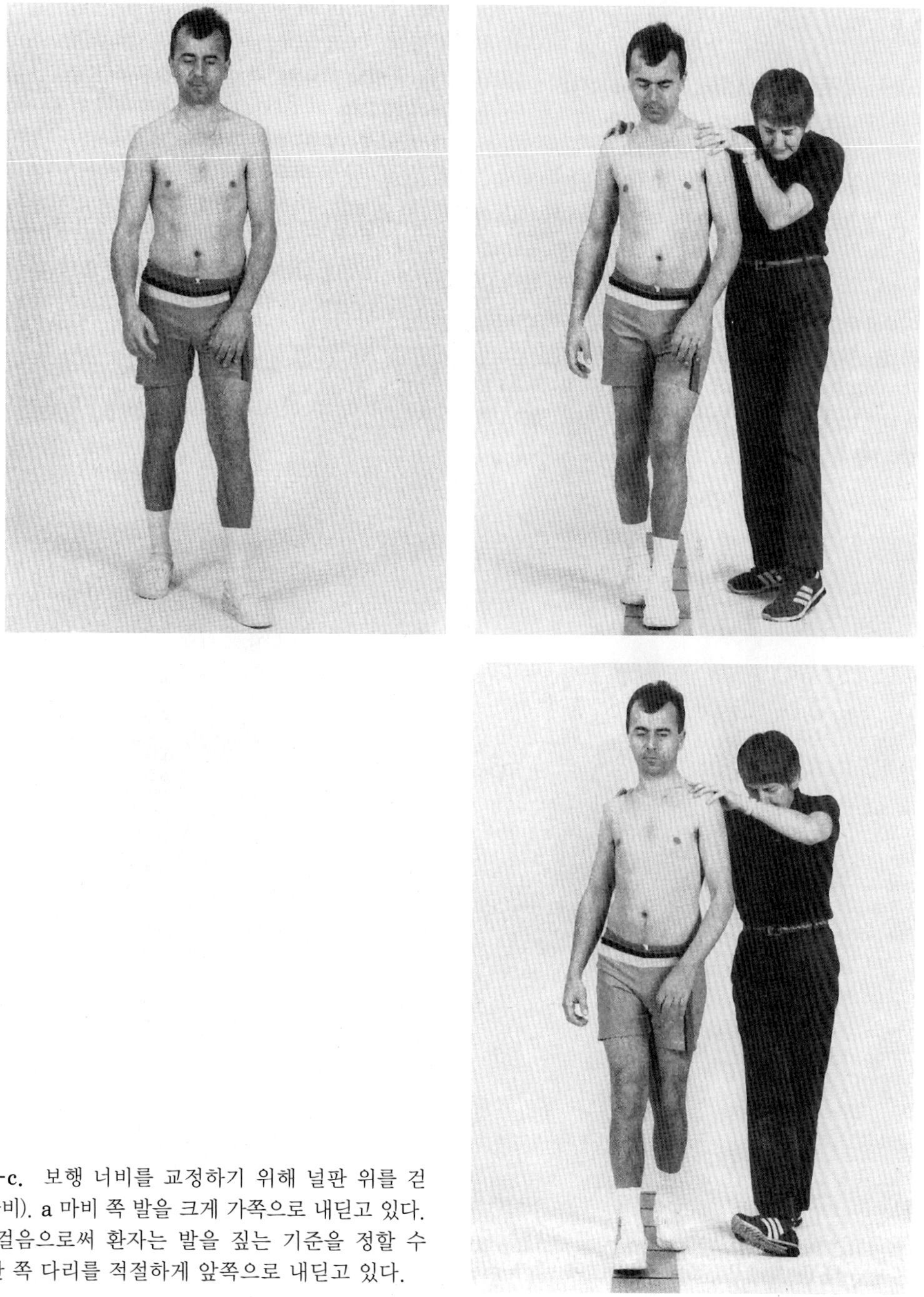

a b c

그림 10.31 a-c. 보행 너비를 교정하기 위해 널판 위를 걷는다(왼쪽 편마비). a 마비 쪽 발을 크게 가쪽으로 내딛고 있다. b 널판 위를 걸음으로써 환자는 발을 짚는 기준을 정할 수 있다. c 건강한 쪽 다리를 적절하게 앞쪽으로 내딛고 있다.

앞쪽에서부터 복장뼈각(흉골각)에 대어 흉곽을 안정화하면 좋다(그림 10.30a).

또한 치료사는 양 손을 환자의 어깨에 올려놓고 엄지손가락을 어깨뼈의 뒷면에 대어 등뼈의 폄을 보조하여도 좋다. 치료사는 흉곽을 양 손으로 벌리도록 하여 어깨뼈를 모음을 시키고 펴는 활동이 불충분하여 굽힘 위치로 강제된 흉곽을 펼 수 있도록 한다(그림 10.30b).

10.5.4.2 바닥에 깐 널판 위를 걷다 (Walking Along a Plank)

환자를 혼자서 걷게 하면 지지 기저면을 넓게 하려고 하여 유각기의 종기에 발을 자연히 가쪽으로 벌려서 내딛는다(그림 10.31 a). 지지 기저면을 넓게 하여 걷는 것을 반복하면 그것이 보행패턴으로서 습관이 되어버린다.

이 경우 바닥에 널판을 깔고 환자에게 그 위를 걷는 연습을 시킨다. 발을 앞쪽 바닥의 어디에 짚으면 좋은지 기준을 정할 수 있기 때문에 환자는 정상적인 보행 너비로 걷는 것을 경험할 수 있다. 또한 바른 보행 너비를 경험할 수 있을 뿐만 아니라 이것에 의해서 몸통의 선택적인 활동이 자극된다. 처음에는 치료사가 환자의 마비 쪽 엉덩관절을 지지하는 경우도 있으나 환자가 양 다리를 생각대로 움직일 수 있게 되면 지지하는 것을 줄이고 환자의 양 어깨에서부터 적당한 보조를 제공하면 좋다(그림 10.31 b, c).

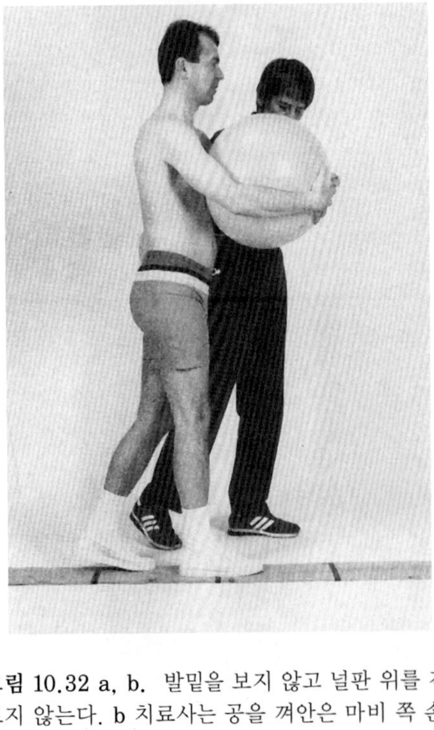
a

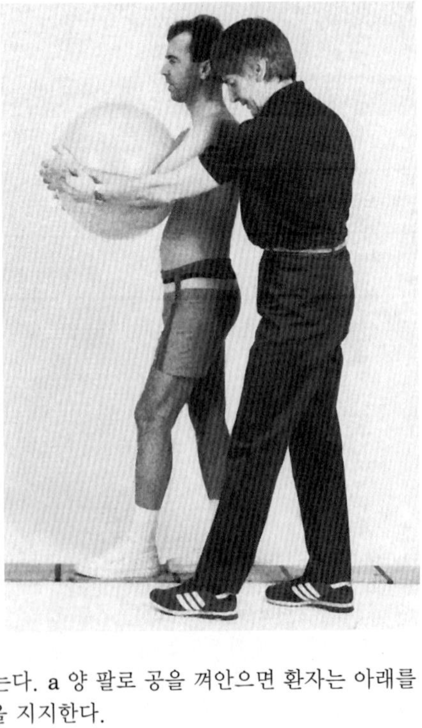
b

그림 10.32 a, b. 발밑을 보지 않고 널판 위를 걷는다. **a** 양 팔로 공을 껴안으면 환자는 아래를 향해서 발밑을 보지 않는다. **b** 치료사는 공을 껴안은 마비 쪽 손을 지지한다.

널판 위를 자신감을 가지고 환자가 걸을 수 있게 되면 양 팔로 큰 공을 껴안고 걷게 한다. 공을 껴안으면 환자는 발밑을 직접 볼 수 없지만, 앞에 뻗어 있는 널판을 볼 수 있기 때문에 움직임과 발의 위치관계를 느끼게 된다. 또한 건강한 쪽 어깨와 팔을 보상적으로 움직일 수 없게 되기 때문에 정상에 가까운 보행 너비로 널판 위를 걷는 것은 건강한 사람과 마찬가지로 몸통 아랫부분과 양 엉덩관절로 시행된다(그림 10.32 a, b). 공에 마비 쪽 팔을 올려놓을 수 없을 때에는 환자가 노력하지 않아도 되도록 치료사가 그것을 보조한다.

10.5.5 보행 리듬의 재획득을 촉진하다 (Facilitation to Re-establish Rhythm)

환자는 자기의 보행이 율동성이 부족하거나 경우에 따라서는 강약의 악센트의 위치가 바뀌어서 리듬이 변화해도 알아차리지 못하는 경우가 많다. 이것을 개선하려면 보행 리듬을 갖춘 활동을 하면서 걸으면 좋다. 또한 리듬을 개선시키는 것 같은 활동은 체중을 앞쪽으로 가져가는 연습으로도 되고 이에 더해서 의식적으로 번갈아 발을 앞으로 내미는 것이 아니라 보다 자동적으로 무의식적으로 걷는 연습으로도 된다. 보행 패턴의 리듬이 흐트러지는 것은 다양한 원인이 있지만, 공통적으로 볼 수 있는 원인의 하나에는 무릎관절의 젖힘이다. 이것에 의해서 입각기의 초기에 마비 쪽 발에 체중을 싣는 것이 늦어진다(그림 10.33 a, b).

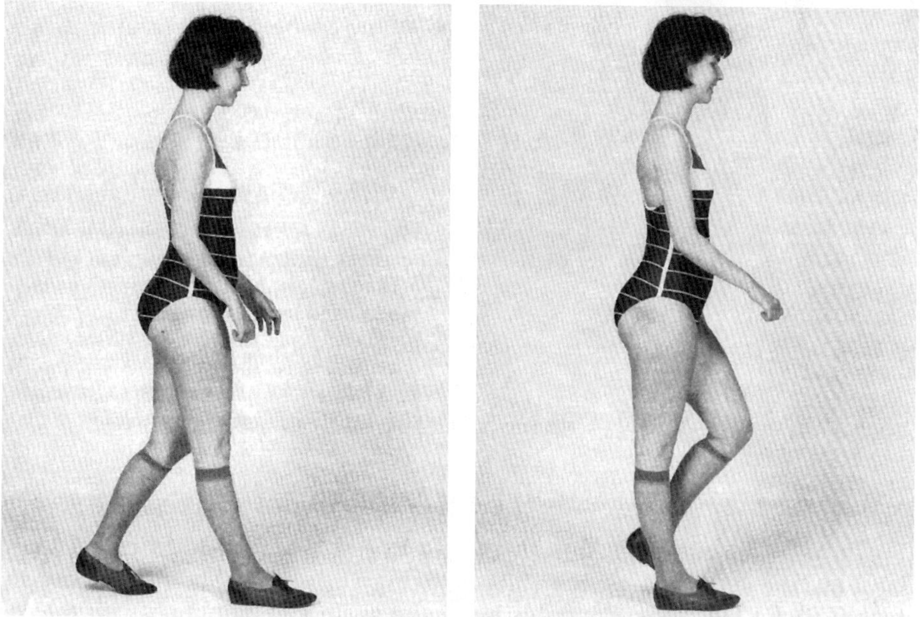

그림 10.33 a, b. 보행에 정상적인 리듬이 없다(오른쪽 편마비). a 발꿈치 접지 때에 무릎관절이 젖혀지기 때문에 체중의 앞쪽 이동이 늦어진다. b 엉덩관절이 뒤쪽으로 움직이기 때문에 보행의 리듬이 변화한다.

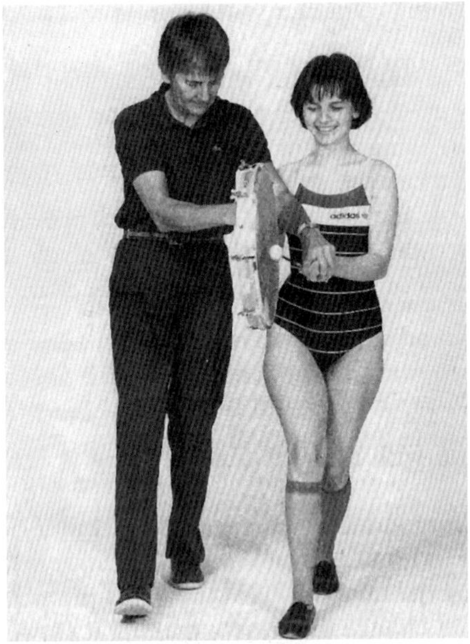

a

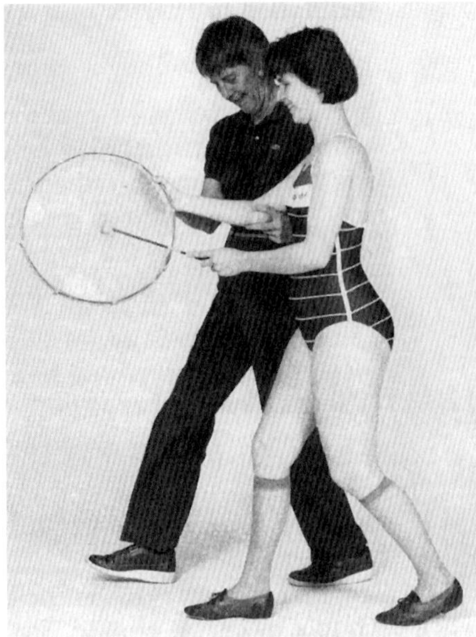

b

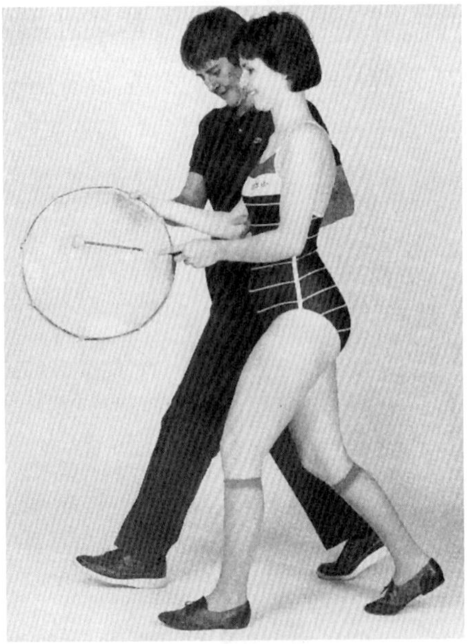

c

그림 10.34 a–c. 탬버린을 사용해서 보행의 리듬을 재획득한다(오른쪽 편마비). a 치료사는 환자의 마비 쪽 손을 잡고 탬버린을 들게 한다. 다음으로 좌 · 우의 발이 바닥에 닿을 때마다 건강한 쪽 손을 유도하여 그것을 두드리게 한다. b 환자는 혼자서 탬버린을 쳐서 리듬을 만든다. c 무릎관절의 젖힘이 없어지고 보폭 길이가 정상으로 되어있다.

10.5.5.1 탬버린을 사용하다 (Using a Tambourine)

환자가 탬버린을 두드리게 하여 보행의 리듬을 그것에 맞춘다. 탬버린은 앞쪽의 바닥에 발이 닿을 때마다 두드린다. 환자가 탬버린의 리듬에 맞춰서 발을 내딛도록 유도한다.

환자는 마비 쪽 손으로 몸의 정면에 탬버린을 유지한다. 치료사는 그것을 돕고 또 한쪽의 손으로 북채를 들게 한 건강한 쪽의 손을 잡는다. 환자의 좌 · 우의 발이 각각 바닥에 닿는 순간을 노려서 정확하게 그것도 규칙적으로 적절한 리듬으로 탬버린을 두드릴 수 있도록 유도한다. 치료사는 필요에

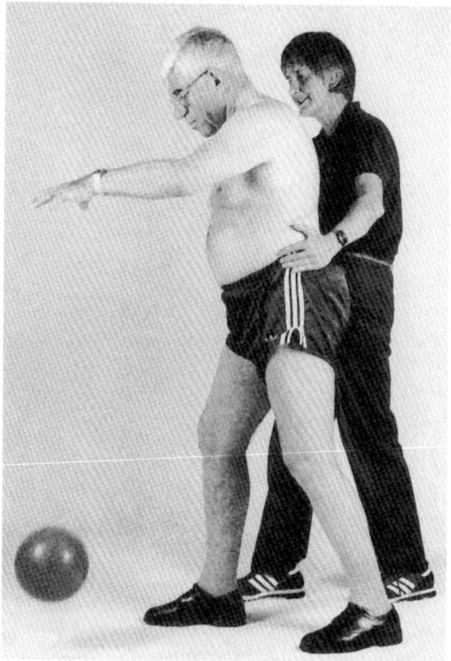

그림 10.35. 튀기는 리듬에 맞춰 걸으면서 건강한 쪽 손으로 공을 잡는다(오른쪽 편마비).

따라서 두드리는 속도를 천천히 하거나 빠르게 하거나 변화시켜도 좋다. 환자는 양 다리를 박자에 맞춰서 흔들어 내딛도록 한다(그림 10.34 a).

환자가 일단 율동적으로 걷기 시작하면 치료사는 잡고 있던 건강한 쪽 손을 떼고 자기가 리듬을 맞춰 치게 한다(그림 10.34 b, c). 환자가 몇 걸음을 걸어서 리듬이 흐트러지게 하면 치료사는 다시 한번 건강한 쪽 손을 잡고 함께 리듬을 계속 맞춰 치게 한다.

각 단계 사이에 2회 내지 가능하면 3회를 통통 탬버린을 두드리면 이 활동을 단계적으로 복잡하게 할 수 있다. 이 경우 예컨대, 타 · 타 · 탕, 타 · 타 · 탕 치고 유각기의 종기에 발이 바닥에 닿을 때 마지막 박자로 한다.

10.5.5.2 건강한 쪽 손으로 공을 튀기다 (Bouncing a Ball with the Sound Hand)

환자는 바닥에 너무 크지 않은 공을 튀기게 하고 되돌아오는 공을 건강한 쪽 손으로 잡는다. 환자는 유각기 종기에 마비 쪽 발이 바닥을 치는 것과 같은 순간에 공이 지면을 치도록 타이밍을 맞춰 공을 튀긴다. 그리고 건강한 쪽 다리를 앞으로 흔들어 내밀 때 공이 바닥에서부터 올라오고 건강한 쪽 발이 바닥에 닿을 때 환자는 공을 잡도록 한다(그림 10.35).

이 활동에 의해서 율동적으로 보행하기 쉬워질 뿐만 아니라 건강한 쪽 팔을 앞쪽으로 흔들었을 때에 마비 쪽 발이 앞으로 나오게 되어 보행 중 건강한 쪽 다리가 벌림과 폄 위치로 강제되는 것을 개선할 수 있다.

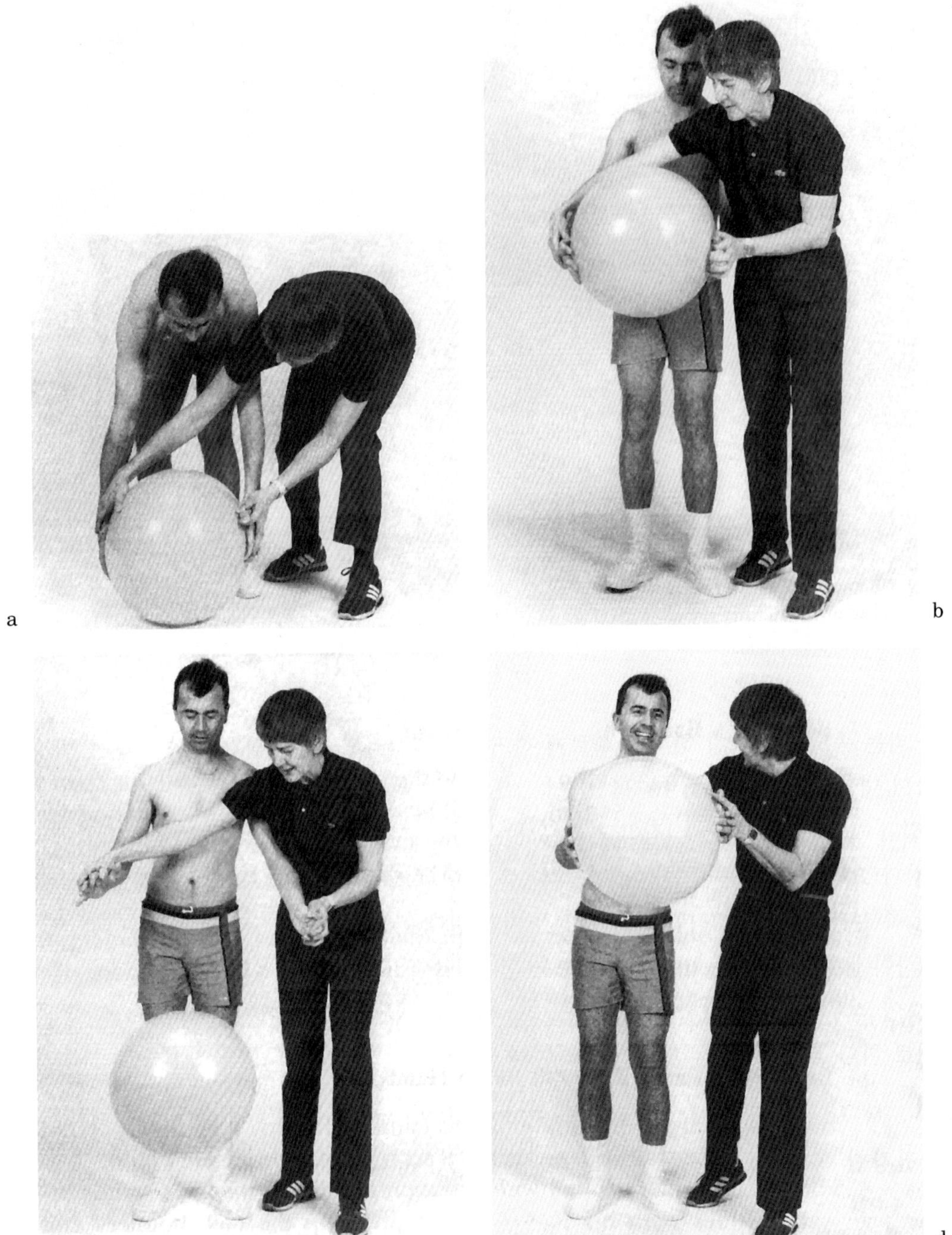

그림 10.36 a-d. 선 자세에서 양 손을 사용하여 공을 튀기고 잡는 학습(왼쪽 편마비). a 치료사는 환자의 양 손을 유도하여 바닥에서부터 공을 주워 올린다. b 환자가 공을 지나치게 꽉 잡고 있지 않은지 확인한다. c 공을 바닥에 튀기게 한다. d 몸의 정면에서 공을 잡는다.

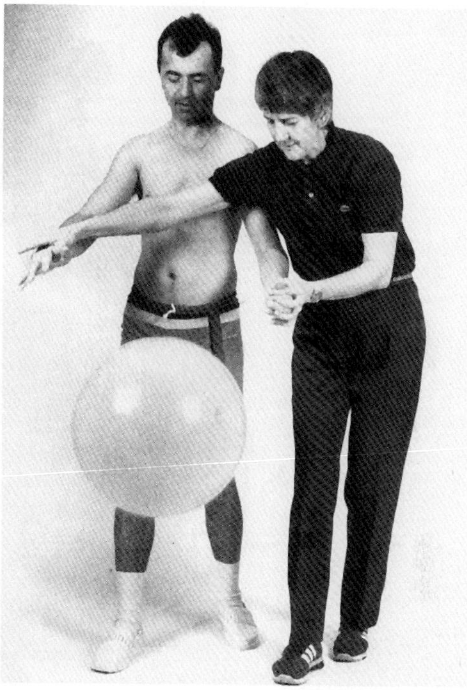

그림 10.37. 공을 튀기고 잡는 것에 맞춰서 율동적으로 걷는다. 치료사는 환자의 양 손을 유도한다(왼쪽 편마비).

10.5.5.3 양 손으로 큰 공을 튀기다 (Bouncing a Large Ball with Both Hands)

환자는 양 손으로 큰 공을 유지하고 어떤 일정한 리듬으로 앞쪽으로 걸으면서 그것을 바닥에 튀기고 잡는다. 환자는 우선 처음에는 걷지 않고 한 곳에 선 채로 공을 튀기고 그것을 잡는 학습이 필요하다. 치료사는 환자의 곁에 서서 환자가 바닥에서부터 공을 주워 올리고 튀기고 그리고 그것을 잡는 것을 환자의 양 손에 대고 유도한다(그림 10.36 a–d). 건강한 쪽도 유도하지 않으면 환자는 건강한 쪽 손만으로 아래에서부터 공을 떠올리려고 한다.

다음으로 환자는 앞쪽으로 걷는다. 2보 걸은 곳에서 치료사는 환자의 손을 유도하여 공을 튀기게 하고 타이밍을 맞춰서 되돌아온 공을 잡고 또한 2보 걸어서 튀긴다. 즉, 보행의 리듬을 바꾸지 않고 "1보, 2보 걷고 튀기고, 잡는" 것을 반복하여 시행한다(그림 10.37). 유각기의 종기 즉 한쪽 발이 바닥에 닿을 때 공을 바닥에 내리치고 이어서 반대쪽 발의 유각기가 끝날 때 튀어서 되돌아온 공을 잡도록 한다.

일단 환자가 공을 바닥에 튀키고 잡으면서 걸을 수 있게 되면 치료사는 유도하고 있었던 건강한 쪽 손을 놓아도 된다. 이 경우도 치료사는 마비 쪽 손만은 적절하게 유도하고 처음에는 걷지 않고 조심해서 정확하게 공을 치는 것부터 학습한다(그림 10.38 a).

공을 튀겨서 잡을 수 있게 되면 보행과 그것을 조합시킨다(그림 10.38 b). 환자가 마비 쪽의 팔을 자기가 충분히 움직일 수 있게 되면 치료사는 환부 쪽 손의 보조를 줄여가도 된다.

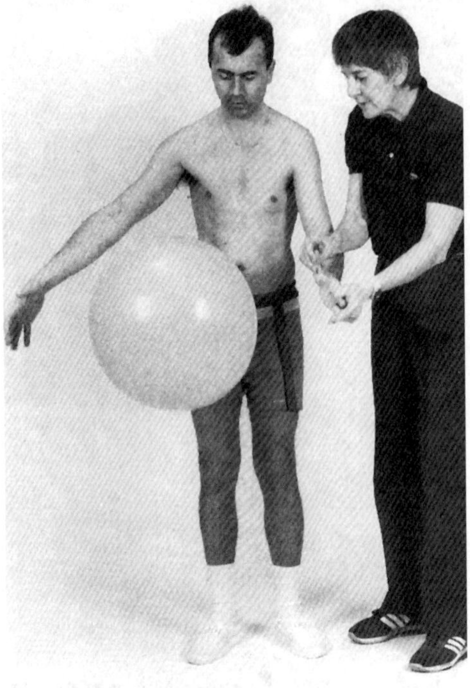
a

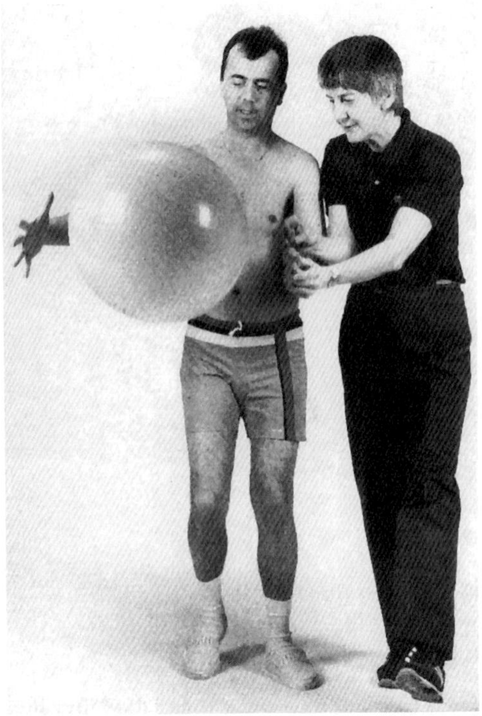
b

그림 10.38 a, b. 공이 튀는 것에 맞춰서 걷는다(왼쪽 편마비). **a** 공을 튀기고 그것을 잡는 것을 학습한다. 치료사는 마비 쪽 손만을 유도한다. **b** "1보, 2보, 튀기고 잡는" 리듬으로 율동적으로 걷는다.

10.5.5.4 치료사의 스텝을 모방하다 (Imitating the Therapist's Steps)

환자의 보폭 길이는 좌 · 우가 같지 않은 경우가 많고 건강한 쪽 다리가 앞쪽으로 가는 보폭 길이는 환부 쪽보다 짧다. 팔은 연합반응에 의해서 굽힘근의 근육긴장이 높아져 뻣뻣해지고 굽힌 자세를 취하기 쉽다(그림 10.39 a).

치료사는 마비 쪽 손가락을 자기의 손가락으로 움켜쥐고 환자의 곁을 함께 걸어서 환자에게 치료사의 보폭 길이와 타이밍을 정확히 흉내를 내게 한다. 걸으면서 환자가 건강한 쪽 다리를 1보 앞으로 내디딜 때 치료사와 함께 마비 쪽 팔을 앞쪽으로 크게 흔들고 마비 쪽 다리를 흔들어 앞으로 내밀 때 그것을 뒤쪽으로 흔든다(그림 10.39 b).

10.5.6 발끝걸음을 촉진하다 (Facilitating Walking on the Toes)

환자가 정상에 보다 가까운 보행패턴을 취할 수 있게 되려면 발목관절의 바닥쪽굽힘을 능동적으로 조절할 수 있도록 하는 것이 중요하다(Olney et al., 1086, Winter 1983). 경직이 증가하거나 클로누스를 일으키는 것을 필요 이상으로 걱정하여 이 중요한 선택적 활동을 시행시키지 않는 치료사가

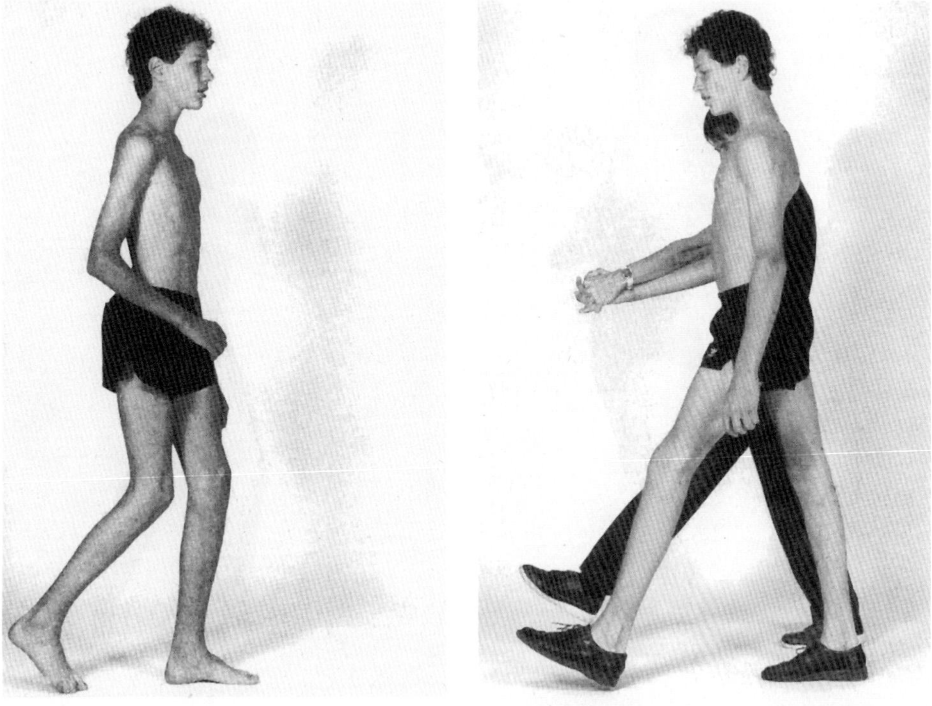

a b

그림 10.39 a, b. 치료사가 다리를 흔들어 앞으로 내미는 방법을 모방한다(오른쪽 편마비). a 걷는 것이 리듬이 없다. 건강한 쪽 보폭 길이가 작고 전체 발바닥을 동시에 바닥에 붙여서 걷고 있다. b 환자는 치료사가 짚는 발의 위치에 맞추고 치료사와 같은 리듬, 같은 보폭 길이로 걷는다. 치료사는 환자와 마비 쪽 손을 움켜쥐고 팔을 흔드는 것을 촉진한다.

많다. 그러나 이러한 것이 아니며 이 운동을 선택적으로 시행하고 있는 한, 발목관절 바닥쪽굽힘근과 발가락의 굽힘근의 항진된 근육긴장은 억제된다(그림 8.29, 8.30 a, 8.32 a 참조). 환자가 이 발끝걷기를 학습할 때 특히 주의해야 하는 것은 환자의 무릎관절을 앞쪽으로 가져가고 발 위에 위치시키도록 하는 것이다. 경직에 의한 전체적인 폄의 패턴으로 무릎관절을 젖혀서는 안 된다. 환자의 무릎관절은 발과 같은 방향을 향하도록 하여 그것이 안쪽이나 가쪽으로 치우치지 않도록 한다. 처음에 치료사는 환자의 곁에 무릎을 꿇어앉아 환자가 무릎관절의 위치를 조절하는 것을 보조하거나 발가락이 굽혀지지 않도록 하는 경우도 있다.

이렇게 한 후 치료사는 환자의 곁을 걸으면서 흉곽을 안정화함과 동시에 당겨 올리도록 하여 환자의 체중을 조금 지지하여 바른 운동을 촉진한다(그림 10.40). 자기 스스로 발목관절의 바닥쪽굽힘을 잘 조절할 수 있게 되면 환자는 발목관절을 바닥쪽굽힘과 등쪽굽힘을 번갈아 시켜서 걷는다. 그러나 이것은 환자에 따라서는 상당히 어려운 동작이다. 이 연습에서는 유각기의 종기에는 발꿈치부터 바닥에 닿도록 하고 그 발에 체중이 실리면 발가락으로 발돋움을 하게 하여 반대쪽의 다리를 앞쪽으로 흔들어 내밀고 이 연속된 운동을 반복한다. 발돋움 보행에서는 입각기의 발목관절의 바닥쪽굽힘이 강조된다.

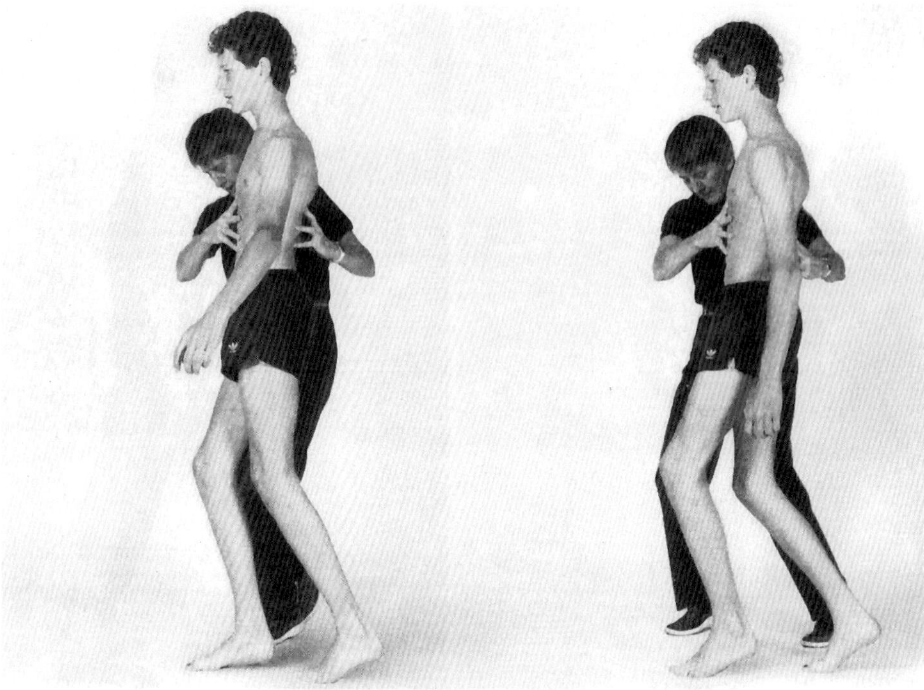

그림 10.40. 몸통을 똑바로 일으키고 발끝으로 걷는 것을 가르친다. 환자는 무릎을 가볍게 굽힘 위치로 유지하고 발의 장축과 완전히 같은 방향으로 향한다(오른쪽 편마비).

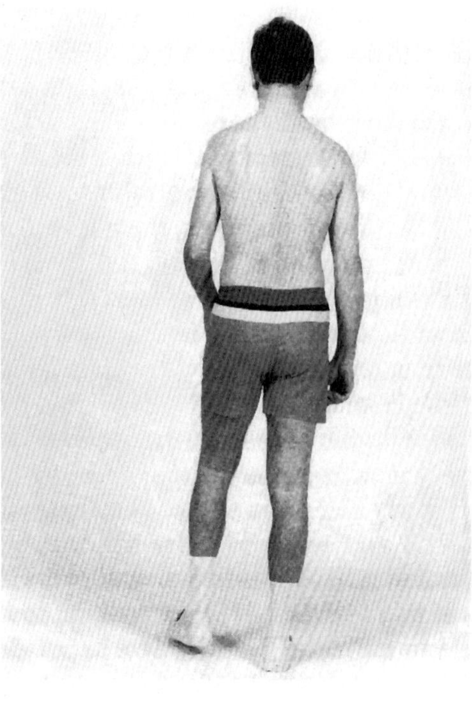

그림 10.41. 환자는 머리를 특정 위치에 고정하여 아래를 향하고 바닥을 보면서 걷은 경향이 있다(왼쪽 편마비).

10.5.7 머리를 자유로이 움직이면서 걷다 (Walking with the Head Moving Freely)

대부분의 환자가 머리를 특정 위치로 고정하고 언제나 자기의 바로 앞의 바닥을 보면서 걷는다(그림 10.41). 머리를 자유로이 움직이면 리듬이 흐트러지거나 걷는 방향이 바뀌게 되어 보행은 완전하게 기능적인 것으로는 되지 않는다.

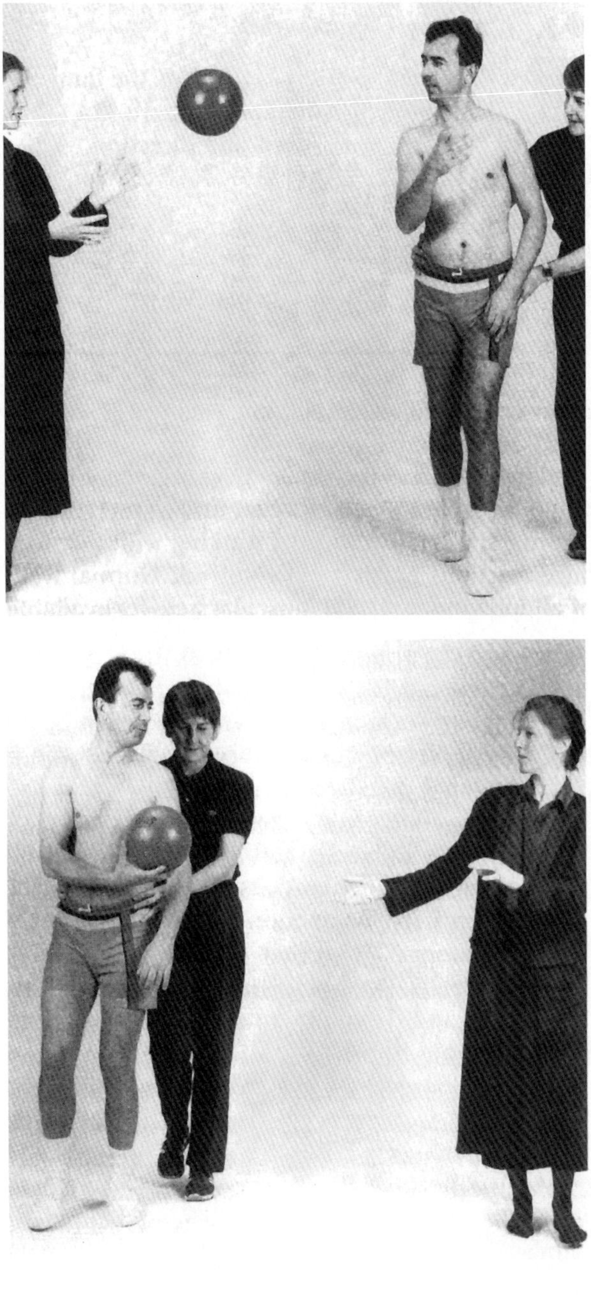

a

b

그림 10.42 a, b. 공을 던지거나 받거나 하기 위해 머리를 한쪽으로 향한 채로 앞쪽으로 걷는다(왼쪽 편마비). a 오른쪽을 보면서. b 왼쪽을 보면서.

10.5.7.1 공을 던지거나 받거나 하면서 걷다 (Throwing and Catching a Ball)

환자는 앞쪽으로 걸으면서 자기와 조금 떨어져 나란히 걷고 있는 사람에게 건강한 쪽 손으로 공을 던진다. 공을 던질 때 환자는 상대방의 눈을 똑바로 보도록 한다. 다음으로 공을 되돌려 던지도록 하고 환자는 그것을 받는다. 이와 같이 하여 두 사람은 걸으면서 공을 조금 앞으로 하거나 뒤로 하거나 여러 가지 위치로 서로 던진다. 이 때 환자는 몸통과 양 발을 똑바로 진행방향의 앞쪽으로 향하게 하면 머리는 회전한다. 치료사는 공을 던지는 것을 방해하지 않도록 환자의 마비 쪽의 약간 뒤쪽을 걷고 양 손을 환자의 골반 양쪽에 가볍게 대어 필요 최소한의 보조를 한다. 공 던지기를 하면서 걸어주는 상대방에게는 마비 쪽과 건강한 쪽의 양쪽에서부터 공을 던지게 하고 걷는 템포는 항상 일정하게 유지하도록 한다(그림 10.42 a, b).

10.5.7.2 탬버린을 두드리면서 걷다 (Beating a Tambourine)

환자는 탬버린을 두드리면서 앞쪽으로 걷는다. 이 때 치료사는 그 탬버린의 위치를 다양하게 바꾼다(그림 10.43 a, b). 항상 일정한 리듬, 속도, 그리고 일정한 방향으로 걷는다.

10.6 맺는 말 (Conclusion)

"인간의 이동은 특히 유별나서 복잡한 현상이다"(Saunders et al.,1953). 이 운동은 너무나도 복잡하기 때문에 컴퓨터로 조절하는 보행기계를 만드는 데에도 한계가 있었다. 곤충의 보행을 모방하여 6개의 다리를 가진 기계가 만들어졌으나 이것은 균형반응이 필요 없었기 때문에 가능하였다. 1개의 다리로 깡충깡충 뛰는 기계에서조차 작성계획을 만들 수 있었다(Raibert & Sutherland 1983). 그러나 협동성과 균형반응이 필요한 2족 보행기계의 작성계획은 아직 문제가 해결되지 않고 있다! 정상보행에는 "극히 약간일지라도 다리, 골반 그리고 몸통 전체 관절의 움직임과 근육활동이 관여하고 있다"(Perry 1969). 따라서 동시에 많은 근육활동을 자극할 수 있다는 의미에서 보행은 한정된 치료시간 속에서 시행하는 데에는 가장 효과적인 방법이다. 걸을 수 있다는 것은 병원의 평탄한 복도 등 한정된 장소를 지팡이나 물건을 잡고 몇 미터를 노력하여 천천히 이동할 수 있으면 되는 것은 아니다.

사람이 걸을 때에는 주위의 것을 즐기거나 여러 사람이나 물건이나 장소에 흥미를 가지면서, 그리고 또한 동료와 함께 지껄이면서 기분을 서로 나누어가지면서 걷는다. "이동은 대뇌겉질에 의한 조절을 필요로 하지 않고" 또한 "이동의 패턴은 척수에 있는 중추 [Central Patterns Generators : CPGs]에 의해서 만들어진다. 다만 이것은 척수보다 상위의 조절을 받아 유연한 작용을 한다"(Brooks 1986)라는 것은 충분히 생각할 수 있다. 그러나 이러한 반사적인 보행에서는 가는 쪽에 있는 장애물을 피하거나 바닥 면의 변화에 대응할 수 없는 맹목적이고 판단이 없는 보행이 된다. 어떠

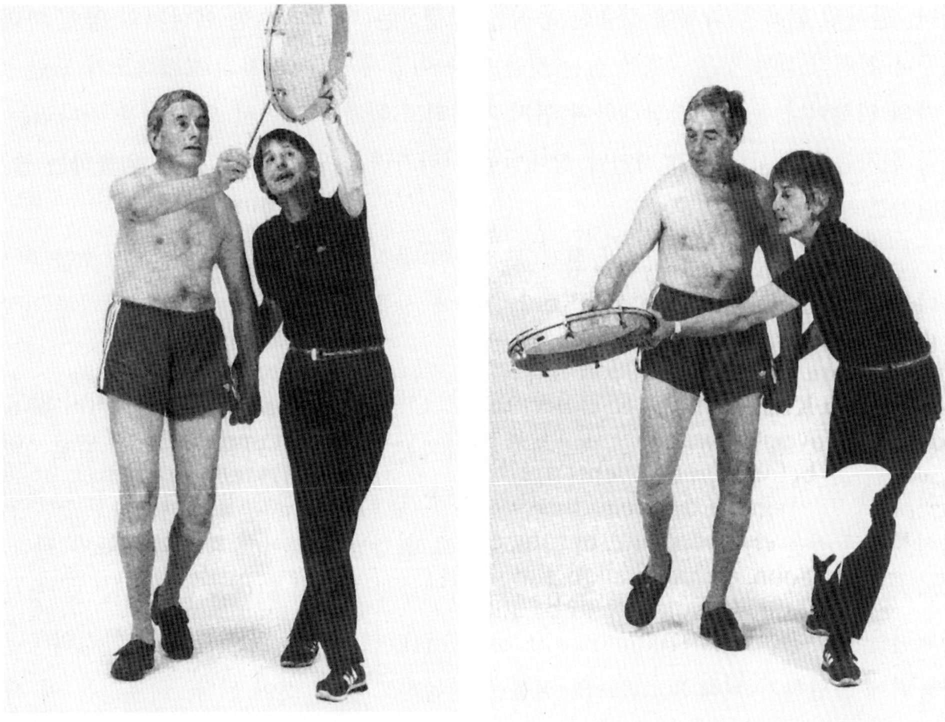

a b

그림 10.43 a, b. 걷는 리듬, 속도, 방향을 바꾸지 않고 머리를 생각한 방향대로 향한다(왼쪽 편마비). **a** 치료사가 탬버린을 들고 환자는 발을 운반하는 것에 맞춰서 그것을 친다. **b** 치료사는 1보마다 탬버린의 위치를 바꾼다.

한 종류의 바닥 면도 걸을 수 있고 약간의 층계도 오르내릴 수 있도록 학습하는 것은 매우 중요한 것이다. 보행능력을 촉진하기 위한 여러 가지 활동은 실내만이 아니라 옥외에서도 시행하고 자갈길, 잔디, 고르지 않은 땅 위를 걷는 것도 경험할 필요가 있다.

실내이건 옥외이건 걸을 때 발의 뒤침이 증가하여 발목관절을 손상시킬 우려가 조금이라도 있다면 신발 위에서부터 탄성붕대를 감아서 교정하면 좋다. 또한 이 단원에서 언급한 활동을 시행할 때 발목관절을 보호하기 위해 플라스틱 장구를 착용해도 좋다. 발이 고정되어 있지 않아도 천천히 주의를 하면서 걸을 수 있는 환자는 많다. 그러나 필요 이상으로 힘을 들이지 않고 흐르는 것처럼 걷게 하거나 또는 공을 튀기면서 걷게 하는 경우, 환자는 발을 안전하고 바르게 바닥을 짚도록 주의를 집중할 수 없게 된다. 그리고 치료사도 다양한 활동을 보조하기 때문에 환자의 발목관절까지 살펴볼 수 없게 된다. 아무튼 이 활동들의 목적은 자동적인 보행이 가능하도록 하는 것이며 환자가 항상 발의 위치에 주의를 기울이고 생각하면서 걷지 않으면 그것은 완전히 반대의 것이 된다. 물론 환자가 발을 충분히 조절할 수 있게 되면 즉각 일상적으로 사용하고 있는 보통의 신발을 신고 탄성붕대나 장구로 고정하지 않아도 걸을 수 있도록 치료한다.

보행속도도 가급적 정상에 가까운 것으로 할 필요가 있다. 환자가 천천히 밖에 걸을 수 없다고 하면 자기가 가고 싶은 곳에 가는 데에 그것이 매우 멀게 느껴지고 에너지를 많이 필요로 하는 것이 된다. 환자의 의욕은 과제에 상응한 동작을 시행하는 데에 필요한 에너지의 양에 따라서 결정된다. 더구나 천천히 걷는 것은 균형을 잡는 것을 한층 어렵게 한다. 환자의 보행속도가 느린 것을 알게 되면 환자의 일행이나 동료는 답답해하여 먼저 가버리고 환자가 걸어서 오는 것을 기다리는 경우도 많다. 결국 환자는 혼자서 걸어야 하거나 상대방을 따라가려고 필사적으로 되어 외출하는 즐거움은 대부분 어딘가로 사라져버린다.

치료사는 환자의 보행을 주의 깊게 분석하여 동작을 어렵게 하고 있는 요소를 환자와 연습해야 한다. 환자의 조절능력이 개선되면 즉각 그것에 상응한 보행을 촉진하는 또 다른 방법을 사용하게 된다.

환자는 편마비가 되기 이전과 마찬가지로 반드시 생각하는 대로, 별로 노력하지 않고 걸을 수 있게 된다고는 할 수 없다. 그러나 가급적 정상에 가까운 보행패턴, 리듬 그리고 속도로 안전하게 자동적으로 걸을 수 있도록 온갖 방법을 시도해야 한다. 많은 사람에 섞여서 길거리를 두려워하지 않고 무의식적으로 걸을 수 있게 되는 것이 환자와 치료사 쌍방에 있어서 재활의 목표가 된다고 해도 좋다. 운동기능(motor skill)의 발달을 보면, 어린이가 7세 무렵이 되었을 때 가까스로 정상적 성인의 보행패턴을 획득할 수 있다(Okamoto 1973). Kottke(1978)에 따르면, 그때까지의 6년간 그 과제수행능력에 도달하기 위해 300만보의 걸음을 반복하고 있는 것이 된다. 치료사는 이 사실을 결코 잊어서는 안 된다. 환자가 불과 몇 개월만에 이 고도로 협동된 연속운동을 재학습할 수 있다고 기대하는 것이 비현실적이다. 모든 환자는 아니지만 자신감을 갖고 다시 생각하는 대로 걸을 수 있게 되려면 장애의 정도에 따르지만, 몇 년이나 걸리는 경우도 있다. 물론 매우 짧은 기간에 혼자서 걸을 수 있게 되는 환자도 있으나 치료를 너무나도 빨리 중단하면 보행의 질은 저하한다. 따라서 최상의 결과를 얻고 유지하려고 한다면 재활은 끊임없이 계속되는 과정이라고 생각해야 한다.

길은 머나멀다.

되돌아가는 길은 없어.

우리가 그곳을 향해 갈 때

함께 고생하는 것이 어때?

그리고 무거운 짐을

나에게 짊어지게 하지 않아.

그는 무거운 짐이 아니야

나의 동료인 것을

Neil Diamond

참고문헌 (References)

Adler MK, Curtland C, Brown JR, Acton P (1980) Stroke rehabilitation – is age a determinant? J Am Geriatr Soc 11: 499–503

Bach-y-Rita P, Balliet R (1987) Recovery from stroke. In: Duncan P, Badke M (eds) Stroke rehabilitation: the recovery of motor control. Year Book Medical, Chicago, pp 81–82

Badke MB, Duncan PW (1983) Patterns of rapid motor responses during postural adjustments when standing in healthy subjects and hemiplegic patients. Phys Ther 63: 13–20

Basmajian JW (1979) Muscles alive. Their functions revealed by electromyography, 4th edn. Williams and Wilkins, Baltimore

Blair MJ (1986) Examination of the thoracic spine. In: Grieve GP (ed) Modern manual therapy of the vertebral column. Churchill Livingstone, Edinburgh

Bobath B (1971) Abnormal postural reflex activity caused by brain lesions. Heinemann, London

Bobath B (1978) Adult hemiplegia: evaluation and treatment, 2nd edn. Heinemann, London

Bobath K (1971) The normal postural reflex mechanism and its deviation in children with cerebral palsy. (Congress lecture, reprint from Physiotherapy, November 1971, pp 1–11)

Bobath K (1980) Neurophysiology, pt 1. Videofilm recorded at the Post-graduate Study Centre, Hermitage, Bad Ragaz

Bobath K, Bobath B (1975) Die Behandlung der Hemiplegie der Erwachsenen. Z Kr Gymn 27: 356–360

Bobath K, Bobath B (1977) Lectures given in the Medical Centre, Bad Ragaz

Bohannon RW, Andrews AW (1987) Relative strength of seven upper extremity muscle groups in hemiparetic stroke patients. J Neuro Rehabil 1 (4): 161–165

Brodal A (1973) Self-observations and neuro-anatomical considerations after a stroke. Brain 96: 675–694

Bromley J (1976) Tetraplegia and paraplegia, a guide for physiotherapists. Churchill Livingstone, Edinburgh

Brooks VB (1986) The neural basis of motor control. Oxford University Press

Brunstrom S (1970) Movement therapy in hemiplegia: a neurophysiological approach. Harper and Row, New York

Caix M, Outrequin G, Descottes B, Kalfon M, Pouget X (1984) The muscles of the abdominal wall: a new functional approach with anatomo-clinical deductions. Anat Clin 6: 109–116

Campbell EJM, Green JH (1953) The expiratory function of the abdominal muscle in man. an electromyographical study. J Physiol (Lond) 120: 409–418

Campbell EJM, Green JH (1955) The behaviour of the abdominal muscles and the intra-abdominal pressure during quiet breathing and increased pulmonary ventilation. A study in man. J Physiol (Lond) 127: 423–426

Charness A (1986) Stroke/headinjury. Rehabilitation institute of Chicago procedure manual. Aspen, Rockville

Davies PM (1985) Steps to follow. A guide to the treatment of adult hemiplegia. Springer, Berlin Heidelberg New York

De Troyer A (1983) Mechanical action of the abdominal muscles. Bull Eur Physiopathol Respir 19: 575–581

De Troyer A, De Beyl DZ, Thirton M (1981) Function of the respiratory muscles in acute hemiplegia. Am Rev Respir Dis 123: 631-632
Dettmann MA, Linder MT, Sepic SB (1987) Relationship among walking performance, postural stability, and functional assessment of the hemiplegic patient. Am J Phys Med 66 (2): 77-90
Diamond N (1970) Tap root manuscript. Universal City Records
Donisch FW, Basmajian JV (1972) Electromyography of deep muscles in man. Am J Anat 153: 25-36
Dvorak J, Dvorak V (1983) Manual medicine, diagnostic. Thieme, Stuttgart
Flint MM, Gudgell J (1965) Electromyographic study of abdominal muscular activity during exercise. Am J Phys Med 36: 29-37
Fluck DC (1966) Chest movements in hemiplegia. Clin Sci 31: 383-388
Fugl-Meyer AR, Griemby G (1984) Respiration in tetraplegia and in hemiplegia: a review. Int Rehabil Med 6: 186-190
Fugl-Meyer AR, Linderholm H, Wilson AF (1983) Restrictive ventilatory dysfunction in stroke: its relation to locomotor function. Scand J Rehabil Med [Suppl 9]: 118-124
Gelb M (1987) Body learning: an introduction to the Alexander technique. Aurum, London
Grieve GP (1979) Mobilisation of the spine, 3rd edn. Churchill Livingstone, Edinburgh
Grieve GP (1981) Common vertebral joint problems. Churchill Livingstone, Edinburgh
Grieve GP (ed) (1986) Modern manual therapy of the vertebral column. Churchill Livingstone, Edingburgh
Haas A, Rusk HA, Pelosof H, Adam JR (1967) Respiratory function in hemiplegic patients. Arch Phys Med Rehabil (April): 174-179
Hellebrandt FA (1938) Standing as a geotropic reflex. The mechanism of the asynchronous rotation of motor units. Am J Physiol 121: 471-474
Hellebrandt FA, Braun GL (1939) The influence of sex and age in the postural sway of man. Am J Physiol Anthropol 24: 347-360
Hellebrandt FA, Tepper RH, Braun GL, Elliott MC (1938) The location of the cardinal anatomical orientation plane passing through the center of weight in young adult women. Am J Physiol 121: 465-470
Hellebrandt FA, Brogdon E, Tepper RH (1940) Posture and its cost. Am J Physiol 129: 773-781
Hockermann S, Dickstein R, Pinar T (1984) Platform training and postural stability in hemiplegia. Arch Phys Med Rehabil 65: 588-592
Kesselring J (1989) Theoretische Grundlagen der Sensomotorik zum Verständnis der Therapie ihrer Störungen. Lecture in Postgraduate Study Center Hermitage, Bad Ragaz
Klein-Vogelbach S (1963) Die Stabilisation der Körpermitte und die aktive Widerlagerbildung als Ausgangspunkt einer Bewegungserziehung (unter besonderer Berücksichtigung der Probleme des Hemiplegikers). Krankengymnastik 5: 1-9 (Offprint)
Klein-Vogelbach S (1990) Ballgymnastik zur funktionellen Bewegungslehre. Analysen und Rezepte, 3rd edn. Springer, Berlin Heidelberg New York (Rehabilitation und Prävention, vol 1)
Klein-Vogelbach S (1986) Therapeutische Übungen zur funktionellen Bewegungslehre. Analysen und Rezepte, 2nd edn. Springer, Berlin Heidelberg New York (Rehabilitation und Prävention, vol 4)
Klein-Vogelbach S (1987) Functional kinetics. Lecture for the 3rd IBITAH-meeting in the Postgraduate Study Centre Hermitage, Bad Ragaz
Knott M, Voss DE (1960) Proprioceptive neuromuscular facilitation. Harper, New York
Knuttson E (1981) Gait control in hemiparesis. Scand J Rehabil Med 13: 101-108
Knuttson E, Richards C (1979) Different types of disturbed motor control in gait of hemiplegic patients. Brain 102: 405-430
Kolb LC, Kleyntyens F (1937) A clinical study of the respiratory movements in hemiplegia. Brain 60: 259-274
Korczyn AD, Leibowitz U, Bendermann J (1969a) Involvement of the diaphragm in hemiplegia. Neurology 19: 97-100

Korczyn AD, Hermann G, Don R (1969b) Diaphragmatic involvement in hemiplegia and hemiparesis. J Neurol Neurosurg Psychiat 32: 588-590
Kottke FJ (1975a) Reflex patterns initiated by the secondary sensory fiber endings of muscle spindels: a proposal. Arch Phys Med Rehabil 56: 1-7
Kottke FJ (1975b) Neurophysiologic therapy for stroke. In: Licht S (ed) Stroke and its rehabilitation. Licht, New Haven, pp 256-324
Kottke FJ, Halpern D, Easton JKM, Ozel AT, Burrill CAV (1978) The training of coordination. Arch Phys Med Rehabil 59: 567-572
Kottke FJ (ed) (1982a) The neurophysiology of motor function. Saunders, Philadelphia, pp 218-252 (Krusen's handbook of physical medicine and rehabilitation)
Kottke FJ (ed) (1982b) Therapeutic exercise to develop neuromuscular coordination. Saunders, Philadelphia, pp 403-426 (Krusen's handbook of physical medicine and rehabilitation)
Luce MY, Bruce H, Culver MD (1982) Respiratory muscle function in health and disease. Chest 81: 82-90
Mahoney FI, Barthel DW (1965) Functional evaluation: the Barthel index. Maryland State Med J (February): 61-65
Maitland GD (1986) Vertebral manipulation. Butterworths, London
Middendorf J (1987) Der erfahrbare Atem. Junfermann, Paderborn
Mohr JD (1984-1987) Lectures given during courses on the assessment and treatment of adult patients with hemiplegia: Post Graduate Study Centre Hermitage, Bad Ragaz
Montgomery J (1987) Assessment and treatment of locomotor deficits. In: Duncan PW, Badke MB (eds) Stroke rehabilitation: the recovery of motor control. Year Book Medical, Chicago
Murphy J, Koepke GD, Smith EM, Dickinson AA (1959) Sequence of action of the diaphragm and intercostal muscles during respiration. II: Expiration. Arch Phys Med 40: 337-342
Murray PM, Drought AB, Kory RC (1964) Walking patterns in normal men. Bone Joint Surg 46: 335-345
Murray PM, Seireg AA, Sepic SB (1975) Normal postural stability and steadiness: quantitative assessment. Bone Joint Surg 57: 510-516
Okamoto T (1973) Electromyographic study of the learning process of walking in 1- and 2 year-old infants. Medicine and Sport 8 (Biomechanics III): 328-333
Olney SJ, Monga TN, Costigan PC (1986) Mechanical energy of walking of stroke patients. Arch Phys Med Rehabil 67: 92-98
Pauly JE, Steele RW (1966) Electromyographic analysis of back exercises for paraplegic patients. Arch Phys Med 47: 730-736
Perkins WH, Kent RD (1986) Textbook of functional anatomy of speach, language and hearing. Taylor and Francis, London
Perry J (1969) The mechanics of walking in hemiplegia. Clin Orthop 63: 23-31
Platzer W (1984) Bewegungsapparat. Thieme, Stuttgart, p 84 (Taschenbuch der Anatomie, vol 1)
Raibert MH, Sutherland IE (1983) Maschinen zu Fuss. Spektrum der Wissenschaft 3: 30-40
Rolf HFG, Bressel G, Holland B, Rodatz U (1973) Physiotherapie bei querschnittgelähmten Patienten. Kohlhammer, Stuttgart
Saunders M, Inman VT, Eberhart HD (1953) The major determinants in normal and pathological gait. Bone Joint Surg 35: 543-557
Schultz AB (1982) Low back pain. Biomechanics of the spine. Proceedings of the international symposium organised by the back pain association, held in London, October
Schultz AB, Benson DR, Hirsch C (1974) Force-deformation properties of human ribs. Biomechanics 7: 303-309
Sharp JT (1980) Respiratory muscles: a review of old and newer concepts. Lung 157: 185-199
Sherrington C (1947) The integrative action of the nervous system, 2nd edn. Yale University Press, New Haven
Spaltenholz W (1901) Handbuch der Anatomie des Menschen. Hirzel, Stuttgart, p 277
Steindler A (1955) Kinesiology of the human body under normal and pathological conditions. Thomas, Springfield

Truswell AS (1986) ABC of nutrition. Br Med J, London
Wade T, Langton Hewer R (1987) Functional abilities after stroke: measurement, natural history and prognosis. J Neurol Neurosurg Psychiat 50: 177-182
Williams PL, Warwick R (1980) Gray's anatomy, 36th edn. Churchill Linvingstone, Edinburgh
Winter DA (1983) Energy generation and absorption at the ankle and knee during fast, natural and slow cadences. Clin Orthop 175: 147-154
Wright S (1945) Applied physiology. Oxford University Press, Oxford

찾아보기

ㅈ

ㅊ

ㅋ

ㅌ

ㅍ

ㅎ

기타